Die Weiße Liste
Therapie

Werner Vogt

eine Therapieliste
für schnelles und präzises
Arbeiten in der Praxis

17. Juni 1993

ISBN 3-929580-00-4

Anette-Kolb-Straße 33, 85055 Ingolstadt

Einleitung

Für jeden der in einem Heilberuf tätig sein möchte, bildet der Übergang von der Schule in die selbstverantwortliche Praxis das Berufserlebnis schlechthin. Für den *Arzt,*weil er vielfach erleben muß, daß sein umfangreiches Studium und auch eine längere Krankenhauserfahrung ihn nicht befähigt, alle in der Allgemeinpraxis vorkommenden Krankheitsbilder erfolgreich zu behandeln. Die klinische Medizin stellt ihm zwar eine umfangreiche Palette hochwirksamer Medikamente zur Verfügung, und doch muß er immer wieder erfahren, daß „Außenseitermethoden“ Erfolge erzielen, wo sie den klinischen versagt bleiben. Der *Heilpraktiker* wieder, muß immer wieder erkennen, daß das Fehlen klinischer Erfahrung es ihm schwer macht, die Grenzen seiner Möglichkeiten zu sehen, und daß die zahlreichen Verfahren, die im „außerschulischen Bereich“ existieren, die Gefahr in sich bergen, zu einer therapeutischen Einseitigkeit oder aber einer Polypragmasie bzw. einer heilpraktischen Vielgeschäftigkeit zu führen, die es unmöglich macht, den Überblick über den Krankheits- und den Heilverlauf zu behalten.
Für jeden *Praktiker an der Front* ist die Therapie das Hauptziel seiner Tätigkeit. Der Patient kommt, weil er geholfen haben will - und dabei gilt auch heute noch das *Goethe-Wort*: „Nur wer mir schnell hilft, hilft mir wirklich.“
Zugleich aber gilt auch, daß überschaubares Handeln auch eine gewisse Systematik des Vorgehens - und die Beantwortung der *entscheidenden Frage*: *was hilft wo*?, die Kenntnis mehrerer methodischer Möglichkeiten voraussetzt. Natürlich bleibt die Therapie zu einem erheblichen Teil eine Sache der persönlichen Überzeugung, auch bei dem, der die seine niederschreibt.
Indem ich dies hier tue, folge ich dem Wunsch zahlreicher Bekannter, die mich jahrelang zu diesem Schritt drängten. Weil das Buch dabei dem *Grundsatz* folgt: *Heilen aber nicht schaden*, stehen die *erfahrungsheilkundlichen und biologischen Methoden* im Vordergrund.

Die weiße Liste: *Therapie* ist als ein alphabetisches *Nachschglagewerk von Krankheitsnamen* konzipiert, das rund 1500 Krankheitsbegriffe und Synonyme mit 680 Querverweisen enthält, die einerseits die Fülle des Vorkommenden erkennen lassen, andererseits eine schnelle Orientierung ermöglicht.
Eigentliche Aufgabe der *WeißenListe*:*Therapie* ist es jedoch, wie der Name sagt, eine *Therapiefibel* zu sein.
Sie haben also mit dem Buch einen Krankheits- und Therapie-Lexikon in einem.

Unter allen praktisch bedeutungsvollen *Krankheitsnamen* wird deshalb ein, an praktischer Erfahrung orientierter, grenzüberschreitender Querschnitt vom derzeitigen Stand erfolgreicher Behandlungsmethoden gegeben.
Die Angaben sind, um schnelle Orientierung zu ermöglichen, durch hervorgehobene Ordnungskriterien in Kurzform gekennzeichnet (s.S.IV).
Mit Ausnahme der *Einzelhomöopathika* wird auf die von der pharmazeutischen Industrie angebotenen *Fertigarzneimittel* nur in Form der allgemeinen Bezeichnung: *oder ein entspr. Fertigpräparat*, oder der *Indikationsbezeichnung*: Antiallergika, Aknemittel , Calciumpräparat, Choleretika, Darmatoniemittel, Geriatrika usw. hingewiesen.
Orientierungshilfe ist dabei für den Praktiker das „Stichwort-" bzw. „Hauptgruppenverzeichnis" (gelbe Seiten) in der „*Roten Liste*"

1. Wird dem Praktiker dadurch die Wahlmöglichkeit erhalten, die seine individuelle Erfahrung nahelegt.

2. Bleibt *Die weiße Liste*: *Therapie* hierdurch über lange Zeit aktuell, weil die angegebenen Behandlungsmaßnahmen - auch in Zeiten in denen sich das Arzneiangebot ändert - einen weitgehend überzeitlichen Aspekt besitzen.

Um eine evtl. empfundene Lücke zu schließen, ist eine weitere *Weiße Liste* geplant, die sich speziell mit den Fertigpräparaten beschäftigt.
Rezeptpflichtige Arzneigruppen sind mit einem (**Rp**) gekennzeichnet.

Ein besonderer *Vorteil* dieser *Therapieliste* ist, daß sie zahlreiche erprobte *Tee-, Salben- u.a. Rezepturen* enthält.

Um überzählige Worte zu vermeiden und dem Praktiker eine schnellstmögliche Orientierung zu ermöglichen, sind die Angaben alle im *Telegrammstil* gehalten.

Ziel ist es, durch schnelle Orientierung der therapeutischen Möglichkeiten dem Praktiker *Zeit* für das aufklärende Gespräch mit dem Patienten zu verschaffen.

Ein großer Teil des Erfolges hängt von der Mitarbeit des Patienten ab, deren Grundlage in der *Sprechstunde* durch die Überzeugungsfähigkeit des Behandlers gelegt wird. Der "aufgeklärte" Patient unserer Tage will nicht nur wissen was ihm fehlt, sondern auch was mit ihm geschieht und warum er dieses oder jenes Mittel nehmen, diese oder jene Diät einhalten, das oder jenes tun soll. Die Beratung ist Voraussetzung des Vertrauens. Weil deshalb kein Praktiker ohne *psychotherapeutische Kenntnisse* auskommt, wird auf sie und ihre Möglichkeiten in allen Fällen in denen sie von besonderer Bedeutung sind, näher eingegangen.
Die Beschreibungslänge der einzelnen Angaben richtet sich stets nach dem Aufwand. Wo eine Seite überschritten wird, zeigt eine *Kopfzeile* zur Orientierung auf das vorangehende Krankheitsbild. Dadurch werden Lesefehler vermieden.

Mein Wunsch ist, daß *Die weiße Liste: Therapie* vielen Kolleginnen und Kollegen eine Hilfe ist, denn sie will ein Buch aus der Praxis für die Praxis sein.

Gengenbach, den 17. Juni 1993

Abkürzungen:

Therapie - Hinweise:

TH.: = Therapie (ganz allgemein),
E.H.: = Erste Hilfe (**Notfallmaßnahmen**),
Vorb.: = Vorbeugung bzw. Prophylaxe,
Allg.: = Allgemeine Therapiehinweise,
Klin.: = Klinische Therapie (soweit nötig),
Diät: = Ernährungstherapie,
Med.: = Medikamentöse TH (in Spezialfällen),
Phyt.: = Phytotherapie bzw. Pflanzenheilkunde,
Ho.: = Homöopathie,
Nos.: = Nosoden,
Zell.: = Zelltherapie,
Biol.: = Biologische TH bzw. Ausleitungsverfahren usw.,
Phys.: = Physikalische TH (Bäder, Massage, Gymnastik),
Neur.: = Neuraltherapie,
Akup.: = Akupunktur - und hierbei:

He = Herz-, Dü = Dünnndarm-, Bl = Blasen-, Ni = Nieren-, KS = Kreislauf-Sexus-, DE = Dreierwärmer-, Ga = Gallenblasen-, Le = Leber-, Lu = Lungen-, Di = Dickdarm-, Ma= Magen-, MP = Milz-Pankreas-Meridian, KG = Meridian des Konzeptionsgefäßes und GG = Meridian des Gouverneurgefäßes.

Die Zahlen nach dem / bzw. dem Meridiansymbol geben den Meridianpunkt an.

t bedeutet: Tonisierung (Goldnadel), d = Dispergieren (Silbernadel).

O.Ak.: = Ohr-Akupunktur:

Die Zahlen enstprechen hier dem Schema von G.König und I.Wancura. → Körperschema-Punkte des Ohres (Seite VI)

Hp = Hauptpunkte die unbedingt gestochen werden sollten,
Np = Nebenpunkte.
Chir: = Chirotherapie bzw.Chirotherapie,
Psych.: = Psychotherapie

Körperschema-Punkte des Ohres

Zur Bedeutung sei auf die entsprechende Fachliteratur verwiesen.

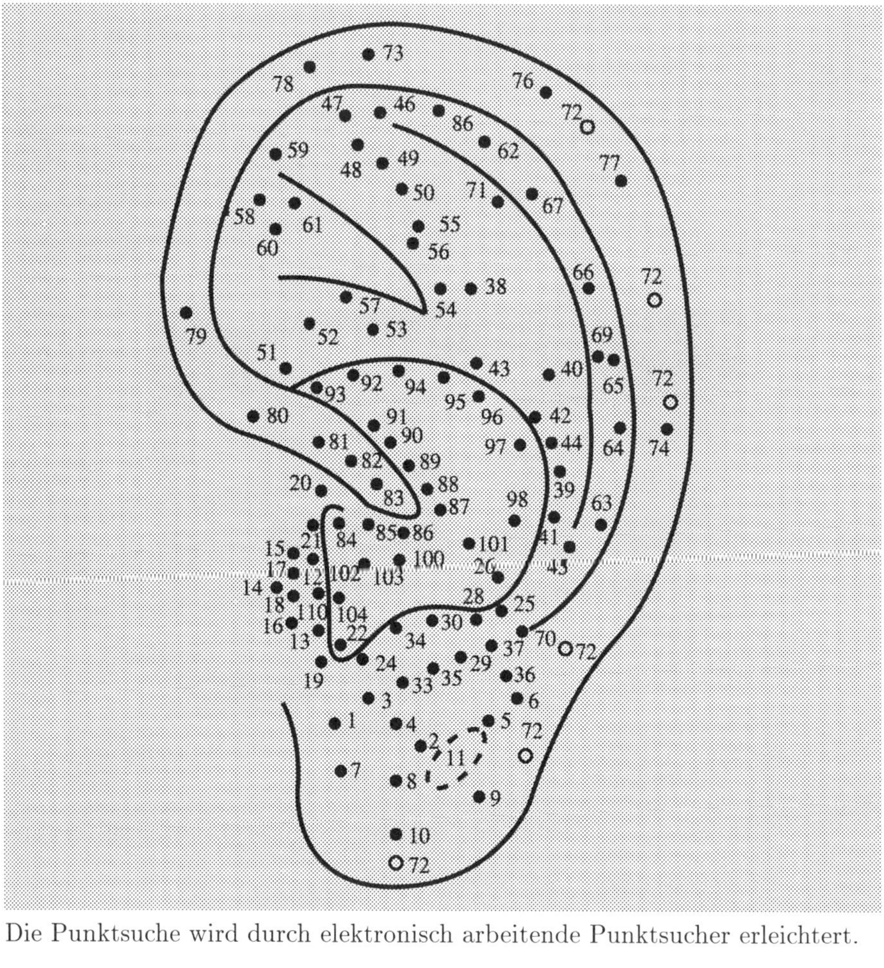

Die Punktsuche wird durch elektronisch arbeitende Punktsucher erleichtert.

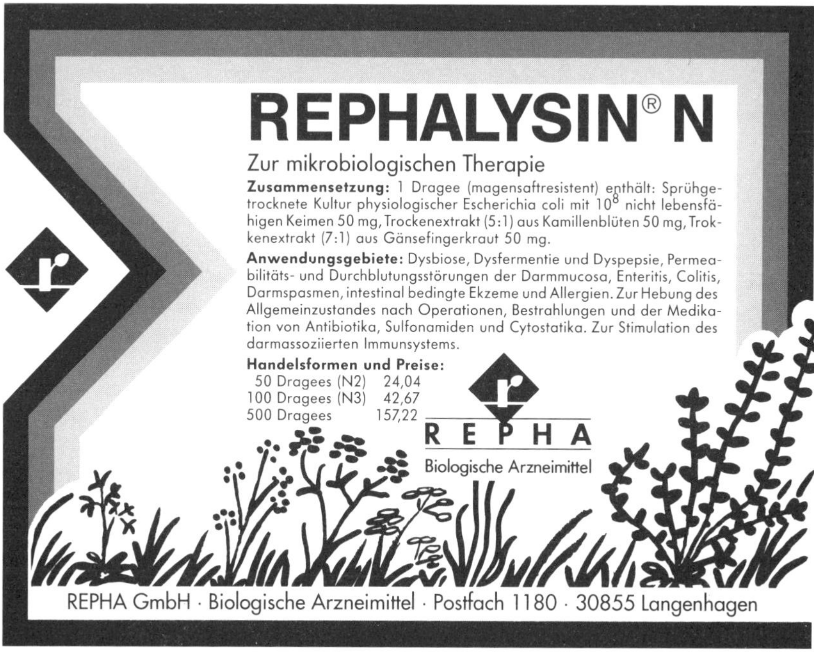
REPHALYSIN® N
Zur mikrobiologischen Therapie
Zusammensetzung: 1 Dragee (magensaftresistent) enthält: Sprühgetrocknete Kultur physiologischer Escherichia coli mit 10⁸ nicht lebensfähigen Keimen 50 mg, Trockenextrakt (5:1) aus Kamillenblüten 50 mg, Trokkenextrakt (7:1) aus Gänsefingerkraut 50 mg.
Anwendungsgebiete: Dysbiose, Dysfermentie und Dyspepsie, Permeabilitäts- und Durchblutungsstörungen der Darmmucosa, Enteritis, Colitis, Darmspasmen, intestinal bedingte Ekzeme und Allergien. Zur Hebung des Allgemeinzustandes nach Operationen, Bestrahlungen und der Medikation von Antibiotika, Sulfonamiden und Cytostatika. Zur Stimulation des darmassoziierten Immunsystems.
Handelsformen und Preise:
50 Dragees (N2) 24,04
100 Dragees (N3) 42,67
500 Dragees 157,22
REPHA
Biologische Arzneimittel
REPHA GmbH · Biologische Arzneimittel · Postfach 1180 · 30855 Langenhagen

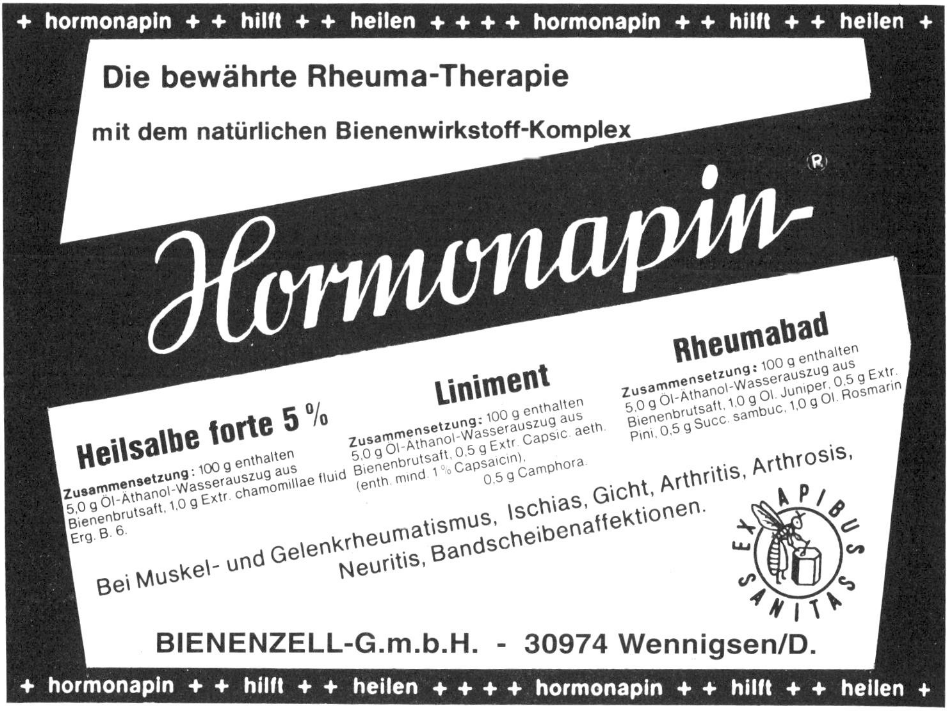
+ hormonapin + + hilft + + heilen + + + + hormonapin + + hilft + + heilen +
Die bewährte Rheuma-Therapie
mit dem natürlichen Bienenwirkstoff-Komplex
Hormonapin®
Heilsalbe forte 5 %
Zusammensetzung: 100 g enthalten 5,0 g Öl-Äthanol-Wasserauszug aus Bienenbrutsaft, 1,0 g Extr. chamomillae fluid Erg. B. 6.
Liniment
Zusammensetzung: 100 g enthalten 5,0 g Öl-Äthanol-Wasserauszug aus Bienenbrutsaft, 0,5 g Extr. Capsic. aeth. (enth. mind. 1 % Capsaicin), 0,5 g Camphora.
Rheumabad
Zusammensetzung: 100 g enthalten 5,0 g Öl-Äthanol-Wasserauszug aus Bienenbrutsaft, 1,0 g Öl. Juniper, 0,5 g Extr. Pini, 0,5 g Succ. sambuc, 1,0 g Öl. Rosmarin
Bei Muskel- und Gelenkrheumatismus, Ischias, Gicht, Arthritis, Arthrosis, Neuritis, Bandscheibenaffektionen.
EX APIBUS SANITAS
BIENENZELL-G.m.b.H. - 30974 Wennigsen/D.
+ hormonapin + + hilft + + heilen + + + + hormonapin + + hilft + + heilen +

A

Abasie

= *Unfähigkeit zu gehen bzw. zu stehen, obwohl die motorischen und sensiblen Funktionen intakt sind.*
Vor jeder Behandlung genaue neurologische Untersuchung!

Abdomen acutum

= *Akutes Abdomen = ak. Schmerz, Übelkeit, Unruhe, Erbrechen, Schock.*
Immer Notfallsituation!

- Sofort Krankenhauseinweisung, da Gefahr mit der Länge der Zeit wächst!
- Keine Schmerzmittel aber zur Schock- und Schmerzminderung

Neuraltherapie: Durch vorsichtige Druckpalpation die hervorstechendsten Schmerzpunkte suchen. In und um sie werden intracutan (nicht subcutan!) jeweils 3 – 4 Tr. $(0,2ml)$ injiziert. Die Quaddeln müssen dabei in das Hautsegment gesetzt werden, das dem erkrankten Organ zugeordnet ist. Was injiziert wird ist nicht wichtig. Entscheidend ist, daß durch die Injektion ein bienenstichartiger Schmerz erzeugt wird. Nach der Injektion Patient auffordern tief durchzuatmen.
! Die erfolgreiche Schmerzminderung darf keine Hoffnungen wecken. Erfolglosigkeit spricht für hochakuten Prozeß.

Abdominalverwachsungen

→ *Verwachsungen.*

Abduzenslähmung

= *Schielen und Bewegungsstörung auf der gelähmten Seite.*
Klinische Abklärung!

Abgespanntheit

Allg.: Tbc., Ca., Foci usw. ausschließen.
• Viel Aufenthalt an der frischen Luft, Atemübungen, Schwimmen, Schlafen bei offenem Fenster, KNEIPP-Güsse.

TH.: Antianämika, Tonika.

Ho.: A. geistige: Gratiola Dil.D2-3, - u.körperl.: Melilotus Dil.D2.
Bes. nach Anstrengung: Rhododendron Dil.D2.

Abgestorbene Finger

→ *Durchblutungsstörungen, periphere.*

Ablatio retinae

= *Netzhautablösung.*
! Immer daran denken, wenn Patient plötzlich ein Spinnennetz oder eine Mücke und ein Blitzen vor den Augen wahrnimmt.
! Sofort Überweisung zum Augenarzt.

Abmagerung

Allg.: DDg. gegen konstitutionelles Magersein, Hypothyreose, Tbc., Tumor, Malabsorption und psychogene Ursachen ausschließen
(Konflikte in Ehe, Familie, Beruf; Schicksalsschläge die nicht überwunden wurden).
! Bei jungen Mädchen an Magersucht (→ d.) denken.

TH.: Ursachenbehandlung soweit möglich.

Phys.: Klimawechsel, Milieuwechsel (Mittelgebirge).

Diät: Keine Mastkuren machen, sondern die Appetitanregung dadurch fördern, daß das Essen immer frisch und mit Hilfe von Gewürzen und Küchenkräutern schmackhaft zubereitet wird.
6 – 7 kleine Mahlzeiten tägl. in regelmäßigem Abstand sind besser als 3 große.
Appetitanregende Gemüse- oder Fruchtsäfte, evtl. auch ein Gläschen Wein.
Nach dem Essen 1 Std. ruhen. Hetze vermeiden.

Phyt.: Stomachika oder Amara, wie bei Appetitlosigkeit.
! Bei Bedarf auch hochkalorische Zusatznahrung.

Ho.: Allg.: China Dil.D6, Ferrum arsenicosum Tbl.D4, Taenia solium D12.
A. trotz guten Appetits: Jodum Dil.D3.
- nach Infekt = bei Brünetten: Chininum arsenicos.Tbl.D6.
- bei Blonden: Chininum phosph. Tbl.D6.
- bei Kummer u. Sorgen: Acidum phosph.Dil.D4 oder Ignatia Dil.D30.

- mit Schwäche in den Beinen: Abrotanum Ø.
- mit morgendl. Durchfällen: Podophyllum Dil.D4.
- bei Kindern: Abrotanum Ø.
- bei Jugendlichen: Acidum aceticum Dil.D4.

Akup.: Allg.: Bl.25/d, MP.2/t und KG.6/t. Zusätzlich:
- bei Sklerenikterus: 3E.3/t.
- bei wiederholtem Erbrechen: MP.36/t, evtl. auch MP.41/t.
- trotz guter Ernährung: KG.5/t.
- trotz guten Appetits: KG.11/d.
- bei dauerndem Durst: KG.11/t.
- bei Diabetes: KG.13/t.

Abneigung

= nur eine hom.Indikation:

Gegen:	Bier	= Nux vomica Dil.D4.
	Brot	= Natrium muriaticum Tbl.D6, Sepia Tbl.D4.
	Butter	= Carbo vegetabilis Tbl.D4.
	Feste Speisen	= Ferrum Tbl.D6. (! an Speiseröhre denken).
	Fette Speisen	= Petroleum Dil.D6, Pulsatilla Dil.D4. (! an Leber-Galle-Pankreas denken).
	Fische	= Zincum Tbl.D6.
	Fleisch	= Calc. carbonic. Tbl.D4, Natr. muriaticum Tbl.D6, Silicea Tbl.D12. (! ab 40 = Magen-Ca?).
	Fleischbrühe	= Silicea Tbl.D12, Arnica Dil.D2.
	Gemüse	= Magnesium Tbl.D6.
	Käse	= Pulsatilla Dil.D4.
	Kaffee	= Chamomilla Dil.D4, Nux vomica Dil.D4.
	Mehlspeisen	= Arsenicum Dil.D6, Phosphorus Dil.D6.
	Milch	= Pulsatilla Dil.D4, Sepia Tbl.D6 oder Silicea Tbl.D12.
	Säuerliches	= Ferrum Tbl.D4, Sabadilla Tbl.D4.
	Salziges	= Carbo vegetabilis Tbl.D4, Selen Tbl.D4.
	Süßes	= Causticum Dil.D4, Phosphor Dil.D6, Sulfur Tbl.D4.

Abnutzungskrankheiten

= *Schädigungen die durch dauernde Überbeanspruchung von Organen oder Organsystemen entstehen. Z.B. Meniskusschäden bei Berufssportlern; Durchblutungsstörungen an den Händen bei der Arbeit mit Preßlufthämmern usw.*

Vorb.: Thymusinjektionen und Zelltherapie mit entspr. Organen.

TH.: Entsprechend dem Schaden.

Abortusneigung

Allg.: Nach Ausschluß gynäkologischer Ursachen durch den Facharzt.
Stets Vit. E.

1. Bei habituellem Abort (Abortusneigung):

TH.: Nikotin u. Coffeinverbot (Kaffee, Tee. Cola)

Ho.: Viburnum Dil.D3 im Wechsel mit Sabina Dil.D4, spätestens ab 5. Monat.

2. Bei drohendem Abortus (A.imminens):

TH.: Sofort Bettruhe, Saftfasten evtl. Vit. K u. E.

Ho.: Viburnum Dil.D3 im Wechsel mit Millefolium Dil.D3 oder Secale corn. Dil.D4.
- nach Schreck, Erregung: Chamomilla Dil.D6.
- bei herabdrängendem Gefühl: Viburnum Dil.D3.

Phys.: Bei konstitutioneller Unterleibsschwäche: Moorbäder.

3. Bei neurovegetativ bedingter Abortusneigung:

TH.: Gymnastik, bes. als Unterwassergymnastik, Schwimmen, Freiluftliegekuren, entgaste Sole-Mineral- oder Schwefel-Sole-Bäder.

Ho.: Chamomilla Dil.D3 u. Millefolium Dil.D3.
! Bei Blutungs- oder Weheneintritt sofort Krankenhaus.

Absterben der Hände

→ *Hände.*

Abscessus

→ *Furunkel, Panaritium.*

Abschuppung

= *der Haut.*

Allg.: Ursachenklärung und Behandlung.

Ho.: Abschuppung reichlich, auf klebrigem Grund: Kalium sulfuricum Tbl.D6.
Schuppen weiß, grob: Natrium muriaticum Tbl.D4.
- mehlartig: Kalium chloratum Tbl.D6.

Absonderungen

= aus der Nase.

Allg.: Ursachenklärung und Behandlung.

Ho.: A. scharf: Sanguinaria Dil.D6.
- gelbgrün stinkend: Kalium jodatum Tbl.D4.
- hell-wässerig: Natrium muriatic. Tbl.D4.
- hell-schleimig: Natrium muriatic. Tbl.D6.
- gelblich-wässerig: Natrium sulf. Tbl.D6.
- gelblich-schleimig: Kalium sulf. Tbl.D4.

→ hierzu auch Nase.

Abspannung

Allg.: Multivitaminpräparate.

Ho.: A. geistige = Gratiola Dil.D3.
- - zugl. Melancholie und Erregbarkeit: Melilotus Dil.D2.
- körperliche und geistige: Ferrum phosphoricum Dil.D4.
- - mit dauernder Mattigkeit: Gratiola Dil.D4.
- - mit Zerschlagenheitsgefühl nach geringer Anstrengung: Rhododendron Dil.D3.

Abszesse

→ *Furunkel, Karbunkel u. Panaritium.*

Abwehrschwäche

Vorb.: Allg. Steigerung durch Licht- u. Luft-Bäder, sowie KNEIPP- Güsse und Umstimmungsmittel, die intervallweise im Frühjahr und Herbst gegeben werden.

Spezifizierung:
- schulmedizinisch durch entspr. Impfungen.
- naturheilkundlich durch entspr. Nosoden die durch Elektroakupunktur nach VOLL ausgetestet werden, um auch erbliche Belastungen zu erfassen.

Diät: EVERS-Diät.

Acanthosis nigricans

= schwarze (körnig) verdickte Haut.

Bei Auftreten vor der Pubertät auf evtl. vorhandene Begleitsymptome achten (Diabetes, ADDISON, CUSHING, Akromegalie) und entsprechend verfahren. Wenn dies alles negativ: Lokalbehandlung wie bei Akne und Beobachtung.

Bei Auftreten nach der Pubertät: Zuerst nach medikamentöser Veranlassung

(Nikotinsäure, Corticoide, Oestrogene) suchen und ausschalten. Wenn keine vorhanden oder die Hautsymptome nicht 3 Wochen nach Absetzen zurückgehen, besteht dringender Ca-Verdacht (meist Magen, Dickdarm, Lunge).

Accommodationsschwäche

Allg.: Möglichst kein oder wenig Alkohol, Kaffee, Nikotin.
Morgens ein Gesichtsguß.
Abends ein Augenbad mit Augentrosttee. Vit. A.
Augentraining nach BATES.

Achillodynie

= Schmerzen im Bereich der Achillessehne-Ferse. = Ursachen sehr verschieden.

Allg.: Paßt das Schuhwerk?
Sport-Folgen (Fußball, Handball, Basketball, Tennis, Eislaufen, sämtliche Lauf- und Sprungarten).
Nach Fokalherden suchen - und behandeln oder beseitigen.

TH.: Antiphlogistika.
- Im akuten Zustand: kühle Wickel, dann Schlamm-, Lehm- oder Heublumenpackungen.
- Später KNEIPP-Güsse und manuelle Lymphdrainage.

Neur.: $0,3ml$ Lidocain i.cut. in die tastbaren Druckschmerzpunkte.

Achylia gastrica

→ Hypoazidität. = Magensäure-Mangel, Appetitlosigkeit.

! Immer nur ein Symptom!

Allg.: Ursache klären und behandeln.
Chron. Gastritis? (bes. bei Alkoholikern).
Perniciöse Anämie?!
Bei Auftreten nach 40, bes. b. Männern ohne Anamnese: an Magen-Ca. denken.
Auch auf Schädlichkeiten achten: Alkohol, Nikotin, reichl. Süßigkeiten od. starkem Kaffee auf leeren Magen.
Medikamente: Antibiotika, Ephedrin, Salicylsäure, Cytostatika.

TH.: Zur Sekretanregung: Bittermittel.
Wenn innerhalb von 3 Wochen keine Besserung: Acida oder Enzympräparate.
Zusätzlich: Vit.C und B_{12}.

Zell.: Magen, Pankreas, Dünndarm, Arterie. Zusätzl.: Hypophyse, Zwischenhirn, Ovar oder Testis.
→ auch: Appetitlosigkeit u. Dyspepsie.

Achselschweiß

= *oft bei nervösen Frauen die zu Adipositas neigen.*

Allg.: Luftdurchlässige mit Schweißblättern versehene Kleidung empfehlen.
• Häufig unter der Achsel waschen mit Kaliumpermanganat-Wasser:
Rp. Kaliumpermanganat 30,0
D.S. 2 – 3 Kristalle in $\frac{1}{4}$ l.Wasser.
• Danach einpudern mit gerbstoffhaltigem Puder oder einer entspr. Fertigsalbe.

Phyt.: Tee:

Rp.: Fol. Salviae,
Fol. Juglandis,
Herb. Equiseti aa 20,0
M.f. Sp. D.S. 1 Teel. auf 1 Tasse Wasser, tägl. 1 – 2 Tassen (nach 3 Wochen eine dreiwöchige Pause).

- oder einen fertigen Blutreinigungstee.

Ho.: Allg: Kalium carbonicum Tbl.D4.
Übelriechender A.: Acidum nitricum Dil.D4, Petroleum Dil.D4 oder Lycopodium Dil.D4.

Acne kachekticorum

→ *Tuberkulide.*

Acne rosacea

→ *Rosacea.*

Acne necroticans

→ *Akne.*

Acne vulgaris

→ *Akne.*

ADAMS-STOKES-Syndrom

= *plötzliche Anfälle von Ohnmacht, Bewußt- und Pulslosigkeit (auskultatorischer Herzstillstand).*

Im Anfall meist auch Atemstillstand oder Schnarchen. Zuweilen beginnt der Anfall mit Schwindel, so daß der Patient sich noch hinsetzen oder hinlegen kann.

Kein Schweißausbruch = *DDg. zur Ohnmacht.*

Kein Anfall dauert länger als 25 Sek.

Allg.: *Im Anfall:* Herzmassage durch Faustschläge auf das Herz und Klinikeinweisung.
Im Intervall: ein Antihypertonika vom Typ: Etilefrin und Belladonna Dil.D4 3 x tgl. 25 Tr. Dazu Magnesium und Kalium.

Adaptionsstörungen

= *Störung der Anpassung des Auges an herabgesetzte Beleuchtung:*

Allg.: Am Auge Myopie, Glaukom, Sehnervenerkrankung ausschließen lassen. Besteht chron.Leberleiden (Zirrhose), Gastritis, Diabetes?

TH.: Ursachentherapie
Alkoholverbot oder zumindest Reduktion.
Nikotinverbot.
INNERL.: Vitamin A.
LOKAL: ein Augentonikum.

Adenoma sebaceum

= *Talgdrüsenschwellungen:* → *Seborrhoe.*

ADDISON Krankheit

= *Bronzekrankheit* = *Nebennieren-Insuffizienz.*

Klin.: Die *Cortison*-Substitution (Rp) ist hier nicht zu umgehen!

Allg.: Anregung aller Körperfunktionen durch Waschungen, Lenden-, Kurzwickel, Zinnkrautsitzbäder, Knie- u. Schenkelgüsse.

Diät: *Viel Flüssigkeit* in Form von Fruchtsäften.
Kochsalzreiche aber kaliumarme Kost!
Genügend *salzen.* Im Sommer evtl. 10g Kochsalz und 5g Natrium citricum neutr. auf 1l Fruchtsaft oder Tee über den Tag hin trinken.
Von der Kost auszuschließen sind (wegen des hohen Kaliumgehaltes): Kartoffeln, Karotten, Kohl, Pilze, Kohlrabi, Spinat, Aprikosen, Johannisbeeren, Stachelbeeren, Pflaumen, Ananas, Bananen, Melonen, Limonen.
Gemüse sollte in der ca. 8-fachen Menge Salzwasser abgekocht werden.
Keine Rohkost geben. Nur gekochtes Gemüse!
Fleisch wird vor der Zubereitung 24 Std. in Salzwasser eingelegt.
Reichlich KH., evtl. mineralarme Zusatzprodukte.
Reichlich Vit. C.
! Aufregung u. körperl. Überanstrengung vermeiden.
! Keine Sonnenbäder, nicht lange in der Sonne stehen.
! Keine Badekuren, keine heißen Bäder, keine Sauna.
! Keine Kurzwellen-, Mikrowellen-, Hochfrequenz- und Infrarot-Behandlung.

Addisonismus

= *Asthenie, Hypotonie und Salzhunger.*

Allg. u. Diät wie b. ADDISON.

Ho.: Arsenicum jodatum Dil.D6, Argentum nitricum Dil.D4, Silicea Tbl.D6, China Dil.D2.

Zell.: Nebennierenrinde, Thymus, Lymphknoten. Zusätzl.: Milz und Knochenmark.

Adenitis

→ *Lymphknotenschwellung.*

! Stets abklären und Ursachenbehandlung.

Adenoide Wucherungen

= Mandelvergrößerungen.

= lymphatische Diathese (angeb.Abwehrschwäche).

Allg.: Immunstimulantien, Echinacea-Präparate.
Evtl. Kuraufenthalt am Meer oder Meeres-Solebad.

Ho.: Bei Kindern mit Tbc. in der Familie: Bacillinum C30.
Sonst: Psorinum D12.
Bei mageren blaßen Kindern: Calcium phosph. Tbl.D3 - D30.
Bei pastösen Kindern: Calcium carbonicum Tbl.D6.
- In beiden Fällen evtl. zus.:

Rp.: Hydrastis canadens. Dil.D4
Arsenicum jodat. Dil.D6
Clematis erecta Dil.D4
Phytolacca Dil.D4 aa ad 20,0
M.D.S. 3 x tgl. 20 Tr. vor dem Essen.

Bei chron. Katarrhen: Baryum jodatum Tbl.D3 - D12.
Bei klarem-schleimigem Nasensekret: Kalium nitric.Tbl.D6.
Bei Wasserscheu: Sulfur Tbl.D4.
Bei dunkelhaarigen u. dunkeläugigen Kindern: Jodum Dil.D4.

Adenopathie, (Adenosis)

= *Drüsenerkrankungen.*

Aderverkalkung

→ *Arteriosklerose.*

Adhäsionen

→ *Verwachsungen.*

ADIE-Syndrom

Ein- oder doppelseitige Pupillotonie, Hypo- oder Areflexie an den Beinen.
Zum Nervenfacharzt!

Adipositas

= *Fettsucht.*

Allg.: *Normalgewicht* nach BROKA soviel *kg* Körpergewicht wie die Körpergröße über 100*cm*. In die Norm fallen jeweils 10% plus/minus.
Die seltenen Formen *endogener Fettsucht* sind zuerst auszuschließen (→ Diagnostisches Tafelwerk).
Die *Mastfettsucht* ist durch einen weitgehend gleichmäßigen Fettansatz gekennzeichnet.
Die *Freßfettsucht* ist ein Bilanzproblem, das durch falsches Eßverhalten bedingt ist.
Der Wunsch zur Gewichtsabnahme ist in der Regel nicht durch Gesundheit, sondern durch Eitelkeit bedingt.

Diät: Gute *Frühresultate* lassen sich mit jeder Methode erreichen und darauf zielen die zahlreichen ENTFETTUNGSDIÄTEN bzw.ENTZIEHUNGSKUREN:
a) **Fastenkuren** (Totalentzug):
- Totalfasten (nicht mehr als 8 Tage bei Ersatz der Vitamin- u. Spurenelement-Komplexe).
- DEBAVE-Milchkur (tgl. $1-2,5l$ Milch).
- modifiziert als: Buttermilch-Bananen-Diät.
- Quark-Diät.
- Trauben-Kur: $1-3$ Wochen ca 2*kg* Trauben am Tag.

FORMULADIÄT-KUREN, z.B. mit:
a) **Wasserentzug:** Nie länger als 3 Wochen.
- SCHROTH-Kur.
- OERTEL-KUR.
- SCHWENNINGER-Kur = OERTEL-Kur ergänzt durch Dampfbäder, (Sauna), Massage, Gymnastik.

b) **Fettentzug:**
- BANTING-Diät: viel Eiweiß, wenig KH, viel Alkohol.
- modifiziert als CHAMBER- oder ROBIN-Kur.

c) **Kohlehydratentzug:**
- EBSTEIN-Kur.
- Air-Force-Diät: viel Fett, wenig Kohlehydrate.
- Punkt-Diät: maximal 60*g* KH am Tag.
- Mayo-Diät, COOLY-Diät, Diät nach Dr. HUMPLIK, nach Dr. TALLER, nach JUDKIN nach Dr. ATKINS: viel Eiweiß und Fett, kaum

Kohlehydrate.
d) **Fett- und KH-Beschränkung:**
- CANTANI-Diät, extreme Fett+KH-Beschränkung.
- Harte-Eier-Diät: Sattessen an harten Eiern, KH als Alkohol.
- Hollywoodkur.
- WALSER-Kur.
- Diät nach Dr.KUHN: 2 Fischtage pro Woche mit je 500*g* Seefischen, sonst Beschränkung auf 1500 Kalorien.

e) **Entfettung durch Kostveränderung:**
- Vegetarische Diät (Übergang von Normalkost auf diese am besten durch Fastenkur mit Antacida).
- HAIG-Trennkost.
- Zweinährstoff-We'chseldiät (BAUER u.PILGERS-DOFLER).

• Bei allen diesen Diäten geht es - wie bes. bei den *Formuladiäten* - um eine starke Kalorienreduktion oder darum, daß der Körper zur Nahrungsverarbeitung mehr Energie verbraucht als er durch die Ernährung erhält. Alle führen zur Gewichtsabnahme, aber die *Verhaltensweise* wird dadurch nicht verändert.

• *Problematisch* sind die *Spätresultate.* Der Grund hierfür liegt:
1. darin, daß jeder Salzentzug und jede *Reduktionskost* in den ersten 10 Tagen zu einem starken Wasser- und damit Gewichtsverlust führt (der dann nachläßt).
2. darin, daß der Patient hofft, durch diesen Gewichtsverlust sei das "Ziel" auf Dauer erreicht.

ERSTES GEBOT der Therapie muß es daher sein, dem Patienten zu erklären, daß die Behandlung der Adipositas eine Sache von Jahren ist. Erfolgreich ist die Therapie nur, wenn es gelingt, den Patienten ausreichend zu *motivieren* und zu *beraten.*
Für die *Beratung* wichtig ist:
• Meist ißt der Patient bei den Hauptmahlzeiten nicht quantitativ, sondern qualitativ, d.h. kalorienmäßig mehr wie andere, oder er ist ein Zwischenesser, Spätesser. Bonbonlutscher, Süßesser, Kartoffelesser (mehr als 300*g* pro Tag), Cola-, Bier-, Limonaden-Trinker usw.
Als Erstes geht es deshalb darum festzustellen, auf welche Weise oder durch welches Verhalten der Patient die überzähligen Kalorien zu sich nimmt.

Wenig sinnvoll ist es, ihn direkt danach zu fragen, denn man erhält keine sicher verwertbaren Antworten. Besser ist es, ihn von einem Dienstag oder Donnerstag zum nächstfolgenden **alle** Speisen, Speisezutaten und Getränke *abwiegen* und *aufschreiben* zu lassen.

Der Patient soll dabei essen und trinken wie bisher. Von dieser *Buchführung* kann man die Behandlung abhängig machen und dem Patienten erklären, daß ohne Ehrlichkeit kein Erfolg zu erwarten ist.

• In der Regel ist das Sättigungsgefühl bei den Adipösen gegen die Norm verzögert. Der hieraus erwachsene Trieb und die von ihm bewirkte Eßgewohnheit ist meist stärker als der Wille. Ein erster Schritt zum Erfolg ist dabei, daß er nie mehr als einmal schöpft und den Teller nicht leer ißt. (Früher gab es deshalb den sog. Anstandsrest).

• Die üblichen Kalorientabellen sind meist umständlich. Besser ist das Einprägen einiger **Grundregeln:**

Zunächst wird dem Patienten erklärt, daß er nicht hungern muß, denn **erlaubt** sind:

alle mageren *Fleischarten*, gekocht, gegrillt, geräuchert, gebraten - aber *nicht paniert und ohne Soße.* Auch mageres Geflügelfleisch (ohne Haut), Wild und Fische (mit Ausnahme von Aal, Hering und Ölsardinen); hartgekochte Eier (aber nicht mehr wie 4 pro Woche), Magermilch, Magerjoghurt, Magerkäse, Magerquark. Jede Sorte Blattsalat, Radieschen, Rettich, Salatgurken (ungeschält), grüne Paprikaschoten, Tomaten, Sauerkraut (roh oder gekocht). Äpfel und Birnen ungeschält *(aber kein Kompott).* Sämtliche Sorten von Blattgemüse, Spargeln und Blumenkohl (gekocht und gedünstet aber ohne Mehl und nicht in Breiform).

Dann die **Ge-** und **Verbote:**

1. *Kochsalz durch Küchenkräuter ersetzen*, so durch: Basilikum, Beifuß, Bohnenkraut, Dill, Estragon, Kerbel, Liebstöckel.

2. *Kohlenhydrate beschränken:* Brot, Mehlspeisen, Nudeln, Grieß, Mais, Kartoffeln,Süßspeisen, Schokolade, Eis, Honig und Marmelade möglichst nicht mehr wie 60*g* pro Tag.

Zucker am besten durch Süßstoff ersetzen. Auch *keine* Obstsäfte oder Limonaden. Als Ersatz evtl. kalorienreduzierte Getränke.

3. *Fett-Beschränkung auf* 25*g pro Tag* (incl. Streichfett). Zu denken ist immer an die *verborgenen Fette* in vielen Fleisch- und Wurstsorten, die bloß dem Auge mager erscheinen und uns als mager verkauft werden. Falsch ist auch die Annahme, daß normale Margarine weniger Kalorien enthalte als die Butter.

Fettersatz: durch fett- u. lipoidarme DIÄTMITTEL.

4. *Keine hochkalorigen Nahrungsmittel*, wie paniertes oder geräuchertes Fleisch, mit Fett zubereitete Gemüse, Hülsenfrüchte, Nüsse, Vollmilch und Vollmilchprodukte.

5. Vor jeder Hauptmahlzeit am besten einen Salatteller und zwischen

den Hauptmahlzeiten einen oder zwei ungeschälte Äpfel (das wirkt einer Obstipation entgegen und einer überschießenden Insulinausschüttung, die einer der Gründe der Fettablagerung bildet).
6. *Jede Woche einen Fastentag:* Man wähle immer den gleichen Wochentag (am besten einen Samstag). Erlaubt sind nur kalorienleere Getränke wie Tee, Mineralwasser, natürlicher Zitronensaft (dünn).
7. *Keine Zwischenmahlzeiten.* Nichts beim Fernsehen.
8. *Jeden morgen - nüchtern, unbekleidet - wiegen.*
9. *Führen eines Gewichts- und Eßbuches.* Dieses ist in die Sprechstunde mitzubringen und vorzulegen. Im ersten $\frac{1}{4}$Jahr alle 14 Tage, dann monatlich.

Phys.: *Bewegung* hat beim Adipösen keinen therapeutischen aber einen stark *psychischen* Nutzen; und auch dies nur bei regelmäßiger Durchführung. Am besten Spazierengehen.
Massage um der Gewebserschlaffung entgegen zu wirken. Bei Meteorismus evtl. Colon-Selbst-Massage (mit der Hand unter Druck im Uhrzeigersinn über den Bauch u. Bauchschnellen) und hoher Einlauf (Darmbad), KNEIPP-Güsse (evtl. als Wechselgüsse), PRIESSNITZ-Wickel, CO_2-Bäder.

TH.: Die **medikamentöse Therapie kann die Diät nicht ersetzen!**
Anwendung finden:
•**Abmagerungsmittel.** Sie sind wegen ihrer Nebenwirkungen jedoch immer nur für begrenzte Zeit anwendbar und können die Willenskraft nicht ersetzen.
•**Stoffwechselmittel.** Sie sind auf längere Zeit günstiger.
•**Tees**, z.B:

Rp.: Flor. Spiraeae
Fruct. Juniperi contus.
Herb. Viol. tricolor.
Herb. Hyperic. aa 10,0
Flor. Chamomillae vulg. 15,0
Flor. Sambuc.
Flor. Tiliae aa 20,0
Flor. Genist. scop. 5,0
M.f.sp. D.S. 1 Teel. auf 1 T.Wasser, kurz aufkochen, abkühlen lassen, 4 – 5 Tassen über den Tag verteilt mit Zitronensaft gut warm trinken.

- oder einen entsprechenden Fertigtee.
•**Diuretika**, zur Ableitung auf die Nieren.

•**Laxantia**, aber nur für wenige Wochen und nie neben einem Abmagerungsmittel.
• Ein **Multimineralpräparat** und
• Ein **Multivitaminpräparat**, zum Ausgleich von entsprechenden Verlusten.
• Im Klimakterium zusätzlich ein **Klimax-Mittel**.

Bes.: **Extreme Maßnahmen** sind die künstlich erzeugte Einschränkung der Möglichkeit zur Nahrungsaufnahme durch einen im Magen aufgeblasenen (und jederzeit wieder entfernbaren) Ballon, operativ erzeugten Magen-Bypas, eine Dünndarmresektion oder einen Kurzschluß zwischen oberen und unterem Dünndarm (Jejuno-Ileostomie). Sie sind heute wieder weitgehend verlassen, da es sich um recht erhebliche und von Spätfolgen belastete Eingriffe handelt.

Ho.: Neigung zum Kropf: Fucus vesiculosus Dil.Ø.
Rheumatische Beschwerden u. Verstopfung:
Antimonium crudum Tbl.D4-6.
- und Kreislaufstörungen, Treppendyspnoe: Phytolacca Dil. Ø- D2.
Harnsaure Diathese, Gallenstörungen: Mercurius dulcis D4.
Junge Frauen mit Verstopfung und Menorrhagie: Calcium aceticum solutum D3.
Brennen auf der Zungenspitze: Capsicum Dil.D6.
Dazu *als Konstitutionsmittel*: Calcium carbonicum Tbl.D10, Sulfur Tbl.D10, Graphites Tbl.D10 oder Kalium carbonicum Tbl.D6.

Zell.: Mittelhirn, Zwischenhirn, Leber, Ovar oder Testis.
Zusätzl.: Schilddrüse, Epiphyse, Hypophyse-Vorderlappen.

Akup.: Le.15/t, MP.5/d.

Adnexitis

= **akute** = *gekennzeichnet durch ein Abdomen acutum (→ d.).*

= **chronische** = *oft kaum erkannt, weil die Beschwerden sehr vielfältig, als Unterleibsbeschwerden (-Schmerzen) erscheinen, die auf Darm, Blase, Nieren bezogen oder als funktionell abgetan werden können. Verdächtig sind gleichzeitige Regelstörungen (bes. Metrorrhagien) und Fluor. Vor allem wenn sie bei jüngeren Frauen auftreten.*

Allg.: Fachärztliche Abklärung und Behandlung.

TH.: Bei unspezifischen Formen:

Neur.: Im Segmentgebiet D12-L3 re.u.li. i.c. $0,5$ ein Lidocain- oder Procain-Präparat über der Schmerzstelle injizieren.
• Am Bauch dazu auch $0,5 - 1ml$ auch Cupridium, Ameisensäure = s. c. $2 - 5$ x in Abstand von $2 - 4$ Tagen.

Phys.: *Intensive Wärmeanwendung:*
feucht-warme Aufschläge und darüber Wärmflasche, Heublumensack, Sitzbäder, warme Sitzbäder als Moorbäder, Kurzwellen, evtl. Kur in einem Moorbad, wie: Aibling, Brückenau, Buchau, Gögging, Orb, Pyrmont, Schussenried, Tölz usw.

Ho.: Belladonna Dil.D4, Apis Dil.D4 und Silicea Tbl.D6.

Zell.: Ovar, Thymus, Lymphknoten. Evtl.zusätzl: Nebenniere, Placenta.

O.Ak.: Hp: 23, 22, 55; Np: 13.

Adoleszentenkyphose

→ *SCHEUERMANN Krankheit.*

After-

- entzündung.
- fissuren.
- fistel.
→ *Anal....*

Afterjucken

= *Pruritus ani.*

Bei Frauen oft verb. mit Scheidenjucken *(als Pruritusvulvae et ani).*

Allg.: Erst Ursache klären: Diabetes, Ekzem, Hämorrhoiden, Würmer, Trichominaden, Fluor und übertriebene Reinlichkeit (After wird mit Desinfektionsmittel abgewaschen oder zuviel mit Seife gewaschen).
Wo möglich Ursachenbehandlung.

TH.: Für regelmäßigen Stuhlgang sorgen.
Kalte Zinnkraut- oder Eichenrinde-Sitzbäder, kühle Lehm- oder Heilerdeauflagen, Schenkelgüsse.
Evtl. Rohsäfte-, Rohkost- oder Weizen-Gel-Kur. Jedenfalls immer genügend Balaststoffe (Salate).
Nach dem Stuhl reinigen mit Hametum-Extrakt und danach einen Puder (A) oder eine Hametum-Schwefelsalbe (B) auftragen.

Rp.A.: Anaesthesin 5,0
Acid. tannic. 10,0
Amylum ad 100,0
M.f. pulv. D.S. mehrm. tgl. auftupfen.

- oder:

Rp.B.: Anaesthesin
Bals. peruvian.
Dermatol aa 3,0

Ung. Hamamelidis ad 30,0
M.f. ung. D.S. mehrmals tgl. auftragen.

Ho.: Allg.: Sulfur Tbl.D4 und:
Bei Brennen: Berberis Dil.D2 oder Kreosotum Dil.D4.
- bes. Nachts: Antimonium crudum Tbl.D4 oder Mercurius solubilis Tbl.D4.
- nach dem Stuhlgang: Acidum nitricum Dil.D6.
Bei Altersjucken: Caladium Dil.D2.
- bes. heftig: Cistus canadensis Dil.D2.
Bei Nervösen: Ignatia Dil.D6, Kalium chloratum Dil.D6.
oder Natrium phosphoricum Tbl.D6.

Akup.: Dü.5/d, Bl.17/d und MP.5/d.

Aftervorfall

= *Prolapsus ani, Prolapsus recti.*

! Für weichen Stuhl durch entsprechende Diät sorgen. Viel trinken, bes. Gemüsesäfte.

! Beim Stuhl nicht pressen.

Allg.: Kräftigung des Bindegewebes mit Lehm- oder Heilerdebäder, Gymnastik, THURE-BRANDT-Massage.

Phyt.: *Vorbeugend:* Ruta Dil.D2 oder Podophyllum Dil.D4. zusammen mit Silicea Tbl.D6 oder:

Rp.: Herb. Galeopsidis 20,0
Herb. Equiseti 25,0
Herb. Polygoni avicul. 55,0
M.f. Spec. siliciferae D.S. 1 Teel. auf 1 Tasse Wasser,
5 Min. kochen. Zum Frühst. 1 – 2 Tassen.

Ho.: A. bei Husten und Pressen: Podophyllum Dil.D4-6.
- bei Durchfall mit Schleimabsonderung: Aloe Dil.D3.
- bes. bei *Kindern:* Ignatia Dil.4-6.
- bei unterleibsschwachen Frauen: Sepia Tbl.D6.
- bei Abführmittelmißbrauch: Nux vomica Dil.D4.
Alle mit: Silicea Tbl.D12 oder Calcium fluoratum Tbl.D6 zur Gewebsstabilisierung.

Affektkrämpfe

= *Bei (neuropathischen) Kindern nach Schreien.*

! In jedem Falle mehrfachen Vorkommens EEG zum Ausschluß einer Epilepsie.

Agalaktie

= *Stillschwäche (→ d.).*

Agammaglobulinämie

= *Fehlen von Gammaglobulinen im Blut.*
! Daran denken bei einer in kurzen Abständen sich wiederholenden schweren Bronchitiden u. a. Infekten. Hier eine *Elektrophorese* machen lassen.
TH.: Gammaglobulin i.v. (z. B. Gammagard).

Agoraphobie

= *Platzangst (→ Angst).*

Agranulozytose

= *maligne Neutropenie.*
! Immer daran denken, wenn bei akut hohem Fieber und schwerem Krankheitsgefühl *Schleimhautnekrosen* (an Rachen, Tonsillen u.Körperausgängen) auftreten.
Blutbild klärt: Kaum Leuko., Granulocyten fehlen.
TH.: Sofort Klinik !
Bei *chronischer zyklischer Agranulozytose.*
Min.: Versuch mit Lithium machen.
Ho.: Lithium carbonicum Tbl.D4.

Agrypnie

→ *Schlafstörungen.*

Akanthose

→ *Acanthosis nigricans = Schwarzwucherhaut.*

Akkommodationskrampf

= *Augenschmerz nach Augenüberanstrengung:*
Allg.: Augen schließen und warme Auflagen mit Kammillensäckchen.
Ho.: Prunus spinosa Dil.D4.

Akkommodationsschwäche

→ *Accommodationsschwäche u.Asthenopie.*

Akne aestivalis

= *Sonnenlichtakne.*

Im Frühjahr und Sommer bei Frauen zwischen 25 u. 40.

TH.: Direkte Sonneneinstrahlung meiden.

- Keine Kosmetika und nur mit Kamillentee abwaschen.

! Heilt nach einigen Wochen spontan.

Ho.: Hepar sulfuris Tbl.D6 und Pulsatilla Dil.D4.

Akne fulminans

= *Fast nur junge Männer um* 14 – 20. *Beginnt plötzlich mit Fieber, Eiterpusteln und Geschwüren.*

TH.: Klinik, da Auslöser akuter Spondylarthritis (Bewegungs- und Stauchungsschmerz des Rückens).

Akne necroticans

= *Schubweise linsengroße Papeln mit zentraler, gelblich- bräunl. bis düsterroter Nekrose. Meist junge Männer.*

TH.: ÄUSSERL.: Morgens und abends heiße Seifenwaschung. Danach einreiben mit

Rp.: Resorcin 0,5
Acid. salicylic. 0,6
Sulf. praecipitat. 1,0
Vaselin. ad 30,0
M.f.ung. D.S. nach dem Waschen auftragen.

- Fortsetzen der Behandlung auch nach Schwinden der Hauterscheinungen, da im Frühjahr und Herbst Rezitivgefahr.

INNERL.: Bäckerhefe bzw. Vit. A, B-Komplex u. E

- und:

Rp.: Ichthyoli 5,0
Aqua destilatae 20,0
M.D.S. 3 x tgl. 15 Tr.

- oder ein entspr. Fertigpräparat.

Ho.: Sulfur Tbl.D4.

Akne rosacea

→ *Rosacea.*

Akne vulgaris

= Ursache = nicht einheitlich.
Bei Jugendlichen = typisch für die pubertäre Hormonumstellung, die offenbar mit einer vermehrten Talgbildung einhergeht und den Nährboden für Erreger abgibt. Da Akne meist in der Pubertät auftritt spielen hormonale Faktoren sicher eine Rolle (Beeinflussung der Talgproduktion), aber auch äußere Einwirkungen, wie Kosmetika (A.cosmetica) oder zu häufiges Waschen (A. detergucans).
Bei *Auftreten nach 30* immer zunächst nach der Arbeit fragen, um eine Teer-, Petroleum-, Ölakne auszuschließen. Ferner an Medikamente, bes. an jodhaltige denken *(A.arteficialis).*

Allg.: Sorge für regelmäßigen Stuhlgang. Am besten durch einen Blutreinigungstee, wo nötig durch Einlauf oder Darmbad. Säurestabilisierung des Darmes und Dysbakteriebehandlung. Luft- und Sonnenbäder, Winterurlaub in den Alpen, evtl. Sauna.
Bestehende Menstrualstörungen (→ d.) behandeln.
Bei Mädchen mit starker Regel Anämiebehandlung.
Vor allem Hautpflege zur Infektvermeidung:
• Morgens: mit einer Schwefelseife waschen. Anschließend Gesichtsguß und danach abtupfen mit 3%igem Salizyl- oder 3%igem Resorcinspiritus, oder mit einem entsprechenden Fertigpräparat.
• Tagsüber: auftupfen mit einem
= Schwefelpuder, z.B.:

Rp. Sulf. praecip.5,0
Dermatol 10,0
Acid. tannic. 0,3
Amylum ad. 100,0
M.f. pulv. D.S. mehrmals tgl. auftupfen.

- oder einer Schüttelmixtur, z.B.:

Rp. Resorcini 2,0
Sulf. pracip.2,0
Ichthyol 3,0
Spirit. saponat.10,0
Lot. alb. ad 100,0
M.D.S. Akne-Schüttelmixtur, mehrmals tgl. auftupfen.

- oder einem Fertigpräparat.

• Über Nacht:
a) *In einfachen Fällen:* eine Salbe wie z.B.:

Rp.: Ichthyol pur.
Camphora trit. aa 4,0

Sulf. pracip. 5,0
Zinc. oxydat. 12,5
Talc. 12,5
Ung. Hamamelid. ad 75,0
M.f.ung. D.S. abends auftragen, morgens abwaschen.

- Kurz mit einem 3%igem Resorcinspiritus einreiben und danach einfetten mit einer Fissanpaste
- oder ein Fertigpräparat auftragen.

b) In *schweren Fällen* (→ auch *Sonderformen*): eine Schälpaste, z.B.:

Rp.: Kalii carbonici
Sulf. praecipitati
Glycerini
Aqua amygdal. amar.
Spiritus diluti aa 10,0
M.f. pasta. D.S. abends dünn auftragen, am anderen Morgen abwaschen. Nach 2 – 3 Tagen 1 – 2 Tage Pause,

- oder ein Benzylperoxid-haltiges Fertigpräparat.

In allen Fällen:

• 1 x wöchentl. nach Gesichtsdampfbad Auflegen von Kohlblättern, eine Gesichtsmaske mit Heilerde oder einen feuchten Umschlag mit:

Rp.: Pepsin
Acid. hydrochloric. dilut. aa 3,0
Glycerin 10,0
Aqua dest. ad 100,0
M.D.S. ad man. med.

Dann Mitesser *(Komodonen)* mit Komodonenquetscher ausdrücken (evtl. durch Kosmetikerin).

• Ausgesprochene *Eiterpickel* werden mit ausgeglühter Nadel geöffnet und mit einem Wattebausch abgetupft, der mit einem Desinfiziens getränkt ist.
Immer nur einmal damit tupfen.

• Stets nach Foci suchen, sie behandeln oder beseitigen.
Evtl. Kuraufenthalt am Meer oder im Wüstenklima.
INNERL.: Bierhefe (tgl. 2 – 3 Teel.) oder ein Aknemittel.

Diät: Als schädlich erkannte Nahrungsmittel sollten gemieden werden. So vor allem Süßigkeiten, Schokolade, Pralinen, Gebäck, Hülsenfrüchte, Kohl, Gänse- und Schweinefett, in Öl oder Fett Gebackenes, Nüsse, fette Käse, Eier, scharfe Gewürze. Auf Fleisch sollte weitgehend verzichtet werden. Dafür viel Gemüse. Eine mehrwöchige *Rohkostkur* kann u.U. schlagartig

helfen.
Als Getränk statt *Kaffee* besser Obst- und Gemüsesäfte oder einen Blutreinigungstee, z.B.:

Rp.: Fol. Betulae
Herb. Utricae aa 25,0
Herb. Violae tricolor. 20,0
Rad. Petroselini ad 100,0
M.f.spec. D.S. 1 Teel. auf 1 Tasse Wasser, 5 Min. kochen, absieben, 1 – 2 Tassen zum Frühstück.

- oder einen gleichwertigen Fertigtee.

Ho.: Allg.: Sulfur Tbl.D6 oder Hepar sulf. Tbl.D4-6.
Bei schmutzig-grauer Haut mit Carboneum sulfuratum Dil.D4 und Sulfur jodatum Dil.D4.
Bei fetter, glänzender Haut mit Arsenicum alb. Dil.D4.
Bei Jugendlichen evtl. zus. mit Calcium phos. Tbl.D6.
Bei Regelstörungen: Ichthyol Dil.D3 oder Natrium mur. Tbl.D6. Bei Verschlimmerung durch die Regel: Sepia Tbl.D4.

Zell.: Bindegewebe, Ovar oder Testis, Leber, Hypothalamus, Hypophyse, Haut, Placenta.

Akup.: Bl.54/d, Bl.21/t, Bl.67/t u. KG.17/t. bei Obstipation auch: Di.10/d.

Aknekeloid

→ *Hals-Ekzem.*

Akrodermatitis atrophicans

= *Entzündl. Dermatose bei Frauen ab 50.*

Allg.: Stuhlgang regeln, Stoffwechsel- und Durchblutungsmittel, warme Handbäder, evtl. Lymphdrainage.

Klin.: Penicillin **(Rp)**.

Sonst: Warme Seifenbäder und danach:

Rp.: Ichthyol 0,5
Äther
Spiritus dil aa ad 30,0
M.D.S. ad uns. ext. Nach dem Bad einpinseln.

Ho.: Sulfur Tbl.D6 oder Hepar sulf. Tbl.D4-6.

Akroparästhesien

→ *Durchblutungsstörungen.*

Akrozyanose

→ *Durchblutungsstörungen.*

Allg.: Wechselhand- oder -Fußbäder, Fichtennadel-, CO_2 - oder Sauerstoff-Vollbäder.

Akustikusneurinom

= *Kleinhirn-Brückenwinkeltumor.*

! Daran denken bei zunehmender einseitiger Schwerhörigkeit mit Ohrensausen, Schwindel und leichter Übelkeit.

NÄGELI-Kopfstützgriff löst Schwindel aus.

Sensibilitätsstörungen im äußeren Gehörgang.

TH.: Zum Facharzt (HNO) überweisen.

Albuminurie

= *richtiger: Proteinurie.*

Immer 2 x untersuchen in Abstand von 2 Tagen und auf Begleitsymptome achten.

Allg.: Unbedingt Ursachenklärung und -behandlung.

1. Bei Restalbuminurie nach Nephritis:

TH.: Diät wie bei Nephrose, dazu einen Nierentee oder ein Diuretikum.

Neur.: Quaddeln in Nierenhöhe.

Akup.: Bl.2/t, Bl.28//t, Bl.27/T, He.5/d und Bl.23d.
Bei Obstipation auch: Ni.3/t und Ni.23/d.
Bei Leber-Gallenkrankheit: Ga.26/d.

2. Bei lordotischer (orthostatischer) Albuminurie

TH.: Massage, Gymnastik, Neuraltherapie (Quaddeln in Nierenhöhe).

Akup.: Ni.7/t, Ni.20/d und Ga.25/d.

Ho.: A. Sporadisch nach Kälteeinwirkung: Aconitum Dil.D4.
- tagelang nach Unterkühlung: Dulcamara Dil.D3.
- bei nervösen Kindern in der Pubertät: Phosphorus Dil.D6.
- nach Nephritis: Cantharis Dil.D5.
- bei Nephrose: Terebinthina Dil.D6.

Alkoholismus

Schwer zu beurteilen und zu behandeln!

Vorb.: Will man der Möglichkeit eines Katers dort vorbeugen, wo man zu einer Feier geladen ist: nimmt man am besten Magnesium.

1) AKUTE RAUSCH-FOLGEN:

TH.: In allen Fällen: Erbrechen erregen.

- In leichten Fällen: 1 Tr. Salmiak oder Ol. Menth. pip. unter die Nase.
- Gegen den Kater = Magnesium und gesüßte Mineralwässer.

! Keine fetten Speisen. Der berühmte Rollmops trägt nicht zur "Ausnüchterung" bei, sondern bewirkt nur eine zusätzliche Belastung.

O.Ak.: 29, 33, 34.

2) DELIRIEN:

TH.: Klinik.

3) CHRONISCHER ALKOHOLISMUS:

TH.: Zur Entgiftung: MAYR-Kur, dann Psychotherapie ! Am besten Einleitung durch H y p n o s e
= 3 Tage hintereinander, je 45 Min., dann 1 Tag Pause. Dabei werden dem Pat. 3 – 4 Minuten lang monoton eindringlich "posthypnotische Formeln" vorgesprochen, wie: "Alkohol ist mir gleichgültig", oder: "was andere trinken läßt mich kalt". Und dazu immer: "Ich trinke keinen Alkohol". Deren posthypnotische Wiederholung am besten mit Unterstützung von Biofeedback.
Die Hypnose wirkt nur in nüchternem Zustand.
Nach dreimaliger Wiederholung
= Übergang zu a u t o g e n e m T r a i n i n g mit denselben Formeln.
Die Psychotherapie wird am besten in Gruppen von 6 – 10 Teilnehmern durchgeführt. In der Gruppe evt. Tanz-Therapie.
G r u p p e n b e t r e u u n g vermitteln die *Anonymen Alkoholiker* (Zentrale Kontaktstelle: 8000 München, Landwehrstraße 9/1,
Tel.: 089/555685) oder das *Blaue Kreuz* (Tel.: 0202/621098).

Ho.: Akute *Rausch-Folgen*: Kaffee, Apomorphinum Dil.D4. $\frac{1}{2}$ stdl. 15 Tr. danach Nux vomica Dil.D4 3 x 10 Tr.a.c.
Zur Erzeugung von Widerwillen geg. Alkohol:
- allg.: Arnica Dil.D3.
- bei Schnapstrinkern Acid. sulf. Dil.D2 3 Tr. auf eine Tasse Kaffee (evtl. heimlich).

Alte Säufer: Quercus Dil.D3.
Bei Reizbarkeit und Depression: Avena sativa Ø oder Zincum valerianicum Tbl.D4.
Bei morgendl. Zittern und Besserung nach Alkohol: Nux vomica Dil.D6.
Bei chron. Erbrechen: Antimonium tartaricum Tbl.D12.

O.Ak.: 33.

Alkoholunverträglichkeit

Ho.: Acidum citricum Dil.D4.
Nach A. dyspeptische Erscheinungen: Carbo vegetabilis Tbl.D4.

Allergie

Ausdrucksformen können sein:
1) *nach der Symptomatik:*
a) allerg. Reaktionen der *Luftwege*, wie: Heuschnupfen (→ d.), chron. Bronchialkatarrh (→ Bronchitis) und Asthma bronchiale (→ d.).
b) *Hautreaktionen:* Nesselsucht (QUINKE-Ödem) und Ekzeme (→ d.).
c) *Magen-Darm-Störungen* bei Nahrungsmittel-Allergie.
Extrem = allerg.Schock: = **Anaphylaxie.**

Allg.: Als erstes Versuch der Ermittlung des Allergens. Eine gute **Anamnese** hilft am ehesten.
Frühere Krankheiten geben erste Hinweise: Keuchhusten, Grippe, Pneumonie u.ä. sensibilisieren oft gegen Betten- und Matratzenstaub (hier: nächtl. Asthma in DDg. gegen A. cardiale). Weitere Hinweise geben Zeit und Ort des Auftretens (Jahreszeit b. Blütenstauballergie), Beruf, Kontakt mit Haustieren, Zimmer- und Gartenpflanzen, Medikamente.
Eine **Testung mit Fertigallergenen** ist nur fachärztlich möglich.
Allergen-Selbstherstellung ist möglich (Verdachtssubstanz mit Aceton, Äther oder Chloroform ausziehen und mit Aqua dest. im Verh. 1:3 ausschütteln. Von dieser Lös. eine Verdünnungsreihe bis D30 herstellen). *Testung* mit D8, (i. cut.)aber nur wo die Gefahr einer Anaphylaxie beherrscht werden kann. Die Verdünnungsreihe ist zugleich zur Desensibilisierung geeignet.
Bei *Nahrungsmittel-Allergie* hilft auch Pulskontrolle durch den Patienten. Nüchternpuls feststellen. Pat. soll 30, 60 und 90 Min. nach jeder Mahlzeit den Puls zählen und aufschreiben wie er sich fühlt und was er gegessen hat. Eine Tachycardie p.c. weist auf Allergene.

TH.: In jedem Fall nach *Foci* (bakteriellen Allergenen in Tonsillen, Sinusitiden, Gallenblase usw.), sowie nach neuroelektrischen Störherden (zweierlei Metall im Gebiß) suchen, sie behandeln bzw. ausschalten.
Auch an Autointoxikation über den Darm (Dysbakterie) denken und behandeln.
Je nach Störung.

1) Bei **Anaphylaxie** = Allerg.Schock:
- Sofort je $1ml$ Norfenefrin (zu $10mg$) sc. oder i.m. und langsam i.v.
- NAW. anfordern.
- Schocklage (Beine hoch, Kopf u. Oberkörper flach).

• Patient gegen Auskühlung schützen (Wolldecke, Wärmflasche).
• Blutdruck u. Puls laufend kontrollieren.
• Bei RR-Abfall und Pulsanstieg evtl. zusätzlich Norfenefrin langsam i.v.

2) **Sonst:** Ist Allergen gefunden = möglichst meiden!! oder Versuch einer spez. Desensibilisierung, evtl. mit entsprechenden Nosoden.
Wenn das nicht möglich ist: unspezifische Desensibilisierung mit *Eigenblut* (von $0,5$ auf $5ml$ steigend i.m.).
Abhärtung durch Luftbäder, KNEIPP-Güsse, Wechselduschen.
Obst- und Rohkostkuren, bes. EVERS-Diät, evtl. nach Einleitung durch eine SCHROTH-Kur.

3) **In jedem Fall** zunächst: Antiallergika. Im einzelnen je nach Symptomatik (→ die Einzelformen).

Zell.: Nebennierenrinde, Zwischenhirn, Thymus, Lymphknoten und zusätzl. das betroffene Organ.

Phys.: MORA-Therapie oder Magnetfeldbehandlung.

O.Ak.: 101, 55, 29, 22, 13 u. entspr. Organpunkte.

Alopecia

Haarmangel unabhängig von der Ursache.
Grund: *Effluvium oder Defluvium* = (vermehrter) Haarausfall.
Haare fallen immer aus ! Im Frühjahr und Herbst bis 100 täglich. Daher führt nicht jeder Ausfall zu einer Alopecia und nicht jede Alopecia ist Folge eines Ausfalls.
= Zunächst Feststellung der Ursachen. Diese sind mannigfach. Hinweis gibt die Form.
! Aussehen wie Mottenfraß – Lues!? WASSERMANN-Probe!

Allg.: Zunächst *externe Ursachen* ausschließen:
Zu übertriebene Haarpflege:
• Mehr als 2maliges Waschen wöchentlich, bes. fetter Haare mit Seife (Alkalien) und Anwendung eines alkoholischen Haarwassers führt zum Gegenteil dessen was erwünscht ist, nämlich zu vermehrter Talgbildung und damit zu Alopecia seborrhoica (→ u.).
Bei Frauen: zu häufiges (1 x wö.) Bleichen, Färben, Tönen oder Trocknen mit Heißluft. Die Haare brechen dadurch und wachsen kaum mehr.
Der Haarwuchs regeneriert sich meist nach Verhaltensänderung von selbst.
Maßnahmen wie unter *A. symptomatica* (→ u.) beschrieben, beschleunigen dies.
Feine Kopfhautnarben lassen ein zu starkes Kämmen, Bürsten (bes. gefährlich sind Nylon-Haarbürsten) und Wickeln, bei Pferdeschwanzfrisur

(= konstanten mechan. Zug) als Ursache vermuten.
Hierdurch werden Haare mit ihrer Wurzel ausgerissen.
Wo die Haare mit den Follikeln ausgerissen sind, ist keine Regeneration möglich. Einzige Möglichkeit ist die operative *Haarverpflanzung*. Sie ist aber auf kleine Areale beschränkt und die Ergebnisse zweifelhaft.

1. Alopecia areata = kreisrunder Haarausfall bei normal erscheinender Kopfhaut.

Allg.: Zunächst nach Focus (in Zähnen, Nebenhöhlen oder Tonsillen) suchen und entfernen oder behandeln.
• Umstimmungsbehandlung mit Eigenblut und Echinacea Ø.
• Lokal: hyperämisierende Hautreizung
- bei nicht fettem Haar mit:

Rp.: Resorcin 3,0
Menthol 0,5
Ol. Ricini 0,7
Sol. Bepanthen 5% 50,0
Spirit. dil. ad 200,0
M.D.S. Morgens und abends einmassieren.
Vor Gebrauch schütteln.

! Bei fettem Haar ohne Ol. Ricini.
- oder UV-Bestrahlung (1-2 x wö. in 15*cm* Abstand langsam von 2 auf 15 Min. ansteigend). Stirn und Nacken werden dabei mit einem Tuch abgedeckt und immer nur kleine Felder von 4 – 5*cm* Durchmesser bestrahlen. Die Wirkung läßt sich bessern, wenn man Vit. D_2 (Calciferol) dazu gibt (tgl. 1 x 500 E.).
• Behandlung einer Dysbakterie (→ d.) und Dyspepsie (→ d.).
• Dazu stets ein vitaminhaltiges Leber-Mittel.

Ho.: Thallium acetic. Tbl.D4 2 Monate 3 x tgl. 1 Tbl.
Bei trockener Haut: Graphites Tbl.D6.

Akup.: Bl.54/t, KG.15/d, Lu.19/d, Bl.10/d u. Ga.20/d (in mindestens 15 Sitzungen).

O.Ak.: 95, 101, 22, 29.

2. Alopecia pityroides = Alopecia seborrhoica

Allg.: Behandl. wie Seborrhoe (→ d.) in Anpassung an die trockene oder ölige Form (sicca oder oleosa).
• Schonende Kopfreinigung: Nur einmal alle 3 Wochen mit 1 – 2 Eidotter, die man mit 1 – 2 Likörgläschen 30%igem Alkohol (Spiritus) verrührt. Damit wird das vorher befeuchtete Haar eingerieben (nur mit den Fingerkuppen !) bis ein leichter Schaum entsteht. Der wird nach 10 Min.

Einwirkung mit lauwarmen Wasser abgespült.
- oder mit einem entsprechenden Haarwasser (→ u.).
• Hyperämisierende Hautreizung wie bei A.areata. Bei starkem Haarausfall:

Rp.: Acid. tannic.
Acid. salicylic.
Acid. tartarici
Ol. Ricini aa 0,5
Sol. Bepanthen 5% 50,0
Spirit. dil ad 100,0
M.f. sol. D.S. morgens und abends einmassieren.

• Vit.B_6: tgl. $150mg$ bis zu einer Gesamtdosis von $1000-4000mg$. Danach geht der seborrhoische Haarausfall und die Seborrhoe meist im Verlauf von 2 Wochen langsam zurück.

3. Alopecia praematura et senilis = konstitutionelle od. Alters- Alopecia.

Allg.: Behandlung meist erfolglos. Ein Versuch mit Vit. B_6 wie bei A. seborrhoica kann jedoch Erfolg bringen, wenn frühzeitig begonnen wird.

4. Alopecia symptomatica (diffusa).
- bei Ekzemen der Kopfhaut (oft Pilz).
- nach einer akuten Infektionskrankheit, Geburt, Unfall, psychischem Schock usw. Meist 2 Monate danach plötzlich akut auftretend.
- bei Anämie, Diabetes, Tumor. - bei Behandlung mit Zytostatika, mit Arsen, Gold, Quecksilber, Selen oder Wismut.
- bei Frauen manchmal auch durch androgenhaltige Ovulationshemmer bedingt.

Allg.: Medikamentös bedingte A. diffusa heilt nach Absetzen des Medikamentes meist von selbst ab.
• Sonst: Ursachenbehandlung.
• In jedem Fall vitaminhaltige Leber-Mittel oder mineralhaltige Multivitaminpräparate.
• Eine bestehende Dysfermentie oder Dysbakterie beheben.

Ho.: Generell: Silicea Tbl.D12 u. Thallium acetic. Tbl.D4.
Bei Jüngeren: Calc. phosph. Tbl.D6.

O.Ak.: 95, 101, 22, 29.

DDg.: Haarausfall-Neurose bzw. Angst kahl zu werden. Zu ihrem Ausschluß fordert man den Patienten in allen Fällen, in denen keine erkennbare Ursache für die Alopecia vorliegt auf, die während eines Tages ausgekämmten Haare in ein Päckchen einzuwickeln, jedes Päckchen mit dem

Datum zu versehen und es bei der nächsten - in 8 Tagen anberaumten Konsultation - mitzubringen. Die Päckchen werden vor dem Pat. in ihrer Reihenfolge geöffnet. Entspricht die Haarzahl der Norm (→ o.), so läßt sich der Patient meist überzeugen. Ist er zu hoch, muß man weiter suchen.

Akup.: KG.15/d, Bl.10/d und Ga.20/d.

Alpdrücken

→ *auch Aufschrecken und Angstzustände.*

Allg.: schwere und blähende Speisen (Fettkäse, Speck, Rettich) am Abend meiden!
Früh Abendessen (2 – 3 Std. vor dem Schlafengehen).
Vor dem Schlafengehen möglichst einen Spaziergang.
Keine kohlensäurehaltigen Getränke am Abend.
Stuhlregulation!
Frische Luft im Schlafzimmer (mögl. offenes Fenster). Evtl. kurz vor dem Schlafengehen Wechselfußbad oder ansteigendes Armbad.

Ho.: Allg.: Crataegus Ø. Dazu:
- bei Blähungsbeschwerden nach dem Essen: Sulfur Tbl.D6.
- nach Bier: Nux vomica Dil.D4.
- durch fette Speisen oder Backwerk: Pulsatilla Dil.D4.
- ohne erkennbaren Grund: Carbo vegetabilis Tbl.D6.
- bei Nervosität: Ignatia Dil.D6.

stets abends 1 Dosis.

Akup.: He.9/t, MP.5/d und KG.14/d.

Altern, vorzeitiges

→ *ALZHEIMER-Krankheit, Altersbeschwerden und Arteriosklerose.*

Altersbeschwerden

Allg.: KNEIPP-Wechselgüsse, Waschungen, Trockenbürsten, Bewegung oder Bewegungsübungen (aller Glieder).

Sonst: Je nach Symptomatik:
- Zur Belebung der Stoffwechselfunktionen: Geriatrika.
- Immer ein Antiarteriosklerotikum.
- Wo nötig auch: Antihypertonika, durchblutungsfördernde u. lipoidsenkende Mittel.
- Stets ein Multivitamin-Multimineral-Präparat.
- Als *Bes. Kuren:* Thymus-THX-Kur, BOGOMOLEZ-Serum, Sauerstoff-Mehrschritt-Therapie, Hämatogene- Oxydationstherapie, Ozonanwendung.

• Zur Hautpflege Milchbäder (1*l* Milch oder 2*l* Sauermilch in 1 Vollb. 15 - 20 Min. danach 20 Min. Ruhen).
• Zur Stärkung: Gele Royal oder Pollen-Kur.
• Bei Hypertonikern: ASLAN-Therapie.
• Bei Hypotonikern: WIEDEMANN-Kur.

Altersbrand

→ *Gangrän.*

Alterserscheinungen

→ *Altersbeschwerden.*

Altersherz

= *kein krankes, sondern ein in seiner Anpassunsgfähigkeit beschränktes Organ.*
Stets DDg. gegenüber glykosidbedürftiger Herzinsuffizienz!
Allg.: Entscheidend ist:

1. Die Verbesserung der Coronardurchblutung, nicht nur medikamentös, sondern durch angepaßte Bewegung.
2. Die Vermeidung der Belastung vom Bauch her: eiweiß-, vitamin- und vitalstoffreiche, salzarme Kost. Öfters kleine Mahlzeiten.

TH.: Rp.: Scilla Ø
Crataegus Ø aa 20,0
Tct. Valerianae Ø ad 50,0
M.D.S. 3 x tgl. 25. Tr. vor d. Ess. in Wasser.

Altershusten

= *immer verdächtig, genau abklären: Empyem, Herzinsuffizienz, Lungen-Ca.*

Altersjucken

→ *Pruritus senilis.*

Altersschwerhörigkeit

→ *Schwerhörigkeit.*

Altersschwindel

= *Hyper- oder Hypotonie ? (→ d.).*

Altersstar

= *Cataracta senilis → Cataract.*

ALZHEIMER-Krankheit

= präsenile Demenz.

Beginn im mittleren Alter mit Gedächtnisstörungen, Fehlhandlungen, Sprachabbau u. Zuckungen (= Artikulations- , Wahrnehmungs- und Bewegungs-Störungen = Aphaso-Agnoso- Apraktisches- bzw. AAA-Syndrom).

In manchen Fällen auf Gedächtnisverlust beschränkt.

Allg.: Keine Therapie bekannt. Nur ein Versuch möglich mit:

- Hohen Vit. E-Gaben.
- Jod: z.B.:

Rp.: Tct. Jodi gtt. V
Kalii jodati 2,0
Tct. Arnicae 2,0
Aqua dest. ad 50,0
M.D.S. 3 x tgl. 5 Tr. in $\frac{1}{2}$ Glas Wasser vor dem Essen.

- Antiarteriosklerotika.
- Geriatrika.

Amaurose

= plötzl. Sehverschlechterung.

akut: **Sofort Augenarzt!**

Evtl. als Begleitbehandlung: Wenn

Ho.: - plötzlich eingetreten: Gelsemium Dil.D6.
- nach kaltem Baden in heißer Jahreszeit: Aconitum Dil.D6.
- alkoholbedingt: Nux vomica Dil.D6.
- Buchstaben beim Lesen rot erscheinen: Phosphorus Dil.D6.
- mit Lähmungen verbunden: Plumbum aceticum Tbl.D12.

Amblyopie

= Schwachsichtigkeit ohne organischen Befund.

Bei Kindern auffällig durch Schwierigkeiten in der Schule.
Das auf die Tafel Geschriebene wird nicht recht gesehen.
Bei fehlendem org. Befund *nicht als neurotisch abtun!*

Allg.: Augenschulung nach BATES.

Ho.: A. nach schwerer Krankheit: China Dil.D6.
- infolge von Alkoholmißbrauch: Nux vomica Dil.D4.
- durch Nikotin: Phosphorus Dil.D6.
(! Erfolgsvoraussetzung: beides einstellen).
- nach Überanstrengung: Ruta graveolens Dil.D6.
- wenn farbige Bilder dabei auftreten: Santonium Dil.D6.

Akup.: Bl.20, Ga.20 u. 14, Ma.36, Dü.18 u. 19, alle t.

Ameisenlaufen

→ *Durchblutungsstörungen.*

Ho.: - mit Frostgefühl: Agaricus muscarius Dil.D4.
- bes. nachts: Acidum nitricum Dil.D4.
- mit Fingerschmerzen: Secale cornutum Dil.D4.
- im Oberschenkel, besser nach Gehen: Arsenicum jodat.Dil.D4.

Amenorrhoe

Ein diagnostisch wie therapeutisch schwieriges Problem:

1. **Primäre Amenorrhoe:**

= Ausbleiben der Regel über das 17. Lebensjahr.

Es muß fachärztlich abgeklärt werden, ob Fehlbildungen der Genitale vorliegen. Sie sind unwahrscheinlich bei einem normalen und wohlproportionierten Wuchs, sowie einer dem Alter entsprechenden weiblichen Differenzierung (Behaarung, Brustentwicklung); wahrscheinlich bei Kleinwuchs (Ovarialdysgenesie); möglich bei Hochwuchs (Ovarialhypoplasie). Bei Kleinwuchs meist Neigung zur Korpulenz, bei Hochwuchs in der Regel Asthenie. Hier auch an *Magersucht* (→ d.) denken.

TH.: Bei *pastösen Typen:* kurze Fastenkuren (Obst- od. Saftfasten), Kaltwasser-Anwendungen (Waschungen, KNEIPP- Güsse).

Bei *asthenischen Typen:* Wärme-Anwendungen (Kurzwellen), Sonnenbäder (von 5 - 30 Min. ansteigend). Besteht Lymphatismus: Seeaufenthalt, Meer-Salz-Bäder und Inhalationen.

Rp.: Pulsatilla Dil.D4
Cyclamen Dil.D3 aa 5,0
Aristolochia Ø
Agnus castus Ø aa 15,0
Cimicifuga Ø ad 50,0
M.D.S. 3 x tgl. 25 Tr. in Wasser a.c.
oder ein **Pubertätsmittel.**

Phyt.: Rp.: Herb. Alchemillae
Flor. Lamii albi aa 20,0
Herb. Millefolii ad 50,0
M.f. spec. D.S. 1 Teel. auf 1 Tasse Wasser, tägl. abends
2 Tassen als Abkochung.

Wenn nach 3 Monaten kein Erfolg sind Hormone **(Rp)** nicht zu umgehen.

Zell.: Hypophysenvorderlappen, Ovar, Hypothalamus, Thalamus, Schilddrüse und Placenta.

Akup.: 3E.4/t, KS.7/t und Ni.8/d.

O.Ak.: 58, 22, 23, 13, 95.

2. Sekundäre Amenorrhoe:
Entweder durch Erkrankung (Anämie, Leber-, Nierenerkrankung) oder f u n k t i o n e l l bzw. neurovegetativ. Hier in der Anamnese: Milieu-, Berufs- oder Wohnungswechsel, plötzl. Ernährungsumstellung, psychogene Streß- oder Schocksituationen (Schreck, Defloration usw.). Bei "Karrierefrauen" streßbedingt. Auch an Drogensucht denken!

TH.: Basaltemperatur messen und danach:
- ansteigende Sitzbäder mit anschließendem Trockenwickel, oder feucht-heiße Lendenwickel in angedeuteter Eisprunghöhe.
• Viel Bewegung im Freien, THURE-BRANDT- oder Bindegewebs-Massage, Moorbäder und Klimakuren (in Reizklima).
• Versuch mit Eigenblut (5*ml* aus der Cubitalvene entnehmen und sofort intragluteal injizieren).
Bei ausbleibender Wirkung in 8 – 10 Tagen wiederholen.
Bleibt auch dann Wirkung aus sind Hormone **(Rp)** nötig.

Phyt.: Wenn Regel trotz symptomatischer Ankündigung ausbleibt, versuche man: Aufguß (Infusum) Herb. Marrubii albi, Herb. Artemisiae, Herb. Origani, Herb. Verbenae, Herb. Anserinae, Fruct. Carvi, Herb. Levistici, Fol. Rosmarini, Herb. Millefolii, Flor. Lamii albi, Herb. Thymii, Herb. Absinthii, stets als Einzeltee, 1 Teel. auf 1 Tasse Wasser, tgl. 3 Tassen schluckweise.

Ho.: A. bei zarten Blondinen: Pulsatilla Dil.D4.
Ausbleiben der Regel nach Aufregung: Aconitum Dil.D4.
- nach Baden: Antimonium crudum Tbl.D4.
- nach Durchnässung: Pulsatilla Dil.D4.
Statt der Regel Nasenbluten: Bryonia Dil.D4.
- Blutwallungen zum Kopf: Belladonna Dil.D4.
- Schwindel, Kopfschmerz, Augenweh: Cyclamen Dil.D8.
- Hitzewallungen und Schweißausbrüchen: Natrium muriaticum Tbl.D12, und wenn wirkungslos: Kalium carbonicum Tbl.D12.
- Herzklopfen, vegetative Symptome: Calcium carbon.Tbl.D6.
- wehenartige Krämpfe: Apis Tbl.D4.
- Kreuz- und Mamaschmerzen, Ausfluß: Helonias Dil.D2.

Amyloidleber

→ *Amyloidose.*

Amyloidniere

→ *Amyloidose.*

Amyloidose

Klinisch: umschriebene Ablagerungen glasig-hyaliner Substanzen im ganzen Körper oder in einzelnen Organen.
Irisdiagnostisch lange vor der Klinik erkennbar an Ablagerungem im Bereich der Augenbindehaut, die an gekochtes Sago erinnern (W.VOGT).
Ausdruck einer chronischen Fokalinfektion (→ d.) bei gleichzeitiger "Eiweißmast" (WENDT).
Fördernd wirkt eine längere TH. mit Cortison, Thyreostatika, Antibiotika, Zytostatika (Rp.).
TH.: Foci suchen und möglichst chirurg. beseitigen, sonst behandeln mit:

- Antikoagulantia - oder:
- Jodpräparaten, z.B.:

Rp.: Tct. Jodi 0,5
Echinacea Ø
Solidago Ø aa 20,0
Tct. Aurantii ad 50.0
M.D.S. 3 x tgl. 10 – 15 Tr. in Wasser.

Amyotrophische Lateralsklerose

= fortschreitende Lähmung, Bildung von Arachnoidzysten im Halsmarkbereich.
! Oft besteht Porphyrie (→ d.). Nach ihr suchen. Wo vorhanden: behandeln.
Allg.: Umstimmungsbehandlung: Eigenblut u. Echinacea.
Hohe Vit. E-Gaben, tgl. bis 600mg und Glycocoll Pv.
Dazu Vit. B_1, B_6, B_{12}, und C oder ein Kombinationspräparat.
KNEIPP-Güsse, Gymnastik u. Massagen.
Diät: Versuch mit GERSON-Diät.
Nos.: MS-Nosode oder Poliomyelitis-Nosode.
Zell.: Medulla spinalis.

Anazidität

= Fehlen der Magensäure.
Prüfung mit Desmoidpillen Pohl.
Zuerst Versuch mit einem Amara und:
Diät: Appetitanregende Kost mit feingewiegten frischen Küchenkräutern und Gewürzen.

- Wenn nach 4 Wochen erfolglos (2. Desmoidprobe): Substitution mit Acida.

Ho.: A. mit Durchfall: Acidum phosphoricum Dil.D4.
- bei fauligem Aufstoßen: Graphites Tbl.D4.
- bei Völlegefühl nach wenigen Bissen: Lycopodium Dil.D3.
- bei Nervosität: Nux vomica Dil.D4.
- bei Magenbrennen: Carbo vegetabilis Tbl.D6.

Anämie

= *Blutarmut.*

Feststellen ob hyper- oder hypochrome Anämie besteht (mit Selecta-Hämoglobinskala oder BOHLEN-Test). Hier:

1. Blutkuchen dunkelrot mit goldgelbem Serumrand = hyperchrome Anämie.
2. Blutkuchen und Serum hell = hypochrome Anämie.

1. Bei hyperchrome Anämie:

Allg.: Anazidität (→ d.) behandeln.
Vit. B_{12} i.m. und Folsäure.
Nur als Begleittherapie:

Ho.: Chininum arsenicosum Tbl.D4 und Phosphor Dil.D6-4 im tgl. Wechsel, oder:
Bei Nervosität u. Tachycardie: Thyreoidinum Dil.D3.
Bei Blässe, Hüsteln: Phosphorus Dil.D12 und 1 x wö. Bacillinum Dil.D30.

Zell.: → u.

2. Bei hypochromer Anämie = Eisenmangelanämie:

Allg.: Ursachenklärung!
- *Bei Mädchen im Pubertätsalter* meist *Chlorämie.*
- *Bei jungen Frauen* = starke Menses.
- *Bei Männern nach 40* = Verdacht auf Magen-Ca. ! (okkultes Blut im Stuhl, unklare Magenbeschwerden, Abmagerung).

Diät: Reichlich Rohkost bes. Blattgrünpflanzen (Salat, Spinat, Brennessel, Lauch, Grünkohl), aber auch Spargel, Rote Rüben, Möhren, Bohnen, Linsen, Reis. Alles schmackhaft mit Küchenkräutern, bes. gehackte Petersilie, zubereitet. Viel Obst, bes. Äpfel, Aprikosen, Trauben, Bananen u. Mandarinen. Reichlich Milch, rohe Gemüse- und Obstsäfte.
Bei *Fleisch* sind Bries, Leber u. Herz besonders eisenreich. Sie sollten aber nur in beschränktem Rahmen verwendet werden.

TH.: Eisenpräparate:
- bei Frauen mit starker Regel: während und 10 Tage danach.
- bei *Chlorämie* vorübergehend Amara oder Azida und Folsäure.

Phyt.: Tees von Herba Galopsidis, Herb. Urticae, Herb. Rumicis acetosae als Absud oder Herb. Abrotani, Fol. Juglandis, Herb. Thymii als Aufguß.

Ho.: Allg.: Ferrum phosphoricum Tbl.D2 im tgl. Wechsel mit Manganum aceticum Tbl.D3.
Nach Besserung noch einige Zeit: Chininum arsenicos. Tbl.D4 im tgl. Wechsel mit Cobaltum nitricum Tbl.D4.
Nach erschöpfenden Krankheiten: China Tbl.D6.
Bei Kachexie: Arsenicum Dil.D4.
Bei Mädchen mit Regelbeschwerden daneben stets: Pulsatilla Dil.D4 3 x tgl. 10 Tr.
Bei Nierenkranken: Calcium arsenicosum Tbl.D4.
- Neigung zu Diarrhoe: Cuprum arsenicosum Tbl.D4.
- hartnäckig Verstopften: Plumbum aceticum Tbl.D6.
- blassen Lymphatikern: Calcium phosphoricum Tbl.D6.
- Phosphaturie: Helonias Dil.D2.
- unregelmäßiger Menses: Pulsatilla Dil.D4.

Akup.: Bl.39/t, MP.2/t und Ma.36/d.

O.Ak.: Hp.: 97, 95, 22, 82; Np.: 87, 89.

Analekzem

= *Wolf.*

Allg.: Nur mit Wasser, nicht mit Seife waschen.
• Aufschläge oder Sitzbäder mit Zinnkraut, Eichenrinde, Kleie, Kamille oder Heilerde.
• Nach jedem Stuhl mit Kamillentee abwaschen und gut abtrocknen.
Dann:

Rp.: Argenti nitrici 2,0
Resorcini 3,0
Extr. Hametum ad 100,0
M.D.S. Zum Auftupfen.

• Nach Austrocknung des Ausschlages
Einpudern mit:

Rp.: Anaesthesin 10,0
Dermatol 5,0
Acid. tannic.8,0
Amyl. ad 100,0
M.f. pulv. D.S. nach Abwaschung auftupfen.

• Wattebausch zwischen die Analbacken.
! Keine Salben!
• Bei Verdacht auf Mycose (Herde schuppen): Nystatin innerl. und äußerl.

Ho.: Chamomilla Dil.D3, Lycopodium Dil.D3, Mercurius solubilis Tbl.D6.

Analfissuren

= *Fissura ani.* = *Afterschrunden.*

Meist inf. hartem Stuhl.

Allg.: Für guten und weichen Stuhlgang sorgen und dazu ein Sedativum geben.

TH.: Nach dem Stuhl ein anästhesierendes Zäpfchen, z.B.:

Rp.: Anaesthesin
Dermatol
Tumenol-Ammon.
Extr. Hamamelid. aa 0,1
Ol. Cacao q.s.
M.f. supp. d. tal. dos. Nr. XII, D.S.
Nach dem Stuhl 1 Zäpfchen einführen

• Kühle Waschungen oder kalte Kompressen.

• *Bei stärkeren Schmerzen:* lauwarme Sitzbäder mit Zinnkraut oder Kaliumpermanganat. Danach eincremen mit einer anaesthesierenden Hametum-Schwefel-Salbe z.B.:

Rp.: Anaesthesin
Bals. peruvian. aa 3,0
Sulfuris praecipitati 5,0
Ung. Hamamelid. ad 35,0
M.f. ung. D.S. Nach dem Stuhl auftragen.

• Wenn das innerhalb von 4 Tagen keinen Erfolg bringt:

1. *Ätzung* der Fissur. Sie wird durch vorsichtiges Anziehen der Analhaut und pressen lassen deutlich sichtbar gemacht.

Dann mit Höllenstein ausgeäzt und danach Ol. Zinci aufgetragen - oder:

2. *Unterspritzung:* Die, wie bei 1. sichtbar gemachte Fissur, wird zunächst mit $1 - 2ml$ Lidocain betäubt (18ner Nadel nehmen). Wenn der etwas harte Grund der Fissur berührungsunempfindlich ist, wird in ihn, an 1 oder 2 Stellen, $0,1ml$ 96%iger, steriler Alkohol (absolutus) injiziert. Stichtiefe ca. 2mm ebenfalls mit einer 18ner Nadel.

• Nützt auch das nichts: Sphincterdehnung im (Chlorethyl-)-Rausch oder Op.

! Nach der Op. (Sphincterotomie) ist eine Analtoilette erforderlich: After nach dem Stuhl nicht mit Klosettpapier, sondern mit Watte oder einem Tuch reinigen, das mit Kamillentee oder Hamamelisextrakt gut durchfeuchtet ist. Danach wird die Analregion mit Weizenkleie gepudert.

Ho.: Allg.: Mercurius solubilis Tbl.D4 im Wechel mit Hepar sulfuris Tbl.D3 oder Calcium fluoratum Tbl.D12.

Bei trockenem Ekzem: Graphites Tbl.D4.
- hartem, schleimigem Stuhl: Graphites Tbl.D4.
- Splitterschmerz: Acidum nitricum Dil.D4.
- Wundgefühl: Paeonia Dil.D2.

Analfistel

= *Fistula ani.*
Normal: Operationsindikation.
Wenn das nichts bringt oder nicht erwünscht ist:
Allg.: Für regelmäßigen Stuhl sorgen (! Keinen Durchfall provozieren).
Zinnkraut- oder Eichenrindesitzbäder (lauwarm).
Danach abtupfen mit Mercurius sublimat. corossiv. Dil.D4 tägl. $1-2$ mal oder Spülung mit Echinacea Ø oder 1%iger Argentum-nitricum Lösung.
Nach jedem Stuhl Hametum-Salbe auftragen.
Ho.: Bei Splitterschmerz: Acidum nitricum Dil.D4-6.
- trockener Haut: Graphites Tbl.D3.
- Wundgefühl, bes. nachts und nach dem Stuhl: Paeonia Dil.D2 3 x 5 Tr.

Analknoten

= *Perinatale Knotenbildung.*
• Hypertrophierte Analfalten *(Marisquen)* = schmerzlos, hautlappenartig: Nach dem Stuhl mit Kamillentee abwaschen und abtrocknen. Op. nur wenn stark störend.
• Äußere Hämorrhoiden: Sie schwellen beim Pressen schmerzhaft an und bleiben bei Thrombosierung schmerzhaft.
• Polypen = Op. wegen der Gefahr der malignen Entartung.
• Lipome u. Fibrome (sehr selten): Op.
! Bei allen *blutenden Knoten* die nicht eindeutig Hämorrhoiden sind: Ca-Verdacht ausschließen.

Analpruritus

→ *Afterjucken.*

Analschmerz

= *Proctalgia fuga (→ auch: Stuhl).*
= *plötzlich heftiger Krampfschmerz im Afterbereich, der von einigen Minuten bis zu $\frac{1}{4}$ Std. dauert. Er wiederholt sich manchmal, weckt nachts auf und geht mit Angst einher. After jedoch o.B.*
TH.: 3 – 4 Wochen Kamillentee trinken lassen (2 – 3 Tassen täglich, bes. abends) und Belladonna Dil.D4, 2 stdl. 10 Tr.

Ho.: Bei Splitterschmerz: Acidum nitricum Dil.D4.
- dumpfem Schmerz: Causticum Dil.D4.
- pulsierenden Stichen: Berberis Dil.D2.

Anaphylaxie

→ *Allergie.*

Anaphylaktischer Schock

→ *Allergie.*

Anasarka

= *Hydrops* = *Wassersucht* → *Ödem.*

Aneurysma Aortae

→ *Aortenaneurysma.*

Anfälle

= unterscheide:
1. Epilepsie → d.
2. Schmerzanfälle = *neuralgische A.* → Neuralgie.
3. Migräne-Anfälle → Migräne.
4. Otogene Anfälle → MENIER-Krankheit.
5. Ohnmachtsanfälle = synkopale A. → Ohnmacht.
6. *Anfälle kleiner Kinder* → Pyknolepsie.

Angina

→ *Angina tonsillaris.*

Angina abdominalis

Besonders bei älteren Menschen daran denken, wenn es 10 – 60 Min. nach einer Mahlzeit (bes. nach einer reichlichen) im Bereich des Nabels oder li. Oberbauches zu heftigen Schmerzen kommt, die nach 1 – 3 Std. allein aufhören und durch Alkohol gelindert werden. Typisch: Auftreten nach jeder Nahrungsaufnahme. Nie bei Nüchternheit oder nachts.

Allg.: Häufige, kleine, fettarme, leicht verdauliche Mahlzeiten.
- Warme Auflagen nach dem Essen.
- Antiarteriosklerotika und durchblutungsfördernde Mittel.

Neur.: Eine Inj. in die Magengrube und paravertebrale Injektionen bei D1-D7 können im akuten Fall Schmerzbeseitigung bringen.

Klin.: Am sichersten ist frühzeitige Operation (Klinik).

Ho.: Baryum jodatum Tbl.D6.

Angina pectoris

= *Engbrüstigkeit.*
Klären ob *funktionell* (ROEMHELD, Hypertonie, Angst) oder *organisch* (Coronarsklerose, Herzinsuffizienz).

Im Anfall: Patient sofort ruhigstellen in halbsitzender Stellung.

• Neuraltherapie bzw. quaddeln über der Herzgegend und zwischen den Schulterblättern (in Herzhöhe).

• Feuchte, heiße Herzkompresse.

• Nitroglycerin sol. **(Rp.)** 1 – 2 Tr. auf Zunge oder 5 auf Zucker.

Bei Fehlen 1 – 2 Gläschen Branntwein oder: Glonoinum D4 alle 10 Min. 10 Tr. unverd. bis Ende des Anfalls.

Wenn der Anfall sich nicht innerhalb von 20 Min. löst besteht wahrscheinlich Herzinfarkt!

Im Intervall:

Allg.: Zunächst abklären ob auch ein Magengeschwür oder eine Pankreaserkrankung, inwieweit eine organisch manifeste Coronarinsuffizienz vorliegt (→ "Schmerz" von W.VOGT) oder Risikofaktoren bestehen.

Wenn organische Veranlassung ausgeschlossen:

• Eingehendes Gespräch mit dem Pat. Man sollte ihn darüber aufklären, daß zwar noch keine unmittelbare Bedrohung vorliegt, daß die Lebensumstände aber neu geregelt werden müssen, wenn eine Zukunftsgefährdung ausgeschlossen werden soll.

Das betrifft als erstes den Tagesablauf: Ausreichend Schlaf. Seelische Entspannung. Urlaub in regelmäßigen Abständen. Tägl. morgens und abends Atemgymnastik. Körperliche Bewegung = Radfahren, Schwimmen, zügig spazierengehen, bes. nach dem Adendessen. Leichter Sport, wie Federball, aber kein Leistungssport. Auch abrupte körperliche Belastungen, längere direkte Sonneneinstrahlung oder starke Hitze- und Kälteeinwirkungen sind zu meiden. Strenges Nikotinverbot. Kaffee und Tee, auch Alkohol sind in mäßigem Umfang erlaubt.

Diät: Sie soll fettarm und knapp sein; viel Obst und Salate, aber keine blähenden Speisen (Kohlarten, Rettich usw.) enthalten. Am besten: öfters kleine Mahlzeiten. Bei Übergewicht Kalorienbeschränkung. Es ist hierbei von Fall zu Fall zu entscheiden, ob und wieviel Tage pro Woche Saftfasten, Rohkost, Obst- oder Reis-, Milch- oder Fischtage (2 x 500*g* Seefisch gekocht mit Gemüsebeilagen) durchzuführen sind. In schweren Fällen am besten zunächst Frischsaftkur. Entscheidend ist die Verträglichkeit der Speisen. Es darf kein Völlegefühl entstehen.

• Nach dem Essen nie hinliegen, höchstens sitzen und warme Bauchauflage machen.

• Evtl. vor dem Frühstück 2 Teel. Obstessig und 1 Teel. Honig in 1 Gl. Wasser.
• Früh Abendessen, möglichst 2 Std. vor dem Schlafengehen.
• Für Stuhlgang sorgen. Magen-, Darm-, Leber-, Gallenkrankheiten und Meteorismus beachten und unbedingt behandeln.

Phys.: Zum Gefäßtraining ansteigende Handbäder, innerhalb von 15 – 20 Min. von 35^0C auf 40^0C ansteigen und anschließend in kaltem Wasser kurz abkühlen.
Starke Kälte- oder Hitzeeinwirkungen meiden. Ebenso direkte Sonnenbestrahlung.
Atemgymnastik: kein starres Schema. Tief ausatmen ist wichtiger als tief einatmen.
Bei adipösen Hypotonikern evtl. abends PRIESSNITZ-Wickel anlegen und über Nacht liegen lassen.
Bei asthenischen Hypotonikern stattdessen warme Wickel oder warme Herzauflage.

TH.: In schmerzende Punkte über dem Brustbein Lidocainquaddeln $(0,3 - 0,5ml)$. Parallel dazu paravertebrale Lidocaininjektionen $(0,5 - 1ml)$ in den Bereich von C7 - D5 (Abgang der sympathischen Herznerven) und Bindegewebsmassage in den zugehörigen Segmenten.
• Wo nötig und möglich Fokalsanierung.
• Ein Koronarmittel.
• Bei *angina vasomotorica:* zusätzlich Baldrian bzw. ein leichtes Sedativum
• Wenn möglich: alle 4 – 6 Wochen 4 Blutegel auf die Herzgegend.

Phyt.: Crataegus.

Ho.: *Im Anfall:* Glonoinum Dil.D4 oder: Acidum hydrocyanicum Dil.D4, jeweils $\frac{1}{4}$ stdl. 8 – 10 Tr.
Sonst: Auftreten nach Rauchen: Lithium carbonicum Tbl.D8.
- nach oder vor dem Urinieren: Lithium carbonicum Tbl.D12.
Bei Atemnot, Angst, unregelmäßigem schwachen Puls: Crataegus Ø.
- Gefühl: Herz wie von eiserner Faust gepackt: Cactus grandiflorus Dil.D4.
- Gefühl der Zusammenschnürung von Hals und Brust: Naja tripudians Dil.D10.
- - Aufwachen damit: Lachesis Dil.D10.
- Ausstrahlung nach dem Rücken: Spigelia Dil.D3.
- mit sichtbarem Herzklopfen: Spigelia Dil.D4.
- Auftreten im Gehen: Arsenicum Dil.D6-10.
Klopfen der Halsschlagader:
- Wird das Klopfen bis in die Fingerspitzen gefühlt: Glonoinum Dil.D6.

- Kommen die Anfälle nachts: Arnica Dil.D6.
- Nach dem Anfall Rheumaschmerzen: Cuprum metallicum Tbl.D12.

Zell.: Herz, Arterie, sowie: Thalamus, Hypothalamus, Hypophysenvorderlappen und Nebennierenrinde.

Akup.: He.9/t, Ni.21 u. 22/d., Bl.17/d, KS.7/d u. KG.14/d. Zus.:
Bei Angstschweiß mit: He.5/d.
Bei Hypertonie mit: KS.1/d.

Angina tonsillaris

= *Hals- und Mandelentzündung.*

Erst differentialdiagnostisch abklären auf Diphtherieverdacht (Belag, Geruch), Scharlach-Angina (Exanthem), Monocyten- und nekrotische Angina (Blutbild), Virusangina (Halsentzündung und Katarrh), Angina PLAUT-VINCENTI (meist einseitig und ulcerös).

1. Gewöhnliche Angina *(follicularis und lacunaris):*

Allg.: *Bei den ersten Anzeichen:* Bettruhe bis 3 Tage nach Fieberabfall (um Komplikationen zu vermeiden).

• Lidocainquaddel unter dem Kieferwinkel und über der Mitte des Sternocleidomastoideus.

• 1 Tr. Jod auf 1 Glas Wasser über den Tag trinken - oder: $\frac{1}{2}$ stdl. 1 Tr. Ol. Menth. pip auf 1 Teel. Staubzucker,

• Fasten mit Holunder-, schwarzen Johannisbeer-, Möhren- oder Zitronensaft; oder: Schwitzen mit heißem Lindenblüten-, Fliedertee oder heißem Zitronensaft und einem Salizylpräparat.

Nach Ausbruch: feuchte Halswickel. Je nach lindernder Wirkung auf Schluckbeschwerden: kühl oder heiß.

Ableitung auf den Darm, evtl. durch Einlauf.

Schnell helfen kann:

• Ansetzen von Blutegel beiderseits direkt unter dem Kieferwinkel - oder:

• Ansetzen eines Kantharidenpflasters (3 x 3 cm) am Kieferwinkel und Reinjektion des Blaseninhaltes i.m. • Stets eine Herzstütze geben.

• Morgens und abends Abtupfen der Mandeln mit Carbo vegetabilis oder reiner Heilerde.

Phyt.: Gurgeln mit Abkochungen von Herb. Agrimoniae, Radix Pimpinellae, Rad. Ononidis, Herb. Senecionis vulgaris, Fol. Saniculae - oder von:

Rp.: Fol. Althaeae
Flor. Verbasci
Rad. Pimpinellae aa 5,0
Flor. Chamomillae 20,0

Fol. Salviae
Rhiz. Violae aa 7,5
M.f.spec. D.S. 1 Teel. auf 1 Tasse Wasser, kalt ansetzen, kurz aufkochen, nach Abkühlung 1 Teel. Zitronensaft zusetzen und öfters damit gurgeln.

Ho.: Mercurius solubilis Tbl.D4 oder Mercurius corrosivus Tbl.D4 im $\frac{1}{2}$ stdl. Wechsel mit Belladonna Dil.D4.
Bei starker Gaumenrötung: Apis Dil.D4 im Wechsel mit Acidum nitricum Dil.D4.
Bei starken Schmerzen: Gelsemium Dil.D4 im Wechsel mit Lachesis Tbl.D12-8.

Akup.: Di.4/t, Lu.11/d, 3E.15/t, 4/t u.17/t, Dü.1/d u. 17/d.
Bei Obstipation auch MP.2/t u. 9/d.

! **Immer auf Komplikationen achten:**

• Auftreten von Schüttelfrost.
• Druckschmerzhaftigkeit des Halsgefäßstranges.
• Einseitig sich verstärkende Schluckschmerzen (= Bildung eines Peritonsillarabszesses).
• Jede 2. Stunde Pulszählung und Fiebermessung (geht die Pulskurve über die Temperaturkurve = Sepsis, Endocarditis).
• Alle 2 Tage Urinkontrolle (Nieren).
• Auf Rückenschmerzen (Nieren) und Gelenke (rheumatisches Fieber) achten.

In allen diesen Fällen sofort Krankenhaus!

2. Chronische Tonsillitis:

Allg.: Pfropfen absaugen (Rödern).
• Abtupfen mit Carbo vegetabilis oder reiner Heilerde.
• Eigenblut oder ein Umstimmungsmittel.
• Mundpflege: tägl. 2 x gurgeln mit Salbeitee, Salzwasser, verd. Wasserstoffsuperoxydlösung oder Kaliumpermanganat (1 Kristall auf 1 Gl. Wasser).
• Zur Abhärtung KNEIPP-Güsse (mit Unterschenkelgüssen anfangen und nach oben ausdehnen), Waschungen, Trockenbürsten.
• Bei fokaltoxischen Erscheinungen oder mehrfach rückfälligen Anginen mit Bildung von Peritonsillarabszessen = Tonsillektomie.

Ho.: Blasse Schwellung der Mandeln: Calcium phosphoricum Tbl.D6.
Immer wieder Mandelpfröpfe: Baryum muriaticum Tbl.D8 oder Mercurius bijodatus Tbl.D4.
Bestehen Mißempfindungen beim Schlucken:
Baryum carbonicum Tbl.D10.

Nos.: Angina tonsillaris.

3. Angina lateralis: Angina PLAUT-VINCENTI.

Allg.: Am besten Krankenhauseinweisung. Sonst:

- Abtupfen der Tonsille mit 3%igem Silbernitrat

  Rp.: Argent. nitric. 0,3
  Aqua dest. ad 10,0
  M.D.S. ad manum medicorum).

- Daneben sorgfältige Mundpflege durch gurgeln mit Kaliumpermanganat (1 Kristall auf 1 Gl. Wasser).

! Wenn die Abheilung nicht in wenigen Tagen erfolgt, stets an Tumor denken.

4. Lymphoidzellenangina: PFEIFFER-Drüsenfieber:
Ulzerierende Tonsillitis u. starke Halsdrüsenschwellung bei gutem Allgemeinbefinden.

Allg.: TH. wie Angina lateralis.
! Stets Blutblid zum Ausschluß von Leukämie!

5. Angina retronasalis: Versteckte Nasenrachen-Angina.
Häufig Ursache unerklärbaren Fiebers u. Nasenenge, bes. bei Kindern.

Allg.: Zur Abklärung zum Facharzt. Sonst wie bei A. lacunaris.

Angiome

= *Gefäßnävi.*

TH.: Je nach Lage des Falles: In der Praxis nur Behandlung von kleinen Spinnen-Nävi (Naevus araneus) möglich.
Hier zentrales Gefäß mit Nadelthermokauter veröden.

Angiopathie

= *Gefäßschwäche.*

→ Arterielle Verschlußkrankheiten. Arteriosklerose, Durchblutungsstörungen, Morbus RAYNAUD.

Angst

entsteht durch übertriebene Erlebenssteigerung. Immer durch Wissen, Erfahrung, Meinung und Glauben beeinflußt.

Allg.: Angst-Ursache zu klären versuchen (Angst wovor?).
Zunächst Ausschluß echter organischer Krankheiten.

Eingehende Anamnese und Gespräche mit dem Ziel der Aufklärung über das Unbegründetsein der Angst.
Bei Kindern: Halte-Therapie nach TINBERGEN.
Sonst: Autogenes Training, Anlernen der COUE-Methode, evtl. unterstützt durch Biofeedback.
Absetzen aller Mittel die Angst fördern könnten: z.B. Appetitzügler, zentral stimulierende Mittel.
Evtl. Gruppentherapie (bes. BALINT-Gruppen).
Im Zimmer Zerstäubung negativer Ionen.
Blüten- und Aromatherapie.
Hobby-Anregung, z.B. Malen.
Bes. hilfreich: *Akupunktur* (→ u.).

Phyt.: Tees von: Flor. Crataegi, Herb. B allotae nigrae, Herb. Majoranae, Rhiz. Valerianae.

Ho.: Beständige A. mit Neigung zum Weinen: Ignatia Dil.D6 oder Belladonna Dil.D6.
Angst vor dem Alleinsein: Kalium carbonicum Dil.D1.
- Sterben zu müssen: Aconitum Dil.D6.
- mit Kopfdruck oder -schmerz: Magnesium carbonicum Tbl.D30.
- vor der Dunkelheit: Stramonium Dil.D12.
- auf Grund von Selbstbeschuldigungen: Cocculus Dil.D6.
- unerklärliche: Staphisagria Dil.D6.
- davor, daß etwas passieren könnte: Amylium nitrosum Tbl.D4.
- mit Schreckhaftigkeit: Moschus Dil.D2.
- mit dauernder Unruhe: Aconitum Dil.D6.
- mit Herzneurose: Veratrum Tbl.D6.
- mit Herzklopfen: Spartium Dil.D4 oder Adonis vernalis Dil.D2.
- bei Gewitter: Phosphorus Dil.D6.
- vor Menschenansammlungen: Baryum carbonicum Tbl.D4.
- und Ohnmachtsanfälle: Acidum aceticum Dil.D6.
- mit Schweißausbrüchen (Angstschweiß): Selenium Tbl.D6.

Aufwachen mit A.: Sepia Tbl.D6.
Examensangst: Anacardium Dil.D4.
A. mit Durchfällen: bei Frauen Pulsatilla Dil.D6, sonst Nux vomica Dil.D6.
A. bei Kindern: Ignatia Dil.D6.

Akup.: A. mit Erregung: Dü.7/t, Bl.13, 15 u. 62/t, und Le.2/d.
- als Folge von Erregung: Bl.54 u. 65/t, 3E.10/d und Lu.6/d.
- bes. nachts: Bl.67/t und KS.9/d.
- - wenn der Pat. im Bett hochfährt: KS.9/d und Bl.67/t.

Zugleich Mangel an Selbstvertrauen: Ma.12/d u. 36/d sowie Ga.34/t.
Im Klimakterium: KS.6/t und H.3/t. Ferner: Lu.5, Bl.13, und 3E/d.
- mit psych. Erschöpfung: Ma.36/t, Le.9/t, KG.4, 6 u. 15/d.
- mit somat. Erschöpfung: Lu.13/t, KG.4/d, Ni.3 u. 7/d.
- mit dauernder Müdigkeit: Ga.34/d, Ma.36/d, MP.4/t.
- mit Tagesschläfrigkeit: MP.4 u. 5/t u. Ni.6/d.
- bei Hyperthyreose: Lu.19 u. 16/t, Ma.36, Bl.13, He.7 u. Di.4/d.
- - mit Tremor auch: Le.2 u. Bl.28/d.
- mit Globusgefühl: KG.6 u. 21/l.
- mit Gefühl der Hitze: MP.3/d.
- - der Kälte: MP.5/d.

Angstträume

Ho.: Psorinum Dil.D6.
Akup.: Ma.44/d - evtl. Quaddelung des Punktes mit einem Neuraltherapeutikum.

Angulus infectiosus

→ *Mundrhagaden.*

Anhidrosis

= *fehlende Schweißbildung.*
Ganzwaschungen.
Ho.: Bei trockener, - lederartiger Haut: Cynobastus Dil.D3.
- runzeliger Haut: Phosphorus Dil.D12.
- rauher Haut: Kalium jodatum Dil.D30.
- mit Mundrhagaden und anderen Aufsprüngen: Natrium carbonicum Tbl.D8.

Anorektale-Blutungen

• *Schmerzlose* mit dem Stuhl = Hämorrhoiden (→ d.), ohne Stuhlabgang = Ca-Verdacht, bes. wenn auch Schleimabgänge.
• *Schmerz und Blutung* = meist ak. perinatale Thrombose bzw. thrombosierte äußere Hämorrhoide.

Anorektales Syndrom

Sammelbegriff für alle im After-Darm- bzw. anorektalen Bereich vorkommenden Krankheitsphänomene: Pruritus ani (→ Afterjucken), Analentzündung, -fissur, -fistel (→ d.), Analekzem (→ d.), Prolapsus ani (→ Aftervorfall), Incontinentia ani (→ d.), Analknoten (→ d.), Proktalgia Fugax (→ Analschmerz), Anorektale Blutung (→ d.).

Anorexie

→ *Magersucht.*

Anosmie

= *Aufhebung des Geruchs:*

Allg.: Bestehen einer Verlegung Rima olfaktoria durch Polypen, Muschelvergrößerungen, Verbiegungen usw. vom Facharzt prüfen und evtl. beseitigen lassen.

- Nach *Grippe* auftretend: meist nerval.
- Nach Schädel-Trauma: meist Hämatom. Wenn nach 8 Wochen noch nicht besser: Nervenverletzung.

Allg.: Bei *nervaler* Anosmie: Vit.B_1, B_6 und B_{12}.

Ho.: Nach Erkältung: Pulsatilla Dil.D4 und Cyclamen europ. Dil.D4.
Sonst: Kalium bichromicum Tbl.D4.

Nos.: Psorinum.

Zell.: Nervus olfaktorius.

Akup.: Bl.67/d, Di.4/4 u. 20/d.
Nach Schnupfen: Ma.45/d.
Bei Neurasthenikern: Gv.19/t.

Antibiotikafolgen

TH.: Symbioselenkung.

Nos.: Des eingesetzten Antibiotikums.

Anurie

= *Harnstopp.*

Ursache klären!

Unterscheide:

1. *Anurie:* Ausfall der Nierenfunktion im Zuge von Nierenerkrankungen, z.B. durch Verstopfung der Harnkanälchen mit Zylindern oder Sulfonamidkristallen. **Kein Schmerz!**

2. *Harnsperre:* plötzlich durch Nierenstein. **Kolik!**

3. *Harnverhaltung:* Prostatahypertrophie usw. Nach urolog.Untersuchungen oder bei Cystitis oft *reflektorisch.*

Allg.: Wo irgend möglich Ursachenbehandlung.

Bei Prostatahypertrophie: Katheter und Krankenhaus.

Bei reflektorischen Sperren: Versuch mit Neuraltherapie (Dorsal und Ventral in C4, D10-D12 und L1-L2 quaddeln) oder heiße Kompressen in diesem Bereich.

Daneben ansteigende Unterarmbäder - und:

Rp.: Apocynum Ø
Scilla Ø
Solidago Ø
Cantharis Dil.D4 aa ad 20 (-50)
M.D.S. 3 x tgl. 10 - 20 Tr. in Wasser.

Ho.: Nach Erkältung: Aconitum Dil.D4.
- bei Trinkern: Nux vomica Dil.D4.
Bei Lähmungen: Phosphorus Dil.D6.
Dauernder Harndrang ohne Erfolg: Dulcamara Dil.D3.
- bei Herzkranken: Cactus Dil.D1.
Nach Cystitis: Lycopodium Dil.D10.

Akup.: Ni.3 u. 7/t, Bl.58/d. Evtl.zusätzl.: Ga.9/t, MP.6 u. 9/d, KG.17/d.
Bei Blasenschwäche auch: Bl.2/t, 67/t, 58 u. 65/d.
Bei Kindern: 3E.4/d.
! Wenn nach 48 Stunden keine Besserung: Klinik.

Anxietas tibiarum

= *ruheloses Bein, Zitterbein bzw. WITTMACK-EKBOOM-Syndrom.*
Selten beachtet.

Allg.: Wechselfußbäder, Wechselgüsse, Umschlag mit befeuchtetem Roßkastanienblättern (sie werden zuerst in Wasser zerknittert dann am Bein ausgefaltet).
• Ein Venenmittel oder ein durchblutungsförderndes Mittel.

Ho.: Zincum valerianicum Tbl.D4 tgl. 1 Tbl.

Aortenaneurysma

= Verdacht schöpfen, wenn bei älteren Leuten ein dumpfes Druck - bis Schmerzgefühl hinter und eine tast- oder sichtbare Pulsation neben dem oberen Sternum und in der Schlüsselbeingrube besteht.
Durch Klinik abklären lassen.
Zur Entlastung: Fasten und dann 1 – 2 x wö. Fastentag evtl. als Fischkur nach KUHN (am Fastentag 2 x 500*g* Dorsch, Kabeljau oder Seelachs fettarm gebraten, gekocht oder gegrillt, mit Spinat, Kopf- oder Tomatensalat, 1 – 2 Pellkartoffel od. 30*g* Reis, 1 Apfel oder Apfelsine und Vit. C-haltigem Getränk).

Apathie

Akup.: Ma.40/t, MP.2/t, Gv.19/t u. KG.12/d.

Aphasie

= *Sprachstörungen.*

• Bei Auftreten im jüngeren oder mittleren Alter: Großhirnprozeß der stets klinisch abgeklärt werden muß (Tumor!?).

• Nach Apoplexie: Sprach- und Schreibübungen wie bei einem Schulanfänger.

Ho.: Allg.: Chenopodium anthelminthicum Dil.D30.
Besteht Lähmung, mit: Anacardium Dil.D12.
Bei Wortvergessenheit: Kalium bromatum Tbl.D6.
Bei langem Wortsuchen-müssen: Stramonium Tbl.D6.
Bei zusammenhanglosem Sprechen: Gelsemium Dil.D6.

Akup.: Dü.5/t, Ni.2/d u. 7/t, Lu.5/d, Di.11/d u. 4/t, Ma.6 od. 7/t, MP.6/d und KG.24/d.

Aphonie

= *Stimmlosigkeit, funktionelle*

Ho.: Arum triphyllum und O_2

Akup.: KG.21/t und Gv.15/d u. 19/t. Dazu:
- bei Heiserkeit oder Verschleimung: Di.4/t.
- nach Apoplexie: Di.9/t u. 11/d.
- bei seel. Störungen: Ma.12/d u. 36/d.

Aphthen

= *Schwämmchen.* = *Kleine schmerzhafte Geschwüre in Mund oder Genitalen.*

a) Bei Kleinkindern: mit Fieber als *Stomatitis aphthosa.*

Allg.: Vit. C-Paste, Honig, Staubzucker geben.

Rp.: Tinct. Myrrhae
Tinct. Ratanhiae aa 10,0.
M.D.S. Mehrmals Zahnfleisch damit pinseln.

Ho.: Borax Tbl.D3.
Bei Milchempfindlichkeit: Antimonium tart. Tbl.D6.

b) Bei Erwachsenen:

ba) Einzelaphthen:
Dg. gegen Zahnfleischgeschwüre bei kariösen Zähnen oder Prothesendruckstellen.
• Kauen lassen von getrockneten Heidelbeeren.
• Mundspülung mit Kamillentee oder Kaliumpermanganatlösung.
• Wiederholte Pinselung der Aphthen mit:

Rp.: Xylocain liqu. 4% 12,0
Tct. Jodi

Acidi gallici
Acidi tannici aa 1,0
M.D.S. ad.us.ext. 3 – 4 mal, nach vorheriger Mundspülung die vorhandenen Aphthen mit der Lösung betupfen.

Dazu: Vit.C (Acid.ascorbinicum pv) 2 x tägl. 1 Teel. in 1 Glas Wasser - und: B_1, B_6 und B_{12}; evtl. verbunden mit Acetylsalicylsäure.

bb) S t o m a t i t i s a p h t h o s a, Genitalaphthosen und Hypopyon-Iritis = BECHET Krankheit.
Versuch mit Eigenblut und Antirheumatika.

Ho.: In allen Fällen: Borax Tbl.D3.
Bei Brennen nach kaltem Wasser: Capsicum Dil.D6.
Bei Druckempfindlichkeit der Speicheldrüsen: Kalium chloratum Dil.D4.
Bei Speichelfluß und Diarrhoe: Mercurius corossiv. Tbl.D6.
Bei Schwäche: Arsenicum album Dil.D6.

Aplastische Anämie

Sofort in die Klinik.

Apoplexie

= *Apoplexia cerebri, Schlaganfall, Gehirnschlag.*
Entscheidender Unterschied: Blutung oder Thrombose bzw. Embolie.
Gesicht hochrot: Gehirnblutung *(A.sanquinaria).*
Gesicht blaß: Hirnembolie.

Allg.: Mit Ausnahme von sehr leichten Fällen ist Krankenhauseinweisung das Beste.
Unterscheide:

1. Apoplexia sanguinica: ROTES GESICHT, PROGNOSE SCHLECHT!

TH.: Sofort kühler Hals-Nackenwickel bis Krankenwagen kommt und ein Hämostyptika.

2. Hirnembolie: BLASSES GESICHT!

TH.: Sofort $0,25g$ Theophyllin (Solosin-Amp = **Rp**) oder Angifin und konzentrierter Roßkastanienextrakt (Reparil) streng i.v. langsam in 4 – 5 Min.
• $\frac{1}{2}ml$ Lidocain i.cut. oder sub.cut. am Kopf- und im Scheitelbeingebiet und $\frac{1}{2} - 1ml$ in das seitengleiche Ganglion stellatum (hilft oft schlagartig). Wenn Besserung der Lähmungserscheinungen innerhalb von 2 Std. kann evtl. zu Hause behandelt werden. Dann:
• 4 – 6 Blutegel hinter das Ohr (Mastoideus) auf der, der Lähmungsseite gegenüberliegenden Seite.

! **In beiden Fällen:**
Laufende Pulskontrolle: Pulsverlangsamung ist Hinweis auf steigenden Hirndruck.
Hier: Krankenhaus! *Zur Nachbehandlung* nach überstandenem Schlaganfall oder recidivierenden kleinen Schlaganfällen (kurze Bewußtlosigkeit mit Hinfallen):
• Nach Abklingen der akuten Erscheinungen, jedoch frühestens nach 3 Wochen: 4 – 6 Blutegel ins Genick.
Evtl. alle 4 – 6 Wochen wiederholen.

Allg.: Arteriosklerosebehandlung (→ d.).
• Besteht Diabetes (→ d.)? = entspr. behandeln.
• Besteht Adipositas (→ d.)? = Gewichtsreduktion.
• Herz und Kreislauf stützen !
• Bei *fortbestehender Lähmung:* Stets auf genügendes Durchatmen, Verdauung und Mundpflege achten. Gegen Durchliegen *(Decubitus)* Wasserkissen, einreiben mit Franzbranntwein, Pudern mit Dermatol- oder Wundpuder. Sobald als möglich Massage und Bewegung (passiv und aktiv). Vor allem zweckdienliche Bewegungen, wie selbständiges Essen. Dann Sitzen auf dem Bettrand und Stuhl. Patient sollte dabei angezogen werden. Auch die gesunde Seite muß trainiert werden. Mit dem Patient Spiele machen die geistiges Training erforden (Mühle, Halma, Kartenspiel - keine Zufallsspiele = Würfelspiele). Versuch mit MORA-Therapie.

Diät: Entsprechend der Kau- und Schluckfähigkeit.
Hauptgefahr ist das Verschlucken !

Ho.: Bei DROHENDER A.:
- bei Vollblütigen mit Schwindel: Asterias rubens Dil.D3.
- bei Ohrgeräuschen und Beklommenheit: Aconitum Dil.D6.
- bei Blutandrang zum Kopf: Belladonna Dil.D4.

Bei ERSTEN VERDACHTSMOMENTEN (Pulsieren im Kopf und intermittierender Gesichtsrötung): Belladonna Dil.D3, 2 stündl.
Bei EINGETR. APOPLEXIE:
= Arnica Dil.D3 - und:
- wo der Puls schnell und voll: Aconitum Dil.D4.
- bei rotem Gesicht: Belladonna Dil.D4.

Jeweils $\frac{1}{4}$-stündl. 5 Tr. (Bei Bewußtlosigkeit evtl. mit Pipetten unter die Zunge träufeln).
NACH dem Anfall: Arnica Dil.D4 stündl. und je nach Paralyse (Lähmung oder Hemiphlegie → d.).

Zell.: Stammhirn, Großhirn, Arterie. Zusätzl.: Thalamus, Hypothalamus, Hypophysenvorderlappen.

Akup.: Bl.13/t, Ni.4/t, Di.15/d, Ma.12/d und zusätzl. Hemiphlegie-Punkte.
O.Ak.: Hp.: 55, 13, 22. Np.: 34, 29.

Appetit:

1) ABNORMER: Psychogen, evtl. Fehlen bestimmter Stoffe im Körper (Blut-pH, Mineralien?).

Ho.: Auf salzige Speisen: Calcium carbonicum Tbl.D4.
- kalte, rohe Speisen: Silicea Tbl.D12.
- Essig: Sepia Tbl.D6.
- Bier: Pulsatilla Dil.D4.
- gewürzte, scharfe Speisen: Hepar sulf.Tbl.D4.
- saure Speisen: Carbo animalis Tbl.D6.
- trockene Speisen: Aluminia Tbl.D6.
- ungewöhnliche Dinge (Papier, Kreide, Kohle usw.): China Dil.D2.

2) VERMEHRTER Hunger bis Heißhunger: Jodum Dil.D3.

Appetitlosigkeit

= *Anorexie, Inappetenz.*

a) A. BEI FIEBERKRANKEN: Selbsthilfereaktion des Körpers.

TH.: Den Kranken nicht zum Essen drängen.

Diät: Am ersten Tag nur Orangen- oder Obstsäfte.
Ab 2. – 3. Tag evtl. mit Zusatz von ergänzenden Formuladiäten. Bei längerem Fieber: leichte Kost und wenig mageres Fleisch.
Nur gekocht oder gegrillt, nicht gebraten. Überhaupt keine Pfannengerichte. Auch keine fette Wurst, geräucherte Fleisch- oder Fischwaren. Fisch nur gedünstet. Am besten Forellen. Als KH.: Reis, Grieß, Haferflocken, Nudeln, Salz- oder Pellkartoffeln. Keine dunklen Brotsorten. Reichlich Gemüse, bes. Spargel, Blattsalate, Blattspinat, junge grüne Bohnen und Karotten; gedünstet oder als Salat bzw. Rohkost. Aber keine Bratkartoffeln, Hülsenfrüchte oder Kohlgemüse. Alles mit Küchenkräutern schmackhaft zubereitet und in kleinen Portionen über den Tag verteilt.

b) A. BEI SÄUGLINGEN:

TH.: Stuhl untersuchen auf Vorliegen einer angeborenen Ernährungsstörung. Tritt die Inappetenz plötzl. mit Weinerlichkeit auf, an ak. Infekt, bes. Otitis (→ d.).

c) A. BEI KINDERN:
oft gar nicht echt, sondern nur von den Eltern behauptet. Entscheidend ist die richtige Gewichtsentwicklung. Man wiegt das Kind und erklärt den Eltern, sie sollen in 14 Tagen wiederkommen.

Das Kind soll in dieser Zeit nicht anders essen wie bisher. Ist das Gewicht dann gleich oder etwas erhöht. So ist das Kind wahrscheinlich ausreichend ernährt.
Meist wird darüber geklagt, daß das Kind bei den Hauptmahlzeiten zu wenig ißt. In der Regel wird aber nicht beachtet, daß es vor dem Essen trinkt, Süßigkeiten, Obst usw. ißt.
Es gilt festzustellen, was das Kind gerne ißt, welche Speisen es ablehnt und warum es sie ablehnt.
Nur eine schmackhafte, gemischte Kost ist richtig.

TH.: Nur bei Notwendigkeit.
- Im Schulalter evtl. ein Ferrum und Folsäure-Präparat.
- Bei häufigen Katarrhen: Echinacea Ø und ein Multivitamin-Multimineral-Präparat.
- Evtl. ein appetitanregendes Mittel.

d) A. IM PUBERTÄTSALTER: bes. bei Mädchen → Magersucht.

e) A. BEI ERWACHSENEN:
- häufig seelisch bedingt: bes. bei Konflikten in Ehe, Familie oder Beruf; nach Schicksalsschlägen, Enttäuschungen, Zukunftsangst und Vereinsamung.
- bei Fermentschwäche, bes. bei Rauchern und Alkoholikern oder postklimakterisch.
- nach 45, bes. wenn Appetit auf Fleisch u. Wurst schwindet und Milch nicht mehr recht vertragen wird: Verdacht auf Magen-Ca. (meist Männer!).
- auch an Essensweise denken: gleichförmig, reizarm, ohne Wandel der Würze.

TH.: Je nach Ursache.

Allg.: Zuerst zu vernünftigem Essen raten. Die Speisen sollen viel Salate und Gemüse enthalten und mit Küchenkräutern jedesmal frisch, schmackhaft und ansprechend zubereitet sein.
- Daneben, wenn nötig:
- *Essig-Anwendung:* Vor dem Frühstück 2 Eßl. Obstessig und 1 Teel. Honig in 1 Glas Wasser gelöst trinken. Evtl. auch Meerwasser- oder Mineralwasser-Trinkkur.

Phyt.: Tee von Herb. Abrotani, Rhiz. Cichorii, Fol. Rutae, Rhiz. Imperatoriae, Herb. Origani als Aufguß, Rhiz. Helenii, Herb. Veronicae als Abkochung, oder z.B.:

Rp.: Herb. Centaurii
Herb. Absinthii

Fol. Menthae pip.
Rad. Gentianae
Pericarpium Aurantii aa 10,0
M.f. spec. D.S. 1 Teel. auf 1 Tasse Wasser als Aufguß, jeweils $\frac{1}{2}$ Std. vor dem Essen.

- oder ein fermentfreies Stomachika, z.B.:

Rp.: Tct. Calami
Tct. Gentianae
Tct. Foeniculi compos. aa 10,0
M.D.S. 3 x tgl. 30 Tr. in Wasser.

- oder ein fertiges Amara.

• Wenn nach 4 Wochen kein Erfolg (bes. bei älteren Leuten): Substitution mit Verdauungsenzymen.

Ho.: Appetitlos durch Rauchen: Ignatia Dil.D4.
- durch Trinken: Rhus Toxicodendron Dil.D4.
Bei Sattsein nach dem ersten Bissen: Prunus spin. Dil.D2.
Nach Infektionskrankheit: Gentiana lutea Ø.
Bitterer Geschmack im Mund u. bel. Zunge: Nux vomica Dil.D4.

Akup.: Ma.36 u. 42/t, Le.13/t.
H.5, MP.4 und Ni.8, alle t.
Bei Abmagerung zusätzl.: Bl.39 u. Ni.3/t.
Wenn unmittelbar nach der Nahrungsaufnahme Schwindel auftritt: Bl.21/t.
Satt nach wenigen Bissen: Bl.21 u. Ma.45/t.
Völlegefühl nach fettem Essen: Ga.3/t.
Appetitlosigkeit u. Obstipation: KG.13, Bl.21, Ma.36, He.3, MP.9 und Ni.8 alle t.

Chir.: Untersuchen ob im HWS-Bereich und in den Bereichen von D.4 bis D.7 Blockaden bestehen.
Diese korrigieren. Evtl. zusätzlich oder als Alternative:

Neur.: Neuraltherapie, Schröpfen oder Moxa.

Appendizitis

= *Wurmfortsatzentzündung.*
- *fälschlich: Blinddarmentzündung.*

1) AKUTE APPENDIZITIS: mit Fieber, Erbrechen, Druckempfindlichkeit des Bauches.

TH.: Sofort: Versuch mit Lidocain-Quaddeln in hyperalgetische Punkte auf dem Bauch, im Rücken (paravertebral bei D11/12 und L $\frac{1}{2}$), im Nacken bei C2-C4 und ca. 1-Daumenbreit unter dem rechten Wadenbeinköpfchen. Alternative:

Akup.: Ma.36/d (Nadel muß $\frac{1}{2}$ Std. stecken bleiben), zusätzl.: Mi-Pa.8 od. 9/d (je nach Druckempfindlichkeit).

- Wenn nicht innerhalb von 1-2 Std. Temperaturabfall und allg. Symptomenbesserung: Krankenhauseinweisung.

2) CHRONISCHE APPENDIZITIS:

TH.: Zunächst fasten, dann nur leichte, KH- und eiweißarme Kost.

Neur.: in hyperalgetische Felder (→ o.).

Ho.: Sulfur jodatum Tbl.D4 oder Mercurius solubilis Tbl.D4.

Nos.: Appendizitis, auch bei postoperativer Obstipation.

Akup.: Bl.25/d, Le.2/d und MP.8 od. 9/d (je nach Druckempfindlichkeit).

Neur.: Evtl. ein enstprechendes Neuraltherapeutikum als Quaddeln in die Akupunkturpunkte.

Arcus senilis

= *Greisenbogen, Gerontoxon:*

TH.: Lipoidwerte prüfen und entsprechend behandeln.
→ Hyperlipidämie.

Armödem

meist postoperativ nach Mammaamputation.

TH.: Wickel mit rohen Zwiebelscheiben oder zerquetschten und angefeuchteten Roßkastanienblättern. Heparinsalben- und Druckverbände.

Arrhythmia cordis

→ Herzrhythmusstörungen.

Arterielle Verschlußkrankheiten

1) AKUT = Herz: → Herzinfarkt.
= Hirn → Apoplexie.
= Auge (A.centralis retina) = plötzl. Erblindung.
= Lunge → Lungenembolie.
= Mesenterialgefäß: Teerstuhl, Ileus, Peritonitis.
= Bein/Arm: plötzl. Schmerz u. Abblassen der Extremität, kein Puls mehr.

TH.: ! In allen Fällen sofort Klinik!

2) CHRON. = Arterielle Thrombose:
→ Endangitis obliterans
→ Intermittierendes Hinken.

Arteriitis

= *arterielle Gefäßentzündung als:*

1. **Arteriitis obliterans** → Endangitis obliterans.
2. **Arteriitis temporalis** = daran denken, wenn es nach 60 zu Kopfschmerzanfällen kommt und die Arteria temporalis dick, stark geschlängelt, druckempfindlich und pulslos ist. Oft auch Sehstörungen und Schwäche.

Allg.: Fokalherde suchen und beseitigen (od. behandeln).

TH.: Novocain-Infiltration in der Umgebung der A.temporalis (s.c. Quaddel zu $0,3ml$). Dazu:
- Antirheumatika.

! Wenn keine Besserung innerhalb eines Monats, dann empfiehlt man am besten eine Teilresektion der A. tempor. (sie schützt vor Augenkomplikationen).

O.Ak.: Hp.: 51, 95, 100, 13, 97 u. Np.: 98, 29, 22.

3. **Periarteriitis nodosa** (→ d.).

Arteriosklerose

Allg.: Evtl. vorhandene Grundleiden: Hypertonie, Diabetes, Gicht, Hypothyreose suchen und behandeln.
- Risikofaktoren beseitigen:

Nikotinverbot.
Bei Adipositas Versuch der Gewichtsreduktion.
Nach verstecktem Diabetes mell. suchen und entsprechend behandeln.
Foci suchen und behandeln evtl. beseitigen.
Bes. auf die Nieren achten.
Evtl. Dysbakterie beachten und behandeln.

Phys.: *Aktive Bewegung:* viel frische Luft, zügiges Gehen auf ebenen Wegen, Rollübungen von Händen und Füßen, Atemgymnastik, bes. Aortengymnastik nach ROEMHELD (einfach 10 – 15 mal so tief ein- und ausatmen wie möglich, ohne dabei auf Brust- oder Bauchatmung zu achten). Aber das Tragen schwerer Lasten und unnötiges Berg- und Treppensteigen vermeiden.
- Lauwarme Ganzwaschungen, Wechselfußbäder, Wechselunterschenkel und -beingüsse.
- 2 – 3 x ein Kohlensäure-Gasbad, bei über 70jährigen ein O_2-Bad. Auch Jodbäder.
- Klimakuren in mittleren Höhenlagen 6 – $800m$.

Diät: Fettarme Ernährung. Bes. tierische Fette meiden (auch Eier und fettreicher Käse).

Nur mageres Fleisch in kleinen Mengen. Am ehesten Hammel, Wild, mageres Geflügel. Alles sichtbare Fett am Fleisch entfernen, möglichst nur gedünstet, gegrillt oder nur kurz im eigenen Saft geschmort.
Keine Bratensoßen, keine fetten Würste, besser kalter Braten oder mageres Fleisch in Aspik.
Bei Fisch besteht an sich keine Begrenzung. Sie sollten aber nur gekocht genossen werden.
Keine Vollmilch oder Vollmilchprodukte. Nur Magermilch, Magerkäse, Magerquark.
Salz ist bei Hypertonie zu beschränken, am besten durch Küchenkräuter ersetzen.
Jedoch starke Gewürze, Alkohol, Nikotin möglichst meiden. Häufige kleine Mahlzeiten sind besser als 2 – 3 üppige. Nur wenig Butter oder Margarine.
Zum Kochen ein Öl verwenden das reichlich ungesättigte Fettsäuren enthält z.B.: Distelöl, Maisöl, Sonnenblumenöl. Das Öl möglichst nicht erhitzen.
Nicht zuviel KH (Brot, Teigwaren, Kartoffeln). Kaum Torten, Schokolade oder Kuchen.
Viel Obst und Gemüse. Jedoch kein Steinobst und kein blähendes Gemüse (Kohl, Hülsenfrüchte).
Möglichst alles frisch. Keine Konserven, höchstens Tiefkühlkost.
Die Ernährung soll schmackhaft zubereitet und leicht abführend sein, um Anstrengungen beim Stuhlgang und Belastung des Verdauungskanals zu verhindern (Klosettod).

TH.: Jodpräparate z.B.:

Rp.: Natrium jodatum
Natrium bicarbonatum aa 5,0
Aqua dest. ad 20,0
M.D.S. 3 x tgl. 5 – 8 Tr. in $\frac{1}{2}$ Glas Wasser.

- Bei Schwindel: 4 – 8 Blutegel in den Nacken. Evtl. in Abständen von 4 Monaten wiederholen; oder Lidocain-Quaddeln über dem Mastoideus und im Genick.
- Für geregelten Stuhlgang sorgen, aber nicht mit Drastika, sondern mit Leinsamen.
- Zur Herzstützung: ein Crataeguspräparat.
- Dazu ein Antisklerotika oder:
- ein Geritriatika.
- Gerinnungsbeeinflussende oder:

- Durchblutungsfördernde Mittel, bes. ein Nikotinsäure- Präparat.
- *Spezialkuren:* Chelat-Therapie, Sauerstoff-Mehrschritt- Therapie, Oxyvenierung, HOT, Ozon-Behandlung, Thymus-, THX-Kur, ASLAN-Kur, BOGOMOLEZ-Kur, WIEDEMANN-Kur.
- Vit. A u. E-Kombinationen, evtl. auch B-Komplex und Vit. C, aber kein Vit. D.

Phyt.: Allium sativum (Knoblauch), Allium ursinum (Bärlauch), Crataegus oxyacantha (Weißdorn), Equisetum arvense (Ackerschachtelhalm bzw. Zinnkraut), Fucus vesiculosus (Blasentang), Viscum album (Mistel). In Teeform, z.B.:

Rp.: Visc. alb.
Flor. Crataeg.aa 40,0
Herb. Equiset.
Rad. Valerian.aa 10,0
M.f. spec. D.S. Abends 3 Eßl. in geschlossenem Gefäß mit 3 Tasse kaltem Wasser ansetzen, morgens absieben und über den Tag in 3 Portionen trinken.

- oder:

Rp.: Herb.Visci albi
Flor. Crataegi aa 25,0
Herb. Rutae graveolentis
Herb. Equiset. aa 20,0
Herb. Bursae pastorii 10,0
M.f. spec. D.S. 1 Eßl. auf 1 Tasse Wasser, kurz aufkochen und absieben, 3 x tgl. 1 Tasse,

- oder einen entsprechenden Fertigtee.

Ho.: Allg.: Barium carbonicum Tbl.D3 - D4 und Barium jodatum Tbl.D3 - oder: Arnica Dil.D2-D3.
Bei Sehstörungen: Stramonium Dil.D4.
Bei Wallungen, Schwindel, Ohrensausen: Aurum Tbl.D4,
oder: Aurum jodat. Dil.D4 oder Conium Dil.D4.
Bei Gedächtnisstörungen: Ambra grisea Dil.D3.
Bei Wallungen: Belladonna Dil.D4.

Zell.: Ribonukleinsäure, Großhirn, Knochenmark, Arterie, Bindegewebe, Thymus, Lymphknoten.

Akup.: Bringt keine direkte Beeinflussung aber He.9/t u. KS.6/t verbessern die Zirkulation im Allg. u. Bl.31/t zus. mit Ma.36/t diejenige der unteren Körperabschnitte. Gv.6/t erhöht die Energie und Bl.58/t und Ga.34/t wirken auf die Muskulatur.

Arterielle Embolie

→ *Embolie: stets schnellstens Klinik.*

Arthritis

= *Gelenkentzündung:*

Akut mit Fieber: multipel → Polyarthritis rheumatica.

Subakut als primär chronischer Gelenkrheumatismus (meist an Fingergelenken beginnend): TH. = unten.

- Arthritis urica → Gicht.
- Arthrosis = Starreform der Poly-Arthritis.

TH.: POLYARTHRITIS: → d.

CHRONISCHER GELENKRHEUMATISMUS:

Allg.: Sofern Fieber = Bettruhe für die Dauer des Fiebers.

- Bei hyperthermen Gelenken feucht-kühle Moor-, Lehm- oder Heilerdeumschläge. Dann feuchtwarme: Moor- oder Heublumenbäder, Fango- oder Paraffinpackungen an die sich Massage und Gymnastik anschließen.
- Blutegel an die Gelenke (je nach Größe 1 - 6).
- Aufsuchen und sanieren oder behandeln von Fokalherden (bes. Mandeln und Zähne).
- Salzwasser- oder Solebäder

Neur.: intracutane Quaddeln von $0,3 - 0,5ml$ Novocain um das Gelenk.

Ausleitende Maßnahmen:

Diät: Rohkostkuren können Linderung bringen.

Empfehlenswert ist es rohen Rettich mitsamt seinen Blättern zu essen.

Med.: INNERL.: Jod -

Rp.: Tinct. Jodi 10,0

M.D.S. $1 - 3$ x tgl. 1 Tropfen in $\frac{1}{2}$ Glas Wasser.

ÄUSSERL.: Auflagen von frischen Farnblättern, Einreibungen mit Ameisenspiritus, Campherspiritus oder Campheröl,

Farngeist - einer Rheumasalbe oder einem Rheumaliniment.

Phyt.: Rp.: Fruct. Cynosbati
Rad. Ononidis
Bulbus Scillae
Fruct. Juniperi aa 20,0
Radix Petroselini 40,0

M.f. spec. D.S.: 1 Eßl. pro 1 Tasse Wasser, 15. Min.
kochen lassen, dann absieben. $1 - 2$ Tassen zum Frühstück.

Ho.: Bei Gelenkschwellung: Stanum metallicum Tbl.D8.

- Verschlimmerung bei naßkaltem Wetter: Rhus tox .Dil.D4. im Wechsel

mit Dulcamara Dil.D4.
- Verschlimmerung bei Wärme: Mercurius solubilis Tbl.D4.
- Besserung durch Wärme: Sulfur Tbl.D2.

Akup.: Zunächst 3E.15/t, Bl.23 u. Lu.1/d, dazu Schmerzpunkte massieren (Akupressur) oder mit Silbernadel sedieren.
Dann: je nach Gelenk = Schulter: 3E.15/t, Di.4 u. 15/d; Ellenbogen: Di.4/t, Di.10/d u. Dü.88/d; Handgelenk: Di.10/t, Di.4/d u. 3E.5/d; Hüfte: Ga.30/t, Bl.60/d; Knie: Bl.60/t, Ga.34/d und Ni.2/d; Fußgelenk: Bl.58/t, Ni.6/t, MP.5/d und Bl.60/d.

O.Ak.: Hp.: 55, 95, 22, 29 u. Np: 34. Bei Reibegeräusch im Gelenk als Hp.: 22, 13, 34 u. 55, sowie die entsprechende Gelenkstelle.

Arthrose bzw. Arthrosis deformans

= *Arthritis-Starreform.*

Allg.: *Auf Beziehung zwischen Beruf und betroffenen Gelenken achten!*
Autofahrer: schmerzende linke Schulter durch Luftzug des dauernd geöffneten li. Fensters (rechtes Fenster öffnen).
Verspannung im re. Bein und Knie durch Zwangshaltung am Gashebel (wechselwarme KNEIPP-Güsse, Fahrpausen und Bewegung).
Stenotypistin: Handgelenk-Arm-Schulter-Schmerz: kleine Schreibpausen mit Schütteln der Arme, warme Handbäder von 5 – 10 Min. In ihnen dauernd Finger bewegen.
Stehberufe: kurze Sitzpausen mit Beine hoch. Venenmittel.
Hausfrauen: wichtig ist gutes Schuhwerk auch im Haus! Keine abgenutzten Schuhe oder schiefe Absätze (man läßt sich einmal die Schuhe zeigen, mit der die Frau zuhause herumläuft).
In Betrieben: Einseitige Beschäftigung.

Phys.: Zunächst Verhaltensaufklärung des Patienten:
1. Vermeidung ungewohnter mechanischer Belastungen, sowohl im Beruf als beim Sport. Morgens und abends lockere, pendelnde Bewegungen, evtl. im $29 - 30^0C$ warmen Wasser (Bewegungsbad).
2. Gehen, jedoch nur kürzere Strecken und evtl. mit Handstock (er entlastet das Gelenk).
3. Radfahren und Schwimmen (da am wenigsten belastend).
4. Ausreichende Erholungszeiten nach stärkerer Aktivität.
5. Warme Bekleidung (am besten aus Wolle, Baumwolle, Seide) und gutes Schuhwerk (am besten mit Krepp- oder Gummisohlen).

• Statische Fehlbelastungen beachten (Beinvermessung) und beheben. Bei *Frühformen der Coxarthrose* hilft Extension auf einer schiefen Ebene und tägl. Pendelbewegung mit erhöhtem Standbein.

• 2mal wöchentl. ansteigende Halb- oder Vollbäder mit Zusatz von Heublumen, Fichtennadel- oder Wachholderextrakt (innerhalb von 10 – 20 Min. von 36 auf 40^0C).
Anschließend 1 – 2 Std. Trockenpackung mit heißem Heublumen- oder Kartoffelsack, Fango- oder Moorpackung und anschließendem kurzem kaltem Abguß.
Morgens: Trockenbürsten, abends: wechselwarme Güsse.
• Bestrahlungen: Kurz- oder Mikrowellen niedriger Wärmegrade und von ansteigender Dauer, Ultraschall.
• Massage nur mit Vorsicht als leichtes Streichen, oberflächliches Zirkeln (Lymphdrainage), Schütteln und Vibrieren. Nicht nach Wärmeanwendung und in Verbindung mit Bewegungsübungen. Auch: Unterwasser-Massage.

TH.: Fußzonenreflextherapie, Akupressur.
• evtl. alle $\frac{1}{2}$ Jahre Blutegel ans Gelenk (je nach Größe 4 – 6 Stück).
INNERL.: ein Antirheumatika und durchblutungsfördernde Mittel.
ÄUSSERL.: Hyperämisierende Salben.

Zell.: Osteoblasten, Ribonukleinsäure, Schilddrüse, Nebenschilddrüse, Ovar oder Testis.

Neur.: • Periartikuläre Quaddelungen mit: Lidocain.
Kupfer (Cupridium), Mistel (Plenosol) im Abstand von 4 – 6 Tagen in Menge von $0,3 - 0,5$ je Quaddel und (bei Mistel) in Stärke ansteigend.
• Bei Beherrschung der Technik intraartikuläre Injektionen nach KRON.

Arzneiausschläge

sind vielgestaltig und nicht immer allergisch bedingt.
Am längsten bekannt sind die *Jod-, Brom- und Chlorakne,* sowie die *Arsenkeratose.* Fieberlos auftretende scharlach- oder masernähnliche Ausschläge sind immer verdächtig. Da die Medikamente jedoch alle Arten von Ausschlägen imitieren können, ist bei jedem Ausschlag eine Arzneianamnese zu erheben.

Ascites

= *Bauchwassersucht.*
! Meist Leberzirrhose (→ d.).

Allg.: Sorgsame Ausschwemmung. Nie mehr als $1l$ Flüssigkeit pro Tag
(! Feststellen durch tgl. Gewichtskontrolle).
Als Erstes: Bettruhe, Eiweiß- und salzarme Diät (nicht mehr als $60g$ Eiweiß und $3g$ $NaCl$ pro Tag).
Bei unzureichendem Erfolg zusätzliche Flüssigkeitsbeschränkung auf $1 - 1\frac{1}{2}l$ pro Tag und Bananendiät.

Wenn auch dies unzureichend:
Diuretika und Kalium.
Als letzte Stufe: Op.
Punktion nur als Ausnahme bei hochgradigem Ascites mit prallem Abdomen, Schmerzen und Atembehinderungen, hochsteril und nie ohne vorherige Probepunktion.

Askariden

= *Spuhlwürmer:* → Würmer.

Asphyxie

= *Atemstillstand:*
Beatmung mit Maske, Nasen- oder Rachentubus, oder als Mund-zu-Mund-Beatmung. Sauerstoff (soweit vorhanden).
Herz? Bei Stillstand Herzmassage (Brustkorbkompression). Bis Notarzt zur Stelle.

Asthenie

= *Schwäche.*
Allg.: Vitamine, Mineralien, Geriatrika, Tonika.
Akup.: Allgemein: KG.6/t, KG.19/f, 3E.3/t und KG.12/d
- mit Angstzuständen: KG.19/t, Ga.34/t, Ni.3/t, MP.2/t, KG.12/d.
→ auch **Erschöpfungszustände**.

Asthenopie

= *Augenschmerzen und Sehstörungen bei Anstrengung.*
Zunächst klären lassen ob Brille erforderlich!
TH.: Sonst wie Amblyopie
Nikotinverbot.
Sonnenbrille bei grellem Licht.
Im Alter → Arteriosklerose.

Astigmatismus

= *Sehschärfenstörung in einem Sehfeldbereich.*
Korrektur durch Brille oder Kontaktlinsen erforderlich!

Asthma bronchiale

= *Bronchialasthma.*
1) Im Anfall:
TH.: Patient aufsetzen und sofort ein Broncholytikum.
• Erbrechen anregen (Brechverfahren v. ASCHNER).

Das schafft oft Anfallabbruch.

• Heißes Hand- oder Fußbad.

• Heiße Auflage auf Brust und Oberbauchgegend.

• Ansteigende Unterschenkel- oder Unterarmbäder mit nachfolgendem Wickel.

2) DAUERBEHANDLUNG:

TH.: *Rauchverbot,* auch in der Umgebung. Bei starken Rauchern kann man versuchen, wie sie auf das Rauchen von Zigaretten aus getrockneten und fein zerschnittenen Blättern aus Eukalyptus (Fol. Eukalypti) oder Rosmarin (Fol. Rosmarini) reagieren.

• Fokalherde suchen und sanieren.

• Für Stuhlgang sorgen; Darmflora auf Dysbakterie untersuchen lassen und sanieren (Symbioselenkung). Evtl. wöchentlicher Einlauf.

• Abklärung der Verhältnisse in der Nase.

• Suchen und Ausschalten von Allergenen. Oft genügt hierzu eine eingehende Anamnese: Oft ist ein Heuschnupfen in der Anamnese der über Sommeranfälle (Sommerasthma) in eine (Haus-)-Stauballergie übergegangen ist.

• Wenn Antigenkarenz unmöglich: Versuch mit *Desensibilisierung;* wegen der Schockgefahr am besten in der Klinik.

An ihrer Stelle evtl. Versuch mit *Eigenblut.* Beg. mit $0,1ml$ i.cut. Diese werden alle 3 Tage um $0,1ml$ auf $0,5ml$ gesteigert. Dann im selben Rhythmus von $0,6 - 1ml$ subkutan und von $1ml$ um jeweils $0,5ml$ bis $5ml$ i.m. steigern. Dann noch 5 x je $5ml$ 1 x wöchentl. immer am gleichen Tag.

• Infusion von $1,2g$ Magnesiumsulfat in $50ml$ Kochsalzlösung kann in Fällen von Status asthmaticus hilfreich sein.

Neur.: Hyperalgetische Punkte der Brust mit $0,3 - 0,5ml$ eines Neuraltherapeutikums oder zur Reiztherapie mit Ameisensäure oder Cuprum quaddeln.

Akup.: Generell: Lu.7 u. 9, sowie Bl.39/t u. 3E.5/d. Dazu bei:
spast. Asthma: Lu.1 u. 3E.15/t, Ni.25, Bl.13 und Lu.5/d.
aton. Asthma: Ni.25 u. Bl.13/t, KG 17, Lu.2/d.
Bei Sinusitis auch: Di.4, 19 u. 20, sowie Bl.1/d.
Nach Pneumonie: KG.17. Bl.7 u. Ga.40.

O.Ak.: Hp.: 51, 55, 31, 13. Np.: 101, 29, 22, 60.

Bioth.: Auch Ableitung auf die Haut: Senfwickel, Cantharidenpflaster auf Brustbein oder oberes Rückengebiet und evtl. sterile Reinjektion des Blaseninhaltes als Quaddeln in die hyper-algetischen Zonen des Brustkorbes.

In hartnäckigen Fällen BAUNSCHEIDT-Behandlung.
• Bei plethorischen Pat. mit Hochdruckneigung periodisch 5 – 10 Blutegel auf untere Brustbeingegend oder zwischen Schulterblätter.
• **Antiastmathika**, evtl. in Verbindung mit Antiallergika.
• Ableitung über die Nieren mit Diuretika oder entspr. Tees.

Diät: Zur Einleitung evtl. eine SCHROTH- oder MAYR-Kur. Die Dauerkost soll kalkreich, kochsalz- und purinarm sein.
Daher Verbot roher oder halbroher Fleischspeisen (blutendes Roastbeef, Tartar, Streichwurst). Auch keine halbrohen Eierspeisen (Spiegelei, weiches Ei). Keine Konserven oder Pökelware. Alles was bläht, also kein: Rot- Weiß-, Grün- oder Rosenkohl; kein Wirsing, keine ausgereiften Bohnen, sowie Sauerkraut, Zwiebel, Lauch, Rettich und Radieschen, Pilze, Kastanien und Hülsenfrüchte. Keine Kartoffel oder Teigwaren in fettgebackener Zubereitung. Kein Hefegebäck und kein frisches Brot. Auch kein Vollkornbrot, keine kohlensäurehaltigen Getränke und möglichst nichts was gefühlsmäßig nicht gut vertragen wird oder "auf dem Magen liegt". Verhältnismäßig flüssigkeitsarme *Lacto-vegetabile Grundkost.* Viel Milch als Magermilch, Sauermilch, Joghurt, Quark, fettarme Weichkäse. Husten- und Stoffwechseltee. Auch ein leichter Schwarztee mit einem Schuß Rum, oder koffeinfreier Kaffee. 1 Tag altes Brot mit Butter und Honig oder Marmelade. Nur reifes Obst, zartes Gemüse und reichlich Blattsalate mit Zitrone angemacht. Fleisch- und Fischgerichte nur gedünstet oder gegrillt. Erlaubt sind auch alle Teigwaren, Kartoffelbrei oder gedünstete Kartoffeln, Reis und Haferflocken. Dabei immer wieder einen Saft-, Obst- oder Rohkosttag einschieben.

Phys.: Tägl. wechselwarme Arm- oder Oberkörpergüsse. Morgens Trockenbürsten.
• Bei Neigung zu kalten Füßen und Händen: ansteigende Fuß- und Handbäder, evtl. mehrmals tägl. Oft kann dadurch das Auftreten eines Anfalls verhindert werden. 2 – 3 mal wöchentl. ein ansteigendes Halbbad (von 37 auf $40^0 C$ in ca. 15 – 20 Min.) mit Zusatz eines äther. Öles, z.B.:

Rp.: Menthol 0,5
Ol. Pini pumilionis 2,0
Ol. Eucalypti 5,0
Spirit, 10,0
M.D.S. Ganze Dosis dem Bade zusetzen.

oder:
• Inhalationen mit
Rp.: Flores et Folia Malvae

M.D.S. 50g in 1l Wasser geben, 1 Essl. Salz zusetzen, erhitzen und Dampf einatmen.

• Tägl. Entspannung und Lockerung der Muskulatur durch gezielte Bindewegebsmassage und vor allem durch *Atemgymnastik*. Bes. wichtig ist dem Patienten beizubringen, daß das Ausatmen wichtiger ist als das Einatmen. Die Übungen nur im Sitzen! Günstig als **Pendelatmung**: In aufgerichteter Haltung einatmen bis der Bauch aufgebläht ist. Dann unter Anziehen der Oberschenkel und unter Summen oder Blasen durch den leicht geschlossenen Mund solange ausatmen, solange möglich, Yoga.
• Alles am besten unterstützt durch *Psychotherapie*, vor allem durch Biofeedback.
• Zur Aufbesserung des Sauerstoffhaushaltes: HOT, Oxyvenierung, Sauerstoff-Mehrschritt-Behandlung.
! Vorteilhaft ist die Einleitung der Behandlung in einem *Kurort*. Jedoch n i c h t bei Herzschaden oder bei starker Bronchitis, insbes. bei Asthmatikern mit chron. Bronchitis.
Beim Anfallsasthma empfehlen sich Höhenkurorten um 1000m, nicht darunter.

Phyt.: Tee aus: Rad. Angelicae, Rad. Asari, Herb. Hyssopi, Flor. Lavendulae, Herb. Marrubii albi, Flor. Verbasci, Herb. Serpylli, Herb. Veronicae, evtl. als:

Rp.: Herb. Marrubii
Herb. Pulmonariae
Herb. Equisetii
Rad. Pimpernell. aa 10,0
Rad. Helenii
Herb. Droserae aa 8,5
Herb. Violae oderatae
Herb. Grindeliae aa 7,5
Fruct. Phellandrii
Cort. Quebracho aa 7,0
Herb. Betonicae 6,0
M.f. spec. D.S. 1 Teel.auf 1 Tasse Wasser. Kalt ansetzen, $\frac{1}{4}$ Std. stehen lassen, dann kurz aufkochen. 3 x tägl. 1 Tasse zwischen den Mahlzeiten.

- oder einen Fertigtee.

Ho.: Spast. Krampfasthma: Cuprum metallicum Tbl.D12.
- mit Übelkeit und Erbrechen: Veratrum viride Dil.D6.
Anfälle morgens und Verstopfungsneigung: Nux vomica Dil.D4.

- und Durchfallneigung: Natrium sulfuricum Tbl.D6.
- regelmäßig um Mitternacht oder gegen 2 Uhr: Arsenicum album Dil.D6.
- wenn Ars. alb. versagt: Antimonium arsenic. Tbl.D4.
- zwischen 3 u. 5 Uhr morgens: Kalium carbon. Tbl.D6.
- bei gleichzeitig trockenem Husten: Calcium carbonic. Tbl.D3.
- mit Schmerzen: Atropinum sulf. Dil.D4.
- bei gleichzeitig feuchtem Husten: Ipecacuanha Dil.D4.
- bei reichlich Schleimabsonderung: Antimonium tartar. Tbl.D12.
- wenn der Auswurf scharf-salzig schmeckt: Kalium jodatum Tbl.D2
- nach Pneumonie: Arsenum jodat. Dil.D4.
- nach Ausschlag: Sulfur Tbl.D6.

Bei A. von Emphysematikern: Antimon. arsenicos. D4.
Besserung durch Herumgehen: Lobelia Dil.D4.

Zell.: Nebennierenrinde, Zwischenhirn, Thymus, Lymphknoten, Lunge, Bronchien, Schilddrüse, Nebenschilddrüse, Ovar oder Testis.

Asthma cardiale

= *Herzasthma (bei Linksinsuffizienz).*

! Typisch: *nächtliches Auftreten von Atemnot.*

1) Im Anfall:

TH.: Sofort aufrecht an Bettrand setzen mit herabhängenden Beinen und Armen. Stützen evtl. durch Kissen.

• Neuraltherapie: Quaddelung von hyperalgetischen Zonen der Brust und $2ml$ Angifin i.v.

• Unblutiger Aderlaß durch Stauung mit Hilfe von Blutdruckmanschetten oder Staubinde am Oberschenkel (zwecks Reduktion des venösen Rückflusses). Der arterielle Fußrückenpuls muß fühlbar bleiben.

• Laufende Blutddruck- und Pulskontrolle.

! Klinikeinweisung.

! Sauerstoff mit O_2-Brille (soweit vorhanden).

2) Zur Vorbeugung bzw. Anfallsverhütung:

TH.: Flüssigkeitsentzug ab 15 Uhr.

• Natriumarme Ernährung.

• Hochlagerung des Oberkörpers im Bett.

• Viel frische Luft, Schlafen bei offenem Fenster.

• Aktivierung des Herz-Lungen-Kreislaufs durch ansteigende Armbäder und KNEIPP-Güsse.

• Brusteinreibungen: morgens mit einer Heparinsalbe und abends mit einer Hautreizsalbe.

• Herz-Glykoside und Diuretika.

Ho.: Veratrum album Dil.D4.

Aszites

→ *Ascites.*

Ataxie

= *Störung der Gangkoordination.*

Allg: Ursachenklärung und Behandlung.
Übungstherapie.

Ho.: Bei fehlendem Kniereflex: Phosphorus Dil.D6.
Bei Erregung auftretend: Nux vomica Dil.D4.
Periodisch mit sensorischen Störungen: Acidum picrinicum Dil.D4.
Mit Urinstörungen: Acidum hydrofluoricum Dil.D6.
Besser in der Wärme: Magnesium phosphoricum Tbl.D30.
Mit Kältegefühl in den Beinen: Heloderma horridum D30.
Mit gastrischen Krisen: Argentum nitricum Dil.D4.
Mit Stechen u. Starrheit in den Beinen: Alumen Tbl.D12.
Bei Depression: Aurum Tbl.D30.
Hatte schon Syphilis: Kalium jodatum Dil.D4.

Zell.: Stammhirn, Rückenmark, Kleinhirn, Thalamus, Hypothalamus und Hypohysenvorderlappen.

Akup.: Ga.20/d u. 34/t, Ma.11 u. 12/t, Gv.6/t.
Bei Blasenatonie: Ni.4/t.

Atem, übler

→ Foetor ex ore.

Atemnot

1) AKUT BEI KINDERN: meist durch Fremdkörperaspiration.

TH.: Schnell Kopf nach unten über einen Tisch legen und auf den Rücken klopfen. Versuch des Vorziehens der Zunge und des Erregens von Erbrechen. Notarzt!

2) AKUT BEI ERWACHSENEN: Praktisch immer nur im Zuge einer bekannten Krankheit = meist einer obstruktiven Atemwegserkrankung mit vorher bestehender Dyspnoe, als Asthma oder infolge von Koma (bei Diabetes, Leberkrankheiten, Urämie).

TH.: Ursachentherapie.

Ho.: → Dyspnoe.

Akup.: Zur Anregung der Atmung: 3E.3/t.

Atherom

= *Balggeschwulst, Grützebeutel.*

Klin.: Operation.

Ho.: Bei ersten Anzeichen: Silicea Tbl.D3-D6.
Nach Entwicklung: Calcium jodatum Tbl.D3 und Thuja Dil.D6.

Atonie des Magens und Darmes

→ Obstipation.

Atrophie

= *Schwund, Abmagerung, Marasmus.*

Bei Lähmung:

Ho.: - von oben nach unten fortschreitend: Natrium muriaticum Tbl.D4.
- von den Beinen nach oben fortschr.: Abrotanum D12.
Bei Muskelschwund: Plumbum aceticum Tbl.D12.

Zell.: Ribonucleinsäure, Thalamus, Hypothalamus, Hypophysenvorderlappen und atrophische Organe.

Aufblähung

→ Meteorismus.

Aufgetriebensein

→ Meteorismus.

Ho.: Nach d. Essen das Gefühl der Gürtel sei zu eng: Pulsatilla Dil.D4.
Oberbauchblähung: Carbo vegetabilis Tbl.D6.
Unterbauchblähung: Lycopodium Dil.D6.
Mit Abgang übelriechender Gase: Asa foetida Dil.D4.
Mit Kollern im Bauch: Acidum sulfuricum Dil.D4.

Aufliegen

→ Decubitus.

Aufregung

Allg.: Sedativa.

Ho.: Jedesmal Durchfall nach A.: Argentum nitricum Dil.D4.
Geschlechtliche: Bufo Dil.D3.
Danach Mattigkeit und Zittern: Hypericum Ø.
Gemütswallungen: Cistus canadensis Dil.D3.
Dadurch Magenbeschwerden: Argentum nitricum Dil.D6.

Aufschrecken

Ho.: - aus erregenden Träumen: Chamomilla Dil.D4.
- aus dem Schlaf: Sepia Tbl.D6 und wenn das nichts hilft: Corallium rubrum Tbl.D6.
- von Kindern: Stramonium Dil.D4 (abends).

Aufschreien, nächtliches, bei Kindern

Ho.: Allg.: Kalium bromatum Tbl.D4.
Weint die ganze Nacht: Phosphorus Dil.D6.
Schreckt hoch und weint lange nach: Calcium Tbl.D30.
- schläft vorher nur kurz: Antimonium tartaricum Tbl.D12.
Weint und stöhnt ohne recht wach zu werden: Cicuta virosa Dil.D6.
Weint und stöhnt vor Urinieren: Borax Tbl.D3.
Klagt über böse Träume: Chamomilla Dil.D6.

Aufstoßen

Allg.: *Magenfermentation* ? = Amara oder Stomachika.
Luftschlucker ? = beim Essen von Suppen u.a. soll der Pat. nicht zugleich Einatmen.

Ho.: - lautes, schmerzloses: Argentum nitricum Dil.D6.
- großer Mengen geschmackloser Luft: Dioscorea villosa Dil.D2.
- mit Speisegeschmack: Carbo vegetabilis Tbl.D6.
- von Speiseresten: Ferrum sulfuricum Tbl.D3.
- saueres: Sulfur Tbl.D4.
- mit Brennen in der Speiseröhre: Manganum aceticum Tbl.D30.
- fauliges nach dem Essen: Ubichinon Dil.D4.
- mit dem Geschmack lang vorher genossener Speisen: Carbo animalis Tbl.D4.
- Übelriechendes: Arnica Dil.D2.
- wie faule Eier: Psorinum Dil.D6.
- ranziges: Asa foedita Dil.D4.
- galliges mit Meteorismus: Berberis Dil.D2.
- mit Halsdruck: Carbo animalis Tbl.D4.
- mit Druckempfindlichkeit des Oberbauches: Abies nigra Tbl.D6
- bei Nervösen: Nux moschata Dil.D2.
- bei weiß belegter Zunge: Antimonium crudum Tbl.D4.
- wenn der Belag dick ist: Acidum muriaticum Dil.D4.
- mit anschließendem Durchfall: Calcium aceticum D3.
- unverdauter Speisen: China Tbl.D3.
- mit Knurren und Kollern im Darm: Acidum hydrochloricum Dil.D4.

- mit Abgang von Blähungen: Sanguinaria Dil.D4.
- mit Druck in der Lebergegend: Iberis amara Dil.D2.
- mit Magenkrampf: Abies nigra Dil.D3.
- mit Brechgefühl: Gelsemium Dil.D4.

Aufst. erleichtert: Gentiana Dil.D3.
- erleichtert nicht: China Dil.D3.

Akup.: Ma.30, 36 u. 45/d, Ga.34/t, MP.3. u. 4/d, 5/t., sowie: KG.5/d.
Bei Aufst. immer sofort nach dem Essen: Le.34/t.

Auftreibung

→ Meteorismus u. Aufgetriebensein

Aufwachen

→ Aufschrecken u. Aufschreien.

Aufgesprungene Hände

→ Hände.

Augen-Empfindungen

Ho.: Brennen: Sulfur Tbl.D4.
Berührungsempfindlichkeit: Manganum acetic. Dil.D3.
Kältegefühl: Platinum Tbl.D6.
Hitzegefühl: Belladonna Dil.D4.
Haargefühl: Euphrasia Dil.D4.
Druckgefühl hinter den Augen: Rhus toxicodendron Dil.D4.
Druck in den A. mit gerötetem Gesicht: Saponaria Dil.D4.
- Wärme verschlimmert: Comocladia dentata Dil.D4.

Gefühl als ob man geweint hätte: Coccus cacti Dil.D30.
- des Herausdrängens: Prunus spinos. Dil.D2.
- des nach hinten gezogen werdens: Croton Tbl.D12.
- wie wenn das Auge locker wäre: Carbo animalis Tbl.D6.
- wie Sand im Auge: Causticum Dil.D6.
- der Augensteife: Kalmia lat. Dil.D4.
- der Trockenheit: Asa foetida Dil.D6.
- wie wenn Auge zu groß wäre: Aurum metallic. Tbl.D12.

Schmerz hinter dem Auge: Rhus tox. Dil.D4.
- ausstrahlend: Mezereum Dil.D3.
- wie wenn Auge bersten wollte: Prunus spinos. Dil.D3.
- brennend: Aconitum Dil.D4.
- drückend: Euphrasia Dil.D4.

- pflockartig: Anacardium Dil.D4.
- pulsierend: Hepar sulf. Tbl.D6.
- reißend: Apis Dil.D4.
- schießend: Aconitum Dil.D6.
- schneidend: Spigelia Dil.D4.

Augenerkrankungen

→ *Accommodationsschwäche.*

Augenliderkrankungen → Lidekzem, Blepharitis (= Lidrandentzündung), Hordeolum (= Gerstenkorn), Chalazion (= Hagelkorn), Ptosis, Ektropion, Entropion.

Tränendrüsenentzündung → Dakryocystitis.

Bindehauterkrankungen → Conjunctivitis.

Hornhauterkrankungen → Keratitis.

Aderhauterkrankungen → Chorioiditis und Iridocyklitis.

Netzhauterkrankungen → Retinitis.

Linsentrübung → Catarakt.

Augeninnendruckerhöhung → Glaukom.

Sehstörungen und Nachtblindheit.

Augenjucken

Ho.: Argentum nitricum Dil.D4.

Augenmuskelkrämpfe

= Lidkrampf → Blepharospasmus.

= Blinzelkrankheit bzw. Niktitatio → Tic.

→ Facialiskrampf.

→ Nystagmus.

→ Akkommodationskrampf.

Augenmuskellähmungen (Doppeltsehen).

Allg.: Augenklinik. Wenn hier nichts zu machen = Versuch mit:

Ho.: Bei Lähmung des Nerv. oculomotorius: Conium Dil.D6, im Wechsel mit Belladonna Dil.D4.
Sonst: Gelsemium Dil.D4.

Akup.: Hp.: Di.4/d, Di.10/t, Gv.19 u. 34/t, Bl.2, Ga.1, Ma.1 u. 4 = alle t.

Augenneurose

= *nerval bedingte Augenmuskelkrämpfe.*

→ auch: Flimmerskotom und Mousches volantes (Mückensehen).

Augenschmerzen

ohne erkennbaren Grund:

Akup.: Di.4/t, Bl.2, Ga.1 u. 10, Ma. 1 u. 4 alle d.

Augenschwäche

Allg.: Vit. A, tägl. 30.000 E.
Bei Älteren Vit. A u. E.

Phyt.: Karotten und bes. Karottensaft.
Augenbad mit Abkochungen von Herb. Euphrasia Ø, Fol. Althaeae, Fol. Malvae, Herb. Meliloti oder Flor. Camomillae.

Ho.: Melilotus off. Dil.D2.

Akup.: Di.4/t, Le.9, Lu.17 u. 18 alle t.
Mit Rötung durch Übermüdung: → Accommodationsschwäche.

Augentränen

TH.: Zunächst abklären lassen, ob eine Abflußstörung des Tränensackes oder Tränenkanals besteht.
Bei *vermehrter Tränensekretion:*
- durch *äußere Reize* wie Kälte, Rauch, Wind, Staub, Licht, Gase usw.: Reizvermeidung, evt. Schutzbrille.
- durch *Augenerkrankungen* = Ursachentherapie.
- durch *Nachbarschaftsreize* = Nase, oder Nervosität = Behandlung des Grundleidens.
- *ohne erkennbare Ursache:* Sekretionshemmung durch:

Rp.: Zinc. sulf. 0,02
Sol. Acidi tannici 0,01
Aqua dest. ad 10,0
M.f. Augentropfen. D.S. 2 – 3 x tgl. 2 – 3 Tropfen ins Auge träufeln. 1 Tropfröhrchen.

Ho.: A. mit Brennen: Kalium jodatum Dil.D4.
- mit Rötung: → Bindehautentzündung.

Augenverletzungen

1. **Fremdkörper** (Staub, Tierchen usw.).

TH.: Nicht reiben. sondern der Pat. soll die Tränenbildung durch willkürliches Gähnen anregen.
Wird der Fremdkörper dadurch nicht herausgespült = Pat. an einen hellen Ort setzen. Er wird aufgefordert, die Augen aufzumachen und den Blick nach unten zu wenden.

Man faßt das obere Lid an den Wimpern und zieht es zunächst über das Unterlid. Dann läßt man es los. Oft wird der Fremdkörper dabei von den Wimpern des Unterlides herausgewischt.

Ist dies nicht der Fall, faßt man das Oberlid erneut an den Wimpern, zieht es etwas nach vorne, drückt dann den Oberlidknorpel mit einem am Oberlidfalz angesetzten Augenstäbchen (oder Streicholz) nach unten und zieht das Lid an den Wimpern ruhig nach oben. Der bereits am Rand des derart umgeklappten Oberlides liegende Zeigefinger hält das Lid in seiner Lage, während die andere Hand mit einem trockenen Wattepinsel den nun sichtbaren Fremdkörper ganz zart herauswischt.

Evtl. vor oder nach der Prozedur Lidocain 1% ins Auge träufeln.

2. Verätzungen:

TH.: Die chemisch schädigenden Agenzien schnellsten, möglich noch am Unfallort ausspülen. Möglichst mit Aqua dest.

Die Lider müssen dabei gut gespreizt sein, damit auch die Übergangsfalten der Bindehaut benetzt werden.

Dann **sofort zum Augenarzt.**

3. Perforierende Verletzungen:

TH.: Steriler Verband und sofort zum Augenarzt!

Augenzittern

Ho.: Aranea diadema Dil.D4.

Ausdünstungen, üble

Ho.: Bufo Dil.D3.

Ausfluß

→ Fluor.

Ausschlag

→ Ekzem.

Auswurf

Allg.: Ursache prüfen und entspr. behandeln.

Ho.: - bläulich-weiß: Ambra Dil..D3.
- blutig = Allg.: Millefolium Dil.D1, dazu:
- mit üblem Mundgeruch (Paradentose?!): Crotalus Dil.D4.
- bei Husten: Ipecacuanha Dil.D4.
- bei nächtlichem Husten: Acalypha indica Dil.D3.
- bei Brustschmerzen: Bryonia Dil.D4.

- bei Blässe: Aconitum Dil.D4.
- - von Asthenikern zus. mit Phosphor Dil.D6.
- ohne bekannte Ursache: Sanguinaria Dil.D3.
- dünn: Aconitum Dil.D4.
- übelriechend: Carbo vegetabilis Tbl.D3.
- eiweißartig: Senega Dil.D2.
- dick, zäh, fadenziehend: Coccus cacti Dil.D3.
- eitrig gelb: Kalium sulfuricum Dil.D6.
- mit Neigung zu Bronchitis: Mercurius sulubilis Tbl.D4.
- grünlich-schleimig: Hyoscyamus Dil.D4.
- - hauptsächlich im Winter: Psorinum Dil.D6.
- käsig übelriechend: Psorinum Dil.D4.
- pflaumenbrühartig: Arsenicum jodat. Dil.D4.
- wie gequollener Sago: Spongia Dil.D2.
- schieferfarbig: Ammonium carbonicum Tbl.D3.
- wie Seifenlauge: Kalium jodatum Tbl.D4.
- mit Kitzeln im Kehlkopf: Aesculus Ø.
- reichlich, leicht lösbar: Myosotis arvensis Dil.D2.
- schwer lösbar: Grindelia robusta Dil.D3.
- wenig und zäh: Kalium bichromicum Tbl.D4.
- mit Brustschmerzen beim Aushusten: Coccus cacti Dil.D4.
- mit Salzgeschmack im Munde: Sepia Dil.D4.

Akup.: Zur Erleichterung: 3E.15/d.

Autoimmunkrankheiten

= *Autoaggressionskrankheiten.*
→ *Myasthenie, Myositis, multiple Sklerose, Chorioretinitis, Pemphigus, Colitis ulcerosa.*
TH.: Klin.: Immunsuppressiva.
Sonst: B_{12} i.m. und entspr. Nosoden.

Autointoxikation

→ Dysbakterie.

Autofahren

Schwindel beim A. → Fahrkrankheit.
Ho.: Cocculus Dil.D3.

Azetonämisches Erbrechen

bei Säuglingen.

TH.: Kostregulation und Tct. Valerianae oder Kamillentee.

Azidose

= *Saürevergiftung*
Störung des Säure-Blasen-Gleichgewichtes in Blut und Gewebe, das nach seiner Graduierung in der klin. Medizin und der Naturheilkunde verschieden beurteilt wird.
Die **klin. Medizin** versteht darunter eine Zunahme der Kohlensäure- und Abnahme der Bikarbonat-Konzentration im Blut, die so stark ist, daß sie - in dekompensierter Form - zu einem *komatösen Zustand* führt. So vor allem bei schwerem (dekompensiertem, also auch mit Insulin nur schwer beherrschbarem) *Diabetes*, bei dem es, wegen der verminderten Fettverbrennung, zur *Ketoazidose* kommt.
Daher bei jedem Diabetiker auf **Ketonurie** *achten*, um einem → Koma vorzubeugen. Dann als *Harnvergiftung* bzw. → *Anämie* bei akuter oder chron. *Niereninsuffizienz* mit stark verminderter Harnausscheidung. *Bei Nierenkranken daher immer wieder Harnstoffbestimmungen* (in der Praxis einfach mit em Uratest oder *Azostix*)!
Die Naturheilkunde spricht von latenter *Azidose* auch bei einer *Ernährung* die zur Bildung *saurer* Stoffwechselprodukte führt und als Wegbereiter von Krankheiten wie Gicht, Diabetes u.a.m gilt.
Säurebildner in diesem Sinne sind: Fleisch, Mehlspeisen und Fette.

B

Badeunfälle

→ *Ertrinken.*

Bakterienruhr

= *Dysenterie, Shigellosis.*

"Roter Durchfall" (Blut u. Schleim) mit Tenesmen.
Sofort strenge Isolation und melden!
Meldepflichtig = Verdacht, Erkrankung, Tod, Ausscheider.

Bakteriurie

= *positive Nitritprobe.*

! Bei Frauen in 40% der Fälle.

Allg.: Umstritten inwieweit behandlungsbedürftig. Sicher, wenn Zeichen einer Cystitis (→ d.), Pyelitis (→ d.) oder Pyelonephritis (→ d.) aufkommen. Zu überlegen, wenn die Nitritfärbung stark, die Bakterienzahl hoch ist, ohne daß daneben andere pathogene Zeichen bestehen.

Klin.: Antibiotika **(Rp).**

Sonst: Mittel gegen Harnwegsinfekte.

Ho.: Acid. boricum Dil.D3, 3 x 10 Tr. in 1 Essl. Wasser a.c.

Bandscheibenschaden

= *Diskopathie.*

→ Lumbago, Ischias, Kopfschmerz, Schulter-Arm-Syndrom, Intercostalneuralgie.

Bandwurm

= *Taenia*

→ Würmer.

BANG-Krankheit

= *Febris undulans.*

Daran denken, wenn bei Personen, die in der Landwirtschaft tätig sind, undulierendes Fieber, Mattigkeit, Muskel- und Gelenkschmerzen auftreten. Bes. verdächtig, wenn es vor Auftreten der Symptome auf dem Hof zu einem "Verkalben" (Kuhabortus) kam.

Meldepflicht bei Erkrankung und Tod. Heilbar durch Antibiotika **(Rp)**.

Bartflechte

→ *Sykosis.*

Basaliom

= *Haut carcinom → Krebs.*

BASEDOW-Krankheit

TH.: Entsprechend der Symptomatik:

1. Struma + 1-2 vegetative Symptome ohne über 80 erhöhte Pulszahl.

2. Struma, vegetative Symptome und Puls konstant bis 120.

3. Struma, vegetative Symptome und Puls konstant über 120.

! Vegetative Symptome und Pulserhöhung ohne Struma = kein BASEDOW, aber Hyperthyreose (→ d.) bes. in der weibl. Pubertät und Klimax.

Bei 1. TH. wie bei Hyperthyreose.

Bei 2. Versuch der Hyperthyreose-Th. Wenn aber in 4 Wo. keine Pulssenkung: Operation.

Bei 3. zuerst Operation und dann Hyperthyreose-Th.

Bei 2. + 3. Versuch evtl. mit **Neuraltherapie:** $1ml$ Lidocain im Abstand von 2 Tagen links dann rechts. Wenn gut vertragen, kann 2. Inj. auch beiderseits erfolgen.

Stichtiefe $1\frac{1}{2}cm$.

! Vor Inj. stets aspirieren, um Anstechen eines Gefäßes auszuschließen.

! Strenge Sterilität (Einmalspritze, Einmalnadel).

Wenn es zum Absinken der Pulszahl und Nachlassen der vegetativen Symptome kommt: **Focussuche** und Beseitigung oder Behandlung.

Allg.: Mindestens 10 – 12 Std. tägl. Bettruhe.

- Psychischen und physischen Streß vermeiden.
- Kein Jod und keine jodhaltigen Mittel oder Nahrungsstoffe.
- Seeklima und Hochgebirge, grelles Sonnenlicht und künstliche UV-Bestrahlung vermeiden. Evtl. Kuraufenthalt in ruhigen, waldreichen, mittleren Höhenlagen (600 – $800m$).

Phys.: Kühle Umschläge mit Heilerde-Brei um den Hals, zunächst evtl. Eiskrawatte.
Baldrian- oder Baldrian-Brom-Bäder.

Diät: Hochkalorisch, eiweißarm, fett- und KH-reich; am besten lactovegetabil.
• Wenig Fleisch, Wurst, keine Meeresfische. Eiweiß als Milch, Quark, Käse, Eier und pflanzliche Eiweiße.
• Viel frisches Obst, Salate und Gemüse.
• *Spezialkost* ist die *tryptophanarme Kost* nach BALINT (da Tryptophan ein Hauptbestandteil des Thyroxins ist): Ca. 1 – 2 Wochen lang 1 – 2 mal tägl. Kartoffel- oder Maisgerichte als Brei, Brot oder Auflauf mit Fett zubereitet.
Auch Roggenvollkornbrot mit Butter. Dazu Obst und Gemüse.
• Evtl. für kurze Zeit auch *eiweißarme Formulagerichte.*

Med.: Antihyperthyreotika **(Rp)** und Sedativa, sowie Vit. A als Antidot des Thyroxins.

Ho.: Hauptmittel: Thyreoidinum Tbl.D6, bei Besserung D8-12.
Bei heißhungerigen Braunäugigen: Jodum Dil.D4.
- Blonden mit Hitzegefühl: Bromum Dil.D4.
- Angst, Tachycardie: Lycopus virginicus Dil.D2.
- Schlaflosigkeit, Herzdruck: Cactus Dil.D4.
Wenn diese nicht bald helfen: Chininum arsenicosum Dil.D4.

Zell.: Hypophyse, Schilddrüse, Thymus, Milz. Dazu evtl.: Herz, Pankreas, Nebennierenrinde.

!! Gefahr bei BASEDOW: thyreotoxische Krise.
Es möglichst nicht soweit kommen lassen.
Wenn Puls dauernd über 140/Min. und deutlicher Tremor, besteht immer Gefahr des **Coma basedowicum**.
Lebensbedrohlich!
Sofort: Endojodin, 2 Amp. langsam i.V. - und Klinik. Oder:

Rp.: LUGOLsche Lösung - oder:
Rp.: Kalii jodati 3,5
Tct. Jodi gtt. 10,0
Aqua ad 100,0
M.D.S. alle 4 – 6 Std. 30 – 45 Tropfen

- oder (wenn nichts anderes vorhanden): 3 Tr. Jodtinktur in 1 Tasse Wasser.
• Eiskrawatte und kühler PRIESSNITZ-Wickel.
! Stets baldmöglichst ins Krankenhaus.
! Vorbehandlung angeben.

Bauch

Ho.: Aufgetrieben: → Meteorismus.
Brennen im B.: Cantharis Dil.D6.
Flexura sigmoidea-Druck: Momordica balsamina Dil.D3.
Bauch eingezogen: Plumbum Tbl.D6.
- berührungsempfindlich: Apis Dil.D4.
– gegen Kleiderdruck: Lycopodium Dil.D3.
- hart (reflektorisch gespannt): Plumbum Tbl.D4.
- heiß: Aconitum Dil.D4.
- bei kaltem Körper: Tabacum Dil.D4.
Hohles Gefühl im B.: Cocculus Dil.D3.
Kältegefühl: Calcium carbonicum Tbl.D6.
Kugel- oder Klumpengefühl: Sabadilla Dil.D3.
Krampfhafte Bewegung der Därme: Belladonna Dil.D4 oder Cuprum aceticum Dil.D3.
- mit Knurren im Bauch: Nux vomica Dil.D4.
– wenn danach Durchfall: Veratrum album Tbl.D4.
Gefühl von etwas Lebendigem im Bauch: Crocus Dil.D3.
Ziehen in der Bauchmuskulatur: Cuprum aceticum Dil.D3.
- bei Rauchern: Tabacum Dil.D4.
Schmerz im li. Hypochondrium: Ceanothus Dil.D1.
- am Proc. xiphod.: Argentum nitricum Dil.D4 (→ auch: Xiphoid-Schmerz).
Pulsieren im Bauch: Aesculus Ø (immer auch an Aneurysma der Bauchaorta denken!).
Quetschgefühl: Ferrum Tbl.D4.
Reibegefühl im Bauch: Cocculus Dil.D3.
Schießende, schneidende Schmerzen: Chamomilla Dil.D3.
Schweregefühl im Leib: Lilium tigrinum Dil.D4.
Spannungsgefühl, wie ein Strick um den Bauch: Lycopodium Dil.D4.
Welker, schlaffer Bauch: Calcium phosphoricum Tbl.D8.
Wundheitsgefühl: Apis Dil.D4.
- Zusammenkrümmen bessert: Colocynthis Dil.D4.

Bauchwassersucht

→ *Ascites.*

Bauchfellentzündung

→ *Peritonitis.*

Bauchspeicheldrüsenerkrankungen

→ *Pankreatitis*

Bauchtraumen

Offene Verletzungen = mit sterilem Verband abdecken
Stumpfe Bauchtraumen = Kühle Aufschläge.
! In beiden Fällen: Nichts trinken nichts essen!
Zur Abklärung in die Klinik.

Bauchnarbenbrüche

Op.

Bauchtyphus

= *Thyphus → Anhang.*

BECHTEREW-Krankheit

= *Spondylitis ankylosans.*
Dg. schwierig. Daran denken bei nächtl. Kreuzschmerzen und Einengung der Drehbewegung und subfebrilen Temperaturen.

Allg.: Herdbeseitigung (sofern möglich).
Heilt nicht, begünstigt aber die Behandlungsaussichten.
Sanierung der Darmflora.

Diät: Vorwiegend vegetarisch.

Phys.: Nur mit Vorsicht und Fallentsprechend.

- Bei lokalen *Tendinosen* und *Muskelverspannungen* zunächst örtlich kalte Packungen. Nach Herabsetzung des Erregungszustandes PRIESSNITZ-Wickel. Dann lauwarme Salzwasser- und schließlich heiße Heublumen-Wickel.
- Sonst: JE NACH VERTRÄGLICHKEIT: Ganzwaschungen, KNEIPP-Knie-,Schenkel- und Untergüsse, Blitzgüsse - warm oder kalt.
Bei stagnierenden Fällen mit rel. guter Senkung und gutem Kreislaufzustand: ansteigende Moorlaugen-, Schwefel- oder Heublumenbäder (von 36 auf $40^0 C$ in 20 Min.). Danach Ganzwaschung, Trockenfrottieren, Hautbürsten und $1-2$ Std. Ruhe. Auch Leinsamen-, Schlamm- oder Lehmpackung auf die Wirbelsäule.
! Voraussetzung der Badebehandlung ist ein intakter Kreislauf und eine Blutsenkung unter $40 mm/Std.$
- Flaches *Liegen* auf harter Unterlage und *aktive Bewegung* lebenslang !
Zunächst Bewegungsbäder, dann Gelenkgymnastik, auch bei Schmerzen.
Drehbewegungen, Streckübungen (Sprossenwand), Liegestützen, Kriech-

übungen und Gehen "auf allen Vieren", Sport z.B.: Handballspiel, Volleyball, Schwimmspiele, Skilanglauf.
Evtl. in der Gruppe.
• Regelmäßig Atemgymnastik.
• Immer wieder Bindegewebsmassage.
• Günstig: wiederholter Kuraufenthalt in Sole- oder Schwefelbad.

TH.: Entlang der Wirbelsäule:
- zur Entlastung: Schröpfkopfbehandlung.
- bei Schmerzen: Paravertebrale Injektion mit $\frac{1}{2}$-1% Lidocaininjektionen oder einem entsprechenden Neuraltherapeutikum.

• Als Reiztherapie: Moxa, BAUNSCHEIDT, Quaddeln mit Ameisensäure (Acid. formicicum), Mistelextrakt, Eigenblut oder Eigenserum (aus Cantharidenpflaster-Blasen die über schmerzhafte Stellen gesetzt werden).
• ÄUSSERL.: Eine Rheumasalbe.
• INNERL.: Ein Jod-Präparat.

BEHCET-Syndrom

Daran denken, wenn bei einem jungen *Gastarbeiter* aus dem *Mittelmeerraum* Aphthen an der Mundschleimhaut und den Genitalien, sowie Augenschmerzen (Hypopyon-Iritis) und Hypersensibilität der Haut auftreten.

TH.: Foci suchen und möglichst ausschalten.
Eigenblut (von $0,5ml$ alle 2 Tage um $0,5ml$ auf $5ml$ steigend, das 4 Wo. 2 x wö.).
LOKAL: Mundspülen mit Wasserstoffsuperoxyd oder mit:

Rp.: Kalium permanganicum
S. Mehrere Kristalle in 1 Gl. Wasser lösen, bis dieses blau. Mehrmals damit den Mund spülen.

Ho.: Colchicum Dil.D4, alle 2 Std. 10 Tr. i. Wasser.

Beckenerkrankung, vegetative

→ *Pelipathia vegetativa.*

Beinbruch

→ *Knochenbruch.*

Bein(e) -

- **geschwüre** → Ulcus cruris.
- **krämpfe** → Durchblutungsstörungen.
- **krampfadern** → Varizen.

- lähmung → Lähmungen.
- schmerzen:
Ho.: - - brennende: Calcium arsenicosum Tbl.D4.
- - ziehende: Hamamelis Ø.
- - rechtseitig: Chelidonium Dil.D3.
- - vom Rücken herabziehend: Cobaltum metallicum Tbl.4.
- - am Schienbein: Dioscorea villosa Dil.D2.
- - vom Knöchel ausgehend: Guajacum Dil,D3.
- - rheumatische: Acidum sulfuricum Dil.D4.
- - mit Kältegefühl: Natrium muriaticum Tbl.D4.
- - - und Nachtschweiß: Calcium carbonicum Tbl.D4.
- - mit Berührungsempfindlichkeit: Lachesis Dil.D6.
- - mit Paraesthesien: Agaricus Dil.D4.
- - mit Schwächegefühl: Hyoscyamus Dil.D4.
- - - von Kniekehle abwärts wie gelähmt: Betonica Dil.D2.
- - - und Einknicken der B.: Ranunculus bulbosus Dil.D3.
- - - und Gangunsicherheit: Barium carbonicum Tbl.D4.
- - mit Zittern beim Gehen: Zincum sulfuricum Tbl.D4.
- - mit Unruhe in den Beinen: Zincum valerianicum Tbl.D4.
- Wandenkrämpfe: Nux vomica Dil.D4 oder Secale Dil.D4.
- Tibiasschmerzen: Badiaga Dil.D3.
- **Schwellung** → Ödeme.
- **Thrombose** → Venenthrombose.
- **Varizen** → d.
- **Verkürzung** = bes. bei rezidivierenden Kreuzschmerzen daran denken.
TH.: Ursachen klären (Hüftgelenk?) und behandeln. Einlagen zum Ausgleich.

Belegte Zunge

= Magen-Darmstörungen?
Ho.: → Zunge.

Berechnung der Entbindungszeit

→ *Schwangerschaft.*

Berufsekzem

→ *Ekzem.*

Berufskrankheiten

= *Krankheiten und Leiden die durch Tätigkeiten und Noxen bewirkt werden, mit denen jemand über längere Zeit berufsbedingt zu tun hat. So vor allem*

Metalle *oder* Metalloide *wie Blei, Quecksilber, Chrom, Cadmium, Mangan, Thallium, Vanadium, Arsen, Phosphor, Beryllium oder ihre Verbindungen;* Erstickungsgase *CO, Schwefelwasserstoff und Lösungsmittel, Benzol, Nitro-Lösungen, Methanol usw.* Schädlingsbekämpfungsmittel (Pestizide) *u.a. chemische Stoffe. Schädigungen durch den Umgang mit Strahlen. Verletzungen durch die Tätigkeit mit Druckluft oder starkem Lärm (Lärmtaubheit). Staubschädigungen der Lunge. Berufsbedingte Hautkrankheiten. Durch Druck verursachte Nervenschädigungen (Lähmungen), das Augenzittern und die Meniskusschäden bei Bergleuten sowie die Schädigungen die durch die Tätigkeit mit Preßluftwerkzeugen entstehen.*
Bei Verdacht sollte man den Betreffenden darauf aufmerksam machen, daß eine Anerkennung und Entschädigung eine entsprechende Anzeige bzw. Meldung beim Gesundheitsamt voraussetzt. Dieses kann in Einzelfällen auch Erkrankungen als Berufsschäden anerkennen, die in der *Berufskrankheiten-Verordnung* nicht aufgeführt, aber nachweislich berufsbedingt sind.

Berührungsempfindlichkeit

Ho.: - starke: Asa foetida Dil.4.
- schwache: Nux vomica Dil.D4.
- mit Lichtscheu: Mercurius solubilis Tbl.D6.
- mit Luftzugempfindlichkeit: China Dil.D3.
- mit Hitzeunverträglichkeit: Guajacum Dil.D3.
- bei Kindern: Antimonium crudum Tbl.D4.

Beschäftigungsneurose

→ *Depressionszustände.*

Bettnässen

→ *Enuresis nocturna.*

Bewegung

Ho.: Scheu vor anstrengender Bewegung: Sepia Tbl.D4.
- und Hang zum Liegen: Caladium seguinum Dil.D2.

Bewegungsdrang: Bryonia Dil.D4.
- und Unruhe: Valeriana Dil.D2.
- dadurch dauerndes Umherwandern: Jodum Dil.D4.

Muskelzittern nach Bewegung: Agaricus Dil.D4.
- bes. nachts: Helleborus Dil.D4.

Bewußtlosigkeit

! Im Zuge vieler Erkrankungen möglich, bes. bei Kindern. Bei ihnen u.U.

Erstmanifestation eines *Diabetes* (in der Anamnese: ständig Durst, Polyurie, Bauchschmerzen) oder einer *Epilepsie* (Zungenbiß!).
! Stets auf Puls, Blutdruck, Atmung achten!
Bei Unregelmäßigkeit sofort an ernste Lage denken.
BEI EINFACHER OHNMACHT: Vago-vasale Synkope:
• Flach lagern, Beine hoch, den Kopf tief. Beengende Kleidungsstücke (Kragen) öffnen, Fenster öffnen. Gesicht mit kaltem Wasser oder Kölnisch-Wasser befeuchten.
• Riechsalz, notfalls 1 Tr. Salmiakgeist unter die Nase.
• Bei längerer Dauer als 1 Min.: ein Antihypotonikum i.m. oder (besser) i.v., z.B.: Sympatol oder Akrinor.
• Bei Auftreten während oder nach Infektionskrankheiten, bei Verletzten, Blutungen, Intoxikationen (bes. Gifteinatmung) an *Kollaps* (→ d.) denken.
• Bei Diabetikern, Nieren- u. Leberkranken: *Koma* ?! → Apoplexie.
SONDERFORMEN: Amnestische Perioden bzw. kurzzeitige, d.h. Minuten bis Stunden dauernde Verwirrtheit und Handlungsstörung mit nachfolgender Amnesie, bes. bei alten Menschen infolge cerebraler Durchblutungsstörungen oder Absenzen (Abwesenheit), bei jüngeren als Alternative einer Epilepsie.

Bienenstich

→ *Insektenstiche.*

Bier

Ho.: Unverträglichkeit von B.: Acidum nitricum Dil.D12.

Bindegewebsschwäche

= *Angeborene Mesenchymschwäche. Daraus:*
Disposition zu Hernien, Gastroenteroptosen, Varizen, Venektasien, Uterusprolaps.

Allg.: Gymnastik, Massagen bes. Bindewegebsmassagen, KNEIPP- Güsse, evtl. als Wechselgüsse.
• Kalbsknochenabkochungen, Gerstensuppen.
INNERL.: Reichlich Vit. C.

Ho.: Silicea Tbl.D6 - D12.

Phyt.: Hb. Equiseti als Aufguß, 3 x tgl. 1 Tasse - oder

Rp.: Herb. Equiseti 50,0
Herb. Alchemillae
Herb. Millefolii
Herb. Anserinae
Herb. Urticariae

Rad. Gentianae aa 10,0
M.f.spec. D. 1 Teel. auf 1 Tasse Wasser, kalt ansetzen
und kurz aufkochen. S. 3 x tgl. 1 Tasse.

Bindegewebserkrankungen

= *gekennzeichnet durch Fibrinoidablagerungen in Gefäßwänden und zahlreichen Organen mit aseptischen, nicht eitrigen aber granulierenden Entzündungsreaktionen.*
= *Verwandt mit der Amyloidose (→ d.).*
→ Sklerodermie, Periarteriitis nodosa, Poly- und Dermatomyositis, Lupus erymatodes.

Bindehautblutung

= *spontan bei Arteriosklerose (→ d.) oder Gefäßschwäche.*
TH.: Vitamin C und Rutosin (Rutosid).

Bindehautentzündung

→ *Conjunctivitis.*

Bindhautxerose

= *Bindhautaustrocknung: Durch verminderter Tränenbildung nach Verätzung, Typhus u.ä.*
TH.: Mehrfach tägl. Benetzung des Auges mit:

Rp.: Solutio Natrii chlorati
physiologica 30,0
S. 3 x tgl. 2 – 3 Tr. ins Auge träufeln. Pepittengläschen

oder entspr. Augentropfen.
Vit. A (tgl. 15 – 30.000 I.E.).

Blähungen

Allg.: Akut im Epigastrium: Quaddeln mit einem Neuraltherapeutikum über dem Epigastrium ($0,3 - 0,5 ml$ pro Quaddel).
- Bauchmassage: mit der drückenden Hand im Uhrzeigersinn.
- Warme Bauchauflage.

Ho.: Blähungen die weder auf- noch abwärts gehen: Raphanus Dil.D1.
- gleich nach den ersten Bissen: Nux vomica Dil.D4.
- mit Leibschmerzen allg.: Bismutum metallicum Tbl.D6.
- im Bereich des Magens: Carbo vegetabilis Tbl.D4.
- - und Brustdruck: Calcium jodatum Tbl.D4.

- im li. Oberbauch (Flexura lienalis) oder
- im li. Unterbauch (Sigmoid): Momordica balsamina Dil.D3.
- im ganzen Unterbauch: Lycopodium Dil.D4.
- mit Fühlen der Darmbewegung: Asa foetida Dil.D4.
- Beine Anziehen oder Druck auf den Bauch bessert: Colocynthis Dil.D4.
- mit Kollern im Bauch: Acidum hydrofluoricum Dil.D4.
- Aufstoßen bessert: Chamomilla Ø.
- und Aufstoßen mit Speisegeschmack: Sinapis alba Dil.D3.
- mit fauligem Aufstoßen: Calcium jodatum Tbl.D4.
- mit Abgang übelriechender Darmgase: Gentiana lutea Dil.D2.
- - die nach Schwefelwasserstoff riechen: Arnica Dil.D2.
- mit bitterem Mundgeschmack: Salvia Dil.D2.
- wie faule Eier: Arnica Dil.D2.
- mit Durchfall = schmerzlos: China Dil.D4.
- - schmerzhaft, brennend: Niccolum Tbl.D3.
- mit häufigen kleinen Stühlen: Aconitum Dil.D4.
- mit stinkenden, unverdauten Stühlen: Calcium phosphoricum Tbl.D6.
- mit harten Stühlen: Helleborus Dil.D4.
- - die beim Abgang schmerzen: Hyoscyamus Dil.D4.

Akup.: MP.5/t, KG.14/d und Ma.25/d.

Bläschenausschlag

→ *Impetigo.*

Blasen-

-blutung (Hämaturie) → Blutungen.
-drang: → Urin.
-druck → Blasenkrampf.
-katarrh → Cystitis.
-Kugelgefühl: Ho.: Lachesis Dil.D6.
-Lähmung bzw. **-schwäche** → Incontinentia urinae.
-steine → Harnsteine.

Blasenkrampf

= Bei älteren Männern an Prostataadenom denken.
= Bei Hämaturie (→ d.) immer Ursachenklärung und -therapie.
= Ohne erkennbaren Grund:

Allg.: Heiße Auflagen, Wärme, Entspannung.

Neur.: Lidocainquaddeln über der Blase und neben den Dornfortsätzen von L1/2.

Ho.: B. bei Alkoholikern: Nux vomica Dil.D4.
- bei älteren Leuten: Gelsemium Dil.D4 oder Hyoscyamus Dil.D6.
- bei Frauen (mit Nachträufeln): Belladonna Dil.D4 oder Kalium phosphoricum Tbl.D6.

Bleichsucht

- mit Schwäche = Anämie !?
- ohne Schwäche = mangelnde Hautdurchblutung ?

Bleivergiftung

Heute selten und schwer zu diagnostizieren.
Daran denken wenn: Bauchkoliken und Blut im Stuhl, Pupillenreflexstörungen, Schlafstörungen und Speichelfluß bei Schriftgießern im Hochdruckverfahren. Bei Auftreten nach Abschleifen von Bleimennige, Elektroschweißen von verzinkten Platten usw. können $2mg$ Blei tägl. nach 2 – 3 Wochen bereits eine Bleivergiftung auslösen.

TH.: *Im akuten Fall:* Krankenhaus.
In chronischen Fällen: hohe Magnesiumgaben, bes. Magnesium sulfuricum.

Ho.: Kalium jodatum Dil.D2 und Ammonium muriaticum Tbl.D2 über längere Zeit.
Bei Verdacht berufsbedingter Vergiftung: Meldung an das Gesundheitsamt.

Blepharitis

= *Lidrandentzündung.*

Allg.: Nach äußeren Schädlichkeiten suchen: Hitze, rauchige Luft, Nachtarbeit, Gefäßstauung, Weitsichtigkeit.
ÄUSSERL.:

Rp.: Zincum sulfuricum 0,03
Aqua dest. ad 25,0
M.D.S. Mehrmals tägl. auftupfen.

und:

Rp.: Zincum sulfuricum 0,03
Vaselin .americ. alb. opt. ad 25,0
M. subt. f. ung. ophtalmica D.S. Abends auf Lidrand streichen. Adde 1 Stäbchen.

oder Ringelblumen- (Calendula-)-Aufguß oder Tct.Arnicae (1 Teel. in $\frac{1}{4}l$ Wasser).

INNERL.: Ein Antiallergika.
In hartnäckigen Fällen evtl. Eigenblut.
Ho.: Bei *akuter* Entz.: Euphrasia Dil.D2 (alle 2 Std.) und äußerl.:
Euphrasia Ø 10 Tr. auf 1 Essl. Wasser, alle 2 Std. als Umschlag.
Bei Schmerzen: Apis Dil.D4 im Wechsel mit Argentum nitricum Dil.D4.
- die weniger stark sind: Aethiops antimonialis Tbl.D4.
- die nachts schlimmer sind: Cinnabaris Tbl.D6.
Bei *chron.* Entz.: oft Weitsichtigkeit die korrigiert werden sollte!
Wenn nicht, je nach Sekret:
- eitrig: Hepar sulf. Tbl.D4.
- schleimig: Graphites Tbl.D6.
Bei Kindern: Calcium carbonicum Tbl.D6.
- Jucken oder Schmerz: Mezerum Dil.D2.
- Lidrandschorf: Arsenicum alb. Dil.D6.
- Verkleben der Lider: Mercurius solubilis Tbl.D6.
- Rhagadenbildung: Graphites Tbl.D6.

Blepharospasmus

= Lidkrampf.
Refraktionsfehler?! Wenn nicht: Lichtüberempfindlichkeit oder Nervositätszeichen.
TH.: Wo möglich kausal, nach augenärztl. Untersuchung.
- Bei Lichtempfindlichkeit: Sonnenbrille.
- Bei Spasmus: kalter Gesichtsguß.
- Bei häufigem Auftreten: Akupunktur oder:

Neur.: subcut. über dem Foramen (= Nervus) supraorbitalis $\frac{1}{2}ml$ Novocain.
Ho.: Agaricus musc. Dil.D4 im Wechsel mit Hyoscyamus Dil.D4.

Blickkrämpfe

Neurologische Abklärung!

Blicklähmung (Blickparesen)

Augenärztlich abklären lassen.

Blinddarmentzündung

→ Appendizitis.

Blutandrang zum Kopf

Hypertonie?!
Ho.: Allg.: Cactus Dil.D3.
Plötzlich: Amylium nitrosum Dil.D4.

Zugleich Obstipation: Sulfur Tbl.D6
Mit rotem Gesicht: Belladonna Dil.D6.
- Flimmern vor den Augen: Acidum salicylicum Tbl.D3.
- Kopfdruck: Crocus Dil.3.
- Gesichtsbrennen und Angst: Phosphorus Dil.D6.
- Kopfsausen und Nasenbluten: Pimpinella alba Dil.D2.
- häufigem Nasenbluten: Arnica Dil.D2.
- - nach Wallungen mit Schwindel: Asa foedita Dil.D4.
Verbunden mit starker Nervostität: Acid. hydrofluoricum Dil.D6.

Akup.: KS.9/t, MP.2/t, He.7/d, Ma.36/d, Bl.64/d und Lu.11/d.

Blutbrechen

→ *Blutungen.*

Blutdruckerhöhung

→ *Hypertonie.*

Bluterguß

ÄUSSERL.: Umschläge mit 1 Teel. Arnikatinktur in $\frac{1}{2}l$ Wasser und oder eine Heparinsalbe.
INNERL.: Tct. Arnicae 1 Tr. auf 1 Essl. Wasser 3 x tgl.

Blutgefäß-

Ho.: -Erweiterung: Glonoinum Dil.D4.
-klopfen: Ferrum metallicum Tbl.D3.
Neigung zum Bersten der Kapillaren: Crotalus Dil.D4.
- bei Venenstauungen: Aesculus hippocast. Ø.
- nach Infekten: Aconitum Dil.D4.

Blutgeschmack:

Ho.: Pulsatilla Dil.D4.

Blutkrankheiten

→ *Anämie, Polycythämie, Leukämie, Hämorrhagische Diathese.*

Blutstuhl

→ *Blutungen.*

Blutsturz

→ *Blutungen.*

Blutungen

1. *Verletzungsblutungen:* **Venenverletzung** = drucklose, **Arterienverletzung** = spritzende Blutung!

TH.: Als Erstes sterile Wundabdeckung bzw. Wundverband mit blutstillender Kompresse.

• Bei Verwundung an Arm oder Bein: Diese hochhalten!

• Steht die Blutung nicht: Druckverband! = Ein Verbandspäckchen wird auf die Wunde gebunden, ohne daß dadurch eine Venenstauung bewirkt wird. Eine solche zeigt sich durch erneutes Bluten (Verband lockern).

• Bei arterieller (spritzender) Blutung: Abbinden des verletzten Armes oder Beines oberhalb der Wunde (am besten in Mitte Oberarm bzw. Oberschenkel) mit Tuch, Schal, Krawatte, Gurt - aber *nicht mit einer Schnur*, da die dadurch bewirkten Schmerzen einen Kollaps begünstigen können. Die Abbindung wird durch einen Knebel gesichert und die Abbindezeit aufgeschrieben. Sie darf nicht länger als 2 Std. betragen, sonst besteht Gefahr von Gangrän und Nervenläsion. Falls sie länger notwendig, muß die Abschnürung zwischendurch gelockert werden.

! Ist ein Abbinden nicht möglich, wird die Arterie am nächsten Arteriendruckpunkt mit dem Daumen oder der Hand fest abgedrückt.

• *Bei Brust- oder Bauchwunden* (meist Stichverletzung): Patient flach lagern. Nie aufsetzen. Nicht lange untersuchen. Wunde steril abdecken.

! Möglichst Eisbeutel auf die Wunde. Laufend Blutdruck und Puls prüfen. Bei Kollapsgefahr Beine und Arme hochhalten.

! *In allen Fällen von Unfallblutung* = Krankenhaus.

2. Innere Blutungen:

Allg.: Hämostyptika. Bei stärkeren Blutungen auch: Calcium i.v.

2.1. Nasenbluten (Epistaxis)

TH.: Bei *Unfall* = evtl. Zeichen eines Schädelbasisbruches. *Sonst:* Patient Aufsetzen und ein- bis zweimal ausschneuzen lassen. Dann Nasenflügel für einige Minuten zusammendrücken und kalte Umschläge oder Eisauflagen in den Nacken und auf die Schläfe.

! Wenn dadurch in Minuten keine Stillung, ist fachgerechte Tamponade erforderlich.

! Bei hypertonen Erkrankungen kann die Epistaxis ein natürlicher Aderlaß sein!

2.2. Schleimhautblutungen im Mund:

TH.: Spülung mit 3% Wasserstoffsuperoxydlösung.

2.3. Lungenbluten (Haemoptoe) als *Bluthusten* oder (stark ruckweise) als *Blutsturz.* Meist Komplikation einer bereits bekannten Lungenerkrankung oder Symptom von Tbc oder Ca.

TH.: ! Sofort Hinsetzen mit Beinen nach unten. Kalte Brustwickel.
• Angifin i.v. (1 – 2 Amp) oder Calcium i.v.
! Der Patient muß das Blut aushusten.

2.4. Magenbluten: Bauchschmerz und Teerstuhl = Ulcus, Blutbrechen = Ulcusauf- oder -durchbruch.

TH.: Sofort Nahrungsstop, kalter Umschlag oder Eisblase auf die Magengegend.
• Teelöffelweise kalte Flüssigkeit, am besten einen Tee von Odermennig (Rp.: Herb. Agrimoniae), Gundelrebe (Rp.: Herb. Hederae terrestris), Walnuß (Rp.: Fol. Juglandis), Blutwurz (Rp.: Rhiz. Tormentillae) -
! und ein Hämostyptika. ! Zur Abklärung sofort ins Krankenhaus.

2.5. Mastdarmblutung: Meist Hämorrhoidalblutung: Haemostyptika. Immer Ursachenklärung!

TH.: Bei höher sitzender Blutungsquelle: Einlauf mit kaltem Wasser, dem ein Hämostyptikum, z.B. 10 Tr. Eisenchlorid (Rp.: Liqu. Ferri sesquichlorati) oder Gallussäure (Rp.: Acidum tannicum) zugesetzt ist.
INNERL.:

Rp.: Liquoris Ferri sesquichlorati
Aqua dest. aa 10,0
M.D.S. stündl. 2 – 5 Tr. in Tee

oder: ein Haemostyptika.

2.6. Blasenblutung (Nierenblutung = Hämaturie):
• Mit Kolik = Stein.
• Ohne Kolik = Klärung der Blutungsquelle durch Dreigläserprobe, Rö. usw.

TH.: INNERL.: Haemostyptika und:

Rp.: Herb. Equiseti 40,0
Cort. Quercus 7,5
Rad. Petroselini 12,5
Her. Bursa pastoris
Herb. Millefolii
Herb. Urticae
Cort. Hippocastani aa 10.0
M.f.sp. D.S. 1 Teel. auf 1 Tasse Wasser. Kurz aufkochen lassen. Schluckweise mehrere Tassen am Tage trinken.

2.7. Venenblutung: geplatzte Vene:

TH.: Bein hochlegen und schwach angezogener Druckverband mit blutstillender Gaze.

Blutvergiftung

→ *Sepsis.*

Blutwallungen

→ *Blutandrang.*

Blutzersetzung

→ *Sepsis.*

Brand

→ *Gangrän.*

Brandwunden

→ *Verbrennungen.*

Brachialgie

→ *Schulter-Arm-Syndrom.*

Brechdurchfall

→ *Enteritis.*

Brechneigung und Brechreiz.

Ho.: Allg.: Gentiana lutea Dil.D2.
- beim Riechen von Speisen: Colchicum Dil.D4.
- im Liegen schlimmer: Pulsatilla Dil.D4.
- mit Magendruck: Abies nigra Dil.D3.
- mit Darmkollern: Aethusa Dil.D2.
- mit trockenem Mund und klebrigem Speichel: Gentiana lutea Dil.D2.
- mit Übelkeit: Asclepias tuberosa Dil.D1.
- mit Singultus: Magnesium phosphoricum Tbl.D4.
- nach Hustenanfall: Myosotis arvensis Dil.D2.

→ auch: **Erbrechen**.

Brechungsfehler des Auges

= *Refraktionsanomalien:*
Kurzsichtigkeit = Myopie.
Weitsichtigkeit = Hyperopie.
Alterssichtigkeit.
Astigmatismus.

TH.: Korrektur durch Brillen oder Kontaktlinsen. Augenschulung nach BATES.

Brennen

Ho.: - der Haut mit Hautrötung: Cantharis Dil.D4.
- - wie wenn Funken darauffallen: Secale cornutum Dil.D4.
- - - dazu Frostgefühl: Euphorbia Cyparissias Dil.D2.
- der Handteller und Fußsohlen: Lilium tigrinum Dil.D3.
- der Genitalien: Thuja Dil.D4.
- der Augen: Kalium jodatum Dil.D4.
- in der Nase: Arsenicum album Tbl.D4.
- - bei Schnupfen mit Wundheitsgefühl: Hydrastis Dil.D4.
- - - mit Verstopfung der Nase: Arsenicum album Tbl.D4.
- im Rachen: Sulfur Tbl.D4.
- im Mund und Schlund: Cubeba Dil.D3.
- - bis zum Magen: Carbo vegetabilis Tbl.D4.
- - - mit Magenschmerzen: Cantharis Dil.D6.
- im Anus: Aristolochia clematis Dil.D4.
- der Schleimhäute allg.: Cantharis Dil.D6.
- - mit Ausflüssen aller Art: Arsenicum album Tbl.D4.
- mit Stechen in der Herzgegend: Aesculus Ø.

Bromakne

→ *Akne.*

Bronchialkatarrh

→ *Bronchitis.*

Bronchitis

= *Bronchialkatarrh.*

1) AKUTE BRONCHITIS mit Fieber = meist infektiös.
Zunächst Bronchopneumonie ausschließen.

Allg.: Rauchverbot für Patient und seine Umgebung.

Bei Fieber Bettruhe und Schwitzen, bewirkt durch feuchtheiße Brustumschläge oder Brust- und Rückenauflagen. 3 x tägl. 15 – 20 Minuten. Dem Wickelwasser wird 1 Teel. ether. Öl zugesetzt (Oleum Thymii oder Ol. Pini silvestris). Nach dem Schwitzen lauwarme Abwaschung mit Franzbranntwein (Spiritus Vini gallici). Stets schnell trockenreiben, damit der Pat. nicht auskühlt.

B e i ä l t e r e n Leuten keine feuchten Wickel. Hier zunächst Brust und Rücken einreiben mit:

Rp.: Ol. Thymii,
Ol. Rosmarini

Ol. Eucalypti aa 2,0
Ol. Camphoratum ad 50,0
M.D.S. ad us. ext. Zur Einreibung von Brust und Rücken.

- oder einen fertigen Brustbalsam.
Dann trockene Einpackung.
Bei wenig Auswurf:
viel heißer Zitronensaft, Tee aus Lindenblüten (Flor. Tiliae), Holunderblüten (Flor. Sambuci), Wollblumen (Flor. Verbasci) oder:

Rp.: Flor. Verbasci
Herb. Droserae
Herb. Thymii aa.10,0
Herb. Violae odoratae
Fol. Farfarae
Herb. Cardui benedicti
Fol. Menthae pip. aa 5,0
M.f.sp. D.S. 1 Teel. auf 1 Tasse Wasser, kurz aufkochen.
Mehrere Tassen tägl. mit Kandiszucker gesüßt trinken.

- oder: einen Fertigtee.
• Dazu evtl. *Inhalationen* mit Wasser, dem einige Tropfen Ol. Pini silvestris zugesetzt sind.
• Bei Trockenheitsgefühl und starkem Reizhusten auch Inhalationen mit Kamillenaufgüssen oder Meer- bzw. Salzwasser.
Bei viel Auswurf: wenig trinken.
Brusteinreibung mit einer Heparinsalbe.
Wichtig sind warme Füße und gleichmäßige Durchwärmung. Gegebenenfalls Wärmflasche und warme oder ansteigende Fußbäder.

Diät: Je nach Auswurf 1 – 2 Obstsaft- oder Obsttage, dann leichte Kost. Vor allem nichts Blähendes.
! Bei wenig Auswurf gut gewürzte Speisen (Pfeffer, Curry, Knoblauch, Paprika und Hühnersuppe regen über den Vagus auch die Bronchialdrüsen an).
! Auf regelmäßigen Stuhlgang achten, evtl. Einlauf.

Phys.: 2 – 3 Tage nach Fieberabfall:
An feuchten Tagen im Zimmer bleiben.
An trockenen Tagen (auch im Winter) viel frische Luft.
Auch nachts Fenster offen (aber warm im Bett).
Dabei Atemübungen.

TH.: *Bei wenig Auswurf*: Förderung der Expektoration durch *Sekretolytika*.
Öl-Drogen wie: Fruct. Anisi, Fruct. Foeniculi und Flor. Lavendulae,
- oder Saponindrogen wie: Rad. Primulae, Rad. Violae, Rad. Saponariae, Rad. Senegae, Rad. Liquiritae,
- oder auch Jodkali (Kalii jodati).
! Stets zusammen mit einem *Sekretomotorika*, wie Herb. Thymii u. Herb. Serphylli, Lign. Guaiacum.
- Auch: Ol.Terebenthinae rectific. und Ammonium chloratum.
• *Bei viel Auswurf*: nur Sekromotorika.
• Bei Älteren stets Herzstütze wie: Tinct. Adonitis, Tinct. Lobelia oder Tinct. Ephedrae (bei Tachycardi), Tinct. Convallariae (bei Bradycardie).
- evtl. gemischt, wie in:

Rp.: Ol. Lavendulae 3,0
Kalii jodati 1,O
Liqu. Ammon. anisati 1,0
Tinct. Adonitis
Tinct. Lobeliae aa 5,0
Tinct. Convallariae 10,0
Chelidonium Dil.D2
M.D.S. 3 x tägl. 10 – 30 Tr. in 1 Tasse Hustentee mit
1 Teel. Honig und Zitronensaft.

- oder entsprechende **Bronchospasmolytika**.
• *Bei zähem Schleim*: Mucolytika in Form proteolytischer Enzyme (Trypsin, Papain) - oder Enzymanreger wie Bromhexin.

Ho.: Zunächst: stündl: Aconitum Dil.D4.
Bei Krampfhusten mit Gesichtsrötung: Belladonna Dil.D4.
Wenn nicht bald Besserung erfolgt: Bryonia Dil.D4.
Bei Beginn mit Schnupfen und "rauhem Hals": Antimonium crudum Tbl.D4.
Wo der Husten den Schweiß treibt: Mercurius solubil. Tbl.D4.
Bei Husten mit Brechgefühl: Ipecacuanha Dil.D6.
- mit Luftnot (Pat. muß aufsitzen): Tartarus emeticus Tbl..D4.
Sonst wie bei chron. Bronchitis.

Akup.: 3E.3/t, KG.17/d, Lu.2 u. 5/d.
→ auch Husten.

O.A.: 101, 42, 22, 13 u.evtl.auch 55 oder 34.

2) CHRONISCHE BRONCHITIS:
Immer zunächst Bronchial-Ca., Tbc., Emphysem, Bronchiektasie usw. ausschließen.

Allg.: Rauchverbot!
• Ableitung auf Nieren und Darm.
• Hautreiztherapie durch heiße Brustwickel mit nachfolgender Abwaschung und Einreibung mit einem Brustbalsam.
• Evtl. BAUNSCHEIDT-Verfahren.
• Meerwasser-Inhalationen.
• Atemgymnastik.

TH.: *Gegen Hustenreiz*: Neuraltherapie wie bei Asthma bronchiale (→ d.).

Akup.: Lu.9/t, Bl.22/t, Bl.14/d und KG.6 u.21/d. → auch Husten.

O.A.: 101. 42, 22 u. 34. *Medikamente* wie bei der akuten Bronchitis.

Phys.: Staub und chem. Dämpfe sind zu meiden.
• Atemübungen, Atem-Brustkorbgymnastik, viel Bewegung im Freien.
• Vorhandener Schleim muß immer (!) abgehustet werden.
• Zur Schleimlockerung: Trockenbürsten, Bindegewebsmassage, Klopfmassage, Vibration (evtl. mit Rüttelkissen oder Gerät).
• Wenn möglich: SCHROTH-Kur oder MAYR-Kur und Klimakuren im Mittelgebirge ($800 - 1000m$), an der Nordsee oder einem Kurort wie Bad Dürrheim, Bad Ems, Bad Karlshafen, Bad Lippspringe, Bad Rappenau, Bad Reichenhall, Bad Soden oder Bad Wimpfen.

Phyt.: Tee-Rp. Rad. Althaeae
Herb. Thymii aa 10,0
Rad. Primulae 7,5
Fol. Farfarae
Rad. Helenii aa 6,5
Flor. Verbasci
Herb. Droserae
Flor. Roeados
Fol. Menthae pip. aa 5,0
Herb. Cardui benedicti 4,5
Her. et Rad. Violae odorat. 3,5
M.f.sp. D.S. 3 x tägl. 1 Tasse als Aufguß von 1 Teel.
mit 1 Tasse kochend Wasser. 10 Min. ziehen lassen, absieben und kalt mit 1 Teel. Honig trinken.

- oder: einen Bronchialtee.

Ho.: Bei Schleimrasseln: Antimonium sulfuratum aurantiacum Tbl.D3 oder Carbo vegetabilis Tbl.D6.
- nächtl. Kitzelhusten: Arsenicum jodatum Dil.D4.
- Stechen beim Tiefatmen, eitr. Auswurf: Mercurius solubilis Tbl.D4.
- Druckgefühl im Hals: Hepar sulfuris Tbl.D6.

- Kältegefühl zwischen den Schultern: Ammonium muriaticum Tbl.D3.
Wenn schlimmer - beim Hinliegen: Pulsatilla Dil.D4 oder Hyoscyamus niger Dil.D6.
- nachts: Sulfur Tbl.D6.
- frühmorgens: Acidum nitricum Dil.D6.
- in kalter Luft: Rumex crispus Dil.D12.
Mit Kitzeln hinter dem Brustbein: Conium Dil.D6.
Nach Abklingen starker Symptome: Phosphorus Dil.D6 und Calcium carbonicum Tbl.D4 im Wechsel.
→ auch **Auswurf**.

Nos.: Staphylococcus, Streptococcus hämolyticus, Pneumococcus.

Zell.: Bronchien, Lunge, Thymus, Milz. Evtl. zusätzl.: Nebennierenrinde, Hypophysenvorderlappen, Bindegewebe.

Akup.: Lu.5/t u. 9/t, Bl.22/t, Bl.14/d, KS.6/d, 3E.3/t u. 15/d.

O.Ak.: Hp.: 101, 102, 51, 55, 13. Np.: 29, 22, 31.

Bronchiolitis

= *Bronchitis capillaris bei Kleinkindern.*

Sehr ernst zu nehmende Erkrankung!

TH.: Bronchospasmolytika.

- Inhalieren mit Menthol-, Kamillen- oder Eukalyptusdämpfen.
- Ansteigende Bürstenbäder (von 36 auf $38C^0$ in 10 Min.) mit anschließender kühler Abwaschung.
- Bei Zunahme der DYSPNOE = Senfwickel: in $1l$ warmem Wasser werden 2 Hände voll Senfmehl (Rp.: Sem. Sinapis pulv. 200) eingeweicht, bis der typische Senfölgeruch auftritt. Dann taucht man ein körpergroßes Tuch ein. Nach Auswringen wird es auf eine größere Wolldecke gelegt und das Kind (unter Auslassen von Kopf und Armen) eingepackt. Nach 15 Min. wird das Kind herausgenommen, abgewaschen und erhält einen Warmwasserwickel für 2 Std. Danach wird ein lauwarmes Bad mit kühler Abwaschung gemacht und das Kind zum Schlafen gelegt.
- Statt des Senfmehls kann man auch folgenden Brei nehmen:

Rp.: Olei Sinapis gtt. XII
Boli albae ad 300,0
M.D.S. ad us. ext. Mit Wasser angerührt zu Wickel.

Dazu: Oleum Camphorati (10) 2 stdl. 3 Tr. oder Sympathol 2 stdl. 10 Tr.
Als *Alternative*: Heilerde- oder Heublumenwickel.
Wo vorhanden: Sauerstoffinhalation.
Wenn innerhalb von 12 Std. keine Besserung: Klinik.

Ho.: Allg.: Antimonium tartaricum Dil.D4.
Bei Krampfhusten mit Brechneigung: Ipecacuanha Dil.D4.
- gedunsenem Gesicht und Schlummersucht: Antimonium arsenicosum Tbl.D4.
- Schleimrasseln: Antimonium jodatum Tbl.D4.

Bronchitis capillaris

= *Altersbronchitis mit hartnäckigem Husten und wenig schaumigem Auswurf.*

TH.: Wie Bronchiektasie.

Ho.: Hauptmittel: Kalium jodatum Dil.D2.
Bei üblem Auswurf: Carbo vegetabilis Tbl.D6 oder Carbo animalis Tbl.D6.

Bronchitis foedita

= *Bronchitis mit stinkend eitrigem Auswurf.*

Meist Folge einer Bronchiektasie (→ d.).

Ho.: Bei leichtlös. Auswurf: Phellandrium aquaticum Dil.D4.
- schwerlös. Auswurf: Kreosotum Dil.D4 - D6.

Bronchiektasie

= *Lungenerweiterung.*

Bei Jüngeren nach Pneumonie (→ d.).

Bei Älteren durch. Lungenschrumpfung.

Phys.: Keine Schwitzprozeduren!
- Senfmehlwickel (→ Bronchiolitis) oder BAUNSCHEIDT.
- Ganzwaschungen mit Wasser, denen einige Tropfen eines etherischen Öles zugesetzt sind.
- Ansteigende Arm- und Fußbäder.
- Atem-Brustkorbgymnastik und Bewegung.
- Zur Bronchusentleerung morgens und abends QUINKE-Lage: Heraushängen des Oberkörpers aus dem Bett mit dem Gesicht nach unten und Versuch des Aushustens.

Diät: Zur Sekreteinschränkung Versuch mit SINGER-Durstkur: Pat. erhält gute Trockenkost und nur $600 ml$ Flüssigkeit. An jedem 4. Tag (Flüssigkeitstag) jedoch bis $2000 ml$. Durch Übung kann man die Flüssigkeitsmenge auf $500 - 400 - 300 - 200 ml$ senken. Diese kann auch als Wein gegeben werden. Bei zu starkem Durstgefühl, eine Zitronen- oder Apfelsinenscheibe aussaugen lassen.
Alternative: SCHROTH-Kur.

TH.: *Antibiotika* **(Rp)** *nicht zu umgehen.* Dazu:
Eigenblut - alle 5 Tage 5*ml* oder ein Umstimmungsmittel.
Inhalationen mit Meerwasser oder:

Rp.: Ol. Eucalypti
Ol. Pini Pumilionis
Ammonium chloratum aa 5,0
Ol. Lavendulae gtt. X
M.D.S. 15 – 20 Tr. in $\frac{1}{4}l$ warmes Wasser und inhalieren.

Einen Topf mit Wasser unter Zusatz von Tropfen aus dem Rp. oder von etherischen Ölen (Ol. Pini, Ol. Terebinthinae) im Zimmer aufstellen.
Einreibung mit einem Brustbalsam.
INNERL.:

Rp.: Ammonii chlorati 7,0
Kalii jodati
Liq. Ammonii anisatus aa 3.0
Extr. Thymii 10,0
Extr. Liquiritae 20,0
Aqua fontanae ad 300,0
M.D.S. 6 x tgl. (alle 2 Std.) 1 Teel.

Zur Schleimverdünnung: Mukolytika in Form proteolytischer Fermente, dazu Bronchospasmolytika.

Phyt.: wie chronische Bronchitis.

Nos.: Pneumococcus, Staphylococcus, Streptococcus haemolyticus, Tuberculinum.

Ho.: Allg.: Carbo vegetabilis Tbl.D6.
Bei übelriechendem Auswurf: Kreosotum Dil.D6-12.
- zähem Auswurf: Balsamum peruvianum Dil.D3.
- - verbunden mit Wangenröte: Sanguinaria Dil.D3.
- eitrigem Auswurf: Sulfur Tbl.D6.

Zell.: Lunge, Bronchien, Placenta, Nebenniere.

Bronchopneumonie

→ *Pneumonie.*

Bronzekrankheit

→ *ADDISON-Krankheit.*

Brüche

1. Knochenbruch → d.

2. Eingeweidebrüche:

2.1. Nabelbruch:

TH.: Bei SÄUGLINGEN: Mit dem Finger hineindrücken und Nabelbinde, bis sich beim Schreien, Husten, Niesen nichts mehr zeigt. Führt dies innerhalb von 6 – 8 Monaten nicht zum Erfolg, so muß an eine Op. gedacht werden. Sie sollte vor dem 6. Lebensjahr erfolgen.
Bei ERWACHSENEN: Op.

2.2. Leistenbruch: meist Männer = Op.

Ho.: Bei KINDERN: Calcium carbonicum Tbl.D6 (bei fett- leibigen), Silicea Tbl.D12 (bei mageren).
Bei ERWACHSENEN: Nux vomica Dil.D4 im Wechsel mit Magnesium carbonicum Tbl.D4.
Bei Schmerzen: Aesculus Hippocastanum Dil.D2.

! *Bei Einklemmung*: Auf den Rücken legen. Die Beine hoch, den Oberkörper tief. Mit den Fingern vorsichtig gegen die Bruchpforte massieren. Gelingt Reposition nicht innerhalb von 2 Std. = Op.

2.3. Schenkelbruch: wie Leistenbruch.

3. Narbenbrüche:

TH.: plötzl. Vorwölben von Op-Narben: Op.
Bei ersten Anzeichen: Unterspritzung der Narben mit Lidocain.

Ho.: Silicea Tbl.D12 und Magnesium carbonicum Tbl.D4 im Wechsel

4. Zwerchfellbruch: → Hiatushernie.

Brucellosen:

BANG-Krankheit, Maltafieber, Febris undulans:

Meldepflicht bei Erkrankung und Tod. Oft übersehen bzw. als Kopf- oder Darmgrippe bzw. rheumat. Fieber fehldiagnostiziert. Immer daran denken, wenn bei einem Gastarbeiter oder nach einer Reise nach Ägypten, der Türkei usw. undulierendes Fieber (morgens fast normale Temp. abends 39^0C u.m.), Kopf-, Gelenk- und Muskelschmerzen sowie gastrointestinale Störungen auftreten. Die Wahrscheinlichkeit steigt, wenn dort rohe Milch, Schafs- oder Ziegenkäse verzehrt wurde.

Überweisen ins Krankenhaus.

Brust...

Ho.: Brennen: Carbo vegetabilis Tbl.D6 oder Causticum Dil.D4.
Kältegefühl: Kalium carbonicum Tbl.D6.

Leeregefühl: Cocculus Dil.D4 oder Stannum Tbl.D6.
Luftempfindlichkeit: Acidum phosphoricum Dil.D4.
Pflockgefühl: Anacardium Dil.D4.
Pulsationsgefühl: Ammonium muriaticum Tbl.D3.
Brustwandschmerz: Arnica Dil.D2 oder Calcaria usta Tbl.D3.
Schmerz: nach Erkältung: Aconitum Dil.D6.
- nach Überanstrengung: Arnica Dil.D2.
- rheumatischer Art: Actaea racemosa Dil.D2.
- mit Berührungsempfindlichkeit: Bryonia Dil.D4.
- - bes. *links:* Ranunculus bulbosus Dil.D4.
- - bes. *rechts:* Chelidonium Dil.D3.
- links, stechend: Argentum nitricum Dil.D6.
- rechts, stechend: Kalium carbonicum Tbl.D4.
- in Gegend der Herzspitze: Apis Dil.D4.
- längs des unteren linken Rippenrandes: Argentum nitricum Dil.D6.
- längs des unteren rechten Rippenrandes: Chelidonium Dil.D4.
- unter beiden Rippenbögen: Apis Dil.D4.
- *im Bereich des Brustbeins*:
- - mit Druckgefühl: Ruta Dil.D6.
- - wie hinter dem Brustbein: Sambucus nigra Dil.D4.
- - krampfartig: Chelidonium Dil.D2.
- - und berührungsempfindlich: Ranunculus bulbosus Dil.D6.
- - stechend: Sulfur Tbl.D6.
- - am Sternalansatz einer Rippe: Natrium sulfuricum Dil.D4.
- - am Schwertfortsatz: Ranunculus scleratus Dil.D3.
Spannungsgefühl über der Brust: Cocculus Dil.D4 oder Hyoscyamus Dil.D4.
Umschnürungsgefühl: Cactus Dil.D4 oder Zincum Tbl.D4.
Völlegefühl: Aurum Tbl.D6 oder Glonoinum Dil.D4.

O.Ak.: Bei Druckgefühl: Hp. 51, 100, 42. Np.: 29, 101.

Brustdrüsen-

-entzündung → *Mastitis.*
-schmerz = *Mastodynie:* → *Mamma.*

Brustfellentzündung

→ *Pleuritis.*

Brustkrebs

→ *Mamma-Karzinom.*

Brustkorbverletzung

→ *Thoraxverletzungen.*

Brustrhagaden

→ *Mamma u.Stillstörungen.*

Brustwassersucht

→ *Asthma cardiale u. Ödeme.*

Bubonen

= *Schwellung der Leistenlymphknoten bei Geschlechtskrankheiten.*

Bursitis

= *Schleimbeutelentzündung.*
= Bes. häufig an Ellenbogen, Schulter- und Kniegelenk.

1) AKUT als seröse, hämorrhagische oder eitrige Bursitis.

2) CHRONISCH als proliferative Bursitis.

TH.: Ruhigstellung, Bestrahlung (Infrarot) oder feuchtwarme Umschläge mit Heublumen, Moor oder Heilerde.
• Keine Massage.
Bei frischer Bursitis: 3 – 6 Blutegel über der Schwellung.
Bei alter Bursitis: Cantharidenpflaster oder örtliche Injektionen von Heparin.
Dazu hohe Vit. E-Gaben (tägl. 4 x 50mg oral oder 300mg i.M..).
Wenn innerhalb 3 Wochen kein Erfolg, evtl. Op.

Ho.: Arnica Dil.D4 im Wechsel mit Calcium phosphoricum Tbl.D6 und Umschläge mit Arnikatinktur (1 Teel. auf $\frac{1}{4}l$ Wasser)

C

→ auch K und Z

Calcaneussporn

= *Fersensporn.*

Allg.: Einlage aus Plexidur mit Aussparung an der Stelle des Fersensporns; einfacher: Watterolle um den Fersensporn, oder Schwammkissen mit einem Loch an der Stelle des Sporns.

Phys.: *Im akuten Schmerzstadium keine Wärmeanwendung.*
Im chronischen Stadium sind sie dagegen günstig.

TH.: Salbenverband mit Ichthyolsalbe, mit Symphytumbrei oder mit Arnikasalbe:

Rp.: Tct. Arnicae 10,0
Eucerin ad 50,0
M.f. ung. D.S. über Nacht als Salbenumschlag.

Candidosis

→ *Soor.*

Carbunculus

→ *Karbunkel.*

Carcinoid

Immer daran denken bei rotem Gesicht mit häufig wiederkehrendem Flush, anfallsartig auftretenden Bauchschmerzen und Durchfall.

TH.: Op. und Nachbehandlung wie bei Krebs (→ d.).

Diät: Bananen, Tomaten, Ananas (wegen des Serotingehaltes) aus der Ernährung ausschalten.

Carcinoma

→ *Krebs.*

Cardialgie

= *Magenkrampf.*
Immer nur Symptom, meist weniger vom Magen als von der Galle, = Gallenkoliken bei Cholezystitis und Cholelithiasis (→ d.).
Wo magenbedingt, spricht man von: Gastralgie (→ d.).

Cardiospasmus

Allg.: Zunächst immer DDg.: Ulcus, Hiatushernie, Ca. oder Divertikel der zwerchfellnahen Speiseröhre, Neurose.

TH.: Stets Ursachentherapie.
Bei Ulcus: Spasmolytika.
Bei Hiatushernie (DDg. gegen Angina pectoris!) werden die Beschwerden durch stark kohlensäurehaltige Wasser oder Brausepulver häufig schnell gemildert.
Beim idiopathischen (neurotischen) *Cardiospasmus* = Sedativa, evtl. zusätzlich Spasmolytika.

Neur.: Quaddelung im Bereich der Regio epigastrica, evtl. auch Einstich 2*cm* tief direkt unter dem Schwertfortsatz.

Caries dentium

Allg.: Keine Süßigkeiten, viel Rohkost, Salate und frisches Obst, bes. Äpfel. Nach jedem Essen Mund spülen mit einem adstrigierenden Mundwasser und regelmäßiges Zähneputzen mit einer mittelharten Zahnbürste und mit einer guten Zahnpaste.

TH.: INNERL.: Fluor 0,5*mg* pro Tag (b. Kind.) bis 1*mg* (b. Erw.) und Vit. D.
ÄUSSERL.:

Rp.: Acidi carbolici liquefacti
Tinctura Jodi aa 5,0
M.D.S. Zum Betupfen (mit Tupfer).

Ho.: Zur P r o p h y l a x e:
3 Monate: Mercurius vivus Tbl.D6, dann 1 Monat Pause.
Bei mageren Kindern zusätzl.: Silicea Tbl.D12.
- adipösen Kindern zusätzl.: Calcium carbonicum Tbl.D6.
- ersten Anzeichen (Schwarzwerden): Kreosotum Dil.D6.
- Berührungsempfindlichkeit: Staphisagria Dil.D4.
- bestehender Caries: Bacillinum Dil.D30.

Carpaltunnelsyndrom

Typisch: Brachialgia paraesthetica nocturna, Einschlafgefühl und Schmerz der betr. Hand, Abspreizschwäche des Daumens, später Atrophie des Daumenballens.

Allg.: Immer DDg. gegen HWS bedingte Brachialgie bzw. Cervical- Syndrom. Ruhigstellung der Hand durch gepolsterte Nachtschiene.

Phys.: Fango-, Lehm-, Moor-Packungen und Lymphdrainage.

TH.: Über Nacht Salbenverband mit einer Heparinsalbe.
INNERL.: Roßkastanienpräparat und ein Diuretikum.

Cataracta

= *Star.*

Cataracta senilis (Linsentrübung im Alter = Altersstar).

Allg.: Viel Aufenthalt im Freien, Spaziergänge, Atemübungen, Bürstenmassagen, morgendl. Gesichtsguß.

TH.: Lokal: Wechsel von trockenen und feuchtwarmen Umschlägen. Letztere am besten mit Augentrost-Tee:

Rp.: Herb. Euphrasiae
S. 1 Teel. in 1 Tasse Wasser kurz aufkochen.

ÄUSSERL.:

Rp.: Natrium jodatum 0,1
Natrium chloratum 0,05
Aqua dest. ad 10.0
M.D. ad vitr. pip. S. morg. u. abends 2 – 3 Tr. ins Auge träufeln.

oder:
INNERL.: Tct. Jodi tgl. 1 Tr. auf 1 Glas Wasser.

Ho.: Secale cornutum Dil.D4 und Naphthalinum Tbl.D4 im tgl. Wechsel - oder:
Cataract-Kur nach Waterloo: Jeweils 17 Tage lang hintereinander morgens 1 Tbl. Calcium fluoratum Tbl.D12, dann: Magnesium fluoratum Tbl.D6 und danach Magnesium fluoratum Tbl.D12.
Anschließend 4 Wochen lang morgens 5 Tr. Magnesium carbonicum Dil.D8.
Dann wieder von vorne beginnen.
Zunächst 3 – 4 Wiederholungen, dann jährl. 1 Kur.

Cellulitis

→ *Zellulitis.*

Cephalgie

→ *Kopfschmerz.*

Cephalaea

→ *Kopfschmerz (chronischer).*

Cerebralsklerose

→ *Arteriosklerose.*

Ceruminalpfropf

= (Cerumen) → *Ohrenschmalzpfropf.*

Cervical-Syndrom

= *Nacken-Schulter-Arm-Schmerz*
(unteres Cv-S.) oder Nacken-Hinterkopfschmerz (oberes Cv-S. bzw. cervicale Migräne).

Allg.: Komplexes Geschehen mit entsprechend schwieriger DDg.
(→ "Schmerz" von W. Vogt, Sommer-Verlag/Teningen)
Bei jüngeren Menschen meist neurovegetative Muskelverspannungen mit Rückwirkung auf die HWS.
Bei Älteren ostheoarthrotisch (HWS-bedingt).

TH.: *Bei akutem Cervicalsyndrom:*
Keine Wärmeanwendung, keine Massage.
Einfach und wirksam:
1. **Der Kopfstützgriff** nach NÄGELI: Man steht hinter dem Pat., legt die Hände beiderseits flach auf seine Wange und Schläfe und die Daumen unter den Kieferwinkel. Mit den auf den Schultern des Pat. abgestützten Armen zieht man den Kopf langsam aber kräftig in die Höhe, hält ihn so 1 – 2 Min. und läßt in wieder langsam nieder. Bei Älteren über 70 nicht zu kräftig ziehen!
• *Alternative* hierzu ist die GLISSON-Schlinge.
• *Chiropraktische Eingriffe* nur bei Beherrschung der Technik und Abklärung der HWS-Verhältnisse!
2. **Neuraltherapie** mit Novocain in $\frac{1}{2} - 1\%$.
• Bei Schulter-Arm-Schmerz: Trigger-Punkte suchen, über jeden $1cm$ tief einstechen und $1ml$ injizieren.
• Bei reinem Genickschmerz: 1 Fingerbreit neben und auf der Höhe zwischen den Dornfortsätzen ca. $1,5 - 2cm$ tief einstechen und $0,5 - 1ml$ injizieren.
• Bei Nacken-Hinterkopfschmerz: Auf der Höhe der Protuberantia

occipitalis externa ca. $3 - 4mm$ einstechen und $0,3 - 0,5ml$ injizieren.
! *In allen Fällen vor der Injektion aspirieren* (zum Ausschluß einer Gefäßverletzung).
3. Muskelrelaxantia und Analgetika mit Vit. B_1, B_6 und B_{12}.
Bei chronischem Cervicalsyndrom:

Allg.: Genaue Anamnese der Lebensumstände, da Kleinigkeiten oft von Bedeutung sind, z.B. eine Änderung der Kopfhaltung beim Schreiben durch Veränderung der Sitz- oder Tischhöhe. Sonst wie bei ak. Cervicalsyndrom nur in größeren Abständen.
Sehr wirksam ist: das Ansetzen von ca. 8 Blutegeln im Genick.

Phys.: Moorteilbäder, Wechselarmbäder, Oberguß, Nackenblitz und Wärmeanwendung in Form von Heublumensack, heißem Moor- und Fangopackungen.
Bindegewebsmassage bes. des Schultergürtels und Nackens (nach entspr. Aufbau).
Bewegungsübungen, bes. Pendelbewegungen und Schwingen der Arme. Kein Kopfkreisen aber Nein-Drehungen.

TH.: Arzneitherapie: Durchblutungsfördernde Salben und Roßkastanienhaltige Mittel. Dazu: Sedativa und Vit. B_1, B_6 und B_{12}.
• In hartnäckigen Fällen Psychotherapie evtl. Hypnose.

Zell.: Bindegewebe und Rückenmark.

O.Ak.: Hp.: 37, 41, 55.

Cestodes

= *Bandwürmer, → Würmer.*

Chalazion

(Hagelkorn) → Gerstenkorn.

Chloasma

= *Muttermal → Naevus.*

Chlorose

= *früher übliche Bezeichnung für die pubertäre "Bleichsucht" der Mädchen.*

Allg.: Bei Hb-Verminderung: Eisenpräparate, oder: Mineral- Vitamin-Kombinationen.
Bei Nervosität: Schilddrüse beachten.

Phys.: Waschungen, Bewegungsübungen, Sport.

Diät: Reichlich Obst und frisches Gemüse. Keine starken Gewürze (Pfeffer, Piment usw.) dafür Küchenkräuter. Kein fett- und bindegewebsreiches Fleisch, keine hartgekochten Eier.

Ho.: Ferrum metallicum Tbl.D4, oder:
bei Korpulenten: Ferrum carbonicum Tbl.D3.
bei Mageren: Ferrum jodatum Dil.D4.
Wenn Ferrum nicht hilft: Cuprum metallicum Tbl.D3 oder Cuprum aceticum Dil.D4.
Bei Magendruck: Pulsatilla Dil.D4.
- Wallung und Lust nach Saurem: Sepia Tbl.D3-6.
- Angst u. Rückenschmerzen: Kalium carbonicum Tbl.D4.
- Nervosität: Phosphorus Dil.D6.
- Nasenbluten: China Dil.D2.

Cholelithiasis

= *Gallensteine,* → *Cholezystopathie.*

Cholerisches Temperament

Ho.: - mit Konzentrationsschwäche: Natrium nitricum Tbl.D3.
- mit häufigen Zornesausbrüchen: Colocynthis Dil.D4.

Cholesterinämie

→ *Hyperlipidämie.*

Cholezystitis

= *Gallenblasenentzündung,* → *Cholezystopathie.*

Cholezystopathie

= *Gallenschwäche* = Sammelname für:
Gallenkolik (Cholelithiasis),
Gallenblasenentzündung (Cholezystitis) und
Dyskinesien (nervöse "Gallenstauungen" ohne Stein).
Sie lassen sich meist nicht ohne weiteres unterscheiden.

• Viele Gallensteine sind beschwerdefrei und werden nur zufällig bei Rö. oder Ultraschall entdeckt **(stumme Steine)**.

• Nach einer Gallenkolik bleiben meist funktionelle Beschwerden, ohne daß die Gallenblase in jedem Falle sich entzündet (hierzu ist die Einwanderung von Bakterien nötig).

• Die Gallenblasenentzündung ist stets mit einer Temperaturerhöhung verbunden.

TH.: *im akuten Anfall:*
- Nitro-Spray (Rp) kupiert schnell.
- Teefasten (aber kein Schwarztee!) und Bettruhe.
- Keine Abführmittel !! Evtl. Einlauf. Heiße Kataplasmen.

- Ein Spasmolytikum.
- Alternativ: Vereisung der Druck- bzw. berührungsempfindlichen Hautpartien mit dem Chloraethylspray, oder:
- Quaddelung über der Gallenblase in der Gegend der medianen Seite der rechten unteren Schulterblattspitze (Gallenblasenschmerzpunkt) und im Bereich des Foramen supraorbitale des re. Auges mit einem Neuraltherapeutikum.
- Paravertebrale Injektion eines Neuraltherapeutikums in Höhe von D4, 5 und 6.
- Auf Blutdruck achten ! Bei Kollapsgefahr: ein Antihypotonikum. **Nach dem Anfall:**

Allg.: Besteht Fieber - oder nicht?
In jedem Fall: Bettruhe und ein Spasmolytikum.

Diät: 24 – 28 Stunden Fasten mit dünnem Pfefferminztee (aber kein Schwarztee!), frisch ausgepreßter und gesüßter Zitronensaft, Karotten- oder Gemüsesaft. Danach alle 2 – 3 Stunden 1 Tasse Schleimsuppe. Später Zwieback oder Toast, Kartoffelpüree und zartes Gemüse, wie Möhren, Blumenkohl, Spinat, gekocht und mit bis zu 30*g* Butter angerichtet. Dann auch Quark, gekochter Fisch, gekochtes mageres Rindfleisch oder Geflügel. Kein Ei.

1. BEI FIEBER: **Cholezystitis:**

TH.: Bettruhe, kühle Leibauflage oder Eisbeutel und Spasmolytika.
! Bei Fieber sind Antibiotika (**Rp**) nicht zu umgehen.
! Nicht lange zuwarten: Krankenhaus, bei Icterus sofort.
Evtl. Op. erforderlich.

2. OHNE FIEBER: **Cholelithiasis:**

TH.: Bei bisher Gesunden, Kräftigen: Steinabtreibungsversuch mit Ö l k u r:

I. Rp.: Ol. Menthae pip. 1,0
Ol. Terebinthinae 4,0
Ol. Ricini 5,0
Ol. Olivarum ad 200,0
M.D.S. Morgens nüchtern 1 Essl. des Öls mit einem Eigelb und 1 Essl. Zitronensaft vermischt einnehmen.
$\frac{1}{2}$ Std. später 1 Glas Mergentheimer Wasser.
! Tritt nach der Öleinnahme ein Krampf ein, sofort hinliegen und warme Kompresse auf die Gallengegend.
Mit dem Essen warten bis Appetit kommt und vor dem Essen 1 Teel. von Rp.II:

II. Rp.: Tct. Gentianae

Tct. Taraxaci
Tct. Cardui Marianae aa 10,0
Tct. Calami 5,0
Belladonna Dil.D4 30,0
Extr. Frangulae fluid. ad 100,0
M.D.S. vor dem Essen 1 Teel.

• Zusätzlich:
- bei Subazidität läßt man der Tct. 1,0 Acid. hydroclor. dilutum zusetzen.
- bei Blähbeschwerden: zum Essen ein Pankreaspräparat geben.
- bei Sodbrennen: ein Antacida.
- bei Meteorismus:

Rp.: Ol. Carvi gtt.V
Tct. Valerianae aetherea 20,0
Belladonna Dil.D4 ad 50,0
M.D.S. Nach dem Essen 25 Tr. in Wasser.

• Kurdauer: 2 – 3 Wochen (nie länger). Wenn wirkungslos, so sollte man die Kur nie vor $\frac{1}{2}$ – 1 Jahr wiederholen.
• Zweckmäßig ist es sie 1 x wöchentl. mit Neuraltherapie zu begleiten.
• Wenn bei der Kur ein Steinabgang auch unsicher ist, fühlen sich die Patienten nach der Kur meist wohler, bes. wenn sie im Stuhl Steine gefunden haben. (Bei diesen handelt es sich allerdings meist um Öl- und nicht Gallensteine. Sie lassen sich zwischen zwei Fingern leicht zerdrücken, was bei Gallensteinen nicht der Fall ist).
Nach der Ölkur: → Dyskinesien.
Statt der Ölkur:
• Rettichsaft-Kur: Saft stets frisch herstellen durch Auspressen von geschältem und zeriebenem (schwarzen oder weißem) Rettich. Die ersten drei Tage $\frac{1}{2}$ Tasse, dann 2 Tage 1 Tasse, 2 Tage $1\frac{1}{2}$ Tassen, dann 2 – 3 Wochen tgl. 2 Tassen (oder alle 3 Std. 1 Likörglas). Danach wieder in umgekehrter Reihenfolge auf tgl. $\frac{1}{2}$ Tasse zurück.
• Kur mit ätherischen Ölen: z.B.:

Rp.: Aether sulfuricus 20,0
Ol. Terebithinae 5,0
M.D.S. tägl. morgens 15 – 25 Tr. in Wasser.

- oder:

Rp.: Ol. Menthae pip.10,0
M.D.S. tägl. morgens 10 Tr.

- oder:

Rp.: Fel. tauri inspissatum

Sapo medicatus
Extr. Taraxaci
Rhiz. Rhei pulv. aa 5,0
Acid. salicylic.
Hexamethylentetramin. aa 2,0
Ol. Menthae pip. 0.1
Sacch. lact. ad 25,0

M.f. pulv. d. Tal. DOS. Nr. XXX. S. 3 mal tägl. vor dem Essen 1 Pulv. mit warmer Flüssigkeit hinabspülen.

- oder ein entsprechendes Fertigpräparat.

Ho.: Natrium sulfuricum Tbl.D3 und Natrium choleinicum Dil.D3. über längere Zeit. Dazu:
bei Obstipation: Podophyllum Dil.D4 und Sulfur Tbl.D3.
- Oberbauchdruck allg.: Nux vomica dil.D4.
- - rechts: Carduus marianus Dil.D1.

Akup.: Ga.23, 24, 38, 40/d, Le.3, 6, 13/t Bl.18/t und 19/d.

! Stets auf Komplikationen bzw. Operationsindikationen achten!

Absolute Op-Indikation: Verschlußicterus, wiederholte oder andauernde Entzündung oder Empyem (mit hohem Fieber).

Relative Op-Indikation: sich wiederholende Koliken, bes. solche mit Folge-Cholezystitis.

Keine Op-Indikation: besteht bei zufällig entdeckten Steinen, die noch nie Beschwerden gemacht haben.

Treten 2 oder 3 Koliken trotz Behandlung innerhalb $\frac{1}{4}$ Jahres auf, sollte operiert werden.

Operationen in beschwerdefreier Zeit sind am wenigsten mit Komplikationen behaftet.

Bei bekannten Steinen sollte womöglich vor dem 60 Lebensjahr operiert werden.

Bei Beschwerden nach Gallenoperation
(Postcholezystektomie-Syndrom): Durch Rö.
Unvollständigkeit der Gallenblasenentfernung
(HARTMANN'Tasche) prüfen lassen.
! Hier ist Nach-Op. nicht zu umgehen.

3. Bei chronischer Entzündung:

Diät: weitgehend alkalisch (→ Nierendiät) und dazu:

Rp.: Natrii bicarbonici 15,0
Elaeosacch. Foeniculi 7,5
Pulv. Radicis Rhei

Pulv. Rhiz. Zingiberis aa 2,5
M.f. pulv. D. in scatula. S. Vor dem Essen eine Messerspitze voll nehmen.

oder:

Schaukeldiät (alkal./sauer) wie bei Pyelonephritis (→ d.). Dazu:

TH.: in der alkalischen Phase Folia Uvae Ursi als Mazeration (2 Eßl. in $\frac{1}{4}l$ Wasser kalt über Nacht ansetzen und am anderen Tage schluckweise trinken) oder als Fertigpräparat und alkalische Wässer aus Wildungen, Teinach, Daun, Neuenahr, Schwalbach.

• in der saueren Phase: ein Metenamin-Präparat und ein saueres Wasser aus: Brückenau, Ditzenbach, Peterstal oder Steben.

Sonst wie:

4. Cholezystopathie, allgemein:

Diät: Schonkost auf lange Sicht:

• Im Vordergrund steht die Beschränkung von Fett und Cholesterin, also von fettem Schweine- und Hammelfleisch und fetten Fischen (Hering, Bückling, Aal, Sardinen), aber auch Sahne, Majonaise, süßer Milch, Milchreis, Torten, Marzipan, Butter, Eigelb und von Innereien. Verboten ist auch alles im schwimmenden Fett oder in der Pfanne Gebackenes oder Gebratenes, sowie Gepökeltes und fette Würste.

• Zartes fettarmes Rind- und Kalbfleisch, Huhn, Ente, auch roher und gekochter Schinken oder Lachsschinken, magerer Fisch, wie Karpfen, Schellfisch, Schleie, Scholle, Hecht, Steinbutt, in Wasser gekocht oder gegrillt kann in beschränkter Menge gereicht werden.

• Das Hauptgewicht der Ernährung liegt auf Kohlehydraten in Form von Mehlspeisen, Reis, Kartoffeln, Hafer, Grieß, Grünkern oder Graupen und gekochten Gemüsen, wie Spinat, Möhren, Blumenkohl, Spargel, Rhabarber, rote Rüben und Tomaten. Auch frische Blattsalate sind zu empfehlen. Dagegen:

• keine Bohnen, Erbsen (außer jungen frischen), Linsen, Kohlarten, Gurken, keine Pilze, keine Kastanien, kein Sauerkraut und kein Sellerie.

• Nichts was bläht oder als blähend empfunden wird. Keine scharfen Gewürze wie Pfeffer, Senf, Essig (dafür Zitronensaft).

• Auch Zwiebeln und Knoblauch sind zu meiden. Ebenso Alkohol, bes.in konzentrierter Form. Ansonsten aber genügend trinken zur Verdünnung der Galle: Fruchtsäfte, Sauermilch und vor allem Tee, bes. gallenwirksame Tees.

Phyt.: Berberitze (Cort. Berberidis radicis), Erdrauch (Herb. Fumariae), Boldoblätter (Folia Boldo), Pfefferminz (Fol. Menthae piperitae), Schöllkraut (Herb. Chelidonii) und Löwenzahn (Herb. Taraxaci).

- in Kombination z.B. als:

  Rp.: Rhiz. Curcumae
  Fol. Menthae pip. aa 25,0
  Rad. et Herba Taraxaci
  Fruct. Carvi aa 20,0
  Rhiz. Rhei 10,0
  M.f. sp. D.S. 1 Teel. auf 1 Tasse Wasser, heiß überbrühen, 10 Min. bedeckt ziehen lassen. Morgens und abends 1 Tasse schluckweise trinken.

- oder einen fertigen Gallentee (Spec.cholagogae).
- **Gallentropfen**, z.B.:

  Rp.: Ol. Menthae pip. 1,0
  Tct. Cardui Mariae
  Tct. Foeniculi comp.
  Tct. Calami
  Tct. Absinthii aa 10,0
  Tct. Valerianae ad 50,0
  M.D.S. 2 – 3 x tägl. 10 – 20 Tr. vor dem Essen.

- oder ein entsprechendes Fertigpräparat.
- Bei Verstopfungsneigung zusätzlich ein Choleretikum bzw. ein Heilwasser aus Mergentheim, Neuenahr, Kissingen - oder ein Cholagogum mit Ochsengalle (Fel Tauri).
- Bei Spasmen: Spasmolytika.

Phys.: Warme Auflagen nach dem Essen.

Ho.: Bei Kolik: Atropinum sulfuricum Dil.D4 $\frac{1}{4} - \frac{1}{2}$ stdl. 8 Tr.
- Empfindlichkeit über der Galle: Bryonia Dil.D4.
- Schmerzen mehr am Nabel und Durchfälle: Colocynthis Dil.D4.
- Durst, gelb belegte Zunge, Übelkeit: Chelidonium Dil.D3.
- Völlegefühl, druckempfindlichem Oberbauch und Kopfschmerz: Carduus marianus Dil.D1.
- Druckgefühl im ganzen Oberbauch: Berberis Dil.D2.

Wenn heißes Wetter verschlimmert: Podophyllum Dil.D4.
- nach wenigen Bissen Völlegefühl: Nux vomica Dil.D4.

Zell.: Gallenblase, Leber, Pankreas.

Akup.: Le.3 u. 13/t, Ga.38, Bl.18/t u. 19/d.

Chondropathia patellae

daran denken, wenn es beim Aufstehen nach längerem Sitzen mit gebeugtem Knie oder beim Treppensteigen zum Knieschmerz kommt. Knieüberstrecken und Beklopfen der Kniescheibe ist schmerzhaft.

Allg.: Je nach Verträglichkeit kalte oder warme Umschläge. Über Nacht Knieverband mit antiphlogistischen Salben.
- Innerlich Antiphlogistika.
- Blutegel (6 – 8 in Knieumgebung - nicht in Kniekehle!)

Neur.: Quaddelung der Knieumgebung.

Diät: Kalbsknochenabkochung mit Gerste.

Chorea minor

= *Veitstanz.*

Allg.: Ruhigstellung des Kranken.
- Ausschaltung starker akustischer und Lichtreize (Fernsehen). Stets früh Schlafengehen.
- Vitamin B_6 und Salicyl in Kombination.
- In ausgeprägten Fällen und mit Fieber: Klinik.

Ho.: Bei nervöser Reizbarkeit und Schlaflosigkeit: Passiflora Ø .
Bei Zuckungen im Gesicht und Parästhesien: Agaricus muscarius Dil.D4.
Zugleich Stottern und schlimmer nachts: Stramonium Tbl.D4.
Mit kaltem Stirnschweiß und Blausucht: Cuprum arsenicosum Tbl.D4.
Verschlimmerung zur Regelzeit: Ignatia Dil.D4.
Mit Gemütssymptomen: Ignatia Dil.D6.
Mit Gelenk- und Muskelschmerzen: Actaea racemosa Dil.D6. Bei ununterbrochenem Zucken: Zizia aurea Tbl.D4.
- Bei skrophulösen Kindern zusätzlich: Calcium phos.Tbl.D6.
- Wenn in 3 Wochen keine Wirkung: Veratrum viride Tbl.D6 oder Cuprum aceticum Dil.D6.

Akup.: KG.6/t, KS.7, Ni.8 u. Le.3/d.

Chorioretinitis

= *Aderhautentzündung.*

! Häufig verbunden mit Iritis zur **Uveitis** oder mit der Retinitis zur **Chorioretinitis**.

Allg.: Im akuten Fall immer Facharzt!
In chronischen Fällen zunächst Ursachenklärung: Nephritis, Diabetes, Lues, rheumat. Entzündungen, Focus, hochgradige Myopie, Bleivergiftung.

TH.: Ursachentherapie wo immer möglich, sonst:

Klin.: Fokalsanierung.
- Cortisontherapie (**Rp**).
- Gefäßerweiternde bzw. durchblutungsfördernde Mittel.
- Aescinpräparate: 1 – 2 mal wö. $2ml$ i.v. und zugleich per os.
- **Regelmäßige Fundusuntersuchung!**
- Lichtkoagulation von Netzhautherden (Augenklinik).

Ho.: Bei Schmerzen: Aurum muriaticum Tbl.D4 im Wechsel mit Belladonna Dil.D4.
Bei Visusschwäche: Gelsemium Dil.D4.
Bei Netzhautblutungen: Arnica Dil.D2.
- Leptosomer: Phosphor Dil.D6-12.

Ciliarneuralgie

→ *Akkommodationskrampf.*

Cirrhosis hepatis

→ *Leberzirrhose.*

Clauticatio intermittens

= *Intermittierendes Hinken* → *Durchblutungsstörungen.*

Clavus

→ *Hühnerauge.*

Coccygodynie

→ *Steißbeinschmerz.*

Coeliakie

→ *Zöliakie.*

Colica mucosa

= *Colica membranacea* = *Mexoneurosis intestinalis membranacea* = **Darmkrämpfe**.

Allg.: Ursache nicht immer einfach zu beurteilen.
Zwei Hauptursachen:

1. **Nahrungsmittelallergie:** Essen - Bauchschmerzen - Durchfall - Nachlassen der Schmerzen.
Wenn Calcium oder ein Antiallergika bessert, ist die Dg. wahrscheinlich.

TH.: → Nahrungsmittelallergie.

2. *Neurotisch* als: **Irritables Colon**: Es hilft nichts ! Pat. war meist schon bei Anderen in Behandlung.

TH.: Dem Patient zunächst die Angst nehmen, daß er schwer krank sei (meist Krebsangst).
• Gelatinehaltige Speisen empfehlen.
• Spasmolytika und Beruhigungsmittel.
! Wenn "alles nicht hilft": Psychotherapie, evtl. Hypnose.

Ho.: Wenn Wärme und Zusammenkrümmen bessert: Colocynthis Dil.D4.
Bei starken Schmerzen: Magnesium phosphoricum Tbl.D3.
- Schmerz im Mittelbauch: Plumbum Tbl.D6.
- Kindern und nach Erkältung: Chamomilla Dil.D3.
- Besserung durch Herumgehen: Dioscorea Dil.D2.
- Blähungen: Nux vomica Dil.D4.

Akup.: MP.9/t, Ma.25/d, Bl.25/d und Le.3/d.

O.Ak.: Hp.: 89, 51, 55. Np.: 110, 109.

Colitis

= Dickdarmentzündung → Enteritis und Stuhl.

Colitis ulcerosa

(Sonderform der Colitis).

Schleimig-blutige Durchfälle und Schmerzen.

DDg. gegen chron. Appendizitis, Ileo-cöcal-Tbc, Darm-Ca und Ammöben-Ruhr beachten.

Allg.: Möglichst viel Ruhe (Bettruhe).

Phys.: 1 – 2 x tägl. warmer Leibwickel, feucht-heiße Bauchkompresse, Heublumensack, Schlamm-, oder Moorauflage.
Wenn nicht gut vertragen: feucht-kühler Bauchwickel.

Diät: von entscheidender Bedeutung.
• Der hohe Eiweißverlust muß ersetzt werden. Die Kost muß deshalb eiweiß- und kalorienreich sein. Am besten ist eine schlackenarme, fein zerkleinerte Kost, die hauptsächlich schon vom Dünndarm resorbiert wird.
• Dem Patienten ist gutes Kauen ans Herz zu legen.
• Bei *Fleisch* sind außer Speck, alle Sorten Hartwurst, roher Schinken, Geräuchertes oder Gepökeltes verboten. Am besten ist zartes, geschabtes, jedenfalls stark zerkleinertes Fleisch; gekocht, gedünstet, gegrillt oder leicht überbraten.
• Für *Fische* gilt das gleiche. Auch hier sind geräucherte, marinierte oder gebratene Fische verboten.

- Bei *Fetten* sind Schlachtfette, wie Schmalz, Rindertalg, Hammelfett, Gänseschmalz, aber auch Palmin und Kokosfett zu meiden.
- *Käse* sind alle erlaubt, doch sollten Hartkäse nur gerieben verwendet werden.
- *Eier* nur in weicher Form.
- Bei *Brot* ist auf alle dunklen Sorten, sowie Vollkornbrot, Knäckebrot zu verzichten. Am besten sind Weißbrot, Brötchen und gut gekauter und eingespeichelter Zwieback.
- *Kartoffeln* sollte man nur wenig geben.
- Schleim- und Creme-*Suppen* von allen Mehlarten sind erlaubt, ebenso Brei oder Pudding.
- *Kuchen* am besten aus Mürbeteig.
- Bei *Gemüse* und *Obst* entscheidet der Zustand des Patienten. Zunächst verzichtet man auf sie bis zur Beruhigung des Darmes. Dann versucht man es mit Rohsäften von Tomaten, Karotten oder Sellerie, denen etwas Rahm und Zitrone zugesetzt ist. Werden sie ohne Darmreaktion vertragen, gibt man weichgekochte Karotten, Tomaten (enthäutet), etwas Spinat oder Püree von Mangold, Blumenkohlröschen.
- *Obstsäfte* werden meist nicht vertragen. Am besten ist Apfelkompott und wenn dieses gut vertragen wird, kann man: rohen geriebenen Apfel, geschlagene Bananen, Erdbeeren, Heidelbeeren, Himbeeren und Brombeeren geben. Am besten als Marmelade.
- Bei *Gewürzen* genügt meist der Verzicht auf Senf, Pfeffer und Paprika. Die Speisen sollten mit Küchenkräutern wie Dill, Petersilie, Schnittlauch, Rosmarin, Majoran, Estragon, Thymian, Liebstöckel usw. schmackhaft zubereitet werden.
- *Verzichten* sollte man auch auf *alles Saure*, um das Darmmilieu nicht ungünstig zu beeinflusssen.
- *Nicht zuviel, lieber öfters etwas Essen.* Am besten jede Stunde.
- Als *Getränke* kommen vor allem bei Verstopfungsneigung Pfefferminz-, bei Diarrhoe Kamillen-, Hagenbutten- oder Schwarztee in Frage; ferner: Kakao, ein guter Rotwein oder Heidelbeerwein und kohlensäurefreie Mineralwässer. Zur Beruhigung sind manchmal kleine Mengen Weinbrand, Korn oder Rum in heißem Tee zweckmäßig. Dagegen sind alle kohlesäurehaltigen Getränke, Sprudel, Bier und auch Kaffee verboten.

TH.: *In schweren Fällen ist eine Behandlung mit Antibiotika und Carticoiden nicht zu umgehen* (**Rp**).
Bei weniger ausgeprägten Fällen kann man einen Versuch machen mit:

Rp.: Bismutum subgallicum
Carbo medicinalis

Rhiz. Tormentilla pulv. aa 10,0
M.f. pulv. D.S. 3mal tägl. 1 Teel. mit Wasser oder
Kamillentee hinabspülen.

- oder:
Rp.: Lign. Campechianum
Rad. Colombo
Cort. Quercus
Cort. Chinae
Rhiz. Tormentillae aa 10,0
M.f. spec. D.S. tägl. 2 – 3 Tassen schluckweise als
Abkochung von 1 Teel.Tee in 1 Tasse Wasser.

Dazu in allen Fällen: Multivitaminpräparate, bes.: Vit. C, K und P.

• B_{12}-Injektionen.
• Eisenpräparate, z.B.:
Rp.: Ferri carbonici saccher.
Sacchari albi
Natrii bicarbonici aa 5,0
Myrrhae pulv. 3,0
Pulv. rad. Rhei ad 20,0
M.f. pulv. D.S. 3 x tägl. 1 Messerspitze.

- oder ein entspr. Fertigpräparat.
• Sanierung der Darmflora.
• Umstimmung durch Eigenblut (wöchentl. 1 x 5ml i. clut.), und/oder 20 – 30ml mit Natrium-Citrat versetztes Eigenblut als Einlauf.

! Stets auf mögliche Anämie achten (sie kann eine Transfusion erforderlich machen).

LOKAL: abends ein Lebertran-Dermatol-Verweil-Klysma (= 30ml Lebertran werden im Wasserbad leicht angewärmt und in ihm 1g Dermatol verrührt. Das Gemisch dann mit Klystierballon langsam eingespritzt. Der Patient befindet sich dazu am besten in bequemer Beckenhochlagerung und verbleibt noch $\frac{1}{2}$ Std. in dieser Lage).

Ho.: → Diarrhoe.

Nos.: Appendizitis, Colitis, Diverticulose, Peritonitis.

Zell.: Thymus, Lymphknoten, Dünn- u. Dickdarm, Leber, Pankreas.

O.Ak.: Hp.: 91, 22, 51. Np.: 55, 58.

Collapsus

→ *Kollaps und Schock.*

Colondivertikel

Häufigste Divertikelform. Sie tritt meist nach 40 auf mit jährlich zunehmender Divertikelzahl.

• Als reine **Divertikulose** beschwerdenfrei und meist zufällig beim Rö. entdeckt.

• Akut durch Entzündung (**Divertikulitis**): Schmerzen im li. Unterbauch (*Linksappendizitis*).

• In jungen Jahren als: **MECKEL-Divertikel** = stets Op.

• Im Alter Folge faserarmer Ernährung.

TH.: = symptomatisch.

Zunächst den Pat. aufklären, daß er keine schwere Krankheit (Ca.!) hat, sondern an den Folgen einer falschen Ernährung leidet und nur deren Umstellung Hilfe bringt.

Diät: Faserreiche Kost mit Vollkorn, viel frischem Gemüse, Salat und Obst. Bei *Gemüsen* sind Rüben, Gurken, Rosenkohl und Blattsalate vorzuziehen. Bei *Obst* Äpfel und Orangen.

• Ziel ist es, eine ein- bis zweimalige Stuhlentleerung ohne Anstrengung zu erreichen.

• Genügt die Kost nicht, wird bis zu 3 x tägl. 1 Essl. Weizenkleie zugegeben. Sie muß mit mindestens $\frac{1}{4}l$ Flüssigkeit genommen werden.

! Die ersten Wochen kann es dabei zu Blähungen und Völlegefühl kommen. Sie lassen bald nach (Pat. aufklären!).

Reicht auch die Weizenkleie nicht, kann man Leinsamen hinzufügen (→ Obstipation).

Phys.: Bewegung und vor dem Aufstehen Bauchmassage (mit der flachen Hand im Urzeigersinn massieren) u. Bauchschnellen. Regelmäßig heiße Kompressen oder Umschläge auf Bauch und Rücken, Trinkkur mit Mergentheimer, Homburger oder Kissinger Wasser.

Neur.: Druckpunkte im Unterbauch quaddeln und paravertebral bei D10-12.

Akup.: Wie bei Obstipation.

TH.: *Bei Divertikulitis:*

• Neuraltherapie (→ o.).

• Einlauf mit Kamillentee und Eichenrindenextrakt im Wechsel und am besten als Verweilklystier.

Nos.: Diverticulose.

! Bei sehr starken Beschwerden u.U. Op.

Coma

→ *Koma.*

Combustio

→ *Verbrennungen.*

Comedones

= *Mitesser:* → *Akne vulgaris.*

Commotio cerebri

→ *Gehirnerschütterung.*

Condylomata

= *Feigenwarzen.*
Fachärtzliche Behandlung! Zusätzlich evtl.:
Ho.: Allg.: Thuja Dil.D4 innerl. 3 x 10 Tr - und Thuja äußerl. zum Betupfen.
Warzen blumenkohlartig mit Splitterschmerz: Acidum nitricum Dil.D4.
- fadenförmig: Staphisagria Dil.D3.
- flächenförmig und juckend: Cinabaris Tbl.D3.
- hahnenkammförmige Condylome: Euphrasia Dil.D2.
Bei **Frauen** stets auch: Sabina Dil.D3.

Congelatio

→ *Erfrierungen.*

Conjunctivitis

= *Augenbindehautentzündung.*
1) AKUT: Schmerzen, Schwellung, Rötung, Tränen.
2) CHRONISCH: Schmerzen, kaum Sekret.
URSACHEN = vielfältig:
1. SEKRET WÄSSRIG: **C.simplex:**
akut bei Augenfremdkörper.
chron.: meist durch Staub, Rauch, Kälte, Hitze, Wind, trockene Zimmer- oder Büroluft.
TH.: Diese Einwirkungen meiden.
Sind sie ausgeschlossen: die Refraktion prüfen und evtl. korrigieren lassen.
ÄUSSERL.: Kamillenteebäder.
INNERL.: Gefässerweiternde Ophthalmika.
1.1. Als **Schwimmbadconjunctivitis:**
TH.: ÄUSSERl.: antiseptische Ophthalmika.
INNERL.: Vit. C

1.2. Zusammen mit Heuschnupfen: als **C. allergica.** Bei Kindern auch ohne Heuschnupfem als: **C. vernalis** (Frühjahrskatarrh).

TH.: ÄUSSERL.: antiallerg. Augentr.
INNERL.: Antiallergika.
→ auch: Allergie.

2. SEKRET EITRIG: **infektiöse C.** durch Eitererreger, meist durch Diplococcen als **Blepharoconjunctivitis**.

TH.: ÄUSSERL.: antibiotische oder antiseptische Ophthalmika.
INNERL.: Echinacea Ø.

3. **Sonderformen**:

3.1. **Gonoblennorrhoe** und: **Einschlußblennorrhoe** der Neugeborenen. Kommen in der allg.Praxis kaum mehr vor.

3.2. **C. diphtherica:** gelbliche Membranen die, beim Versuch sie abzuwischen, bluten. Dazu derbe Lidschwellung.
Meldepflichtig.

3.3. **C. trachomatosa:** Meldepflichtig, Klinik.

3.4. *C. epidemica:* plötzlich, hochakut zus. mit Fieber und Kopfschmerz auftretend bei mehreren Menschen die in Fabriken oder Werften zusammen sind.
Sofort in augenärztliche Behandlung!

3.5. Meist einseitig mit gleichseitiger Parotis- u. Lymphknotenschwellung: Klären lassen ob **Tularämie** vorliegt. Bes. bei Kaninchenzüchtern mit "kranken" Kaninchen.
Meldepflichtig!

3.6. **C. scrophulosa (phlyktaenulosa):** Bei Kindern. → Scrophulose.

3.7. **C. tuberkulosa** - und

3.8. **C. luica.**
Selten, aber bei Geschwürbildung daran denken !
Weiter zum Augenarzt.

3.9 **Conjunctividen bei Allgemeininfekten**, z.B.: Masern, Typhus usw.

TH.: Ursachenbehandlung!
LOKAL: Kühle Umschläge mit Kamillentee.

Ho.: Bei Lichtscheu, Brennschmerz, Auge trocken: Aconitum Dil.D4.
- Schmerzen in der Augenhöhle, Augendruck: Belladonna Dil.D4.
C. nach Erkältung, Augentränen: Euphrasia Dil.D2.
- mit reichlicher gelblicher Abscheidung: Pulsatilla Dil.D4.
Beschwerden nachts schlimmer: Mercurius corrosivus Dil.D6.
Eiter und Lidrandentzündung: Hepar sulfuris Tbl.D4.

Akup.: Ga.1 u. 14/t, Bl.1/d und zusätzlich:
Bei Augenrötung: KS.7 und Ma.41/d.
- Jucken: Ga.14/d .
- Zucken der Augen: Ma.6/d.
- starkem Tränenfluß: Dü.3, 4 u. 11/d und Le.2/t.

O.Ak.: Hp.: 8, 97.

Contusionen

→ *Quetschungen.*

- **Contusio cerebri** → *Gehirnerschütterung.*
- **Contusio cordis** = *Herzprellung* → *Herzinsuffizienz.*

Coronar-Erkrankungen

→ *Angina pectoris, Myocardinfarkt und Koronarinsuffizienz.*

Cor-pulmonale

→ *Herzinsuffizienz u.Asthma cardiale.*

Coxarthrose

→ *Arthrose.*

Coxitis

→ *Hüftgelenkentzündung.*

Crampus-Syndrom

→ *Wadenkrampf.*

CROHN-Krankheit

→ *Enteritis regionalis.*

Croup

→ *Husten.*

Crusta lactea

→ *Milchshorf.*

CUSHING-Krankheit

→ *bei Fettsucht und Diabetes.*

In jungen Jahren daran denken: Rö. des Schädels zum Ausschluß eines Hypophysenadenoms, sowie Steroidanalyse des Harns zum Ausschluß eines Nebennierenadenoms.

Wenn ein solches nicht nachgewiesen werden kann:
Adipositas-Behandlung (→ d.).

Cystitis

= *Blasenkatarrh.*

1) AKUTE:
DDg.: Reizblase (→ d.).

Allg.: Bettruhe, Wärme auf Nieren- und Blasengegend. Stuhlregulierung!
Bei Obstipation am 1. Tag = 1 – 2 Essl. Ol. Ricini.

Diät: Reizlos, also gewürzarm.
• Vor allem kein Paprika, Pfeffer, Senf oder Curry. Auch keine Rettiche. Kochsalz nur in geringen Mengen.
• Keine Fleischextrakte u. dgl.
• Eigelb, Milch und Hülsenfrüchte als Eiweißträger.
• Viel Obst, Kompott und Gemüse; möglichst alles frisch.
• Pellkartoffeln, aber keine reinen Weißmehlprodukte oder reine Kohlehydrate (Zucker, Traubenzucker).
• Kaffee, schwarzer Tee, Kakao und alle alkoholischen Getränke sind zu meiden. Aber zur "Durchspülung der Harnwege" tägl. bis zu 2*l* trinken. Am besten Obstsäfte und Nieren-Blasentee.

TH.: Rp.: Fol. Uvae Ursi 25,0
Herb. Equiseti
Herb. et Flor. Callunae
Herb. Hernariae aa 20,0
Fol. Betulae 15,0
M.f. spec. D.S. 1 Teel. in 1 Tasse Wasser kalt ansetzen,
dann 15 Min. bei kleiner Flamme kochen. 3 x tägl. 1 – 3 Tassen.

- oder einen entsprechenden Fertigtee.

Sonst: Wie Pyelonephritis (→ d.).

Ho.: Cystitis nach Erkältung: Aconitum Dil.D4 $\frac{1}{2}$ stdl.
- mit Krampfschmerz: Belladonna Dil.D4 1 stdl.
- mit fortgesetztem Harndrang: Dulcamara Dil.D3.
- mit ziehenden Schmerzen: Colocynthis Dil.D4.
- nach Alkoholrausch: Nux vomica Dil.D4.
- bei *Frauen* mit Regelstörungen: Pulsatilla Dil.D4.
Wenn der Urin tropfenweise mit Harnröhrenbrennen abgeht: Cantharis Dil.D6.

Nos.: Bacterium coli, Bacterium procyaneus, Bacterium proteus, Cystopyelonephritis.

Akup.: KG.4 u. 6/t, Ni.2, 4, 6, 7 u. 8/t, Bl.27 u. 28/d.
O.Ak.: Hp.: 92, 95, 51, 55.
Np.: 29, 13.

2) CHRONISCHE:
→ Pyelonephritis.

Cystopyelitis

1) AKUT → Cystitis.
2) CHRONISCH → Pyelonephritis.

D

Dakryoadenitis

= *Tränendrüsenentzündung.*

Am häufigsten bei Kindern im Zusammenhang mit einer Infektionskrankheit wie Mumps, Masern, Scharlach u.ä.m.

TH.: Ursachentherapie.

LOKAL: Wärme, am besten Kamillensäckchen.

Antiseptische Augentropfen.

Dakryocystitis

= *Tränensackentzündung.*

Bei Neugeborenen nicht selten, aber kaum noch in der Allgemeinpraxis.

TH.: *Bei Erwachsenen:*

- In *akuten* Fällen keine Spülungsversuche, sondern kalte Umschläge mit Kamillentee, Euphrasia-, Calendula- oder Ruta-Tinktur (20 Tr.: in $\frac{1}{4}l$ Wasser).
- Innerlich: antiinfektiöse Therapie.
- Wenn nach Abklingen der akuten Erscheinungen weiterhin kein Tränenabfluß: *vom Facharzt durchstechen lassen.*

Ho.: Bei ätzendem Sekret: Euphrasia Dil.D4.

- wässerigem Sekret: Mercurius solubilis Tbl.D4.
- eitrigem Sekret: Hepar sulf. Tbl.D4.

In chronischen Fällen: Silicea Tbl.D8.

DARIER-Krankheit

= *Linsengroße krustenartige Knötchengruppen auf Kopf, Gesicht, Brust, Hand- u. Fußrücken.*

DDg.: gegen Acanthosis nicricans.

Überwachung wegen Ca-Gefährdung.

Allg.: Tägl.Seifen- oder Schwefelbad (evtl.im Wechsel). Danach abwaschen mit Zitronenwasser (20 Tr. Acid. citricum auf $\frac{1}{4}l$ Wasser) und einsalben mit:

Rp.: Resorcin. pulv. subtil. 2,0
Sulfur praecipitat. 5,0
Vaselin. flav. ad 100,0
M.f. ung. D.S. nach dem Waschen auftragen.

Darmkarzinom

→ *Darmkrebs.*

Darmkolik

→ *Colica mucosa.*

Darmatonie

= *Darmerschlaffung* = *atonische Obstipation.* → *Obstipation.*

Darmbluten

TH.: Bettruhe, 1 – 2 Tage Nahrungskarenz.
Dazu als Mittel gegen D.:

Rp.: Liquor Ferri sesquichlorati 2,0
Extract. Hamamelidis 50,0
Aqua Melissae 100,0
M.D.S. 2 stündl. 1 Essl.

Diät: Nach Blutungsstillstand nur schlackenarme Nahrung wie Milch, Suppen, dünne Breie aus feinen Mehlsorten, Keks, Zwieback, Gelatinespeisen.

! 2 – 3 Tage nach Stillstand der Blutung stets genaue diagnostische Abklärung.
→ auch Blutungen.

Darmdivertikel

→ Oesophagusdivertikel.
→ Doudenaldivertikel.
→ Colondivertikel.

Darmfisteln

TH.: Op.

Darmgeschwüre

= *Magen-, Zwölffingerdarm-, Mastdarmgeschwür.*
DDg.: Darmbluten, Darmtuberkulose, Colitis ulcerosa.
Allg.: Stets Dg. Abklärung.
Alles vermeiden, was den Darm reizt und zu Darmbluten führen kann.

Darminfarkt

→ *Mesenterialinfarkt.*

Darmkatarrh

→ *Enteritis.*

Darmkrampf

= *Darmkolik.* → Kolik

Darmkolik

→ *Kolik.*

Darmkrebs

TH.: Solange noch geringe Aussicht auf Operabilität besteht:
Op.
Sonst: → Krebs.
Zur Stabilisierung *(Gerbung)* des Darmes gibt man:

Rp.: Cortex Frangulae
Cinnamonum zeylanicum
Cort. Quercus
Fruct. Myrtilli
Rhiz. Tormentillae aa 10,0
Herb. Thymii ad 75,0
M.f. spec. D.S. 1 Teel. auf $\frac{1}{4}l$. Wasser, kalt ansetzen,
10 Min. auf kleiner Flamme kochen, mit der gleichen Menge
Kamillentee mischen 2 – 3 Tasssen tägl. schluckweise trinken.

Dasselbe Rp. u.U. als Einlauf.
Durch innere Gerbung kann der Verschluß des carcinomatösen Darmes u.U. verzögert werden.

Darmneurose

= *Darmkrämpfe bzw. Bauchschmerzen ohne objektiven Befund.*
Typisch ist die Therapieresistenz.

TH.: Zunächst das Vorhandensein einer spastischen Obstipation ausschließen. Sedativa.
Ho.: Belladonna Dil.D4.
Neur.: Quaddeln um den Bauchnabel und neben dem Dornforts. von D5-D8.
Akup.: Dü.4, Dü.8 u. Ma.25 alle d.

Darmparasiten

→ *Würmer.*

Darmschwäche

→ *Prolapsus ani.*

Darmstillstand

= *Mögliche Folge nach Eingriffen im Bauchraum → Obstipation.*

Darmträgheit

→ *Obstipation.*

Darmvorfall

→ *Aftervorfall.*

Daumen-Erkrankungen

Verletzungen: Wunden müssen sehr sorgfältig behandelt werden, da es leicht zu Komplikationen kommen kann.
Contusionen: Erst sichern ob kein Bruch vorliegt. Sonst Ruhigstellung, kühle Umschläge mit Arnikatinktur (1:10 mit Wasser verdünnt) und Schmerztherapie.
Infektionen: → Panaritium.
Arthrosen: Bei Frauen häufiger als bei Männern. Durch HEBERTsche Knoten gekennzeichnet. Diese sind ein kosmetisches Problem. Sonst kann man wenig gegen sie machen. Im Vordergrund steht die Arthrosebehandlung.
Sehnenscheidenentzündung: → Tendinopathie.
Schnellender Finger: → d.

Dekubitus

= *Druckgeschwür durch Aufliegen.*
Zwei Formen:
1. *benigne:* beginnt an der Hautoberfläche.
2. *maligne:* entstehen durch Nekrosen unter der zunächst intakten Haut.
Ursache ist die druckbedingte Herabsetzung der kapillaren Durchblutung.

Proph.: Bei kachektischen Dauerbettlägerigen sollten tägl. 5 Punkte am Körper geprüft werden: Kreuzbein, Fersen, Trochanteren, Sitzbeinhöcker, Knöchel.

• Sorgfältige Druckentlastung: Sie gelingt am besten, indem man den Patienten nackt auf ein zuvor gewaschenes Schaffell oder eine in orthopät. Fachgeschäften erhältliche Spezialmatratze lagert.

Gefährdete Stellen werden mit superweichen Kissen oder ausgeschnittenem Schaumstoff unterlegt.

Der Pat. sollte alle 2 Stunden in 30% Schräglage li./re. und in Bauchlage umgelagert werden.

• Trockenhaltung der Haut durch schwachwarmes Föhnen und häufiger Wechsel der Unterlage.

• Wo möglich tägl. ein Reinigungsbad mit warmem Wasser oder Ganzkörperabwaschung.

Zum Waschen keine alkalischen Seifen verwenden! Am besten nur reines Wasser mit etwas Essigzusatz.

Nach dem Waschen und Abtrocknen wird die Haut nachgeföhnt und mit einer dünn aufgetragenen Zinkpaste gegen Nässe geschützt.

• Durchblutungsfördernde Mittel.

Diät: Reichlich Eiweiß in Form von Fleisch, Fisch, Eier, Milch. Dazu genügend Gemüse und Früchte. Evtl. zusätzlich eiweißreiche Formuladiäten, zur Behebung des Proteinmangels.

Phys.: Vorsichtige manuelle Lymphdrainage im Außenbereich aber nicht auf den Druckpunkten (→ o.).

TH.: **Ulcera** sorgfältig durch ausgeschnittenes Schaumstoffpolster entlasten.

Wenn die Wunde weniger als 2mm tief: wird sie mit einer paraffingetränkten Gaze (Rp. Ol. Paraffini) abgedeckt und verbunden.

Bei Wundtiefen von mehr als 2mm Tiefe:

• Salz- bzw. Solebäder am besten mit 5% Kochsalz und 2,5% Magnesiumsulfat (Rp. Magnesium sulfuricum). 3 – 5 mal wö. 20 Min. bei 37^oC und als Voll- oder Teilbad.

Wenn nicht möglich Umschlag.

• Nach dem Bad Wunde durch lauwarmes Föhnen antrocknen und Bekämpfung der lokalen Infektgefahr durch Aufstreuen von gewöhnlichem pulverisiertem Zucker, evtl. 1 – 3 mal tägl.

• Wunde danach mit Gaze abdecken aber nicht einbinden, sondern ca. $\frac{1}{2}$ Std. offen lassen.

• Danach eine Gaze so ausschneiden, daß die Wunde frei ist. Die Gaze mit Paraffin (Rp.: Ol. Paraffini) tränken und um die Wunde legen.

Darüber wird eine, die Wunde bedeckende Gaze gelegt, die getränkt ist mit:

Rp.: Flor. Chamomillae
Flor. Lavendulae
Herb. Absinthii
Fol. Melissae
Fol. Rosmarini
Fol. Rutae graveol.
Lign. Santali citrinum
Cort. Quercus aa 10,0
Spiritus camphoratus 500,0
Aqua dest. ad 1000.0
M.D.S. 8 Tage an ruhigem Ort ziehen lassen, dann absieben. D. Tinct. vulnaria rubra. Zu Auflagen.

! Keine Salben auf die Wunde (sie verhindern den Luftzutritt). *Auch kein Puder* (er trocknet das Granulationsgewebe aus und reißt es beim Verbandswechsel ab.

• Bei zu starker Granulation: vorsichtige Höllensteinätzung.

Delirien

TH.: Krankenhaus

Delirium tremens

= *Trinker-Delirium.*
TH.: ! Muß immer klinisch behandelt werden.

Dementia senilis

Daran denken bei:
Störung der zeitlichen und örtlichen Orientierung und der Merkfähigkeit (Kurzzeitgedächtnis) = KORSAKOW-Syndrom.
Bei unbegründeten Angstzuständen = Hypochondrie.
Bei Übergeschäftigkeit und krankhaftem Jungsein-Wollen = manische Form.
Bei Aufbrausen, Streitsucht, Knausertum = paranoide Form.
Bei verwirrtem Reden, Rede- und Orientierungsschwierigkeiten = Delirante Form bzw. ALZHEIMER-Krankheit.
TH.: Gesprächstherapie.
Aesculuspräparate.
Rutinpräparate.
Geriatrika.
In schlimmen Fällen: Psychiatrie.

Dentio difficilis

= erschwerter Zahndurchbruch → Zahnen.

Depressionszustände

Heute vermehrt!

Dg. schwierig, da jeder Kranke seine eigene Depression hat.

Der Patient kommt nur selten wegen seiner Depression, sondern meist wegen organischer Beschwerden.

Besonders verdächtig sind Klagen über Taubheit, Steifigkeit, Fremdheitsgefühl gegenüber eigenen Gliedern ("als ob sie nicht zu mir gehören würden"), Hitze- oder Kälteempfindungen, umschriebene, bisher durch alle Therapieversuche unbeeinflußt gebliebene immer gleiche Schmerzen.

Daran denken sollte man auch bei Schlaflosigkeit; bei Klagen darüber, daß früher leichte, selbstverständliche Verrichtungen jetzt Schwierigkeiten machen; morgens alles schlimmer ist als abends; ein bisher gepflegtes Hobby keinen Spaß mehr macht; immer wieder dieselben, angeblich einmal gemachten Fehler vorgetragen werden.

Lokalisationen geben Hinweise:

Mittelbauch = Unsicherheit.

Brust = Kontaktverlust.

Hals (Globusgefühl) = Erwartungsangst.

Kopf-Nacken = Verspannung durch ungelösten Konflikt.

Allg.: Auszuschließen sind bei Vorgabe von Körperbeschwerden organische Ursachen!

Abzuklären ist: Handelt es sich um eine

1) REAKTIVE DEPRESSION als Folge eines einmaligen Erlebnisses (Tod eines Angehörigen, Scheidung u. dgl.).

2) ERSCHÖPFUNGSDEPRESSION infolge von Dauerbelastung bei der ein selbstgesetztes Ziel und das tatsächliche Leistungsvermögen nicht übereinstimmen (Selbstüberforderung).

3) NEUROTISCHE DEPRESSION infolge irgendwelcher Verdrängungen.

TH.: Je nach Typ:

a) Schlaflos, Schweiße, Hypertonie = *agitierte Depression.*

TH.: Sedativa.

Ho.: Hauptmittel: Lithium carbonicum Tbl.D3.

Bei Unruhe und Reizbarkeit: Arsenicum Dil.D6.

Bei Zittern: Tarantula Dil.D6.

Wenn nachts schlimmer: Aurum metallicum Tbl.D6.

b) Möchte am liebsten nicht aus dem Bett = *hemmende Depression.*

TH.: Gesprächstherapie: Der Patient muß für eine Aufgabe interessiert werden und man muß sich im Gespräch stets selbst für seine Fortschritte interessieren.
Es ist dem Pat. eine strenge Tageseinteilung (Stundenplan) zu verordnen und seine Einhaltung zu überprüfen.
Im Stundenplan soll stets: Atem- und sonstige Gymnastik, sowie die COUE-Formel enthalten sein.
Zusätzlich: Roberantien aller Art.
Ho.: Depress. durch Übermüdung: Ignatia Dil.D6.
- mit Angst vor Herzinfarkt: Spigelia Dil.D4.
- mit Herzklopfen beim Hinliegen: Natrium muriaticum Tabl.D12.
- mit Angst vor Wahnsinnsausbruch: Actaea racemosa Dil.D6.
- mit Selbstmordgedanken: Aurum metallicum Tbl.D4.
- mit Abneigung gegen Gesellschaft: Conium Dil.D30.
Pat. sieht überall Ratten usw.: Actaea racemosa Dil.D6.
Nach Infektionskrankheit: Belladonna Dil.D6.
Bei Mädchen in der Pubertät: Helleborus Dil.D6.
Zell.: Nebenniere, Thymus, Thalamus, Hypothalamus.
Akup.: Gv.19/t, He.3/t, KG.6/t, Ma.36/d u. Gv.11/d.
Bei Müdigkeit zusätzlich: 3E.4/t, He.9/t, KG.6/t, Gv.19/t, Ma.36/d.

Dermatitis

= *Hautentzündung.*
→ auch Ekzem.
Formen sind:
1. **Windeldermatitis** *(Dermatitis glutcalis infantum):* Durch stark ammoniakhaltigen Urin.

Allg.: Häufiger Windelwechsel, mindestens nach jedem Urinieren.
Gutgespülte Stoffwindeln verwenden, die nicht mit Seife oder Waschmittel gewaschen sondern nur heiß gespült sind.
Keine luftdicht abgeschloßenen Windelhöschen.
TH.: Urinuntersuchung: pH-Wert?
Alkalischen Urin ansäuern mit: Zitronensäure oder hohen Vit. C Gaben $(2-3g$ tägl.)
$2-3$ mal wö. ein Bad mit Eichenrindenextrakt.
LOKAL: Nach jedem Urinieren (beim Windelwechsel) mit Kamillentee gründlich abwaschen, nach dem Abtrocknen 8 Tage lang mit einer Nystatin-haltigen Creme eincremen. Nach dieser Zeit eine reizarme Wund- oder Heilsalbe verwenden.
Nach Abheilung genügt eine einfache Babycreme.

2. Dermatitis seborrhoica = im Gesicht und am Kopf (Milchschorf): DDg. gegen Ekzema infantum = Seborrhoe juckt nicht!

Allg.: Äußerste Sauberkeit. Kind nicht mit Seife sondern mit Kamillentee waschen. Danach mit ölgetränktem Wattebausch abtupfen.
Nichtreizende Haferstrohbäder.

Diät: *Bei Säuglingen* bis zum 4. Monat am besten Muttermilch oder homogenisierte Fertigmilch. Dann tägl. frisch durchpasiertes Obst und frisch geschabtes Gemüse und Mohrrübensaft.
Bei Kleinkindern vor allem Obst und Gemüse.

TH.: LOKAL: Nicht-reizende fette Hautsalben.

Ho.: Wo die Haut trocken ist: Calcium carbonicum Tbl.D6.
Bei nässendem Ausschlag: Staphisagria Dil.D3.

3. Dermatitis solaris → Sonnenbrand-.

4. Kontaktdermatitis als:

4.1. Badedermatitis = Auftreten nach dem Baden in Teichen und Seen (durch kleine Saugwürmer).

4.2. Nordseedermatitis = durch Goldafterraupe.

4.3. Bäderdermatitis = durch Chlor.

TH.: In allen drei Fällen: innerl. u. äußerl. Antiallergika.

4.4. Salbendermatitis = Auftreten bei Salbenbehandlung.

TH.: Salben weglassen, Antiallergika.

4.5. Berufsdermatiten → Ekzem.

O.Ak.: Bei Kontaktdermatitis: Hp.: 101, 29, 22, 13. Dazu, je nach Lage entspr. Np.

Dermatomykosen

= Hautpilz, → Mykosen.

Dermatomyositis

daran denken bei Gleichzeitigkeit von Ödem, Dermatitis und Muskelschmerzen.

TH.: In Klinik überweisen.

Dermatozoenwahn

= Überzeugung von Ungeziefer befallen zu sein.

Meist ältere Patienten, häufiger Frauen als Männer.
Pat. glaubt keiner Verneinung.
Bei *Jüngeren* evtl. Suchtfolge (→ Sucht).
Sonst Teilbild einer endogenen Psychose (Schizophrenie).
Bei *Älteren:* Ausdruck beg. seniler Demenz.

TH.: Psychiatrische Behandlung.

Dermoide

TH.: Op.

Diabetes insipidus

Sehr selten. Man sollte aber daran denken bei der Ausscheidung von Harnmengen über 3*l* pro Tag und abnormen Durst. Die Urinuntersuchung klärt schnell: Harn wasserhell, spec. Gew. stets unter 1008, sonst o.B.

Allg.: Zuerst DDg. gegen: *D.i. renalis* infolge von Schrumpfniere: spec. Gew. meist um 1010 und pathol. Harnbefund.
Gegen Diabetes mell. Zucker und spec. Gew. über 1010.
Gegen *psychogene Polydipsie:* Viel Urinieren aber keine atypische Harnmenge, spec. Gew. über 1010 und kein pathol. Harnbefund.

TH.: *Bei echtem D.i. Klinik* = Verdacht auf Hirntumor. Sonst Ursachentherapie.

Ho.: Bei Harnflut Tag und Nacht: Scilla Dil.D3.
- bes. am Tage: Kalium nitricum Tbl.D3.
- vor allem nachts: Acidum phosphoricum Dil.D3.
Bei Versagen dieser Mittel: Murex purpurea Tbl.D8.

Zell.: Hypophysenvorderlappen, Thalamus u. Hypothalamus.

O.Ak.: Hp.: 22, 28, 51, 55, 92, 95.

Diabetes mellitus

= *Zuckerkrankheit.*

Rel. häufig und vielfach lange unerkannt.

Jede Glykosurie ist solange verdächtig auf Diabetes, solange das Gegenteil nicht bewiesen. Sorgfältige Diagnose erforderlich.

Allg.: Je jünger der Pat. bei dem die Glykosurie festgestellt wird, um so ernster ist die Krankheit zu werten. Wichtig ist die Unterscheidung von:
• insulinpflichtigem *juvenilem* Diabetes - und
• insulinunabhängigem *Erwachsenen*-Diabetes. Bei Auftreten nach 40. spricht man von einem solchen.
! Entscheidend ist zunächst, daß man dem Zuckerkranken beibringt, daß Diabetes eine lebenslange Erkrankung ist, daß es eine Heilung nicht gibt, daß er aber lebensbedrohlichen Komplikationen vorbeugen und auch in Zukunft ein verhältnismäßig normales Leben führen kann, wenn er sich an den *Kurplan* hält.

1. Bei **juvenilem Diabetes** *ist klinische Einstellung und Insulinsubstitution erforderlich,* (**Rp**). ergänzt durch eine Diät (→ u.).

TH.: Praktisch wichtig ist die **Belehrung** des Patienten.

Dabei geht es um Aufklärung über:
1. Die richtige Durchführung der *Diät* ($\rightarrow$ u.).
2. Die Notwendigkeit regelmäßiger Urinuntersuchung.
3. Die Aufklärung über die Insulinwirkung und Dosierung.
4. Die Aufklärung über den Umgang mit der Spritze.
5. Die Symptome der Hypoglykämie.
6. Die Aufklärung darüber was zu tun ist bei: Keton im Urin, Koma, Infekt, Schwangerschaft usw.

Schwangerschaft ist für Diabetikerinnen stets ein Problem. Jede in der Schwangerschaft auftretende Glukosurie bedarf sorgfältiger Abklärung. Es kann sich um eine harmlose renale Glukosurie, aber auch um die Manifestation einer Diabetes handeln. Mit jeder Glukosurie wächst die Gefahr einer Pyelonephritis. Wird bei der Schwangeren der Blutzuckerwert von $\frac{120-130mg}{100ml}$ überschritten, droht dem Kind Gefahr. Da auch die Geburt erhebliche Blutzuckerschwankungen bewirkt, ist stets Krankenhausgeburt anzuraten.

2. Bei **Erwachsenen-Diabetes** ist zunächst abzuklären, ob Insulinbedürftigkeit vorliegt oder nicht.

TH.: Bei mäßiger Hyperglykämie ($160-200mg$) und mäßiger Glukosurie ($5-10g$ Tages-Harnzucker) reicht eine gute *Diäteinstellung* aus.

Da hier die körpereigene Insulinproduktion meist noch nicht erloschen ist, ist die Tendenz zur Besserung bei einem frisch entdeckten und allein mit Diät behandelten Erwachsenendiabetes relativ groß.

Diät: Ist das Fundament jeder Diabetestherapie.

Der Pat. muß wissen: ohne Einhaltung der Diät nützen auf die Dauer weder Insulin noch Tabletten.

Es gibt für den Diabetiker keine verbotenen Nahrungsmittel, sondern nur gebotene Mengen.

"Der Diabetes ist keine Krankheit, sondern eine bestimmte Lebensform. Der Diabetiker muß wissen, wie er selber mit sich umzugehen hat" (GROTE).

Ein einheitliches Diätschema gibt es nicht. Daher sollte in jedem Falle ein **individueller Diätplan** aufgestellt werden.

ALS ERSTES muß hierzu der Tages-*Kalorienbedarf* festgestellt werden. Ausgangspunkt hierfür ist die Ermittlung des *Sollgewichtes*. Sie erfolgt nach dem BROCA-Index: Köpergröße in cm minus $100 = kg$ Sollgewicht (im Normbereich liegen: +/- 10%, ideal = 15% unter dem Indexwert).

Aus dem Sollgewicht errechnet man den *Kalorienbedarf* nach mit der Formel: Sollgewicht x 24 (= Ruhe- oder Grundumsatzbedarf) + Leistungszuschlag = Kalorienbedarf.

Der *Leistungszuschlag* wird
bei leichter körperlicher (Schreibtisch-) Arbeit mit 1/3,
bei mittelschwerer körperlicher Arbeit mit: 2/3 - und
bei schwerer körperlicher Arbeit mit 3/3
des Grundumsatzbedarfs berechnet.
Durchschnittlich beträgt der Kalorienbedarf: bei Bettruhe (Grundumsatzbedarf) $= 20 - 25 cal$ pro kg Körpergewicht (KG). (= Sollgewicht x 24)
bei leichter Arbeit $= 32\frac{cal}{kg}$ (= Sollgew. x 32),
bei mittelschwerer Arbeit $= 37\frac{cal}{kg}$ (= Sollgew. x 37),
bei schwerer Arbeit $= 40 - 50\frac{cal}{kg}$ (= Sollgew. x 45).
Es haben: $1g$ KH und $1g$ Eiweiß = je $4cal$, $1g$ Fett $= 9cal$ und $1g$ (reiner) Alkohol $= 7cal$.
ALS ZWEITES sind bei der Erstellung des individuellen Diätplanes: die Eßgewohnheiten und Möglichkeiten des Patienten zu berücksichtigen. Sie sollten nur insoweit geändert werden, daß sie den Krankheitserfordernissen Rechnung tragen.
Man ermittelt die *Eßgewohnheiten* durch eine gründliche *Ernährungsanamnese*. Grundfragen sind: Wieviel mal essen Sie am Tage? Wann am Tage? Immer zur gleichen Zeit oder unregelmäßig? Was z.B.? (damit erfährt man reichlich oder weniger). Was essen Sie am liebsten? Was essen Sie nicht gerne?
ALS DRITTES kommt die eigentliche Erstellung des Diätplanes. Grundfragen sind dabei: Welche Nahrungsmittel müssen abgewogen werden? Was kann man austauschen?
Beim *Erwachsenen- (Alters) Diabetes:* genügt in den meisten Fällen die einfache Kalorienreduktion, da 80% der Altersdiabetiker Adipöse sind. Damit wirkt man auch der Neigung zur Hypertonie, Hyperlipämie, Gefäßkomplikationen und Pyelonephritis entgegen.
Ansonsten ist die **Standarddiät** für alle Diabetiker eine eiweißreiche, KH- und fettarme an der unteren Grenze des Kalorienbedarfs.
Zwischen 500 u. $1000cal$ $(= 150 - 255g)$ sollten dabei (je nach Arbeit) als Kohlehydrate (KH); $250cal$ (= ca. $60g$) als Fett; der Rest als Eiweiß gegeben werden.
Als Eiweiß kommen in Frage: gekochtes und gegrilltes oder im eigenen Saft geschmortes, mageres Rind-, Kalb-, Lammfleisch, Forelle, Hecht, Kabeljau, Rotbarsch, Schollen und Steinbutt die keine KH enthalten.
Weiter können auch *Hühnereier* als Eiweißträger herangezogen werden. Das Eigelb aber nur begrenzt, wegen des Cholesterins.
Bei *Milch* ist der KH-Gehalt zu berücksichtigen ($\rightarrow$ u.).

Verzichten sollte man dagegen auf Innereien, Schinken und auf alle Wurstsorten deren Fettgehalt man nicht kennt.
Beim Fett gilt die Regel: *Je weniger umso besser.* Das gilt für alle Fette.
Die Bewertung der Kohlenhydrate (KH) ist das bei der Diabetesdiät entscheidende.
KH-Träger sind:
1. Brot u.sonstige Getreideprodukte, die alle einen KH- Gehalt von 50–80 Gewichtsprozenten (Gew.%) haben.
2. Kartoffeln, mit 20 Gew.% KH.
3. Obst, mit 5 – 15 Gew.% KH.
4. Gemüse, mit 5 – 10 Gew.% KH - und
5. Milch, mit 5 Gew.% KH.

Im täglichen Speiseplan des Diabetikers sollten alle 5 KH- Gruppen vertreten sein: 70% als Brot, Teigwaren oder Kartoffeln; 30% als Gemüse, Obst und Milch.
Die *Diät* darf aber *nicht enthalten:* Zucker, Konditoreiwaren, Schokolade, Marzipan, Pralinen, Bonbons, Honig, normal gezuckerte Marmelade, Datteln, Feigen, Ananas, Weintrauben, überreifes Obst, Liköre, Sekt und Bier.
An ihrer Stelle bestenfalls Fertigprodukte die keinen Einfluß auf den Zuckerstoffwechsel haben.
Generell sind die Nahrungsmittel innerhalb der 5 KH- Gruppen *austauschbar,* z.B.: Brot gegen Brot, Obst gegen Obst usw.
Berechnungsgrundlage bildet dabei die Broteinheit (BE).
1 BE entspricht dabei:

A.	21*g*	(= ca $\frac{1}{2}$) Brötchen
	25*g*	(= einer dünnen Scheibe) Grau-, Misch-, Kommiß- oder Simonsbrot.
	28*g*	(= einer mittleren Scheibe) Schrot- oder Weizen- Vollkornbrot.
	17*g*	Weizenmehl,
	16*g*	(= 1 gestrichenen Eßlöffel) Grieß, Reis, Hafer- flocken
	12*g*	(= einer ca. hühnereigroßen) Kartoffel oder 2 Eßl. Kartoffelbrei bzw. Kartoffelschnee.
B.	400*g*	Blattsalat (Endivien-, Feld-, Kopfsalat) oder Spinat.
C.	300*g*	der Gemüse die über dem Boden wachsen, also die verschiedenen Kohlarten, wie Blumen-, China-, Grün-, Rot-, Spitz-, Weißkohl u. Wirsing, ferner: Kohlrabi, Rote Beete, Gurken, Paprikaschoten, grüne Bohnen, Tomaten, sowie auch Spargel und alle Pilzarten. Dagegen:

D. 20g Erbsen, Linsen, Sojabohnen, Brockelbohnen,
E. 150g die übrigen Gemüse.
F. Ferner: 1 mittelgr. Apfel, Birne, Orange oder Banane, 2 Pfirsichen, 3 Aprikosen oder 1 kl. Schälchen Beerenobst (Brombeeren, Erdbeeren, Heidelbeeren, Johannis- oder Stachelbeeren) - aber nur 15g Trockenobst,
100g Nüsse, aber nur 20g Kastanien.
G. 250ml Voll- od. Magermilch, 300ml Sauer- od. Butter- milch, 30g Magerkäse oder einen Becher Joghurt; dagegen 30g Trockenmilch bzw. Milchpulver.
H. *Von den Säften:* Obstsäfte bis 200g, Beerensüßmost bis 90g, Obstweine bis 150g, frischer Traubensaft bis 70g, Wein oder Sekt bis 200g, Cola bis 100g, Bier bis $\frac{1}{4}l$, nur: Berliner Weiße bis $\frac{1}{2}l$.

Generell sollte die erlaubte KH-Menge auf mindestens 5 sich in gleichen Zeitabständen folgenden Mahlzeiten über den Tag verteilt werden. z.B.:

Frühstück: 40 KH Brot, 10 KH Obst oder Marmelade.
2. F. 30 KH Brot, 10 KH Milch oder Obst.
Mittagessen: 30 KH Kartoffeln, 10 KH Gemüse, Fleisch oder Fisch, beliebig Salat oder Gemüse der Gruppe C.
Nachmittag: 30 KH Brot, 10 KH Marmelade oder Obst.
Abendessen: 40 KH Brot, 10 KH Magerkäse, kalter Braten oder magerer Schinken.

Bewertungsmaßstab des Erfolges ist der Zuckerwert. Wenn er durch die Diät auf bis zu 200mg% Blutzucker und 10mg% Harnzucker im 24 Std.-Urin gehalten werden kann, ist die Diät ausreichend. Bei höheren Werten ist zusätzliche Arzneitherapie nötig.

Phys.: $2-3$ x wö. ein $36-37C^0$ warmes Vollbad mit Zusatz von Fichtennadel- oder Heublumenextrakt.
Im Bad wird die Haut gebürstet.
Bei *Pruritus* oder *Furunkulose:* warme Luftperlbäder mit Zusatz von Kamille, Weizenkleie, Eichenrinde oder Schwefel.
Bei *Sonnenbäder* vorsichtig sein! Die Einzelanwendung sollte nie länger als 10 – 15 Min. sein. Am besten beginnt man mit 5 Min. und steigert langsam auf 10.
Massage: Bindegewebsmassage, zun. Lenden- und Beckengegend freiarbeiten, dann lange sanfte Striche über den 9 ICR.

Klin.: Bei juvenilem Diabetes: Insulin (**Rp.**).
Beim Erwachsenen Diabetes: Orale Antidiabetika (**Rp.**).

Biol.: Versuch mit Eigenblut: Je nach Verträglichkeit von $1ml$ alle 14 Tage um $1ml$ steigern bis zu $5ml$ Dann alle 3 – 4 Wo. $5ml$ i. clut.
Zusätzlich Vitamine, bes. B, C u. E.

Phyt.: Phaseolus manus und -vulgaris, Syzygium, Vaccinium myrtillus und vitis-idaea, Carduus marianus, Juniperus communis, Taraxacum officinale und Ledum palustre sind die bei Diabetes als wirksam angesehenen Pflanzen.
Als bes. wirksam gilt wegen des insulinähnlich wirkenden Inulin:

Rp.: Fruct. Phaseoli sine semina
S. 5 Eßl. in $1l$ Wasser 3 Std. bei kleiner Hitze
kochen und vor jeder Mahlzeit 1 Tasse trinken.

Günstig wirkt auch:

Rp.: Fruct. Phaseoli sine semine
Herb. Myrtilli aa 30,0
Herb. Hyperici 10,0
Fol. Taraxaci
Herb.Urticae aa 20,0
M.f. spec. D.S. Vor jedem Essen 1 Tasse als warme
Abkochung von 1 Teel. Tee in 1 Tasse Wasser.

oder einen entsprechenden Fertigtee.

Ho.: Bei blassen Typen mit trocken-unreiner Haut und Angst: Arsenicum album Dil.D6-4,.
Bei asthenischen Typen: Acidum phosphoricum Dil.D4.
! Beide im Wechsel mit: Syzygium Dil.D2.
Bei Magenübersäuerung: Natrium phosphoricum Dil.D3, im Wechsel mit Helonias Dil.D2.
Bei Hypertonikern: Secale Dil.D4.
Bei gleichzeitiger Hyperlipidämie: Plumbum Tbl.D12-6.

Zell.: Pankreas, Hypophysenvorderlappen, Hypothalamus.

Akup.: MP.3/t, Ni.3/t, 3E.4/t, Gv.3/d, Le.2/d u. Bl.20/d.

Chir.: Wo ein Wirbelspasmus bei D5-10 besteht, kann ein Repositionsversuch manchmal günstig wirken.

Neur.: Paravertebral bei Th.5-10 und quaddeln über der Pankreas.

! → **auch Koma** (Coma diabeticum).

Diarrhoe

= *Durchfall*

Keine Krankheit, sondern ein Symptom verschiedener Genese:
→ Säuglingsdiarrhoe.

→ Enteritis.
→ Enterocolitis.
→ Colitis.
→ Reisediarrhoe.
→ Sommerdiarrhoe.
Allg.: Ursachenklärung vor Therapie.
Ho.: → Stuhl.

Diathese

- **allergische** → Allergie.
- **angiospastische** → Vegetative Dystonie.
- **hämorrhagische** → Hämorrhagie.
- **neuropathische** → Nervosität.
- **rheumatische** → Rheuma.
- **uratische** → Gicht.

Digitalis-Intoxikation

daran denken, wenn während einer Digitalisbehandlung Erbrechen, Durchfall, Leistungsabfall, Sehstörungen, ein Pulsabfall unter 60/Min. oder Rhytmusstörungen auftreten. Bes. verdächtig ist das Auftreten von Kammerextrasystolen oder einer Bigeminie (Doppelschlägigkeit jeder Systole).
TH.: Digitalis sofort absetzen.
Kaliumchlorid-Gaben von 3 – $7g$ tägl. Magnesium.
Bei Unruhe ein Sedativum dazu Atropinum sulf. (**Rp**)
- oder als Alternative:
Neur.: Novocain als Quaddeln über dem Herzen und paravertebral bei Th. 1-3.
Ho.: Belladonna Dil.D4 $\frac{1}{4}$ stdl. 10 Tr. *Ekg-Kontrolle,* wenn keine Besserung in 24 Std.: Klinik.

Diphtherie

TH.: Meldepflichtig, Klinik.

Discushernie

= *Bandscheibenschaden:* → *Lumbago, Ischias, Schulter- Arm-Syndrom.*

Distorsion

= *Zerrung*
Meist als **D. pedis** als Z. des Seitenbandes am Knöchelgelenk durch Übertreten. Seltener am Knie- oder Handgelenk (Schmerz, Schwellung, Bewegungs-

hemmung = Hinken).
! Wo Schwellung blutunterlaufen = Rö. (Bruch, Bänderriß?). Sonst:

TH.: Ruhigstellung, Hochlagerung, Kühlung, am besten durch Auflagen von Eis in einem Plastikbeutel oder mit Lehm.
Über Nacht Salbenverband mit einer Heparinsalbe, oder Umschlag mit Arnikatinktur (Rp.: Tkt.Arnika, D. 1 Teel. in $\frac{1}{4}l$ Wasser).
Beim Gehen längere Zeit straffer Verband mit elastischer Binde (vom Fußanfang bis zur Mitte des Unterschenkels). Am besten als Gummistrumpf.
INNERL.: Arnikatinktur 3 x tgl. 5 Tr. in $\frac{1}{2}$ Gl. Wasser.

Disomanie

= periodische Trinksucht (im Gegensatz zur chron.T.).
Urs.? Form der Epilepsie (Th.BECKER)? Zyklische Depression?
TH.: Nach Regelmäßigkeit oder Unregelmäßigkeit der Trinkanfälle suchen.

Divertikel

→ Colondivertikel.
→ Dünndarmdivertikel.
→ Duodenaldivertikel.
→ Oesophagusdivertikel.

Doppeltsehen:

Auf einem Auge: Linsentrübung oder Netzhautkrankheit!?
Auf beiden Augen: Schielen. Tritt es bei Erwachsenen auf muß man an eine neurale Ursache denken.

DOWN-Syndrom

→ *Mongolismus*

Drogenabhängigkeit

→ *Sucht.*

Drüsenerkrankungen

= Speicheldrüsen-, Pankreas-, Schilddrüsen- Erkrankungen, Lymphknotenschwellungen.

Dumping-Syndrom

= Postgastrektomiesyndrom nach Magenresektion
DDg. Perniciosa-Anämien

1. **Frühes Dumping-Syndrom:** Übelkeit gleich nach d.Essen.

TH.: Nach dem Essen sofort hinliegen oder im Liegen essen. Diät wie bei 2.

2. Spätes Dumping-Syndrom: Beschwerden erst 1 – 4 Std. p.c. Entscheidend ist die Ernährung.

Diät: Häufig kleine Mahlzeiten, am besten alle 2 Std.
Keine Milch, Milchgetränke, kein Zucker und keine Süßspeisen. Sie werden schlecht vertragen.
Keine Rohkost; kein rohes Obst; Gemüse gekocht.
Beim Fett entscheidet die Zubereitungsform.
Homogenisiertes Fett (Öl, Bratensoßen, Sahne) werden schlecht vertragen.
Gut vertragen werden Brot - aber nicht Vollkorn. Ferner zartes gegrilltes Fleisch und fettarm gekochter Fisch.
Nicht in leeren Magen trinken. Keine Suppen als Vortisch.
Die Mahlzeiten werden *trocken* eingenommen. Getränke erst nach dem Essen.
Am besten orientiert man sich bei den Speisen am Empfinden des Pat. Was ihm nicht gut bekommt, wird weggelassen.

Phys.: Nach dem Essen hinliegen und warmer Bauchaufschlag.

TH.: Tct. Arnika, 50 Tr. in 1*l* Wasser über den Tag schluckweise - oder Rollkur mit:

Rp.: Tct. Ratanhia
Tct. Tormentillae
Tct. Myrrhae aa 20,0
M.D.S. Früh nüchtern im Bett 50 Tr. in 1 Glas Kamillentee, 5 Min. auf Rücken, die linke Seite, den Bauch und abschließend die rechte Seite liegen.

- $\frac{1}{4} - \frac{1}{2}$ Std. vor dem Essen ein Spasmolytikum.

1 Teel. Heilerde gut eingespeichelt und mit wenig Wasser hinabgespült - oder:

Rp.: Tct. Chinae compos. (DAB) 25,0
Bismut. subgallic. 5,0
Mucil. Gummi arabicum 10,0
Aqua dest. ad 200.0
M.D.S. $\frac{1}{2}$ Std. vor dem Essen 1 Teel.

- Nach dem Essen:

Rp.: Tct. Carminativa 20,0
Tct. Valeranae aeth. (DAB) 20,0
M.D.S. 10 – 20 Tr. in Wasser.

oder:

Rp.: Fruct. Carvi

Fruct. Foeniculi aa 10,0
Fol. Menthae pip. 20,0
Herb. Chelidonii
Flor. Chamomillae aa 30,0

M.D.S. 1 Teel. mit 1 Tasse heißem Wasser angießen und 5 Min. ziehen lassen. Nach dem Essen 1 Tasse trinken.

- Daneben stets: Vit.B_{12} und Eisen evtl. in Kombination.

Dünndarmdivertikel

bei chron. Durchfall oder Wechsel von Durchfall und Obstipation daran denken. Diagnose muß durch Rö. gesichert werden (Ca-Ausschluß).
TH.: Wie chron. Enteritis.

Duodenaldivertikel

keine besonderen Beschwerden oder solche wie bei Ulcus duodeni, Gallenkolik bzw. Cholecystopathie.
TH.: Erst Ausschlußdiagnostik, sonst:

- Feuchtheiße Umschläge auf den Oberbauch.
- Tee- oder Saftfasten, dann Ulcusdiät.

Neur.: Bei akutem Schmerz: Injektion in die Magengrube.

DUPUYTREN-Kontraktur

Konservativ behandelbar nur solange keine ausgesprochene Beugekontraktur besteht.
TH.: In allen Fällen, wö. 1 x NÄGELI-Kopfstützgriff. Dazu:

Neuraltherapie: Nach Druckschmerzpunkten im Nacken suchen und mit jeweils $0,5ml$ Lidocain infiltrieren.
Sehnenverdickung im Handteller abtasten und über dem Strang in Abständen von $1cm$ mit 20ger Kanüle ca. $0,3mm$ tief einstechen, ca. 10 Min. stecken lassen und dann Spritze aufsetzen und $0,3ml$ eines Gemisches von Novocain und Traumeel aa injizieren.
INNERLICH: Vit. E tägl. $100 - 200mg$. Dazu ein trypsinhaltiges Fermentpräparat.
ÄUSSERL.: Heißes Handbad und anschließend einmassieren einer Pepsinsalbe:

Rp.: Acid. borici 3.0
Pepsin 10,0
Vaselin. ad 100,0

M.f. ung. D.S. jeden 2. Tag nach heißem Handbad über dem verdickten Strang einmassieren.

Dazwischen zur Hautschonung:
Rp.: Avil 0,2
Ol. Arachidis 15,0
Past. Zinci ad 50,0
M.f. pasta, D.S. Hautsalbe.

Wenn in 4 Monaten keine Besserung: Op.

Ho.: Arnica Dil.D2 im Wechsel mit Graphites Tbl.D6.
No.: Dupuytren Nosode.
Akup.: KS.3, 8, 9/d, Lu.5/t, Di.4/d (meist kaum Erfolg).

Durchblutungsstörungen, periphere

Allg.: Pulsuntersuchung an den entsprechenden Punkten, Auskultation an den Gefäßverläufen, Lagerungsprobe, Hautthermometrie (ermöglicht allg. Überblick), Gerinnungstest und BOLEN-HEITAN-Test.

TH.: Rauchverbot.

- Herdsanierung, zur Ausschaltung von Toxinen.
- Bei Hyperlipoidose entsprechende Diät (→ Hyperlipidämie).
- Bei Adipositas: Reduktionsdiät (→ Adipositas).
- Bei Thromboseneigung: Antikoagulantien.

Phys.: Gefäßtraining durch:

- *Flachlagerung* im Bett und Sorge für warme Füße evtl. durch Wattestrümpfe.
- *Rollübungen* der erkrankten Glieder: Sie werden - am besten jeden Morgen und Abend im Bett - senkrecht hochgehoben und Hände oder Füße bewegt bis Parästhesien verspürt werden. Dann sitzt der Pat. auf und hängt Arme oder Beine herab und beobachtet wie die Venen sich füllen und die Haut sich rötet. Das Ganze wird 3 – 5 mal wiederholt. *Nicht bei Thrombosen !*
- *Manuelle Lymphdrainage.*
- Kurze kalte Teilwaschungen der betr. Glieder. KNEIPP- Arm oder Knie- bzw. Schenkelgüsse. Am besten im Wechsel.
- Zur allg. Anregung: Fichtennadel-, Heublumen- und Sauerstoffbäder.

! Vorsicht mit *Warmanwendungen.* Je stärker die Durchblutungsstörung umso weniger Warmanwendungen ! Keine warmen Fuß- oder Unterarmbäder. Keine Wechselanwendungen. Keine Kurzwellen, Infrarotstrahlen oder Ultraschall am durchblutungsgestörten Glied. Nur:

- Zur Erregung eines cutano-visceralen Reflexes im Reflexbereich der WS.:

= Heublumensäcke oder heiße Moorpackungen

= Bindegewebsmassage nach DICKE, evtl. nachdem man $\frac{1}{2}$ Std. zuvor ein Spasmolytika gegeben hat.
= Neuraltherapie: subcutan oder paravertebral.
= Moxa.
= Schröpfen.
• Behandlung mit O_2 oder O_3 Injektionen.
• Durchblutungsfördernde Mittel.
Im übrigen richtet sich die Behandlung nach dem Beschwerdebild: → Akroparaesthesie, Brachialgia paraesthetica nocturna, Akrocyanose, Morbus RHEYNAUD
- und nach den Ursachen: → Arteriosklerose, Endangitis.

Ho.: → entsp.Diagnose.

Zell.: Gefäßwand, Herz, Placenta, Mittelhirn, Hypophysenvorderlappen.

Durchfall

= Enteritis u. Stuhl. (→ d.)

Durst

Ho.: Bei Fieber: Aconitum Dil.D4 u. Natrium muriaticum Dil.4.
Trinkt oft, aber wenig: Arsenicum Dil.D6.
Durst auf große Mengen: Bryonia Dil.D4.
- kalten Wassers: Mercurius sublim. corrosivus Tbl.D6.
- Trinken erfrischt nicht: Arsenicum Dil.D4.
- durch dauernde Mundtrockenheit: Belladonna Dil.D6.
- infolge von Brennen im Hals: Cantharis Dil.D6.
- unlöschbarer: Crotalus horridus Tbl.D8.
- nach dem Stuhlgang: Capsicum Dil.D6.
Verlangen nach sauren Getränken: Stramonium Dil.D4.
Kann ohne Trinken nichts essen: Cactus Dil.D2.
Durstig aber appetitlos: Sulfur Tbl.D6.
Kälte erzeugt Durst: Eupatorium perfoliatum Dil.D6.
Durstlosigkeit, völlige: Nux moschata Dil.D3.
- auch bei Hitze: Apis Dil.D4.
- tagsüber: Cyclamen Dil.D2.

Dysbasie

→ Gehstörungen.

Dysbakterie

Von NISSLE 1916 geschaffener Begriff für die Störung der Darmflora. Man

spricht heute besser von **Dysbiose** *oder* Symbiontenstörung. *Man versteht darunter eine Störung im Gleichgewicht der physiologischen Darmflora, die beim Gemischtköstler aus* 1 – 5% *Coli*, 30 – 40% *Bacteroidesbakterien*, 30 – 40% *anaeroben Lactobacillen und 10% Enterococcen besteht.*
Diese Flora wird *insgesamt gestört* durch Antibiotika, Durchfallkrankheiten und Abführmittelmißbrauch, aber auch bei Genuß von viel Lauchgemüse.
Sie kann *verändert* werden durch einseitige Ernährung. So bewirkt eine einseitige Fleischernährung eine Vermehrung der Coli.
Auch Störungen der Magen-Darm-Fermente führen zu Störungen im Gleichgewicht.

TH.: *Nach Antibiotikatherapie:* Kombination von Stoffen die das Darmmilieu verbessern und lebende Keime, am besten Sanasi und Omniflora.
• *Sonst:* Zuerst feststellen inwieweit die Fermentation in den oberen Darmabschnitten gestört ist und sie, wo nötig zu korrigieren.
Dann: Gesamtkeimzahlbestimmung durchführen lassen.
Danach: Mittel die das Darmmilieu entsprechend beeinflussen,
oder entsprechende Darmbakterienpräparate.
! *Gefahr:* Hefeinfektion (→ Soor u. Diarrhoe).
! *Extreme Auswirkungen* einer Dysbiose sind: *Gärungs- bzw. Fäulnisdyspepsie* (→ d.).

Dysenterie

= *Ruhr*

TH.: Meldepflichtig, Krankenhauseinweisung.

Dyskinesien

→ *Cholezystopathie.*

Dysmenorrhoe

= *schmerzhafte Regel als:*

1. **Ideopathische Dysmenorrhoe:** schon in den ersten Monaten des Regelbeginns auftretend und mit vegetativen Symptomen (Müdigkeit, Erbrechen, Nervosität, Schwindel, Diarrhoe) verbunden = *funktionell.*
2. **Sekundäre Dysmenorrhoe:** erst später, manchmal erst nach Jahren auftretend und meist ohne vegetative Begleitsymptome = *organisch.*

Allg.: Organische Störungen müssen erst ausgeschlossen werden!
BEI FUNKTIONELLER D.:

Proph.: Sport, leichte Gymnastik, Regelung des Stuhlganges durch Bewegung und gemischte Kost mit viel rohem Obst, Salaten und rohen Gemüsen; Verzicht auf Genußgifte, bes. Nikotin.

Phys.: Ansteigende Fußbäder, am besten abends 20 – 30 Min. Temp. durch Zugießen von 37 auf 41^oC erhöhen. Über Nacht feuchtwarme Unterleibswickel.

TH.: Vitamin A und E über mehrere Monate.
Dysmenorrhoika.
Evtl. zusätzlich ein Aesculuspräparat.

Phyt.: Alchemilla millifolii, Thymus vulgaris, Artemisia absinthium, Ruta graveolens, Sambucus nigra, Rosmarinus off., Valeriana off. als Einzeltee oder Mischungen, z.B.:

Rp.: Herb. Millefolii 25,0
Herb. Anserinae 15,0
Herb. Thymii 10,0
Herb-. Absinthii
Flor, Paeoniae
Fol. Rosmarini aa 5,0
M.f. spec. D.S. 1 Teel. auf 1 Tasse Wasser, heiß übergießen, 10 Min. ziehen lassen, 2 – 3 mal tägl. 1 Tasse warm trinken.

- oder einen entsprechenden Fertigtee.

Ho.: Bei nervösen Mädchen: Viburnum Dil.D2.
- mit vegetativen Begleitsymptomen: Gelsemium Dil.D4.
- mit Überempfindlichkeit gegen Licht: Belladonna Dil.D4.
- mit starker Reizbarkeit: Chamomilla Dil.D4.
- mit unregelmäßig auftretenden Kopfschmerzen: Magnesium phosphoricum Tbl.D4.
- mit kolikartigen Schmerzen: Caulophyllum Tbl.D3.
- mit venöser Stase und Frostempfindung: Aristolochia Dil.D4

Bei blonden Typen: Pulsatilla Dil.D4.
Bei depressiver Verstimmung: Cocculus Dil.D3.
Wo gleichzeitig Oberbauchschmerzen bestehen: Nux vomica Dil.D4.
Bei Launenhaftigkeit: Ignatia Dil.D4-8.

Zell.: Ovar, Hypophyse anterior fem., Placenta, Uterus, Bindegewebe.

Neur.: Quaddelung der palpatorischen Druckpunkte auf dem Unterbauch und evtl.zusätzl. paravertebrale Inj.bei L1-3.
Evtl. über mehrere Zyklen, jeweils 1 – 2 Tage vor dem erwarteten Blutungsbeginn, mit $0,5ml$ pro Stich.

Akup.: Zuerst Lu.16, Ga.3 u. MP.6, alle t. Lu.4, Ma.36 u.Bl.31
alle d. dazu: 3E.4/t u. KG.3/d.
Wenn das wirkungslos, auch noch: Ni.6/t, Ga.26, 27, 28 u. Le.13/d.

Bei Krämpfen: Le.3 u. 6/t, Bl.62 u. Ni.4/d.
Bei Kreuzschmerzen: Bl.31/d.

Psych.: Wo es sich um eine *primäre idiopathische Dysmenorrhoe* handelt, die mit der Regel beginnt oder nach einigen Perioden einsetzt, sollte man sich vergewissern, ob nicht auch psychologische Momente vorliegen. Behutsam muß geklärt werden, ob das Mädchen seine Geschlechtsrolle nicht annehmen will, lieber ein Knabe wäre und warum. Man muß sie dann durch ein verständnisvolles Gespräch in ihre Rolle als Frau einführen.

Dyspepsie

= *Verdauungsschwäche.*

Allg.: Zunächst Versuch mit Bittermitteln *(Amara).*
Wenn innerhalb von 3 Wo. keine Besserung: Enzyme.
Sofern diese Besserung bringen, sollte man versuchen wieder auf Amara zurückzugehen.

Ho.: Dyspepsie der Trinker: Nux vomica Dil.D4.
- mit Blähungen und Aufstoßen: Carbo vegetabilis Tbl.D4.
- mit allg. Glieder- u. Kopfschmerzen: Bryonia Dil.D4.
- mit Völlegefühl nach fetten Speisen: Pulsatilla Dil.D4.
- mit übelriechendem Atem, Aufstoßen u. pessimistischer Stimmungslage: Mercurius solubilis Tbl.D12.
- mit ranzigem Aufstoßen: Carbo vegetabilis Tbl.D3.
- mit Gefühl als sei der Magen mit Wasser gefüllt: Kalium carbonicum Tbl.D12.
- mit Verstopfungsgefühl trotz Stuhlgang: Robinia Pseudacacia Dil.D6.

Verlangen nach scharfen Speisen: Abies canadensis Dil.D3.
Morgens appetitlos, mittags Heißhunger: Abies nigra Dil.D3.
Satt nach wenigen Bissen: Lycopodium Dil.D6.
Dyspepsie alter Leute: Antimonium crudum Tbl.D4.

Zell.: Magen, Pankreas, Dünn- u. Dickdarm, Thalamus, Hypothalamus und Hypophyse ant. in Verb. mit einem Amara.

Neur.: Injektion in die Magengrube (nur bei ak. D. mit Krampf!).

Akup.: *Akute D.:* Ma.36 u. KG.12/d.
Chron.D.: Bl.21 u. MP.5/t; KG.12, 13 od.14/d.

O.Ak.: Hp.: 89, 87, 51, 55 u.22; Np.: 91, 104 u. 55.

Dysphagie

= *Schluck- und Schlingbeschwerden.*

Exakte Diagnose und Ursachentherapie.

Dyspnoe

1. **Inspiratorische** durch Verengung:
• AKUT bei Fremdkörperaspiration (→ Erstickung), Glottisödem oder Laryngospasmus (→ d.).
• CHRON. bei Schleimhautschwellungen, Polypen oder Scheidewandverkrümmung der Nase, Struma u.dgl.

2. **Exspiratorische** bei Lungenerkrankungen (Asthma, Emphysem).

3. *In- und expiratorische* bei cardialer Stase der Lunge (Asthma cardiale).

TH.: → Erstickung und entspr.Artikel.

Neur.: Quaddelung entlang der Brust-WS und der Rippenansätze.

Akup.: *Nervöse D.:* Ni.6/t, Gv.11 u. Ma.40/d.
Bei Hypertonikern: He.5/t, KS.7/d u.KG/d.

O.Ak.: → Asthma.

Dystonie, vegetative

→ *Vegetative Dystonie.*

Dystrophie

→ *Säuglingsdiarrhoe.*

E

Echinococcus

= *Hülsenbandwurm,* → *Würmer*

Eierstockentzündung

→ *Adnexitis*

Eileiterentzündung

= *Salpingitis,* → *Adnexitis*

Eingeweidesenkung

→ *Enteroptose*

Einschlafen der Hände

→ *Durchblutungsstörungen und Hände*

Einschlafstörungen

→ *Schlafstörungen*

Eisenbahnkrankheit

= *Kann im Zug nicht rückwärts fahren* → *Fahrkrankheit*

Eisenmangelanämie

→ *Anämie*

Eiterungen

→ *Furunkel, Karbunkel und Panaritium*

Eitergrind

→ Impetigo

Ejaculatio praecox

Organisch nur 5%, der Rest psychogen

TH.: Entscheidend ist das Gespräch, das oft schon Angst (vor dem Versagen) oder Schuldgefühle aufdeckt.

• Eine anaesthesierende Salbe ca. 10 Min. vor Coitus auf Glans und Praepudium zur Herabsetzung der Reizschwelle, z.B.

Rp.: Anesthesin 0,5
Ung. moll. ad 30,0
M.f. ung. D.S. nach Vorschrift.

- oder eine entsprechende Fertigsalbe.

• Calcium-Tabl.

Ho.: Belladonna Dil.D4.

O.Ak.: 58,79, 32, 22, 55.

Ekchymosen

= *kleinflächiger Bluterguß → Hämatom*

Eklampsie gravidarum

→ *Schwangerschaft*

Eklampsie infantum

= *Kinderkrämpfe → Krämpfe*

Ekthym

→ *Unterschenkelekzem*

Ekzem

Es besteht keine einheitliche Einteilung an der man sich bei der Therapie orientieren kann. Mögliche Einteilungen sind:

a) Die Einteilung nach dem Alter des Auftretens:

a) Ekzem bei Kindern.

b) Erwachsenenekzem.

Dabei kann aber ein Ekzem im Erwachsenenalter nichts als die Exacerbation einer Anlage sein, bes. einer exudativen.

Das gilt vor allem für die Neurodermitis (→ d.).

b) Nach der möglichen Ursache.

• Sie läßt sich beim seborrhoischen und beim (allergischen) Kontaktekzem am ehesten ermitteln.

• Wichtig ist auch daran zu denken, daß innere Leiden, bes. Diabetes,

Gicht oder Prägicht, Dyspepsien, Asthma, Nierenstörungen usw. zu Ekzemen disponieren können und die Heilung erschweren. Nach klassisch humoralpathologischer Lehre ist manches Ekzem hier als Entlastungsreaktion aufzufassen.

c) NACH DER LOKALISATION:
Kopf-, Gesichts- Lid-, Ohr- und Naseneingangs-Ekzem, Lippen-, Anal-, Hals-, Unterschenkel- Hand-, Fuß- und Nagel-Ekzem, sowie Intertrigo.

TH.: Zunächst mögliche Ursache ermitteln und - wenn möglich - ausschalten. *Lokale Ekzeme* sind meist Kontaktekzeme. Schon die Lokalsation läßt an bestimmte Allergene denken. Sie müssen unbedingt vermieden werden. *Allgemeine Ekzeme* haben meist eine innere Basis. Daher:

Allg.: Untersuchen ob eine Diabetes, Gicht, Dyspepsie (→ d.) oder Dysbakterie (→ d.), Regelstörung oder ähnliches vorliegt und entsprechend behandeln.

• Ausreichende Nachtruhe, bei Nervösen evtl. ein Sedativa.

• Auf alimentäre Überempfindlichkeiten achten und diese ausschalten. Hierher kann auch eine Nickelallergie gehören.

• Eine bestehende Obstipation (→ d.) behandeln. Evtl. Einleitung mit Darmbad oder Darmspülung.

• Evtl. vorhandene Fokalherde sanieren. In jedem Fall unspezifische Reizkörpertherapie. Am besten Eigenblut, alle 3 – 6 Tage 5 – 10*ml* i.m. Sonst ein injizierbares Reizkörpertherapeutikum bzw. Umstimmungsmittel.

• Blut, Nieren und Leber untersuchen, in jedem Fall die Ausscheidung fördern.

Phyt.: Z.B. mit einem über längere Zeit zu trinkenden Tee aus:

Rp.: Fol. Juglandis 10,0
Herb. Violae tricoloris
Rad. Sarsaparillae
Rad. Bardanae aa 15,0
Fruct. Juniperi contus.
Flor. Genistae Scopariae aa 12,5
M.f. spec. D.S. 1 Teel. auf 1 Tasse Wasser. Mit heißem Wasser übergießen, kurz aufkochen und davon 3 x tägl. 1 Tasse trinken.

- oder einen Fertigtee.

Diät: Möglichst auf Alkohol, Kaffee, Tee und Nikotin verzichten. Fleisch einschränken (wö. mindestens 2 fleischfreie Tage). Auch fette, scharf gewürzte und saure Speisen vermeiden. Reichlich Obst und frisches Gemüse, am besten als Salat oder Rohkost mit etwas Zitronensaft statt mit Essig gewürzt.

In akuten oder subakuten Fällen wird die Behandlung am besten mit einer Fasten- oder SCHROTH-Kur eingeleitet.
In hartnäckigen Fällen können versteckte Nickelquellen Ursache sein. Zu den nickelreichen Nahrungsmitteln gehören: Kakaopulver, Schokolade, Sojabohnen u.a. Hülsenfrüchte, Hafer, Wirsingkohl, Nüsse und Mandeln. Sie sollten vom Speiseplan gestrichen werden. Zum Kochen sollten bevorzugt Jenaer Glas und Emailgeschirr verwendet werden. Insbesondere sollte die Zubereitung saurer Speisen nicht in Kochgeschirren aus rostfreiem Stahl erfolgen, da aus der Legierung Nickel in die Speise übergehen kann. Um eine Nickelkontamination durch Leitungswasser zu vermeiden, läßt man dieses vor Verwendung zu Nahrungszwecken einige Sekunden ablaufen.

Phys.: Dosierte Licht- und Luftbäder, Atemgymnastik, Hautbürsten, Wechselwaschungen und -güsse.

Lokal: Beh. entsprechend der Phase: feucht auf feucht, trocken auf trocken.

BEI AKUTEM EKZEM:

a) Bei Rötung, Bläschen und Nässen: keine Salben, sondern:

Rp.: I Resorcinum pulv.
Acid. salicylicum pulv. aa 15,0
M.f. pv. D.S. nach Vorschrift.
Rp.:II Fol. Juglandis
Herb. Violae tricoloris
Herb. Urticae aa 10,0
Flor. Chamomillae ad 50,0
M.f. spec. D.S. 1 Teel. auf 1 Tasse Wasser, mit siedendem Wasser übergießen, kurz aufkochen, erkalten lassen, 1 Teel. des Pulvers von Rp.I darin auflösen. Damit Umschläge machen.

- Dann:

Rp.: Ammonium tumenolicum 15,0
Ether sulfuricus
Spiritus vini
Aqua dest. aet Glycerinum aa ad 100,0
M.D.S. ad us. ext. Nach dem Umschlag aufpinseln.

- oder ein entsprechendes Fertigpräparat.
- Bei universeller Ausbreitung Kleie- oder Molkebäder, jedoch nicht mehr wie 2 pro Woche und danach sorgfältig abtrocknen.

b) Bei Rötung und Knötchen ohne Nässen:

Rp.: Acidum tannicum 10,0
Bismutum subgallicum 20,0
Zincum oxydatum

Talcum aa ad 100,0
M.f. pulv. D.S. mehrmals tägl. einpudern.

c) Bei Krustenbildung: Entfernung der Krusten ohne Rücksicht auf die anderen Erscheinungen. Am besten nach Erweichung durch:

Rp.: Acid. salicylicum 1,0
Resorcinum 2,0
Zincum oxydatum 35,0
Glycerinum 30,0
Aqua dest. ad 100,0
M.f. lotio. D.S. Vor Gebrauch schütteln, dick auf Leinen streichen, auf die Krusten legen, über Nacht in fixierendem Verband einwirken lassen, dann Krusten abwischen und entsprechend der vorliegenden Erscheinungen behandeln.

IM SUBAKUTEN STADIUM mit Krusten und:

a) noch feuchtend:

Rp.: Acidum salicylicum 2,0
Ol. Ricini 5,0
Vaselinum flavum ad 50,0
M.D.S. Auf Lappen streichen und auflegen

b) bei geringer Feuchtigkeit:

Rp.: Acidum salicylicum 1,5
Ichthyolum 1,5
Sulfur praecipitatum 5,0
Eucerinun anhydricum ad 100,0
M.f. ung. D.S. 2 – 3 x tägl. einreiben.

oder:

Rp.: Acidum salicylicum 1,0
Ichthyolum 1,5
Magnesium carbonicum 20,0
Zincum oxydatum 25,0
Talcum vent. ad 100,0
M.f. pulv. D.S. mehrmals täglich einpudern.

- oder ein entsprechendes Fertigpräparat.

IM CHRONISCHEN STADIUM

Rp.: Ammonium tummenolicum 15,0
Sulfur praecipitatum
Zincum oxydatum crudum
Bismutum subnitricum aa 5,0
Ung. cereum compos. ad 100,0
M.f. ung. D.S. mehrmals täglich auftragen.

- oder eine entsprechende Fertigsalbe.

Ho.: Allg.: Hepar sulfuris Tbl. D6-12. Dazu:
BEI AKUTEM EKZEM: Arsenicum album Tbl.D6.
Wenn die Haut rot gequollen ist: Apis Dil.D4.
Bei Bläschenbildung, Nässen - und Jucken: Rhus tox.Dil.D6.
- und starkem Brennen: Belladonna Dil.D4.
Bei Bläschen mit wässerigem Inhalt u. Brennen: Cantharis Dil.D6-12 oder Rhus toxicodendron Dil.D6.
Wenn die Bläschen zu gelben Schorfen zusammenfließen: Arsenicum album Tbl.D6.
BEI CHRONISCHEM EKZEM: Hepar sulfur. Tbl.D12 und:
- wenn Ekzem trocken: Graphites Tbl.D4-6.
- - und die Haut dabei rissig: Petroleum Dil.D6.
- - mit kreideartiger Schuppenbildung: Calcium carbonicum Tbl.D4-6.
Bei starker Krustenbildung: Lycopodium Dil.D4.
- mit honiggelben Krusten: Antimonium crudum Tbl.D4.
Bei Wasserempfindlichkeit: Silicea Tbl.D6-12.

Akup.: Stets Bl.54/t, bei Hitzegefühl 3E.5/t Außerdem: Di.11/t, Ga.30/d, evtl. auch: Dü.3/t, KS.7/t und Ma.45/t.
Bei starker Schweißbildung: Bl.54/t, Ni.3/T und Bl.58/d, sowie 2 Silbernadeln am Ekzemherd.

O.Ak.: 101, 22, 13, 29, 91.

Elektrolytstörungen

= *Acidose, Alkalose, Dehydration, Hypo- und Hyperkaliämie, Hyper- und Hypocalciämie.*

! Stets auch an eine E. denken, wenn Müdigkeit mit Muskelschwäche und Wadenkrämpfen, Herzrhythmusstörungen, Blutdruckveränderungen, Absencen, Verwirrtheitszutänden und Obstipation auftritt.

TH.: Vor der diagnostischen Abklärungen keine Mittel !

Elektrounfall

E.H.: *Sofort Strom abschalten* bevor jemand den Verunglückten berührt. Auch keine Befreiungsversuche mit tuchumwickelten Händen!
Nur wenn dies nicht möglich, sollte man den Verunglückten mit Holzstangen oder Brettern aus seiner Lage wegschieben (befreien).
Bei dem vom Strom Befreiten Puls fühlen und auf Atmung achten. Evtl. sofort künstliche Beatmung und Herzmassage.
Verbrennungen freilegen durch Aufschneiden der Kleidung.
Mit dem Wundgebiet verklebten Stoffe aber nicht entfernen, sondern

umschneiden.
Verbrennungswunden unbedeckt lassen (höchstens Wärmeabdeckung).
Keine Salben, Öle u.dgl. auf die Wunde (→ Verbrennungen).
Notarztwagen alarmieren.
Wenn möglich Infusion zur Schockbegrenzung.

Elephantiasis

= *Endzustand eines Lymphödems aus verschiedener Genese.*
Symetrisch: schon bald nach der Geburt (Typ Nonne-Milroy) oder in der Pubertät beginnend (Typ Maige) als angeborenes familiäres Syndrom oder nach Infektionen. Malaria, Bilharzia, Filaria (stets Tropenaufenthalt in der Anamnese).
Einseitig - am Arm: meist nach Brust-Operation oder Bestrahlung im Bereich der Achsel.
- *an einem Bein:* nach Thrombophlebitis. Bei Frauen zwischen 20 und 30 auch idiopathisch (ohne erkennbare Ursache oder nach Verletzung, langsam zunehmend) als *Lymphoedema praecox.*

TH.: Bei den ersten Anzeichen (enorme Schwellung der Knöchelgegend ohne Schmerz):

Allg.: Zunächst einige Tage Bettruhe und Hochlagerung.
- Dazu ein Diuretikum.
- Glied einmal in rohe Zwiebelscheiben einpacken, danach gründlich Abwaschen.
Evtl. statt der Zwiebelscheiben: Salzwickel.
- Über Nacht: eine Heparinsalbe.
- Am Tage feste Wicklung des Gliedes mit einer Gummibinde.
Darunter wird ein weißer Wollstrumpf angezogen.
Evtl. auch 1 – 2 Std. Mittagspause mit ungebundenem, aber hochgelagertem Bein.
Das Binden hat immer zu erfolgen, bevor das Bein über die Bettkante hinabgesenkt wird.
- Laufend manuelle Lymphdrainage. Wenn alle Bemühungen erfolglos: Op.

Ho.: Hydrocotyle asiatica Dil.D3 und Anacardium Dil.D4 alle 6 Std. im Wechsel.

Embolie

1. **Lungenembolie** (→ d.): Bes. häufig bei Thrombophlebitis!
! Sofort *lebensgefährlich* !
2. **Fettembolie** nach Unfall mit Bruch eines Röhrenknochens.

3. Akute arterielle Extremitäten-Embolie bei Herzkranken mit Klappenfehler.

TH.: ! In jedem Fall sofort NAW anfordern und ins nächste Krankenhaus.

Emesis

→ *Erbrechen*

Emphysem

= *Emphysema pulmonum*

! Das E. erscheint als irreversible chronische Bronchitis mit Atemnot, Husten und viel Auswurf und Neigung zur Verschlechterung im Laufe der Jahre.

TH.: Ziel ist die Verzögerung des Prozeßfortschrittes. Längerfristige Erfolge lassen sich nur in Anfangsstadien erzielen.
Voraussetzung ist *totaler Nikotinverzicht.*
Außerdem: Verhütung von Staubexposition!

Diät: Einschränkung der Nahrungs- und vor allem der Flüssigkeitsmenge. Safttage, Teetage ($1l$), Obsttage ($1kg$ auf den Tag verteilt). Wenig Salz. Keine blähenden Speisen (Kohl, Bohnen usw.). Kein Schwarzbrot.

Phys.: Viel und zügig Gehen und körperliche Arbeit ist die beste Vorbeugung, doch sind Überanstrengungen zu vermeiden.
• Morgens: Ganzabwaschung und anschließend trockenbürsten des ganzen Körpers.
• Morgens und abends einige Minuten die gestreckten Arme in den Schultern schwingen (das erweitert den Bruskorb).
• Öfters am Tage mehrfach Bauch einziehen und vorschnellen lassen (Bauchschnellen zur Zwerchfellbewegung).
• Atemübungen bei erschwerter Ausatmung: Bei geschlossenem Mund durch die Nase tief einatmen. Besonders als Bauchatmung. Dann durch locker aufeinander gelegte Lippen *(Lippenbremse)* langsam und solange wie möglich ausatmen. Dabei kann der Bauch und der Brustkorb durch außen flach angelegte Hände komprimiert werden.
• Bindegewebsmassage oder Vibrationsmassage.
• Hustendisziplin: Der Patient soll den Schleim regelmäßig abhusten. Dazu soll er zunächst tief einatmen, dann halb ausatmen und danach erst abhusten.

Sonst: In Abständen von $\frac{1}{2}$ bis $\frac{1}{4}$ Jahr: 3 – 4 Blutegel am Nacken.
• Bekämpfung der Bronchialobstruktion durch ein Bronchospasmolytikum.
• Schleimverdünnung durch Sekretolytika.

Rp.: Kalii jodati 0,5
Tinct. Pimpinelli
Tinct. Adonis
Tinct. Ammi visnagae aa ad 30,0
M.D.S. 3 – 6 x tägl. 20 Tr.
- oder ein entsprechendes Fertigpräparat.

- Abwehrsteigerung durch ein entsprechendes Umstimmungsmittel.
- Bei Bronchitis entsprechende Behandlung (→ d.).
- Bei vermehrter Atemnot, wie Asthma (→ d.).

Ho.: Bei schwerlöslichem Auswurf: Naphthalinum Dil.D4.
- Atemnot im Liegen: Grindelia robusta Dil.D3.
Dazu stets: Silicea Tbl.D12.
Bei Magen-Darmstörung: Antimonium sulfuratum aurantiacum Tbl.D4.
Bei Brustbeklemmung: Cactus Dil.D2.
Bei Atemnot und Schwindel: Curare Tbl.4.
Weiter → Asthma und Bronchitis.

Empyema pleurae

= Pleuritiskomplikation → Pleuritis

TH.: Klinik !

Empyem der Nasennebenhöhlen

Zunächst fachärztliche Versorgung.
Danach oder als Begleittherapie:

Ho.: Kalium bichromicum Tbl.D4 3 x 1 und pulverisiert als Prise.
Dazu: Sulfur Tbl.D6 oder Silicea Tbl.D12 je nachdem das Nasensekret gelblich oder hell.

Endangitis obliterans

= Thromboangitis obliterans
Morbus WINIWARTER-BUERGER:
= Raucherbein

TH.: Sofort strenges **Nikotinverbot**. Wenn der Patient das Rauchen fortsetzt, kann man mit Sicherheit das Fortschreiten der Erkrankung voraussagen. Wird das Rauchen ganz eingestellt, schreitet der Prozeß nicht mehr wesentlich fort (V.A.McKUSIK et al).

- Auch Kaffee- und Alkoholabstinenz sollte empfohlen werden.
- Sonst wie bei Arteriosklerose (→ d.).

Endocarditis

TH.: Sofort Klinik!

Endogene Depression

→ *Depression*

Endometriose

Daran denken bei Auftreten bisher unbekannter zyklusgebundener Schmerzen und verstärkter, verlängerter oder unregelmäßiger Menses.

TH.: Fachärztliche Abklärung und Therapie.

Endometritis

= *Gebärmutterentzündung*

Meist Geburts- oder Fehlgeburtsfolge, aber auch durch Gonococceninfekt. Bei älteren Frauen als *E. senilis* häufig ohne einen erkennbaren Grund.

! Stets daran denken, wenn Unterleibsschmerzen bei jüngeren Frauen mit Regelstörungen, bei älteren mit rötlichem Ausfluß oder Blutungen auftreten.

TH.: Fachärztliche Abklärung und Behandlung. *In chronischen Fällen* als Begleittherapie:

Neur.: Paravertebral bei D10-L3 je 1*ml* li. u. re. im Abstand von 3 – 4 Tagen.

Diät: Leichte Kost unter Verzicht auf blähende Speisen.

Phys.: Moorbäder.
Kurzwellen oder heiße Heublumenwickel.

Ho.: Bei Ausbleiben der Blutung (Amenorrhoe): Pulsatilla Dil.D4.
Bei kolikartigen und austrahlenden Schmerzen: Secale cornutum Dil.D4.
Bei hoher Druckempfindlichkeit des Unterleibes: Cimicifuga Dil.D2.
Bei Prolapsgefühl: Sepia Tbl.D4.

Englische Krankheit

→ *Rachitis*

Enteralgie

→ *Kolik*

Enteritis

= *Magen-Darm-Katarrh. Meist als:*

Enterocolitis = *Durchfallerkrankung.*

Allg.: Vor Behandlung Ursachenklärung.
Akute Durchfallerkrankungen sind meist infektiös durch Nahrungsinfektion, häufig als Reisediarrhoe (→ d.), oder durch Hitze und Fehlverhalten

bedingte Aggressionserregung obligater Darmbewohner als Sommerdiarrhoe.

TH.: Bettruhe und Warmhalten des Leibes mit Wärmflasche oder Heizkissen.

Klin.: Antibiotika (**Rp**) (→ hierzu auch chron. Enterocolitis)

Sonst: *Bei unklarer Genese:*

Diät: 1 – 2 Tage Fasten mit ungesüßtem, warmen Tee aus Meth. pip. Ab 2. oder 3. Tag *Apfeldiät* nach HEISLER: 2 Tage je 1*kg* Äpfel mit Schale und Kernhaus roh gerieben über den Tag verteilt essen. Sonst nichts ! Statt Äpfel gehen auch Bananen oder rohe Heidelbeeren, aber nur das eine oder andere. Wenn der Durchfall und die Beschwerden nachgelassen haben: Haferschleimsuppen oder Gemüsebrühe mit Reis, Grieß, Nudeln, Haferflocken oder Sago. Dann: Kosterweiterung durch Blattgemüse wie Spinat, gedünstete, abgezogenen Tomaten und passierte Karotten. Jedoch keine Rohkost. Dazu Nudeln u. dgl. Dagegen Kartoffel zunächst nur zurückhaltend verwenden. Als Fleisch: Huhn (ohne Haut), mageres Fleisch, gekocht oder gegrillt; auch magerer, gedünsteter Fisch. Als Brot: Zwieback oder Toast mit Butter. Wenn alles gut vertragen wird, kann man wieder zu fettarmer Normalkost übergehen.

TH.: Zur Adsorption: Carbo medicinalis, Kaffeekohle oder Heilerde.

- Als Adstrigens mit Desinfektionswirkung:

  Rp.: Resorcini 1,0
  Bismut. subgallic. 15,0
  Calc. carbonic.
  Calc. phosphor. aa. 10,0
  M.f. pulv. D.S. alle 3 Std. 1 Messersp.

- oder einen gerbstoffhaltigen Tee.

  Rp.: Rhiz. Tormentillae
  Rad. Calami aromat.
  Fol. Myrtilli aa 10,0
  Flor. Chamomillae ad 50,0
  M.f. spec. D.S. 2 – 3 Tassen über den Tag als Abkochung von 1 Teel. auf 1 Tasse Wasser. (Kann vom ersten Tag an getrunken werden).

- oder ein Tanninpräparat.

- Als Spasmolytikum: Magnesiumtabletten.
- Zum Vitaminersatz: Multivitamintabletten.

Ho.: Durchfall bes. morgens: Podophyllum Dil.D4.
- bes. nachts: Pulsatilla Dil.D4.
- nach Erkältung: Pulsatilla Dil.D4.
- nach Alkohol: Nux vomica Dil.4.

Sommerdiarrhoe: Dulcamara Dil.D3.
- nach Erkältung (Schwitzen): Bryonia Dil.D4.

Akup.: Diarrhoe ohne Schmerzen (atonische): Di.10/t, Ma.36/t, MP.4/d, Bl.20/d.
- mit Schmerzen (spastische): Le.9/t, Bl.25/t, Dü.4 u. 8/d, Bl.20/d.
- mit grünlichem Gallenstuhl: Bl.15/t, MP.9/t, Dü.7/d, Bl.27/d und Le.3/d.

O.Ak.: Hp.: 91, 89, 55, 51. Np.: 81, 98. → auch **Diarrhoe**.

Enteritis chronica

Vor Behandlung Ursachenklärung.

1) FUNKTIONELL als *Colon irretabile* (→ Krämpfe).

2) TOXISCH bzw. medikamentös z.B. nach Antibiotikatherapie.
TH.→ Dysbakterie.

3) ORGANISCH (meist nahrungsabhängig):
- Bei **Achylie**.
- Bei **Pankreasinsuffizienz**.

4) JE NACH STUHL.
→ Fäulnisdyspepsie.
→ Gährungsdyspepsie.

Enteritis regionalis

= *CROHN-Krankheit, auch Ileitis regionalis.*

! Relativ sicher anzunehmen, bei Vorliegen einer Darmfistel.

Klin.: Schwer resorbierbare Sulfonamide (meist Azulfidine) und ein Corticoid (**Rp**).

Diät: Milch, grobe, zellulosereiche Speisen meiden. Nach Unverträglichkeiten forschen und diese berücksichtigen. Im Grundsatz wie Colitisdiät (→ Colitis).

Phyt.: Gerbsäure- und salizylsäurehaltige Tees, z.B.:

Rp.: Cort. Populi
Cort. Salicis
Cort. Betulae
Fol. Myrtilli
Fol. Rubi fruticosi aa 10,0
M.f. spec. D.S. 2 – 3 Tassen tägl. als Abkochung von
1 Teel. mit 1 Tasse Wasser.

Dazu Heilerde, tägl. 2 – 3 Teel. in Wasser gelöst.
- oder:

Rp.: Acid. tannic.

Bismut. subsalicyl. aa 1,5
Acid. ascorbici pv. 5,0
Sacchari albi 23,0
M.f. pulv. D.S. 3 – 4 mal tägl. 1 Messersp.

! Bei Fistelbildung Op. meist nicht zu umgehen.

Enteropathie

= *Darmschwäche → Prolapsus ani*
= *Enteropathia lymphangiectatica → Exudative Diathese*
= *Enteropathia hämorrhagica → Darmbluten*
= *Bakterielle Enteroptose → Dysbakterie*

Enteroptose

= *Eingeweidesenkung*
Folge von Schlaffheit der Bauchdecken oder Fettschwund der Eingeweide.
TH.: Ziel: Straffung der Bauchdecken.
Phys.: Mindestens 6 Wochen Übungsbehandlung.
In den ersten 2 Wo.2 – 3 mal tägl., später 2 – 3 mal wöchentl.: Bauchatmung, Radfahrbewegungen im Liegen aber auch Radfahren, Beine anziehen gegen Widerstand, Arme nach hinten Schwingen, Schwimmen, Rudern. *Aber keine* Wurf- oder Laufspiele.
→ auch Gebärmuttersenkung.

Entwicklungsstörungen

Als erstes diagnostische Abklärung.
TH.: Fallentsprechend
Zell.: Versuch mit Thalamus, Hypothalamus, Hypophyse ant., Thymus und entspr. Hirnteil.

Enuresis nocturna

= *Bettnässen*
Voraussetzung der Dg. ist, daß das Kind mindestens 3 Jahre alt ist. Erst dann kann man von E. n. sprechen.
Allg.: Zunächst organische Ursachen ausschließen. Insbesondere auch Epilepsie (typischer Hinweis: Zungenbiß).
Psych.: Psychotherapie steht an erster Stelle.
Man muß den Eltern sagen, daß die E. keine Unart ist, sondern Zeichen einer Unreife und eines Zuwendungsmangels.
Das Kind darf deshalb wegen seines Verhaltens nicht bestraft werden. Hilfreicher ist die vermehrte Zuwendung, vor allem von der Mutter.

Die Eltern sollten sich jeden Abend eine bestimmte Zeit mit dem Kind beschäftigen. Wo andere Kinder vorhanden sind, unter Einbeziehung derselben. Entweder gemeinsam etwas spielen oder $\frac{1}{2}$ Std. spazierengehen.
Daneben *Blasentraining:*
a) **O-Kur:** Die Mutter soll das Kind, 1 Std. vor dem Schlafengehen, in Abständen von $\frac{1}{4}$ Std. dazu anhalten, Urin zu lassen. Dabei darf für's Urinieren nichts versprochen werden. Die Kur muß 3 – 4 Wochen durchgehalten werden, auch wenn sie zunächst erfolglos erscheint.
Die ausgeschiedene Urinmenge muß gemessen, notiert und die Aufzeichnung wö. in die Sprechstunde gebracht werden.
7 – 8 Jahre alte Kinder sollen die Messung selbst vornehmen.
Hierdurch kann man die positive Mitarbeit von Mutter und Kind überprüfen, ohne die die Behandlung wenig Erfolgsaussichten hat.
b) **Weck-Kur:** Das Kind wird 2 – 3 Stunden nach dem Einschlafen (also wenn die Eltern selbst zu Bett gehen) geweckt und aufgefordert zur Toilette zu gehen und zu Urinieren.
Erfolgsvoraussetzung ist, daß das Kind ohne Mühe geweckt werden kann und wirklich voll wach ist. Wer das Kind in halbwachem Zustand auf den Topf setzt, kann das Gegenteil erreichen.

Diät: Insgesamt das Trinken einschränken. Nach 16 Uhr möglichst keine Getränke und keine wasserreichen Nahrungsmittel mehr (Suppen, Obst, Kartoffel). Abends evtl. eine salzhaltige Mahlzeit: Schinken, Hering, Speck u. dgl.

Phys.: Das Kind muß warm und mit leichter Bettdecke schlafen. Im Winter evtl. Wärmflasche an die Füße. Bindegewebsmassage im Kreuz-Rücken-Bereich.

Phyt.: Bei alkalischem Urin:

Rp.: Fol. Uvae ursi
Cort. Quercus
Flor. Tiliae aa 20,0
Herb. Hyperici 40,0
M.f. spec. D.S. abends um 6 Uhr 1 Tasse warm als heiß.
Aufguß von 1 Teel. auf 1 Tasse Wasser.

- oder ein entsprechendes Fertigpräparat.

Ho.: Bei Skrophulose: Tuberkulinum Koch Dil.D30 oder Psorinum Dil.D30 (in seltenen Gaben) und Calcium carbonicum Tbl.D6 oder (bei unreiner Haut) Sulfur Tbl.D6 tägl.
Bei nervösen Knaben: Kalium carbonicum Tbl.D3.
- nervösen Mädchen: Pulsatilla Dil.D4.

Bei Auftreten nach Erkältung: Lycopodium Dil.D6.
Harnentleerung im ersten Schlaf:
- bei Mädchen: Sepia Tbl.D6.
- bei Knaben. Platinum Tbl.D6. Uriniert auch am Tage viel: Equisetum arvense Dil.D2.

Neur.: Oft erfolgreich, wenn sich auf der Linie L1 - Symphysenmittelpunkt (rechts) Druckpunkte finden, die man mit $0,3 - 0,5$ eines Neuraltherapeutikums quaddelt.
Möglich ist das nur bei älteren Kindern (Spritzenangst).
Wenn nach 3 Injektionen im wö. Abstand keine Besserung, so ist die Anwendung erfolglos.

Enuresis senilis

→ *Incontinentia urinae*

Enzephalitis

TH.: in jedem Fall Klinik

Enzephalomalazie

= *Gehirnerweichung* = *Apoplexiefolge.* → *Apoplexie*

Ephelides

= *Sommersprossen*

TH.: Da ererbt, ist keine Heilung oder Beseitigung möglich. Alle Ätzmethoden usw. sind, allein schon wegen der Narbenbenbildung, abzulehnen.
ÄUSSERL.: Lichtschutz (→ Sonnenbrand) oder Abbleichung, z.B. durch:

Rp.: Resorcin. alb. 1,5
Ol. Ricini 1,0
Pasta Zinci ad 30,0
M.f. ung. D.S. abends auftragen.

- oder ein entsprechendes Fertigpräparat.
INNERL.: Vit. *C*.

Ho.: Sommersprossen auf der Brust: Acidum nitricum Dil.D4
- auf den Händen: Ferrum oxydul. nigrum Tbl.D3
- im Gesicht: Kalium carbonicum Dil.D12
- auf den Wangen: Sepia Tbl.D12

Epicondylitis

= *Tennisellenbogen*

! Auch bei Leuten die nicht Tennis spielen.

Typisch: Händedruckangst u. Schmerzen beim Tragen.
Ursache multifaktoriell:

TH.: Zuerst Aufklärung des Patienten über die mechanischen Komponenten des "Tennisellenbogens", um seine Mitarbeit zu erreichen. Er muß lernen, Fehlbelastungen und Fehlgängigkeiten der Hand zu vermeiden.
INNERL.: Antirheumatika.

Chir.: Abklären, ob der Schmerz von der HWS ausgeht (C3-7) und:
Korrektur durch *chiropraktischen Eingriff* oder durch *Extension der HWS*, manuell durch NÄGELI-Kopfstützgriff.
Wenn dadurch Schmerzaufhebung erreicht wird = Massagen zur Nachbehandlung.

Phys.: Bewährt haben sich:

- Ultraschall.
- Konstante Galvanisation, Kurzwellen, Iontophorese, wobei die + Elektrode auf der erkrankten Stelle angelegt wird.

Jedoch stets schwächste Dosierung und nicht über 10 Min.
! Wärme- oder Kälteanwendung führen im akuten Stadium zu unterschiedlichen Reaktionen. Bei den einen bringen heiße Kompressen mit Moor usw. oder Rotlicht schnelle Besserung, beim anderen die Vereisung ermittelter Schmerzpunkte mit dem Chlorethylspray oder Kältekissen. Die Besserung ist jedoch stets sehr kurzfristig. Man empfiehlt daher zusätzlich:
Bei günstiger Reaktion auf Wärme:
a) aktive Bewegungsübungen von Ellenbogen, Handgelenk und Fingern im heißem Bad oder bei Eintauchen des Oberarms in heißes Wasser,
b) antirheumatische Salben mit erwärmendem Effekt.
c) Das Tragen von Wollstutzen an Ellenbogen und Handgelenk.
Bei günstiger Reaktion auf Kälte:

Neur.: Lokale Infiltration ermittelter Schmerzpunkte mit einem Neuraltherapeutikum. - oder: lokale, subkutane Luft-Insufflation.
Technik: Nach Ether-Alkohol-Desinfektion werden $5 - 10ml$ Luft in einer (gut luftdichten) Spritze aufgezogen und subkutan unter die angehobene Hautfalte in die Gegend des betreffenden Epicondylus injiziert. Danach Leukoplast über die Stelle geklebt.
Die Injektion wird im Abstand von 2 Tagen wiederholt und ist völlig schmerzlos.
Nach der Injektion läßt der Schmerz bald nach.
50% der Fälle heilen, 25% bessern sich.
Gewöhnliche Luft wirkt genau so gut wie Sauerstoff.
Wenn nach 8 Injektionen keine Besserung, bleibt die Sache erfolglos.

- Alternativ: Ol. Sinapis

Epidermolysis

= von der frühesten Jugend an große Druckblasen. = Unheilbar da angeboren

Allg.: *Prophylaxe:* Vermeidung jeglicher mechanischer Schädigung:
Reibung durch Kleidung (z.B.am Hals, durch Gürtel usw.), jedes stärkeren Druckes, zäher Speisen usw.
INNERL.: Vit. *A*, *E* und Pantothensäure.

Ho.: Silicea Tbl.D12 und Rhus tox. Dil.D6 oder Cantharis Dil.D6.

Epidermophytie

→ *Mykosen*

Epididymitis

= Nebenhodenentzündung

Epiduralblutung

Daran denken, wenn nach Anstrengung plötzl. Kopfschmerz, Nackensteife, Brechneigung und Bewußtseinstrübung auftreten.

TH.: Notfall **! Sofort ins nächste Krankenhaus !**

Epiglottisödem

Daran denken, wenn plötzlich Kloßgefühl, Schluckbeschwerden und Atemerschwernis.

! Meist dabei Hautprickeln als zusätzl. Allergiezeichen.

TH.: **Sofort** Antiallergikum evtl. i.v.

Epiglottitis

Daran denken, wenn (bes.bei Kindern) im Zuge einer Allgemeininfektion, bei gerötetem Rachen, plötzlich Schluckschmerzen und Atemnot auftreten.

TH.: **Sofort** HNO-Klinik !

Epikondylitis

→ *Epicondylitis.*

Epilepsie

→ *Anfälle*

Allg.: Vollständige Alkoholabstinenz ist sehr wichtig!

- Regelmäßiger und ausreichender Schlaf, da sich die Anfälle bei Ermüdung häufen.
- Verbot gefährlicher Sportarten, vor allem Klettern. Ferner Schwimmen,

Radfahren, Reiten.

• Verbot aller Analeptika, Neuroleptika und phenylbutazonhaltigen Rheumamittel, wegen der Gefahr der Anfallsprovokation.

Diät: Salzarme Kost (sie kann eine erhebliche Verminderung der Dosis der Antiepileptika ermöglichen). Bes. salzarme vegetarische Kost mit regulären Rohkostperioden wirkt sich günstig aus.

Klin.: Antiepileptika (**Rp**).

Min.: *Als Alternative:*

Rp.: Zinci oxydati pv 0,8
Sacchari albi 5,0
M.D.S. 3 mal tägl. 1 Messerspitze

Phyt.: Als Zusatztherapie:

Rp.: Rad. Valarianae 25,0
Glandulae Lupuli
Flor. et Herb. Callunae vulg. aa 15,0
Herb. Visci alb.
Flor. Tiliae
Fol. Melissae aa 10,0
Flor. Rhoeados 14,0
Crocus 1,0
M.f. spec. D.S. 1 Teel. auf 1 Tasse Wasser, kalt ansetzen, über Nacht ziehen lassen, kurz aufkochen und nach Erkalten trinken. Tägl. 1 – 3 Tassen.

Ho.: Bei Auftreten oder Vermehrung in der Pupertät: Cuprum Tbl.D30.
Wenn Atembeklemmung vor und nach dem Anfall: Cicuta virosa Dil.D4.
Wenn das Gesicht im Anfall blau wird: Kalium cyanatum Tbl.D6.
Bei starken tonischen Gliedkrämpfen: Cicuta virosa Dil.D4.
Als Aura Bauchsymptome: Bufo rana Tbl.D6-10.
- bes. in Form von Blähungen und Aufstoßen: Argentum nitricum Dil.D6.
Als Aura Augensymptome: Acidum hydrocyanicum Dil.D6.
Als Aura Gefühl von Wogen im Gehirn: Actaea racemosa Dil.D2.
Wenn der Anfall meist Schreckfolge: Artemisia Dil.D4.
- und dies besonders zur Zeit der Regel: Argentum nitricum Dil.D6.
Wo die Anfälle am Tage auftreten und Schwindel beim Aufstehen vorausgeht: Absinthium Dil.D3.
Bei traumatischer Genese: Zincum Tbl.D6 und Arnika Dil.D4.
Bei neuropsychischer Grundlage: Belladonna Dil.D10 und Cuprum Tbl.D10 im tägl. Wechsel.
Bei langem Bestehen der Krankheit: Bufo rana Tbl.D6-10 und Cuprum

aceticum Tbl.D6 im tägl. Wechsel.

Wo die Anfälle als Absencen auftreten *(Petit mal)*: Absinthium Dil.D6.

Neur.: *Große:* Ganglion stellatum-Blockade.

Kleine: In das Kopfschwartengebiet auf Höhe einer Linie, die als von den Augenbrauenwülsten über die Hinterhaupthöcker verlaufend gedacht wird, setzt man wö. 1 x intracutane Quaddeln im Abstand von 5*cm*.

(! Vorsicht über der Schläfenarterie, damit man sie nicht ansticht).

Außerdem sucht man den Kopf nach Narben ab und injiziert in ihre hyperalgetischen Randgebiete oder in die Narben selbst ein kupferhaltiges Neuraltherapeutikum.

Akup.: KG.12/t, Ni.3/t, GG 13 u. 19/d, Bl.15 u. 60/d.

O.Ak.: Hp.: 29 55, 87, 95, 100. Np.: 34.

Epiphysenlösung

= *Epiphyseolysis capitis femoris* = *Hüftkopfauflockerung.*

Allg.: Immer daran denken bei Auftreten von Hüft- und Knieschmerzen im Pupertätsalter und Schmerzhaftigkeit der Innenrotation des Beines.

TH.: Fachärztliche Abklärung und Op.

Als Begleittherapie: wie Osteoporose.

Epistaxis

→ *Nasenbluten*

Epithelzyste

= *Narbengeschwulst*

TH.: Op.

Epithelkörperchen-Insuffizienz

→ *Tetanie*

Epulis

= *Zahnfleischgeschwulst*

TH.: zum Zahnarzt

Erbgrind

→ *Favus*

Erblinden, einseitiges

= **plötzliches:** selten traumatisch oder durch Embolie der A. centralis.

= **schnelle** Eintrübung des Sehens.

TH.: Eileinweisung zur stationären augenärztlichen Behandlung!

Erbrechen

a) Bei Säuglingen und Kleinkindern.

aa) Wo das Erbrechen *mit Fieber* (Infekterbrechen) oder Krämpfen, Aufschreien (Schmerz) einhergeht oder plötzlich auftritt:

TH.: fachärztliche Abklärung.

ab) Bei Erbrechen unverdauter Speisen nach der Mahlzeit:

TH.: Abklären ob:

- das Nahrungsangebot zu groß?
- das Trinken oder Essen zu hastig!?
- die Nahrung zu dickflüssig? = verdünnen.
- ob *Nahrungsunverträglichkeit* besteht? = Dies ist bei Erbrechen nach Umstellung auf Fruchtsäfte anzunehmen: Fructose-Intoleranz.
- ob Dyspepsie besteht? = Dies ist anzunehmen, wenn das Erbr. mit Stuhlstörungen verbunden: → Säuglingsdiarrhoe.

ac) Azetonämisches Erbrechen: typisch Azetongeruch in der Ausatmungsluft und Ketonurie!

TH.: Bei Kleinkindern je nach Erbrechensabstand alle 2 – 5 Min. 1 Teel. einer eisgekühlten Lösung aus $\frac{1}{2}l$ schwarzem Tee und $\frac{1}{2}l$ frischem Orangensaft mit 2 Eßl. Dextropur und 1 Teel. Kochsalz. Bei Verweigerung: Coca-Cola und Salzstangen oder Oralpädon (= 1 Tbl. in $100ml$ Wasser).

- Wenn Erbrechen über 1 Tag besteht, langsamer Nahrungsaufbau über Apfelbrei mit Zucker. Fett und Vollkost erst nach Aufhören der Ketonurie.

ad) Explosionsartiges Erbrechen in einigem Abstand nach den Mahlzeiten, ohne Ketonurie = *Pylorusspasmus*. Am häufigsten bei neuropathischen Knaben.

TH.: Wie bei ac), nur wird die Flüssigkeit mit Johannisbrotfruchtpräparaten vorsichtig eingedickt.

Ho.: Erbrechen ohne Vorboten: Apomorphinum Dil.D4.
- jeglicher Nahrung: Ferrum muriaticum Dil.D3.
- von sauerer Milch: Aethusa Dil.D4.

In allen Fällen nicht zulange warten, da es bei Kindern und noch mehr bei Säuglingen schnell zur Dehydrierung kommt: **Klinik**

b) Bei Mädchen in der Pubertät: Häufig psychogen als Ausdruck der Pubertätsmagersucht (→ Magersucht).

c) Bei Erwachsenen:

Bei unklaren Gründen, zunächst an urämische Ursache denken: sofort Klinikeinweisung. Sonst:

TH.: Zunächst Teepause mit:

Rp.: Fol. Myrtilli
Herb. Basilici
Fol. Melissae aa 20,0
Fol. Menthae pip.
Herb. Serphylli aa 15,0
Fol. Rosmarini 10,0
M.f. spec. D.S. 1 Teel. auf 1 Tasse Wasser, abkochen und nach Erkalten schluckweise über den Tag trinken.
Dazu ein Antiemetikum und evtl. auch ein Spasmolytikum.

Diät.: Wenn Beruhigung eingetreten ist, probiert man eine Haferflocken-Wasser-Suppe.

• Wird sie gut vertragen kann man nach 2 Tagen über Suppen und Breikost zur Normalkost übergehen. Fette und gebratene Speisen jedoch zunächst meiden.

• Zum Essen ein Amara.

Neur.: Injektion in die Magengrube und paravertebral zwischen D5 u. D8.

Akup.: Bl.18/t, Ma.36/t u. KG.16/d, evtl. auch Ma.18 u. 45/d.

O.Ak.: 51, 55, 87, 88, 89.

Ho.: Erbrechen - unregelmäßiges: Cuprum aceticum Dil.D3.
- nach Magenüberladung: Antimonium crudum Tbl.D3.
- alles Genossenen, selbst von Wasser: Arsenicum Dil.D4.
- nach Alkohol: Nux vomica Dil.D4.
- von Milch: Aethusa Dil.D3.
- morgens beim Aufstehen (meist Trinker): Tartarus emeticus Tbl.D6.
- von Schleim oder schleimhalt.Nahrung: Ipecacuanha Dil.D4.
- nach Genuß fetter Speisen, von Salat, Gurken oder Saurem: Pulsatilla Dil.D4.
- unverdauter Speisen: Kreosotum Dil.D4.
- mit Blähungen: Acidum carbolicum Dil.D6.
- scharfes, brennendes: Iris versicolor Dil.D4.
- galliges: Petroleum Dil.D6.
- mit Kopfschmerzen: Apomorphinum Dil.D4.

Brechwürgen ohne Brechen: Veratrum album Dil.D4.

! **Urin pH laufend kontrollieren:** zunehmend alakalischer Urin (pH über 8) weist auf *metabolische Alkalose.*
Diese ist akut bei Hyperventilation:

TH.: Mineral-Glucose-Getränk wie bei azetonämischem Erbrechen.
Wenn nicht innerhalb 3 Std. Besserung: **Klinik**.
Bei Blut im Erbrochenen: Klinikeinweisung.

d) SCHWANGESCHAFTSERBRECHEN = → Schwangerschaft.
e) SEEKRANKHEIT = → d.

Erfrierung

= *Congelatio*

1. Allgemeine Erfrierung:

E.H.: Jede weitere Auskühlung vermeiden!

• Keinerlei unnötige Manipulation, Umlagerung usw. Kein Biegeversuch an Gliedern. Bei Fingern und Ohrmuscheln besteht Bruchgefahr.

! Am besten vorsichtig auf eine Decke ziehen, mit ihr einschlagen, ins nächste Haus und Rettungswagen (im Gebirge die Bergwacht) anfordern.

• Bis zum Eintreffen des Rettungswagens: Puls- und Atemkontrolle, evtl. Atemspende.

Sinnlos ist der Versuch, einzelne Glieder auftauen zu wollen, solange der ganze Körper unterkühlt ist.

Nutzlos ist das Abreiben mit Schnee.

Gefährlich ist die Erwärmung mit strahlender Wärme (Infrarot usw.) Es kann dies zum massenhaften Untergang roter Blutkörperchen und von Gewebe führen.

2. Lokale Erfrierung:

E.H.: Am Ort nur, wenn Patient bei Bewußtsein.

• Patient in Tuch einschlagen. Das erfrorene Glied dabei mehrfach umwickeln.

• Erfrorenen in nächste Hütte schaffen. Er muß dabei getragen werden.

• Erfrorenes Glied ganz in ein Gefäß mit Brunnenwasser von $8 - 10^0C$ tauchen und durch zugießen von warmem Wasser, pro Min. um 1^0C erwärmen, bis auf 38^0C.

• Sobald das Gewebe erweicht, vorsichtiges zentral gerichtetes Kneten und Streichen, um den venösen Rückfluß zu erleichtern.

• Wenn der Pat. die Extremität wieder selbst bewegen kann, soll er es tun.

• Man kann dem Pat. einen kühlen Kaffee reichen, aber keinen Alkohol (in welcher Form auch immer).

DIE LOKALE NACHBEHANDLUNG erfolgt dann wie bei der Verbrennung (→ d.), je nach dem Grad der Erfrierung:

1 Grad: Hautrötung = *Congelatio erythematodes.*

2.Grad: Blasenbildung = *Congelatio bullosa.*

3.Grad: Nekrosen = *Congelatio gangraenosa.*

3. Unterkühlungsfolgen:
3.1. Erythrocyanosis crurum → d. (hier auch HOT).
3.2. Perniones → Frostbeulen.

Erhängen

E.H.: wie bei Ertrinken.

Erkältung

= *Volkstümliche Bezeichnung für akute Infekte der oberen Luftwege, insbesondere für Schnupfen, Husten usw., die meist nach einer Unterkühlung eintreten*
Vorbeugung durch abhärtende Maßnahmen:
• Viel Bewegung an frischer Luft, Luftbäder, Atemübungen am offenen Fenster.
• Morgendliche kalte Abwaschung, Wassertreten, KNEIPP- Knie-, Schenkel-, Arm- und Obergüsse, Arm-, Fuß- und Halbbäder. Bei bisher Ungeübten zunächst als Wechsel-, dann als kalte Anwendungen. Entscheidend ist das Wärmegefühl nach den Anwendungen.
• Die Kleidung soll der Jahreszeit angemessen sein. Man soll in ihr nicht schwitzen. Baumwolle ist Kunstfasern vorzuziehen.
• Plötzliche, bes. längere Abkühlung des erhitzten Körpers, Zugluft und Aufenthalt in feuchtkühlen Räumen sollte vermieden werden.
TH.: Behandlung je nach Fall.

Erkrankungen der inneren Sekretion

Hypophysläres Koma (Koma), Hypophysenvorderlappeninsuffizienz, Diabetes insipitus, Hypophysentumoren, Hypothyreose, Hyperthyreose, Struma, Thyreoitiden bzw. Schilddrüsenentzündung, Hypo- und Hyperparathyroidismus, Hypoglykämie, Diabetes mellitus, Phäochromocytom, ADDISON-Krankheit und Addisonismus, Nebennieren-Erkrankungen, Zwergwuchs.

Ermüdung

Allg.: Wichtig ist viel frische Luft bzw. Sauerstoff.
- Evtl.HOT oder Sauerstoff-Mehrschritt-Therapie.
- Immer Vit. C, tägl. bis $1g$.
- Ein Glutaminsäurepräparat.
- Evtl. auch Vit. B_{12} $3000mg$ wöchentl.

Ho.: Bellis perennis Dil.D2

1. Wenn Patient am Morgen noch leistungsfähig ist, im Laufe des Tages aber rasch ermüdet, dann liegt das vielfach an einer **konstitutionellen Schwäche der Nebenniere**.

Zell.: Nebennierenrinde.

Akup.: GG 19/t, 3E.3/t, KG.4 u. 6/t, sowie KG 13/d.

O.Ak.: 22, 28, 51, 58, 97.

2. **Pubertät** = → d.
3. **Anämie** = meist als Eisenmangelanämie.
   Bei jungen Mädchen oft Regelfolge.

TH.: Während und ca. 10 Tage nach der Menses ein eisenhaltiges Antianämikum.

4. **Beginnende Herzinsuffizienz** (→ d.): Ermüdung nach Anstrengung.
5. **Ausbleiben der Ermüdung** = meist psychogen, → Schlafstörungen.

Ernährungsstörungen

Folge von Über- oder Unterernährung, Mineral- oder Vitamin-Mangel. Die meisten Ernährungsstörungen beruhen auf falscher, einseitiger Ernährung.

Am empfindlichsten ist der Säugling, bei dem die Fehlernährung zu Brechdurchfall *(Dyspepsie)*, in schlimmeren Fällen zur alimentären Intoxikation *(Toxikose)* und *Dystrophie* führen kann.

Bei Erwachsenen kann Hypotonie, Anämie u.ä., später Osteoporose, trockene Dystrophie, Oedem u.a.m. Folge einer Ernährungsstörung sein. Die Ursache liegt dabei meist in ernährungsbedingten Avitaminosen, aber auch in Afermentie und Resorptionsstörungen des Magen-Darmkanals (z.B. bei Herzinsuffizienz).

Erosion der Hornhaut

= *Erosio cornea*

oft schwierig zu erkennen

TH.: Augenarzt.

Erosion der Portio

TH.: Frauenärztliche Abklärung und Behandlung

Erregungszustände

psychologischer Notfall

TH.: Polizei und Notambulanz.

Erschöpfungszustände

1. **körperliche** → Ermüdung.
2. **psychogene** bzw. nervöse.

a) E. BEI KINDERN = meist organisch.
   Häufig besteht adenoide Vegetation.

Stets auch an *Situationsmüdigkeit* denken, bes. Schulmüdigkeit nach Fernsehen.

TH.: Ursachenbehandlung, wo möglich.

• Süßigkeiten verbieten, da Gegenregulation zur Hyperglykämie Müdigkeit bewirkt.

• Abends nicht lange Fernsehen !

b) E. IM ERWERBSALTER = meist psychogen durch Überschreiten der individuell differenten Belastungsgrenze.

Typisch: vegetativ-dystonische Symptome und Kombination von Müdigkeit und Schlaflosigkeit.

Oft besteht verkappte Neurose (der Pat. fühlt sich unterbewertet, falsch eingesetzt usw.).

Wenn psychogene Ursachen ausgeschlossen, an Leber denken!

Diät.: Eiweißreiche, fettarme Ernährung mit leicht verdaulichen Kohlehydraten. Viel Weißkäse zur Leberstütze. Apfelsinen und Zitronen (auch als Saft).

TH.: Gründliche Aussprache.

• Multivitaminpräparate mit Mineralien, zusätzlich Vit. *C*. Alle am besten als Brausetabl.

• Bei hypotonen Typen auch Tonika.

• Bei "Magendrücken": Amara.

• Zu Beginn auch Psychoenergetika - aber nicht als Dauertherapie. Von Weckaminen ist abzuraten.

Ho.: Arnika Dil.D2.

c) E. IM ALTER (nach 50):

Allg.: Erst Ca. ausschließen.

• Untersuchen ob eine Herzschwäche vorliegt. Auch bei Fehlen einer solchen evtl. ein Crataeguspräparat.

• Immer auch an Fehlernährung denken! Was hat der Patient vor der Ermüdung zu sich genommen?

Es gibt Müdigkeit nach Genuß bestimmter Nahrungsmittel.

Als Allergene können dabei wirken: Kuchen, Schokolade, Eier, Currygerichte.

TH.: Wie bei Ermüdung. Dazu:

• Ausgleich fermentativer Dysregulation. Zuerst Versuch mit Amara oder Stomachika. Bei Erfolglosigkeit: Fermentsubstitution.

• Geriatrika.

Ho.: Strychninum nitricum Tbl.D6.

Erste Hilfe

= E.H.

Erstickung

durch Fremdkörper-Aspiration = dadurch, daß ein Speisebrocken, bei Kindern z.B. ein Bonbon, in die Luftröhre gelangt.

E.H.: Es besteht meist Husten und Stridor.

• Man versucht sofort durch kräftige Schläge zwischen die Schulterblätter den Patienten beim Aushusten des Fremdkörpers zu unterstützen.

• Wo das nicht gleich gelingt, legt man den Patienten auf den Bauch, öffnet den Mund mit der linken Hand, versucht mit dem Zeige- und Mittelfinger der rechten Hand den Mund bis zum Rachen von erreichbaren Gegenständen, Schleim usw. zu befreien und den Patient zum Brechen reizen.

• Sonst wie bei Ertrinken.

Ertrinken

E.H.: Der Erfolg der Wiederbelebung hängt von der Wassertemperatur ab. Bei Körperwärme beträgt sie 3 – 4 Minuten; bei $30^0C = 10$ Min., bei 20^0C bis 20 Min.

• Ertrunkenen, sobald er an Land gebracht ist, auf den Kopf stellen oder über das aufgestellte Knie legen, damit das Wasser aus der Lunge abfließen kann.

Das Ganze darf nicht mehr wie $\frac{1}{2}$ Minute in Anspruch nehmen.

• Falls nötig dabei gleichzeitig die Mundhöhle mit Finger und Tuch ausräumen.

• Sofort Mund-zu-Mund-Beatmung. Dabei immer mit Expiration beginnen.

• Bei Pulslosigkeit (Carotispuls): Herzmassage.

• Schnellstmöglicher Transport ins Krankenhaus. Beatmung und Herzmassage sind auf dem Weg fortzusetzen. Sie sind solange durchzuführen, bis die Spontanatmung einsetzt oder sichere Todeszeichen (→ d.) auftreten.

Erwachen

Ho.: Mit Angst: Arnika Dil.D2.

- Benommenheitsgefühl: Zincum Tbl.D4 und Petroleum Dil.D4.

- - und Magendruck: Lycopodium Dil.D4.

- - und Zerschlagenheitsgefühl: Rhus tox.Dil D4.

- bitterem Mundgeschmack: Kalium jodatum Dil.D6.

- Blutgeschmack im Mund: Crotalus Dil.D6.
- Gefühl der Atemenge: Lachesis Dil.D6.
- Gefühl des Fallens: Digitalis Dil.D4.
- heißem Gesicht: Sulfur Tbl.D4.
- Herzklopfen: Kalium bichromicum Tbl.D4.
- Verschlimmerung bestehender Beschwerden:
Kalium carbonicum Tbl.D4.

Erysipel

= scharf umgrenzte, sich ausbreitende Hautrötung!

1) AKUTES:

Allg.: Für regelmäßigen Stuhlgang sorgen, u.U. mit Einlauf. Saftfasten oder leichte Ernährung mit viel Flüssigkeit. Evtl. Tee aus:

Rp.: Rad. Sarsaparillae
Cort. Sassafras radicis
Rhic. Graminis
Rad. Bardanae aa 20,0
Fol. Salviae
Herb. Cardui benedictus aa 10,0
M.f. spec. D.S. 1 Eßl. auf 1 Tasse Wasser als Abkochung, tägl. 3 Tassen.

TH.: ÄUSSERL.: Ganze Fläche mit Jodtinktur überpinseln und darüber Umschläge mit kühler Heilerde.
INNERL.: Antibiotika (**Rp**).
Wenn innerhalb von 5 Tagen kein Erfolg, so bringt die Antibiotika-Behandlung nichts mehr.
Dann Versuch mit Blutegel auf den Herd und danach Umschläge mit:

Rp.: Rivanol 1,0
Ichthyoli 15,0
Tinct. Arnicae 10,0
Spirit. dilut. 200,0
Aqua dest. ad 1000,0
M.D.S. ad us. ext. zu Umschlägen.

- oder einem entsprechenden Fertigpräparat.
Höhensonnenbestrahlung bis zur Blasenbildung. Danach Lokalbehandlung wie Sonnenbrand.

Ho.: In einfachen Fällen: China Dil.D2.
E. hochrot und gespannt: Belladonna Dil.D4.
Schwellung bzw. Ödem - schmerzlos: Graphites Tbl.D6 oder Aurum

metallicum Tbl.D6.
- schmerzhaft: Hepar sulfuris Tbl.D4.
- stark und brennend: Apis Dil.D4.
Bei Blasenbildung: Rhus toxicodendron Dil.D6.
Bei Eiterbildung: Hepar sulfuris Tbl.D12.
Phlegmonöses E.: Veratrum viride Dil.D4.
Bei Nekrose: Crotalus Dil.D6.
! Dem Patienten sagen, daß das Erysipel gerne rezidiviert und ein Jucken oft das erste Anzeichen ist. Eine Kratzverletzung die nicht blutet löst dann das Rezitiv aus.

2) CHRONISCH-REZIDIVIERENDES ERYSIPEL.
= häufige Ausgangsform von **1)**.

Allg.: Suche nach versteckten Eintrittspforten: Fußmykosen oder Unterschenkelekzem aber auch Minimalverletzungen zwischen den Zehen und Fingern; bei Gesichtserysipel = Sinusitis; bei *Ohrmuschelerysipel* = Gehörgangsekzem oder chr. Otitis media.
• Sanierung derselben. Evtl. Umschläge mit Rivanol-Wasser (1 : 1000).

Klin.: Langdauernde Penicillinprophylaxe (**Rp**).

Biol.: Eigenblut (wö. $5ml$ i. m.) oder ein Umstimmungsmittel.

Nos.: Streptococcus haemolyticus und evtl. auch Staphylococcen.

Ho.: Ferrum phosphoricum Tbl.D6.
Bei Ödemneigung zusätzlich: Natrium muriaticum Tbl.D12.

Erythema

= Hautrötung

1. Kokarten- oder ringförmige = **E. exsudativa multiforme:**
Meist im Frühjahr oder Herbst.
Auf den Schleimhäuten rasch platzende Blasen.

Allg.: Häufig Arzneimittelfolge. Daher entsprechende Anamnese.

Diät: Wie bei Ekzem.

TH.: Vit. C, tägl. $1g$ und Nikotinamid bis $600mg$.
Umstimmung mit Eigenblut oder einem Umstimmungsmittel.
Antirheumatika auf Salicylbasis, z.B.:

Phyt.: Rp.: Cort. Salicis
Cort. Populi
Rad. Sarsaparillae
Rhiz. Violae
Rad. Petroselini aa 20,0
M.f. spec. D.S. 3 mal tägl. 1 Tasse als Abkochung von 1 Teel. auf 1 Tasse Wasser.

- oder einen fertigen Hauttee.
ÄUSSERL.: Auf die Hautherde:
Rp.: Rivanol 1,0
Acid. tannic. 2,0
Lot. Zinci ad 100,0
M.f. Lotio. D.S. mehrmals tägl. auftragen.
Bei Blasenbildung auf den Schleimhäuten:
Rp.: Rivanol 0,05
Aqua dest, ad 100,0
M.D.S. mehrmals tägl. einpinseln.

Bei Blasen im Mund (sehr schmerzhaft): Anästhesin-Pastillen im Munde zergehen lassen.

Ho.: Calcium carbonicum Tbl.D6 im Wechsel mit Belladonna Dil.D6
Dazu:
Bei Brennen und Durst: Arsenicum album Tbl.D6.
Bei Blasenbildung: Antimonium crudum Tbl.D6 oder: Mercurius bijodatus Tbl.D6.
Bei älteren Leuten mit Durchblutungsstörungen: Mezereum Dil.D3.

2. **E. induratum** = Hauttuberkulose.
Typisch: tiefknotige Infiltrate an der Wadenregion.

TH.: Klin.: Tuberkulostatika (**Rp**).
Zusätzlich: Vit. D_2.

3. **E. infectiosum** = Ringröteln
Wenig bekannter Hautausschlag bei Jugendlichen.
Epidemisch im Winter und Frühjahr.
Zunächst kleine, zusammenfließende rote, stark juckende Effloreszenzen, von Armen und Beinen auf den Stamm übergreifend. Dabei geringe Allgemeinerscheinungen. Wahrscheinlich Virusinfektion mit Übertragung von Mensch zu Mensch.

TH.: Vitaminreiche Kost und zusätzlich Vit. C.
Antihistaminika innerlich und äußerlich.

4. **E. nodosum** = schubweise auftretender entzündl. Unterschenkelknoten.
Multiple Genese, meist im Zusammenhang mit Infekt oder Arznei!
DDg.: E. induratum und Morbus BOECK (→ d.).

TH.: Vor Behandlung ist diagnostische Abklärung erforderlich.
INNERL.: wie E. exsudativum multiforme.
In rezidivierenden Fällen: Herdsuche und Herdsanierung.
ÄUSSERL.:

Rp.: Ichthyoli 25,0

Chloroform 20,0
Spirit. camphorati ad 100,0
M.D.S. 2 – 3 mal tägl. aufpinseln.

Danach eine milde, heparinhaltige Salbe.
Bei Fieber: Bettruhe.

Ho.: Hauptmittel: Apis Dil.D4.
Bei Fieber: Aconitum Dil.D4.
Bei rheumatischen Schmerzen: Rhus toxicodendron Dil.D4.
Nach Abklingen der Erscheinungen: Ferrum phosphoricum Tbl.D6.

Erythematodes

= *schmetterlingsförmige Gesichtsrötung*
DDg. gegen Lupus vulgaris (Tbc) erforderlich.
Ursache ungeklärt. Vielleicht eine Sonnenallergie.

TH.: Klin.: Cortison und Antimalariamittel (Resochin (**Rp**)).
Prophylaxe: Meidung der Sonnenbestrahlung.
Keine Kosmetika, keine Gesichtswässer oder Parfüm.
ÄUSSERL.: Lichtschutzsalben.
INNERL.: Antiallergika.
Bei länger dauernden Formen: Nikotinamid und Wismut, z.B. als:

Rp.: Bismutum subsalicylicum
Radicis Rhei pulv. aa 5,0
Natrii bicarbonici ad 20,0
M.f. pul. D.S. 3 mal tägl. 1 Messerspitze

! Vorsicht bei der Behandlung. Die primäre Reizbarkeit kann sowohl bei innerer wie äußerer Behandlung ohne ersichtlichen Grund eine oft tödlich verlaufende **Erythematodes** acuta provozieren.

Erythrasma

= *Handtellergroße blaurote Herde an der Oberschenkelinnenseite. Fast nur bei Männern*

Rp.: Acid. salicylic. 2,0
Phenol. liquefact. 1,0
Anthrarobini 0,5
Spiritus dilut. ad 50,0
M.D.S. ad us. ext. 2 – 3 x tägl. aufpinseln.

! Über längere Zeit.
! Strümpfe tägl. wechseln und auskochen.

Erythrocyanosis crurum

= *Cyanotische Rötung der Unterschenkel, die bes. bei Frauen im Herbst auftreten und sich eiskalt anfühlen.*
= *Chronische Kälteschädigung*

TH.: Warme Bekleidung, bes. der Beine (Wollstrümpfe).

- Wechselfußbäder: 3 x wechseln, dann gut abfrottieren, hinliegen, Beine hoch und Unterschenkel körperwärts massieren.
- Lymphdrainage.
- Eine Frostsalbe (→ Frostbeulen).

Erythrodermie

= *Entzündliche Hautrötungen mit starker Schuppung, Haarausfall und Nagelveränderungen*

TH.: Zur Abklärung und Erstbehandlung: Klinik.
Als Nachbehandlung: Eigenblut, HOT.
Roberantia.
Ölbäder.

Erythromelie

= *Entzündlicher Hautschwund meist am Handrücken beginnend*

TH.: wie Erythrocyanosis crurum.

Essentielle Hypertonie

→ *Hypertonie*

Exantheme

Allg.: Alle Exantheme mit Fieber haben infektiöse Ursachen und sind deshalb vor Behandlung diagnostisch exakt abzuklären. Alle stehen in DDg. zu *Arzneimittelallergien* !
Arzneimittel-Exantheme sind gewöhnlich polymorph und treten häufig erst 1 – 2 Wochen nach Einnahme der auslösendem Substanz auf.
Häufigste Auslöser sind: Sulfonamide, Penicilline, Analgetika, Antipyretika, Tranquilizer und Barbiturate. Meist sind zunächst die Streckseiten von Armen und Beinen betroffen.

TH.: Ursachentherapie. Bei Arzneimittelallergie: Antiallergika.

Exophthalmus

= *Protrusio bulbi* = *Glotzauge*

1) EINSEITIG = immer schnelle klinische Abklärung erforderlich. Wo **akut** auftretend oder **pulsierend,** immer **Notfall**.

2) Beidseitig = In den meisten Fällen bei *Hyperthyreose.*

2.1) Maligne = Rasch zunehmend und Beeinträchtigung des Sehens.

TH.: Klinik.

2.2) Benigne = Keine Beeinträchtigung des Sehens.

TH.: Wenn der Pat. Thyreostatika (**Rp**) hat, so können diese einen E. provozieren oder verschlimmern; daher absetzen.

- Bei echter *Hyperthyreose:* entsprechende Schilddrüsenpräparate.

Zusätzlich wie:

- Bei *euthyreotischen Kröpfen* (= normale Hormonwerte):

1. Umstimmungsmittel.
2. Feuchtkühle Verbände mit Kamillentee.
3. Sedativa.
4. Für regelmäßigen Stuhl sorgen.
5. Fibrolytische und gewebsentquellende Mittel.

Ho.: Natrium nitricum Tbl.D3 und Ephedra vulgaris Dil.D3.

Exsikkosen

= Austrocknung.

Extrasystolie

Allg.: Meist funktionell !

Bei der Auskultation zufällig wahrgenommene, vereinzelte Extrasystolen die der Patient selbst nicht bemerkte, sollte man ihm nicht mitteilen.

Kommt der Patient, weil er sie bemerkte, so ergibt Knie- oder Rumpfbeugetest weitere Hinweise.

Häufen sich die Extrasystolen und beruhigen sie sich nicht innerhalb von 3 Minuten: *organisch*, sonst *funktionell*

Bes. bei jungen *Leuten und Nervösen* (vegetativ- dystonischen).

1. Bei **organischer Extrasystolie** → Arrythmie und Herzrhythmusstörungen.

2. Bei **funktionellen Extrasystolie:**

TH.: Bei *älteren Leuten* ohne ausgesprochene Herzsymptomatik:

! Wenn sie "prophylaktisch" Digitalis (Rp) bekommen, kann die Extrasystolie bei ihnen hierdurch ausgelöst sein.

Dann: Digitalis absetzen und Versuch mit einem Magnesium-Kalium-Präparat und:

Rp.: Sparteini sulf. 0,5
Extr. Crataegi fl. 25,0
Tct. Scillae

Extr. Adonis fl.
Tinct. Valerianae aa 10,0
M.D.S. 3 x tägl. 20 – 30 Tr. in Wasser.

Sonst *allgemein,*
- Aufklären über die Harmlosigkeit.
- Verbot von Nikotin, evtl. auch von Kaffee und Tee.
- Ausreichend Bewegung im Freien, Sport, Gymnastik.

Bes. nach dem Abendessen einen Spaziergang machen.
- Morgens Trockenbürsten oder Ganzwaschung (je nach Typ).
- Foci suchen und sanieren (Zähne, Mandeln).
- Bei gleichzeitigen Bauchbeschwerden = Bauchgymnastik (Bauchschnellen) und *Vierwindetee:*

Rp.: Fruct. Foeniculi
Fruct. Carvi
Flor. Chamomilllae
Fol. Menthae pip. aa 20,0
M.f. spec. D.S. 2 bis 3 mal tägl. 1 Tasse als Aufguß von 1 Teel. Tee in 1 Tasse heißem Wasser.

- Wenn nötig Sedativa.

Chir.: Abklären ob Spasmus bei D1-4 vorliegt und korrigieren.

Neur.: Paravertebrale Inj. bei D1-4 und quaddeln über dem ersten Zwischenrippenbereich (li. u. re) und über der Herzspitze.

O.Ak.: 100, 51, 55 u.U.auch 34.

Ho.: → Herz.

Extrauteringravidität

daran denken, wenn es bei einer Frau nach 2 – 10 wöchiger Amenorrhoe und uteriner Schmierblutung plötzlich zu einseitig starkem Schmerz, Angst und Kollapsneigung kommt.

TH.: ! Notfall: sofort nächstes Krankenhaus !

Exudative Diathese

Diät: Überfütterung vermeiden. Milch, Fett und Süßigkeiten einschränken. Dafür Gemüse, Obst, Salate.

Allg.: Vitamin-Mineralkombinationen.

Ho.: Bei *unruhigen, schlanken, schnellwachsenden Kindern:* Calcium phosphoricum Tbl.D4-12.
Bei dicken, *phlegmatischen Kindern:* Calcium carbonicum Tbl.D4-12.
Zusätzlich bei:

- Ekzem: Mercurius bijodatus Tbl.D4-6.
- Lymphknotenschwellungen und Katarrhen: Calcium jodatum Tbl.D3-4.
- Wasserscheu, Hautunreinheit, Verstopfung: Sulfur Tbl.D4.

F

Facialiskrampf

Allg.: *Tonischer* = Folge alter Facialislähmung.
Klonischer = meist Zuckung in Verbindung mit Lidschluß.

TH.: Keine Elektroanwendungen !
Tägl. 1 – 2mal kühler Gesichtsguß.
Sedativa.

Ho.: Causticum Hahnemanni Dil.D3 und Gelsemium Dil.D4.
Ist der F. Erkältungsfolge: Calcium jodatum Tbl.D3.

Neur.: Quaddeln im Bereich des Facialis.

Akup.: Di.10/d, MP.2/t und 9/t.

O.Ak.: 29, 55, 34.

Facialislähmung

Allg.: Häufigste periphere Nervenlähmung.
Wenn *nur ein Ast* ergriffen ist, eingehende neurologische Diagnose. Ebenso beim langsamen Eintreten.
In *akut* auftretenden Fällen, bei denen *alle Äste* ergriffen sind, ist entweder eine Entzündung (meist eine *Otitis media*) oder Unterkühlung die Ursache.

Phys.: So früh wie möglich:

- Lokale Wärmeanwendung: Heizkissen, Kartoffelsäckchen, Kurzwellen usw.
- Leichte Massage, bes. Klopf- und Vibrationsmassage der gelähmten Gesichtshälfte.
- Aktive mimische Übungen vor dem Spiegel. 2 – 6 mal tägl. je 5 Minuten.
- Behandlung mit galvanischem Strom (faradischer Strom begünstigt Verkrampfungen). Anode = indifferent, Kathode = auf Nervenäste und

Parotisgegend, langsam ein- und ausschleichen, tägl. mehrere Minuten 2 – 4 Milli-Ampere.

TH.: Antirheumatika vom Salizyltypus.

• Diuretika zum Entquellen der Nervenscheiden.

• Durchblutungsmittel mit Nikotinsäure. Auch lokal als Salben über Nacht.

• Vit. B_1, B_6 und B_{12} evtl. als Kombinationspräparate

Ho.: Bei Eintreten der F. nach Erkältung: Aconitum Dil.D6 1-stündl. und Causticum Dil.D12, tägl. 1 mal.

Bei Betastungsempfindlichkeit des Lähmungsgebietes: Kalium chloratum Dil.D6.

Bei Spinnwebengefühl im Gesicht: Graphites Tbl.D12.

Neur.: Injektionen am Mastoid. Bleibt die Lähmung länger als 4 Monate, ist eine neue eingehende Diagnostik erforderlich. Bei ihr muß als Erstes ein zwischen Kleinhirnbrückenwinkel und Mittelohr liegender pathogener Prozeß ausgeschlossen werden. Notfalls Op.

Fäulnisdyspepsie

= *faulige Diarrhoe, mit Gasbläschen.*

Allg.: Kommt fast nur bei Anazidität oder Eiweißüberfütterung vor.

Bettruhe und warme Wickel auf den Bauch.

Diät: Zunächst 1 – 2 Hungertage bzw. Teefasten mit:

Rp.: Fruct. Myrtilli
Fol. Menthae pip.
Flor. Convalariae
Flor. Chamomillae ad 100,0
M.f. spec. D.S. 1 Teel. auf 1 Tasse Wasser, 3 – 5 x tägl.
mit Zusatz von Zucker und etwas Zitronensaft.

• Dann 2 Zuckertage: bis zu 2*l* Zuckerwasser über den Tag verteilt und weiterhin den Tee geben. Wenn Besserung eintritt, geht man auf Kefir, Joghurt oder Sauermilch über.

• Werden sie gut vertragen, gibt man zusätzlich: Suppen oder Breie aus Mondamin, Hafer, Mehl , Reis, Zwieback und Keks.

• Wenn alles gut geht, etwa ab der 3. Woche, kann man eiweißhaltige Nährpräparate, Fleischextrakte, weichgekochte Eier; weißes, zunächst püriertes Fleisch und passierte Gemüse geben.

! *Ernährungsausweitung* immer nur nach dem jeweiligen Zustand.

! Bei Rückfall sofort wieder einen Teefastentag und strenge Diät.

TH.: Azida und Pankreasenzyme oder entsprechende Enzymkombinationen.

• Sonst wie bei Diarrhoe (→ d.).

- Vom ersten Tag an: Vitamin-Mineral-Kombinationen.
- Bei Meteorismus Kümmeltee (Rp. Fruct. Carvi) oder Tinctura carminativa.

Ho.: → Stuhl

Fahrkrankheit

= *Reisekranheit*
= *Schwindel bei Auto-, Schiff-, Zug-, Luftfahrt.*

Allg.: Im Zug Rückwärtsfahren vermeiden.
Bei Schiffsfahrten sich mehr in der Mittellinie des Schiffes aufhalten.
Bei Luftreisen nicht ans Fenster sitzen.

TH.: Antiemetika bzw. Antifertiginosa.

Ho.: Stets: Glonoinum Dil.D4 und dazu:
bei Fahrschwindel mit Kopfweh: Cocculus Dil.D3.
- mit Brechgefühl : Apomorphinum Dil.D4.

Farmerfieber

= *Erntefieber*

Allg.: Selten diagnostiziert. Bes. häufig zur Zeit der Heu- oder Getreideernte bei feuchtheißem Klima.
Ursache = thermophile Aktinomyceten. Drei Formen:

1. **Akute Bronchitis** in der Ernte, die sich oft spontan zurückbildet.
2. **Heftige, allergische Reaktion der oberen Luftwege** (Heufieber).
3. **Akuter langandauernder Asthmaanfall** mit hohem Fieber und häufigem Herzversagen (im Rö. umschriebene Infiltrate).

TH.: Bei 1. = Bronchitistherapie.
Bei 2. = Antiallergika, Antibiotika (Rp) und Herzmittel.
Bei 3. = Klinik.

Faulecken

= *Angulus infectiosus oris* = *Mundwinkelrhagaden* → *Mund.*

Favus

= *Erbgrind*

TH.: Antimykotische Therapie (→ Mykosen), speziell:

Rp.: Tummenol-Ammon. 8,0
Anthrarobin. 2,0
Tinct. Benzoes 30,0
Aether. sulfur. 20,0
M.D.S ad us.ext. 2 – 3mal tägl. aufpinseln.

Febris herpetica

Unter Fieberanstieg und Allgemeinsymptomen auftretende Herpesbläschen am Mund.

TH.: Wenn nötig Bettruhe.

- Umstimmungsmittel.
- Äußerliche Behandlung → Herpes

Febris recurrens

= *Rückfallfieber*

TH.: Meldepflichtig, Klinik.

Febris undulans

= *BANG-Krankheit (→ d.).*

FEER-Krankheit

= *Kindliche Neurose (Akrodynie) mit gestörtem Allgemeinbefinden und Reaktionsträgheit und mannigfachen vegetativen Symptomen. Meist zwischen Dez. und Mai.*

TH.: Sedativa und Roberantia.

Fehlgeburt

= *Abortus.*

Feigenwarzen

= *Condylomata acuminata (→ d.).*

Feldfieber

= *Wolhynisches Fieber*

TH.: Meldepflichtig, Klinik.

FELTY-Syndrom

= *selten: rheumatische Arthritis, Oberbauchdruck.*
(Splenomegalie, oft auch Hepatomegalie) und Leukopenie.

TH.: Milzexstirpation ist oft nicht zu umgehen und bringt Beseitigung der Leukopenie.

- Weiterbehandlung wie chron. Arthritis (→ d.).

Fernsehneuralgie

Allg.: TH. wie Akkommodationskrampf (→ d.).

Ho.: Manganum aceticum Tbl.D4.

Fersenschmerz

Allg.: Ursachenklärung → Fersensporn.
Auch an Achillessehnenzerrung denken.

Ho.: - krampfhaft: Colchicum Dil.D6.
- bes. beim Stehen: Berberis aquifolium Dil.D2.
- schlechter beim Sitzen: Valeriana Dil.D6.
- in Form pulsierender Stiche: Ranunculus bulbosus Dil.D6.
- zur Achillessehne ausstrahlend: Acidum muriaticum Dil.D4.
- - reißend: Calcium causticum Tbl.D6.
- - bohrend: Berberis aquifolium Dil.D6.

Fersensporn

= *Calcaneussporn.*

Allg.: Keine warme Anwendung (sie bringen meist Schmerzvermehrung).
• Entlastung durch Watterolle um den Fersensporn, Schwammkissen mit Loch oder hufeisenförmiger Einlage.
• Einreibung mit Arnikasalbe:

Rp.: Tct. Arnicae 5,0
Eucerin ad 30,0
M.f. ung. D.S. morgens und abends einreiben.

• Innerl. Antirheumatika.
! Op. bringt meist nichts.

Fertilitätsstörungen

Zell.: Hypophyse ant., Thalamus, Testis, Schilddrüse.

Fettembolie

Bei Bruch von markhaltigen Knochen (Röhrenknochen, Becken) oder Fettquetschung, immer daran denken, bes. bei auftreten von Schocksymptomen und Tachy- bzw. Dyspnoe.

EH.: Sofort NAW, nicht am Patienten manipulieren!

Fettherz

= *Cor adiposum = Herz bei Fettsucht, bs. bei Biertrinkern.*

TH.: Wie b. Adipositas (→ d.) u. Herzschwäche (→ d.).

Fettleber

= *Leber bei Adipositas, aber auch nach Leberentzündungen.*

TH.: Je nachdem ob Transaminasen- (GOT- / GPT-) -Erhöhung besteht oder nicht.

Wenn ja: TH. wie bei Hepatitis.
Wenn nein: Adipositas-Behandlung (→ d.).
! Immer auch auf das Vorhandensein von Diabetes mell. oder Arthritis urica (Gicht) achten.

Fettstoffwechselstörungen

= Erhöhung der Triglyceride (Neutralfette) oder/und des Cholesterins im Blut. Extrem als Lipoidspeicherkrankheiten, regional als Lipome.

Allg.: *Für die Bewertung wichtig:*

- Der Cholesteringehalt des Blutes wird durch die Ernährung erst nach Tagen beeinflußt.
- Zur Messung braucht der Pat. nicht nüchtern zu sein.

Bei den Triglyceriden gibt der Nüchternwert die ernährungsbewirkte Konzentration wieder.

- Entscheidend ist das Verhältnis HDL-/LDL-Cholesterin.

HDL-Werte bis 240mg% sind bedeutungslos, wenn der LDL-Wert normal ist.

- Als Grenzwerte des Gesamtcholesterins gelten

\- bis zum 40. Lebensjahr um 250mg%,
\- nach 40 bei 300mg%.

- Grenzwert der Triglyceride ist 200mg%.

Diät: Ist das *wichtigste Therapeutikum.* Die Wirkung individuell different.
Ziel ist: verminderte und modifizierte Zufuhr von Fett und verminderte Zufuhr von Cholesterin, durch Ausschaltung aller fetten Fleisch- und Fischarten (auch Innereien, Speck, Leber-, Blut-, Mett- und Bratwurst, Mastgans, Mastente, Krustentiere, Austern, Muscheln und insbesondere Hummer). Dagegen sind Fische, bes. frische Seefische, mageres Geflügel ohne Haut, mageres Fleisch und Wild gekocht oder gegrillt und Wurst mit einem Fettgehalt bis 10% in geringen Mengen erlaubt. Vollmilch ist durch Magermilch, fettreiche Käse durch Käse mit höchstens 10% Fettgehalt zu ersetzen, Schlagsahne, Sahnequark usw. meiden. Ebenso Sahnetorten, Fettgebackenes, Schokolade und Süßigkeiten. Die üblichen Kochfette sollten durch Sonnenblumen-, Distel-, Soja- oder Maiskeimöl ersetzt werden. Butter nur wenig. Dafür Diätmargarine nehmen. Eier (Eigelb) so wenig wie möglich verwenden. Gemüse und Obst sind erlaubt; jedoch sollte man mit Trauben, Trockenobst, süßen Fruchtsäften und süßen Limonaden vorsichtig sein. Bratkartoffel und Pommes frites sind in Maßen erlaubt, wenn sie mit den erlaubten Ölen zubereitet sind.

TH.: Erste Maßnahme Diät, evt. Reduktion des Übergewichts wie bei Adipositas (→ d.). Eine zusätzliche medikamentöse Therapie erst, wenn die Diät allein nicht ausreicht: Lipidsenker.

Fettsucht

→ *Adipositas*

Fieber

1) AKUTES = vor der Therapie genaue diagnostische Abklärung (→ Diagnostisches Tafelwerk von Werner Vogt / Sommer Verlag).
Bei Kindern zu 90% banaler Infekt der oberen Luftwege.
Temperaturen von $38 - 38,5^0C$ bei Rückkehr vom Spielen oder von der Schule sind noch kein Fieber. Vor allem, wenn das Allgemeinbefinden nicht beeinträchtigt ist. Erst wenn die Temperatur bei rel. Ruhe innerhalb von 2 Std. nicht fällt kann man annehmen, daß es sich nicht um eine Erregungstemperatur handelt.

TH.: Bei *Kleinkindern* immer Fieber über 40^0C mit physikal. Maßnahmen bis auf etwas unter 40^0C senken.
Bei *Erwachsenen* erst wenn Temperatur über 41^0C.

Phys.: Saftfasten mit reichlich Flüssigkeitszufuhr in Form verdünnter Fruchtsäfte (bes. Zitronen oder Orangensaft) oder/und Tee aus Lindenblüten (Flor. Tiliae) oder Holunderblüten (Flor. Sambuci) oder z.B.:

Rp.: Flor. Chamomillae
Cort. Chinae
Fol. Trifolii
Flor. Sambuci
Herb. Marrubii aa 10,0
M.f. spec. D.S. 1 Teel. Tee auf 1 T. Wasser, kurz aufkochen und abkühlen lassen. Mehrere Tassen tägl.

- Tee immer mit Zitrone oder Vit. C (Acid. Ascorbic.) und Honig.
• Stets an Mineralersatz (bes. $NaCl$ und K) denken.
• Bei Schweiß: häufiges Abwaschen des gesamten Körpers mit Essigwasser (1 Eßl. Essig auf 1 l. Wasser von $20 - 25^0C$).
Dabei immer Nachthemd wechseln.
• Waden- oder Beinwickel, Wasser um 17^0C. Temp. vor und nachher kontrollieren. Wickel alle $3 - 4$ Min. erneuern bis Temperatur auf $38,5^0C$ abgesunken ist.
• Gegen die fast immer bestehende Obstipation: Klysma mit Kamillentee, Glycerinzäpfchen oder Abführmittel.
• Antipyretika.

2) CHRONISCHES = entscheidend ist die diagnostische Abklärung.

Ein Hinweis ob ein organisches Fieber oder eine vegetative Temperaturerhöhung vorliegt wird ex juvantibus dadurch möglich, daß ein acetylsalicylhaltiges Antipyretikum das organische Fieber senkt, aber nicht die vegetative Temperaturerhöhung. Diese sprechen manchmal auf ein (als Fiebermittel deklariertes) Sedativa an.

Diät: Bei HIPPOKRATES das klassische Mittel: Im Vordergrund steht dabei die Durstbekämpfung durch gesüßte Getränke, Limonaden oder Milch. Bes. Ziegen-, Pferde- oder Schafs-, aber auch Kuhmilch, evtl. als Sauermilch. Ferner leichtverdauliche Kohlenhydratträger, wie Reis, Grieß, Haferflocken evtl. in Form von Suppen und Breien. Auch Nudeln und leichtverdauliche Gemüse, wie Blattsalate, Spargeln, Tomaten, Spinat, junge grüne Bohnen und Karotten (gedünstet oder roh als Salat). Brot je nach Empfinden und mit Quark, Marmelade oder Honig als Brotaufstrich. Erlaubt sind auch zarter, gekochter Schinken, weißes gekochtes oder gegrilltes Fleisch, je nach Verträglichkeit.

Zu meiden sind dagegen alle schwerverdaulichen und sehr fetthaltigen Speisen, wie Bratkartoffeln und fette Pfannengerichte, Hülsenfrüchte und Kohlgemüse, fette Wurstsorten usw.

Entscheidend ist das Befinden des Patienten. Die Speisezubereitung soll appetitanregend sein und alles vermeiden, was der Patient ablehnt. Die Nahrung soll auf mehrere - zumindest 5 - Mahlzeiten am Tage verteilt werden.

TH.: So weit als möglich Ursachenbehandlung.

Ho.: F. nach Erkältung (Unterkühlung): Aconitum Dil.D4.
- wenn Hautrötung besteht: Belladonna Dil.D3.
- bei Magensymptomen: Nux vomica Dil.D4.
- bei Kindern: Chamomilla Dil.D2.
- mit Rücken- und Gelenkschmerzen: Rhus tox.Dil.D6.
- - bei berührungsempfindlichen Gelenken: Bryonia Dil.D4.
- - und einseitiger Gesichtsröte: Chamomilla Dil.D2.
- - Bettwärme wird schlecht vertragen: Mercurius solubilis Tbl.D4.
- - mit starkem Durst und Durchfall: Colchicum Dil.D4.

Infektfieber, mit Unruhe: Gelsemium Dil.D4-6.
- mit hochrotem Kopf und Herzklopfen: Belladonna Dil.D6.
- mit übelriechendem Schweiß: Mercurius solubilis Tbl.D6.
- mit Rücken- und Gelenkschmerzen: Rhus tox.Dil.D6.
- mit Herzklopfen bes. Tachycardie: Chininum sulf.Tbl.D4.
- mit Schnupfen und Tremor: Jodum Dil.D6.

Am Tage Frösteln, nachts Hitzegefühl : Baptisia Dil.D2.
Fieber mit Bedürfnis nach Wärme: Arsenicum album Tbl.D6.

- mit innerer Hitze und äußerer Kälte: Veratrum Tbl.D4.
- mit Durst: Ferrum metallicum Tbl.D6.
- mit übelriechendem Schweiß: Acidum fluoricum Tabl.D5.
- mit Bewußtseinstrübung: Camphora Dil.D3.
- zwischen 13,00 und 18,00 Uhr: Silicea Tbl.D12.
- vormittags zwischen 10 u. 11 Uhr.: Natrium muriat. Tbl.D6.
- mit Kopf- u. Rückenschmerz (Grippefieber): Eupatorium Dil.D4.
- mit Bläschen um den Mund: Rhus toxicodendron Dil.D4.
- - abends schlimmer: Asclepias tuberosa Dil.D4.
- mit heißen trockenen Händen: Aesculus Dil.D2.

Akup.: Bei Fieber allg.: He.9/t, Bl.21/t u. Di.2/t. Dazu:
- bei brennender Hitze: He.9/t
- bei Kältegefühl : Bl.58/d
- bei Gesichtsröte: KS.7/d u. 9/t
- nach Schüttelfrost: Le.2/d
- mit starken Schweißen: Ga.2, Le.2, KS.6 u. Ma.42 alle d
- ohne Schweißbildung: 3E.3/t, Ni.3/t u. Ga.22/d

Fieberkrämpfe

Bei 3% aller Kleinkinder. Vorwiegend im 2. und 3. Lebensjahr.
Bes. häufig bei Pocken-Geimpften.
Gefährlich, wenn mehr als 4 Fieberkrämpfe auftreten, der Anfall länger als 15 Min. dauert, im Fieberkrampf Herdsymptome auftreten. *Hier unbedingt klinische Abklärung* mit EEG erforderlich.
Klin.: Valium i.v. oder als Suppos. (**Rp**).
Sonst: Krampfende abwarten.
Wenn die Temperatur (rectal) über 39^0C steigt: Wadenwickel, sowie ein Antipyretikum-Zäpfchen und ein Sedativum zur Vorbeugung.

Finger

- absterben → Durchblutungsstörungen.
- blässe → Durchblutungsstörungen.
Ho.: Secale cornutum Dil.D4.
- bläulich anlaufende → Morbus RAYNAUD.
- brennen: Durchblutungsstörungen.
Ho.: Agaricus muscarius Dil.D4.
- bruch:
TH.: Krankenhaus.
- ekzem → Ekzem.

Ho.: Bei Bläschenbildung: Ranunculus bulbosus Dil.D4.
Bei juckendem Ausschlag: Acidum oxalicum Tbl.D6.

- gelenke → Gelenke.

Ho.: Bei Anschwellung: Actaea Dil.D2.
- mit bläulichen Nägeln: Spigelia Dil.D3.
- mit Schmerzen: Niccolum Tbl.D3.

- kontraktur → DUPUYTREN.

- nägel → Nägel.

- spitzen

Ho.: Fissuren an den Fingerspitzen: Graphites Tbl.D6.
- mit Gefühlsstörungen: Spigelia Dil.D4.
- - wie geschwürig: Sarsaparilla Dil.D2.

- schnellender: Hand-Wechselbäder mit gut warmem Salzwasser und danach Finger-Innenhand-Massage. Mehrmals tägl.
Handschließen und -öffnen in einem Gefäß mit feinem Sand (Vogelsand). Quaddeln über dem Sehnenverlauf und über Nacht Finger in Heparinsalbe einschlagen.
INNERL.: ein trypsinhaltiges Mittel.
Wenn alles nicht hilft: Op.

- steife, morgendliche → Durchblutungsstörungen, oft auch erste Anzeichen für einen Morb. DUPUYTREN (→ d.).

- verkrümmung → DUPUYTREN.

- verletzung

TH.: Krankenhaus, da bereits Erstversorgung entscheidend für den Dauerzustand sein kann.

Fischbandwurm

→ *Würmer*

Fischvergiftung

= *Brechdurchfall nach Fischgenuß*

TH.: ! Klinik.

Fissura ani

→ *Analfissur*

Fisteln

Allg.: Sonnenbestrahlung und Seeaufenthalt.

- Aussaugen mit Trockenschröpfkopf, danach mit Fistelkanüle $2ml$ B_{12} ($2000 Gamma$) injizieren.
- Ein Umstimmungsmittel.

Ho.: Wie bei Analfistel (→ d.).

Fistula ani

→ *Analfistel*

Flatulenz

= *Blähungen, → auch Meteorismus.*

Allg.: Dg. abklären ob Leber-, Pankreas- oder Herzinsuffizienz. Oft auch zu rasche Darmpassage.

TH.: Wo möglich Ursachentherapie.

- Keine blähenden Speisen wie Kohlarten, Hülsenfrüchte, Zwiebelgewächse, rote Rüben, Schwarzwurzeln, Gurken, Melonen, Birnen, Pilze (Näheres → Meteorismus).
- Warme Auflagen nach dem Essen.
- Bei Leber-Pankreasstörungen: Karminativa.
- Bei zu schneller Darmpassage: Magnesiumpräparate.

Fleckfieber

= *Flecktyphus*

TH.: Meldepflichtig, Klinik.

Fleischvergiftung

TH.: Krankenhaus.

Flimmerarrhythmie

= *Vorhofflimmern → Herzrhythmusstörungen.*

TH.: **! Notfall: schnellstens Klinik !**

Flimmerskotom

= *Pat. sieht feurige Zickzacklinien und hat Sehstörungen.*

- Zunächst Blutdruck messen, wenn erhöht: **Glaukomverdacht**.
- Besteht stärkere Kurzsichtigkeit ? = Zusätzliches Verdachtsmoment für Glaukom.
- Bei Hypotonie ohne Augenschmerz: evtl. Durchblutungsstörung. Kaffee bessert !
- Bei Augenschmerz: an Fokus denken (rheumat. Entzündung).

TH.: Augenärztliche Abklärung und Ursachentherapie.

Flugreisen

Allg.: Infolge der heutigen Druckkabinen kann praktisch jede Person fliegen die sich gesund fühlt, normalen Appetit hat und eine Treppe mit 20 Stufen ohne Beschwerden gehen kann.

Reisebeschränkungen bestehen:

• Bei *Anämie* mit einem Hb unter 60% und weniger als 3 $Mill/mm^2$ Ery.

• Bei *schwerer Angina pectoris.*

• Nach *Herzinfarkt,* soweit dieser nicht mindestens 4 Monate zurückliegt und der Pat. keine Arrhythmie hat.

• *Bei dekompensierter Hypertonie* mit einem RR von 200/120 und Augenhintergrundveränderungen.

• *Bei medikamentös nicht voll beherrschtem Asthma.*

• *Bei medikamentös nicht voll beherrschter Epilepsie.*

• *Bei Schwangerschaft ab 8. Monat* sowie dort wo die Gefahr eines habituellen Abortes besteht.

• Bei *Geisteskrankheit.*

Die Luftkrankheit ist eine Reise- bzw. Fahrkrankheit.

Die Zeitverschiebung bei Langstreckenflügen führt zu einer Schlafrhythmus-Störung. Am ersten Tag nach der Ankunft daher keine Anstrengungen und evtl. bei *Westreisen* ein Durchschlafmittel, bei *Ostreisen* ein Einschlafmittel.

Fluor

= *Ausfluß*

Allg.: Abklärung durch den Gynäkologen. *Bei unspezifischem Fluor in der Pubertät* = Fluor albus:

Ho.: - Caulophyllum Dil.D3 und Hepar sulfuris Tbl.D4.

Foci

→ *Fokus.*

Föhnkrankheit

= *Witterungsempfindlichkeit.*

Allgemein: durch Anstieg der Luftelektrizität. Die Ionisierung eilt dem Winde (Gewitter) voraus.

Im Alpengebiet: Warme Winde mit pos. Ionenkonzentration und hohem Luftdruck lösen eine Streßsituation (vermehrte Adrenalinausschüttung) aus.

Bes. Betroffen = Hyperthyreotiker, vegetativ Labile.

TH.: Hartkäse verbieten (führt zu Hochdruckreaktionen).
Sonst wie vegetative Dystonie (→ d.).

Ho.: Lycopus virginicus Tbl.D2.

Foetor ex ore

= *schlechter Mundgeruch*

Allg.: Zunächst Ursachenklärung und Beseitigung: Caries, Stomatitis, Mandelpfröpfe, schlechte Zahnhygiene, Sinusitis, Störungen im Intestinaltrakt. Immer auch an Dysfermentie, Obstipation und Diabetes denken. Als *Halitose* (abnormer Atem) Folge von Abbauprodukten des Fettstoffwechsels im Dünndarm.

TH.: Zähneputzen nach jedem Essen.

• Häufiges Spülen des Mundes mit einem desinfizierenden Mundwasser. Z.B.:

Rp.: Thymoli 0,1
Ol. Menthae pip. 0,3
Tct. Myrrhae
Tct. Eucalypti aa 20,0

- oder entsprechende Fertigpräparate.

• Bei blutendem Zahnfleisch: Pinselung desselben mit:

Rp.: Acidi tannici 1,5
Spiritus dil.
Aqua dest. aa 4,0
Glycerini ad 15,0

M.D.S. ad us. ext. zum Pinseln.

• Bei Mandelpfröpfen wiederholtes Absaugen (RÖDERN) derselben und desinfiziernde Lutschtabletten.

• Vermeidung stark riechender Nahrungs- und Genußmittel wie Knoblauch, Zwiebeln, konzentrierte Alkoholika, Rauchen.

• Reduktion der Fettzufuhr auf 60*g* Koch- und Streichfett pro Tag.

Bei *Halitose* = Versuch das Fett 10 Tage zu entziehen, dann Umstimmung der Darmflora.

Fokalinfekte

Allg.: Wo möglich operative Herdsanierung.

Man sollte daran aber keine übertriebenen Erwartungen knüpfen.

Besserung wird errreicht, bei allen akuten Formen des Gelenk- und Muskelrheumatismus, Neuralgien im Kopfbereich, Hautekzemen, Iritis und Iridocyclitis, Retinitis und Herzkreislaufstörungen. Besteht die Krankheit jedoch länger als 3 – 4 Jahre, sinkt der Erfolg auf ca. 10%.

Nos.: Ist eine operative Herdsanierung nicht möglich, sollte man eine entsprechende (evtl. ausgetestete) Nosode versuchen.

Fokus

= Herd = jede abwegige lokale Veränderung die eine pathologische Fernwirkung

auslöst.
Man unterscheidet dabei:
a) ein rein nerval wirkendes *Störfeld* bzw. *Irritationszentrum* wie es Narben sein können.
b) *infekt-allergische Herde*, wie Zahngranulome, chronisch entzündete Mandeln, aber auch Gallenblasen usw. die als *Fokalinfekte* wirken.
TH.: Störfelder und Fokalinfekte.

Follikulitis

= *Eiterpustel-Ausschlag.*

1. Oberflächliche = Meist auf dem Rücken, durch Staub, Schmutz und Schweiß provoziert.

TH.: Bäder und Abwaschungen mit Kaliumpermanganat und danach einreiben mit:

Rp.: Acid. salicylic. 2,0
Phenol. liquefact. 0,5
Spirit. isopropylic. (50%) ad 100,0
M.D.S. ad us. ext. aufpinseln.

2. Bartflechte (Folliculitis barbae).

TH.: Haare immer kurz halten, evtl. auszupfen.
- Sonnen- oder Quarzlichtbestrahlung.
- Andampfungen oder feuchtkühle Heilerdeumschläge.
- Zur Krustenerweichung: Waschungen mit 4 – 5%igem Salicylspiritus und danach auftragen von:

Rp.: Acidi bencoici 2,0
Bals. peruvian. 5,0
Ung. cerei ad 25,0
M.f. ung. D.S. mit Watte auftupfen.

Ho.: Hepar sulf. Tbl.D4 im Wechsel mit Ranunculus bulb. Dil.D3.

3. Tiefgehende Follikulitis → Furunkel

Frakturen

= *Knochenbrüche.*

TH.: Krankenhaus.

EH.: Daran denken bei abnormer Stellung (Abknickung), Schmerz (bes. Berührungsschmerz der Bruchstelle), Knochenreiben *(Crepitatio)*, Funktionsverlust und Hämatom.
Bei *Schädelbasisbruch*: Blut aus Nase, Ohr, Mund; bald Brillenhämatom.
- Ruhigstellung der Fraktur. Bei Bruch von Röhrenknochen in der

angetroffenen Stellung, da bei Manipulation Gefahr einer *Fettembolie.* Krankentransport anfordern.
- Gegen den Schock: Analeptika.
- *Bei offener Fraktur:* Abdecken der Wunde durch sterilen Verband.

Sonst: *Als Begleitbehandlung* zur schnelleren Heilung:
- Vit. *D* und Calcium.
- Magnetfeldtherapie.
- Symphytum Dil.D2.

Fremdkörper

- im Auge
- im Gehörgang
TH.: Zum Facharzt.
- in der Nase
TH.: Entfernung durch Facharzt.
- in der Luftröhre → Fremdkörperaspiration.
- in der Speiseröhre
TH.: Ins Krankenhaus.

Fremdkörperaspiration

Allg.: Am häufigsten bei Kindern.
E.H.: → Erstickung.

In jedem Fall schnellstens ins nächste Krankenhaus oder zum nächsten HNO-Facharzt.

Auch kleine Fremdkörper müssen fachärztlich entfernt werden, da es sonst zu eitrigen Bronchialprozessen kommen kann.

Frieselausschlag

= Schweißausschlag: → Hyperhidrosis.

Frigidität

TH.: Psychotherapie.

Tct. Cantharidium tägl. 3 x 2 Tr. eine Woche lang, dann eine Woche Pause.

Ho.: Platinum Tbl.D6.

Frostbeulen

Allg.: *Prophylaktisch:* Zumindest ab Oktober Wechselbäder.
- Warmhalten von Händen und Füßen.
- Gut sitzende, warme und wasserdichte Lederschuhe. Gummischuhe halten die innere Feuchtigkeit.

- Einschlagen der Füße in Zeitungspapier.
- Strümpfe aus Wolle oder Kräuselkrepp.
- Nach längerem Aufenthalt in der Kälte langsam ansteigende Fußbäder.

TH.: INNERL.: ein Ichthyol-Präparat, z.B.:

Rp.: Ichthyoli 10,0
Aqua dest. ad 30,0
M.D.S. 3 x tägl. 8 – 10 Tr. in Wasser.

ÄUSSERL.: eine Frostschutzsalbe, z.B.:

Rp.: Calcariae chloratae
Ichthyoli
Camphora tritae aa 1,5
Adipis suilli benz. ad 50,0
M.f. ung. D.S. Zehen morgens und abends einreiben.

Ho.: Einfache Frostbeulen: Agaricus muscarius Dil.D4
- bei kalten Füßen: Calcium muriaticum Tbl.D3.
- bei gleichzeitig bestehenden Regelstörungen: Pulsatilla Dil.D4.
F. hellrot entzündet: Rhus toxicodendron Dil.D6.
- dunkelrot: Veratrum viride Tbl.D6.
- aufgebrochen: Petroleum Dil.D6.
- eiternd: Hepar sulfuris Tbl.D10.
Besteht eine Anlage zur Forstbeulenbildung, dann:
- bei skrophulösen Typen: Calcium carbonicum Tbl.D12.
- bei Veranlagung zum Kropf: Thyreoidinum Dil.D6.
- bei empfindlicher (zu Ausschlägen neigender) Haut: Sulfur Tbl.D6.
- bei blonden Frauen: Pulsatilla Dil.D6.

Funktionelle Unterleibsbeschwerden

Erst fachärztlich abklären lassen, ob organische Ursache besteht.

TH.: Spasmolytika.

Phys.: Moorbäder und Bindegewebsmassage bes. im Kreuzbeinbereich.

Neur.: Hyperalgetische Punkte über dem Unterleib und im Rücken durch Zeigefingerdruck lokalisieren und mit 1*ml* eines Neuraltherapeutikums infiltrieren.

Furunkel

1. Solitärfurunkel am Körper

TH.: Bei ersten Anzeichen läßt sich das Entstehen manchmal mit einer Heparinsalbe oder mit Ichthyol-Wattepackungen kupieren.

- Furunkel nicht ausdrücken!

• Keine Heftpflasterverbände (Kontakdermatitis)
• Die Haut um den Furunkel 2 x tägl. mit Bezin reinigen. Dabei vom gesunden Bereich aus konzentrisch auf den Furunkel zu abtupfen.
• Anschließend die Haut mit Rivanol-Spiritus bestreichen

Rp.: Rivanol 0,5
Spiritus dilut. ad 100,0
M.D.S. ad us. ext.

• Zur Reifung tägl. 1 – 2 mal heiße Leinsamen- oder Foenum graecum-Kataplasmen und danach Zugsalbe, z.B.:

Rp.: Ol. Terebinthinae
Thymol.
Ichthyol aa 5,0
Pasta Zinci ad 50,0
M.f. ung. D.S. Messerrückendick auftragen und 24 Std. einwirken lassen.

- oder eine entsprechende Fertigsalbe.
• Bei großem Furunkel 4 – 6 Blutegel am Rand der Entzündungszone ansetzen (dadurch oft Reifebeschleunigung).
• *Bei reifem Furunkel:* Karbol-Ätzung (= ein Holzstäbchen wird in Phenol. liquefakt. getaucht und dann vorsichtig auf die Mitte des Furunkels gedrückt. Damit öffnet er sich.
• Eigenblutinjektionen (2 – $5ml$ sofort i.m.) - oder:

Nos.: Staphylococcen.
Ho.: Sulfur jodatum Tbl.D6 und Belladonna Dil.D4.
Bei starkem Schmerz: Apis Dil.D4 oder Tarantula cubensis Dil.D12.
Im Eiterstadium zur Durchbruchförderung: Myristika seb. Tbl.D4.
Danach zur Ausheilung: Silicea Tbl.D6.

2. Gesichtsfurunkel: Sehr gefährlich!

TH.: Sprech- und Kauverbot !
• Nur flüssige Speisen.
• Lokaldesinfektion wie oben.
• Furunkel mit einer Gaze abdecken, aus der ein rundes Loch geschnitten wurde. Hierauf wird ein Cantharidenpflaster. (Rp.: Emplastrum Cantharidini) aufgebunden. Dieses läßt man 24 Std. einwirken. Dann wird die Blase (und damit die Epidermis) abgehoben und eine desinfizierende Salbe (→ o.) aufgetragen.
! Bei Auftreten von Schüttelfrost, höherem Fieber und Verschlechterung des Allgemeinbefindens ist die Behandlung mit Antbiotika (**Rp**) nicht zu umgehen.

3. **Stirnfurunkel:** Hier spricht eine ödematöse Schwellung im inneren Lidwinkel für eine Mitentzündung (Phlebitis) der Vena angularis. Dasselbe gilt für die rüsselförmige Schwellung der Oberlippe beim **Oberlippenfurunkel**.

TH.: In solchem Fall: sofort Klinik!

4. **Nackenkarbunkel** = Summation von Einzelfurunkeln

TH.: Zur Op. ins Krankenhaus.

5. **Gehörgangfurunkel**

TH.: Solux-Bestrahlung und danach vorsichtig Tampon mit:

Rp.: Acid. salicylic. 2,0
Ol. Ricini
Ol. Olivar. aa ad 100,0
M.D.S. ad man. med.

! Bei Fieberanstieg und Kopfschmerz: Sofort Facharzt!

Furunkulose

= *wiederholte Furunkelbildung.*

Allg.: Besteht Diabetes, Gicht oder Anämie ?

Proph.: Kaliumpermanganat-Vollbäder (5 – 10g pro Bad) zur Reduktion der Keimzahl .

- Beim Abtrocknen getrennte Handtücher.
- Tägl. 1 Teel. Hefe oder ein entsprechendes B-Komplexpräparat.
- Vit. C.
- Eigenblut-Injektionen (wö. 5ml i.m.) oder ein Umstimmungsmittel.

Ho.: Sulfur Tbl.D4.
Bei Frauen mit Regelstörungen auch: Hydrastis Dil.D3.
Bei blassen Typen: Arnica Dil.D3.
Bei älteren Leuten: Arsenicum Dil.D12.

Fußekzem

In den meisten Fällen Pilzinfektion auf vorgeschädigter Haut, primär im Bereich zwischen den Zehen. Immer auch nach neugekauften Schuhen fragen, besonders wenn der Fußrücken betroffen ist. Hier ist an ein Kontaktekzem durch chromgegerbtes Leder möglich.

TH.: Auf gutes Schuhwerk achten.

- Strümpfe täglich wechseln und waschen. Evtl. nach dem Waschen in Desinfektionslösung tauchen.
- Abends Fußbad mit Kaliumpermanganat (nur einige Kristalle ins Wasser bis dieses rotweinfarbig). ÄUSSERL.: Antimykotika.

Fußgeschwulst

= Schwellfuß, Fußödem → Ödem.

Fußpilz

→ Mykosen.

Fußschmerzen

Allg.: Ursachenklärung (Spreizfuß, Senkfuß, Entzündung, Durchblutung) und Behandlung.

Ho.: - wie wenn der Fuß verrenkt wäre: Rhus tox. Dil.D6.
- ziehende: Caulophyllum Dil.D2.
- neuralgische: Bromum Tbl.D12.
- wie wenn der Fuß geschwollen wäre: Bryonia Dil.D4.
- mit Bewegungssteife im Fußgelenk: Apis Dil.D4.
- bei Bewegung schlimmer: Ledum palustre Dil.D6.

→ auch Fersen-, Fußsohlen-, Knöchel- und Zehenschmerzen.

Fußschweiß

TH.: Auf gutes Schuhwerk achten. Keine Gummischuhe. Der Fuß muß "Atmen" können.

- Nylonstrümpfe meiden (da sie keinen Schweiß aufsaugen).
- Schafgarbenkraut in den Schuh geben.
- Abends warmes Seifen- oder Heilerdebad von 15 – 20 Min.
- Danach einreiben mit Resorcin-Spiritus:

Rp.: Resorcin
Ol. Ricini aa 2,0
Camphorae 4,0
Spirit. dilut. ad 100,0
M.f. solut. D.S. nach dem Bad einpinseln.

- Strümpfe täglich wechseln und auswaschen. Vor dem Anziehen einpudern mit:

Rp.: Dermatoli 20,0
Talci veneti 70,0
Amyli ad 100,0
M.f. Streupulver.

Ho.: F. mit Empfindlichkeit der Füße: Petroleum Dil.D6.
- mit Neigung zu Hautausschlägen: Sulfur Tbl.D6.
- mit Stechen in den Füßen: Acidum nitricum Dil.D4.
- mit starker Schweißbildung: Lycopodium Dil.D12.
- - und übelriechendem Schweiß: Silicea Tbl.D12.

Fußsohlen-Brennen

Allg.: Diabetes, Gicht, Leberkrankheiten, Durchblutungsstörungen ausschließen.

TH.: Für geregelten Stuhlgang sorgen.
• Pantothensäure, tägl. $20-40mg$. oder ein Vitamin-B- Komplexpräparat mit Panthenol.

Ho.: F. bes. nachts: Silicea Tbl.D12.
- - mit Jucken verbunden: Sulfur Tbl.D6.
- bes. beim Gehen: Graphites Tbl.D12.
- und Brennen auch der Hände: Secale corn. Dil.D6.

Fußsohlen-Schmerzen

Allg.: Abklärung wie bei Fußschmerz u. Fußsohlen-Brennen.

Ho.: - beim Gehen: Acidum muriaticum Dil.D4.
- - auf Pflaster: Petroleum Dil.D6.
- mit starker Hornhautbildung: Antimonium crudum Tbl.D12.
- mit Hitzegefühl : Allium cepa Dil.D12.

G

Gähnen

Ho.: - häufiges ohne Schläfrigkeit: Aconitum Dil.D6.
- - bes. abends: Arnica Dil.D4.
- nach dem Mittagessen: Lycopodium Dil.D12.
- sofort nach dem Aufwachen: Nux vomica Dil.D4.
- krampfhaftes: Ignatia Dil.D4.
- tagsüber mit Aufstoßen: Sulfur Dil.D6.
- - und Husten: Antimonium crudum Tbl.D6.
- begleitet von innerem Frösteln: Natrium muriaticum Tbl.D12.

Galakturie

= *milchiger Urin = Phosphaturie → Nierensteine.*

Gallen-

-blasenentzündung = Cholezystitis: → Cholezystopathie.
-gangsentzündung → Cholezystopathie.
-kolik → Cholezystopathie.
-steine = Cholelithiasis: → Cholezystopathie.

Ganglion

= *Überbein.*

TH.: Klassische Methode ist die Zertrümmerung mit dem Holzhammer. Man legt sich die Hand des Patienten so über das eigene Knie, daß das Ganglion am obersten Punkt seines Handgelenkes prall hervorspringt. Dabei muß das Handgelenk fest auf die Unterlage angepreßt werden. Nun bringt man das Ganglion durch einen kurzen kräftigen Schlag mit dem Holzhammer zum Bersten und verteilt den gallertartigen Inhalt durch Massage mit dem Daumen in die Umgebung. Danach einen *Druckverband* anlegen, indem man ein rundgeschnittenes Stück harten Filzes oder dergleichen durch einen elastischen Klebeverband anpreßt. Man verordnet dem Patienten ein Trypsinpräparat und gibt ihm auf, das Gelenk in den nächsten 8 Tagen fest zu bewegen, um eine Verklebung zu vermeiden.

Ho.: Acidum benzoicum Dil.D4. Bei Erfolglosigkeit: Op.

Gangrän

= *Brand.*

Allg.: Man unterscheidet: trockenen Brand *(Mumifikation)* und nassen Brand *(Gangraen).*

Vorboten sind Ischämie, Cyanose.

Proph.: *Bei einseitigem Auftreten:* Tägl. ein ansteigendes Teilbad der nicht befallenen Extremität. Danach kühler PRIESSNITZ-Wickel.

Bei beidseitigem Auftreten: Tägl. ein Wechsel-Fuß- bzw. Hand-Bad mit zunehmender Warm-Kalt-Differenz.

Nach den Bädern jeweils Lymphdrainage oberhalb der gefährdeten Zone.

- Vermeidung von drückendem Schuhwerk und von Einschnürungen (Strumpfbänder, Druckverbände).
- Behandlung bestehender Grundkrankheiten: Diabetes, Arteriosklerose.

TH.: *Allg.:* Absolutes Rauchverbot.

- Herdsanierung.
- Ausleitende Behandlung:
- Sauerstoffinsufflation, Ozon.
- Durchblutungsfördernde Mittel.
- Antikoagulantien.
- Bei technischer Beherrschung: Grenzstrangblockade.
- Evtl. operative Gefäßplastik.

ÄUSSERL.: Sorgsame Reinhaltung.

1) BEI TROCKENEM BRAND:

Puderverbände mit

Rp.: Anaesthesin 10,0
Dermatol ad 30,0
M.f. Streupulver.

Erfolgt durch die Behandlung keine Spontanremission, so wird die Demarkierung abgewartet. Dann Amputation.

2) BEI FEUCHTEM BRAND:

tägl. 1 – 3 Schmierseifenbäder (nicht über 35^0C). Anschließend trockenföhnen und obigen Puder aufstreuen.

Fuß möglichst offen lassen (= Austrocknung durch Luft).

Nie Salbe anwenden !

Bei Diabetes exakte Stoffwechseleinstellung !

Ho.: Bei Blaufärbung der Haut: Carbo vegetabilis Tbl.D4 und Aesculus Ø.
- Diabetikern: Arsenicum Dil.D5.
- alten Leuten: Cuprum arsenicosum Tbl.D4.
- trockenem Brand: Secale cornutum Dil.D4.
- bei feuchtem Brand: Kreosotum Dil.D4.

Gärungsdyspepsie

Diät: Zunächst zwei Teefastentage mit:

Rp.: Rad. Liquiritae 10,0
Fol. Myrtilli
Herb. Agrimonia
Rhiz. Tormentillae aa 30,0
M.f. spec. D.S. Mehrmals tägl. 1 Tasse als Abkochung von 1 Teel. auf 1 Tasse Wasser.

Dann NOORDEN-Diät:
Zunächst: als *Frühstück* 2 weiche Eier und Tee.
2. Frühstük: 200*g* Quark oder 200*g* Fleischbrühe.
Mittagessen: 200*g* Fleischbrühe, zartes Fleisch oder gekochten Flußfisch (Forellen) mit Butter und Zitronensaft. Evtl. 1 Glas Rotwein.
Nachmittags: wie Frühstück.
Abendessen: Eierspeise, gekochter Schinken, ca. 30*g* Käse und Tee oder etwas Rotwein.
Bei guter Veträglichkeit (aufhören des Durchfalls): Zulage von Suppeneinlagen, Pudding, Breien, Aufläufen. Dann von Joghurt, Kefir, Semmeln, Weißbrot, passiertem Gemüsen, Apfel- und Kartoffelpüree. *Schließlich* Brot, Kartoffeln, unpassiertes gekochtes Gemüse und Obst.
! Diätsteigerungen immer je nach Zustand und im Abstand von mindestens 8 Tagen.

TH.: Verdauungsenzyme.

Ho.: G. mit Gasen die nach Knoblauch riechen: Agaricus Dil.D4.
- mit Abgang unverdauter Speisen: China Dil.D2.
Sonst wie Diarrhoe.

Gasbrand

TH.: sofort Klinik !

Gastarbeiter-Krankheiten

= *Bei Gastarbeitern gibt es Krankheiten die bei uns kaum bekannt, in den Mittelmeerländern aber sehr verbreitet sind.* **Bei Fieber** *ist daher immer eine genaue Abklärung erforderlich (Malaria, Maltafieber). Ebenso bei unklarer*

Hämaturie *(Bilharziose).*
Sehr häufig sind **Wurmkrankheiten,** *wobei auch Würmer vorkommen, die bei uns nicht üblich sind. Gerade bei unklaren Bauchzuständen und Anämie hat man an Würmer zu denken.*
Die überwiegende Zahl der Gastarbeiter-Krankheiten beruht auf **Anpassungsschwierigkeiten**.
Das sind:
- mangelnde Verständigungsmöglichkeiten. Das führt zur Vereinsamung und vegetativen Störungen.
- Schwierigkeiten der Klima- und Ernährungsanpassung.

Folge der erschwerten *Klimaanpassung* bei Gastarbeitern aus tropischen Gebieten mit feuchtem Klima, ist ein **Prurigo** mit trockener Schuppung und feinen Rhagaden.
TH.: → Pruritus.
Schwierigkeiten der *Ernährungsanpassung* ergeben sich aus Unkenntnis der Lebensgewohnheiten der Gastarbeiter.
Allgemein gilt: In südlichen Ländern werden keine kalten Getränke verwendet.
Italiener essen zu Hause keine Kohlarten;
Türken kein Schweinefleisch;
Spanier keine Süßspeisen.
Entsprechender Genuß kann zu Magen-Darm-Beschwerden führen, die leicht in vegetativ-nervöse übergehen.
Diät nur unter Berücksichtigung dieser Gegebenheiten, kurzfristig und bei strenger Indikation verordnen.
Meist genügt ein Verbot von Kaffee, Alkohol usw.
Bei *Spaniern* sollte man daran denken, daß sie von ihren Ärzten bei allen Krankheiten mit Spritzen behandelt werden. Sie empfinden per-os-Medikamente daher als eine weniger gründliche Behandlung.

Gastralgie

= *Magenkrampf.*

Allg.: Entzündlich, von der Wirbelsäule ausgelöst, neurasthenisch?
Wirbelbedingte Gastralgie ermittelt man durch Abtasten und Abklopfen der Dornfortsätze.

TH.: Im akuten Anfall: Wärmeapplikationen auf die Magengegend.
Innerl. Spasmolytika.

Neur.: Quaddeln über den Magenbereich und paravertebrale Injektionen bei D5-8.

Akup.: Ma.36/t, KG.12/d und zusätzl. evtl. Bl.21, Ni.12, Ma.25 und KG.5, alle d.

OAk.: 51, 55, 87 und zus. 109.

Chir.: Reposition immer erst nach Ausschluß eines spondylitischen Prozesses (Klopfempfindlichkeit des entz. Wirbels).

Ho.: Bei nervösen Typen: Bismutum nitricum Tbl.D3.
Schmerz nach dem Essen: Nux vomica Dil.D4.
Essen bessert: Anacardium orientale Dil.D6.
Alle 2 Std. Brennen: Arsenicum Dil.6.
Magenkrampf - nach Erkältung: Belladonna Dil.D4.
- nach Ärger: Chamomilla Dil.D3.
- vor Blähungsabgang: Cocculus Dil.D4.
- bei bleichen Asthenikern: Arsenicum Dil.D6.
Gehen verschlimmert: Bryonia Dil.D4.
Saures Essen bessert: Ferrum metallicum Tbl.D4.

Gastritis

= *Magenschleimhautentzündung.*

1) Akut: meist nach Diätfehler, Alkoholabusus, hohen Acetylsalizyldosen oder als Staphylococcen-Gastritis bei chron. Tonsilitis oder Zahnkaries.

Allg.: Schädlichkeiten abstellen.

Diät: 1 – 2 Tage Nahrungskarenz bzw. Teefasten. Am besten mit Kamillentee (Flor. Chamomillae) oder dünner Pfefferminztee (Fol. Menthae pip.) ohne Zucker. Bei großem Hunger evtl. mit 3 – 4 Zwieback.
• Nach Zustandsbesserung Schleimsuppen oder Breie aus Hafer oder Reis, Zwieback, weiche Eier. Zunächst kein Fleisch, kein Salat, keine rohen Früchte oder Fruchtsäfte. Später evtl. Geflügel ohne Haut oder Fisch und bei weiterer Besserung langsamer Übergang zur Normalkost.
Zunächst *keine Milch.* Besser sind Mineralwässer.

TH.: Bei starken Schmerzen Bettruhe für 1 – 2 Tage und Spasmolytika.
• Wärmeapplikation auf die Magengegend.
• Rollkur mit Kamillentee oder einem Fertigpräparat.
• Bei Blähungen: Amara wenn erforderlich. ! Vielfach bleibt eine Magenempfindlichkeit zurück, die auf diätische Belastung mit einem neuen Schub reagiert.

Neur.: Quaddeln über der Magengegend und paravertebrale Inj. bei D4 - D9.

Ho.: In den meisten Fällen wirkt: Nux vomica Dil.D4 und Pulsatilla Dil.D4 aa = stündl. 5 Tr.
Bei Appetitlosigkeit: China Dil.D2 oder Abrotanum Ø.
- Brechneigung: Ipecacuanha Dil.D4.
- nervösen Typen: Nux moschata Tbl.D4.
- Sodbrennen: Argentum nitricum Dil.D4.

- saurem Aufstoßen: Natrium phosphoricum Tbl.D3.
- Verstopfung: Sulfur Tbl.D3 oder Graphites Tbl.D4.

2) CHRONISCH: am häufigsten als Oberflächen-Gastritis.

Klin.: TH. erst nach Abklärung durch Biopsie.

Allg.: Immer daran denken, daß die meisten Magenbeschwerden durch nichterkannte Gallenblasenerkrankungen verursacht werden.

Diät: Magenschleimhaut-reizende Speisen meiden: konzentrierter Alkohol, starker Kaffee, scharfe Gewürze (Senf, Paprika, Curry, Pfeffer), stark gezuckerte Speisen, Röstprodukte, Räucherwaren, saures Obst, heißer und zu kalter (unmittelbar dem Kühlschrank entnommenen) Speisen und Getränke, Kohlarten und Pfannengerichte, fettes Fleisch und fette Soßen, Räucherwaren, harte Eier, Volkornbrot und frisches Brot, saure Speisen usw. *Als Maß gilt das persönliche Empfinden.* Man läßt alles weg, was gemäß individueller Erfahrung Beschwerden verursacht.

- Auch Medikamente die Magen-Darm-Störungen bewirken können, sollte man (wenn möglich) absetzen.
- Häufige und kleine Mahlzeiten.
- Ohne Hast essen, alles gut kauen, evtl. Gebißsanierung.
- Alle Speisen warm, aber nicht heiß.
- Nach dem Essen Ruhepause und warme Leibauflage.
- Auf regelmäßigen Stuhlgang achten !

TH.: Entsprechend den Beschwerden:

Bei Sodbrennen: → *d.*

Bei Magendruck nach dem Essen: Bitterer Magentee, z.B.:

Rp.: Herb. Centaurii
Herb. Millefolii
Fol. Menthae pip.
Fruct. Foeniculi
Fol. Melissae aa 10,0

M.f. spec. D.S. 1 Teel. auf 1 Tasse, heiß überbrühen, $\frac{1}{2}$ Std. ziehen und abkühlen lassen, vor dem Essen schluckweise trinken.

- oder: Bittertropfen, z.B.:

Rp.: Tinct. Calami
Tinct. Gentianae
Tinct. Aurantii aa 10,0

M.D.S. 3 x tägl. 25 Tr. in etwas Wasser vor dem Essen.

- oder ein entsprechendes Fertigpräparat = Amara oder Stomachikum.

! Verschwindet das Magendrücken unter dieser Medikation nicht innerhalb von 3 – 4 Wochen, besteht Achylie (→ d.).

Ho.: Zucker-Unverträglichkeit: Carbo vegetabilis Tbl.D6.
- erzeugt Durchfall: Argentum nitricum Dil.D4.
- erzeugt Verstopfung: Graphites Tbl.D6.
Fettunverträglichkeit: Nux vomica Dil.D4.
- erzeugt Durchfall: Antimonium crudum Tbl.D4.
Beschwerden nach Milch: Magnesium carbonicum Tbl.D6.
- nach Kartoffeln: Alumina Tbl.D4.
Übelkeit - Erbrechen nach dem Essen: Ipecacuanha Dil.D4.
- und Verstopfung: Nux vomica Dil.D4.
Saures Aufstoßen: Natrium phosphoricum Dil.D6.
- mit Magenkrämpfen: Atropinum sulfuricum Tbl.D4.
- mit Erbrechen: Robinia pseudacacia Dil.D3.
Krampfschmerzen sofort nach dem Essen: Atrop. sulf. Tbl.D4.
- nach kalten Getränken: Arsenicum album Dil.D4.
- mit depressiver Stimmung: Belladonna Dil.D4.
Hungerschmerz: Nux vomica Dil.D6.
Leerschmerz = 3 – 4 Std. nach Nahrungsaufnahme:
- schon etwas Zwieback bessert: Anacardium Dil.D4.
- besonders nachts: Ignatia Dil.D4.
- mit Neigung zu dünnen Stühlen: Jodum Dil.D6.
Bei Blähsucht: Carbo vegetabilis Tbl.D4.
- von Frauen: Gratiola Dil.D2.
- von Hypochondern: Asa foedita Tbl.D4.

Nos.: Gastritis-Nos.

Zell.: Magen, Leber und Placenta.

Neur.: → akute G.

Akup.: Bei Säurebeschwerden: Ma.45 und 42, sowie Bl.21, alle d.
Bei Völlegefühl: Ma.41 und 42, sowie Bl.21, alle t.
Bei Verschleimung (Hypersekretion) MP.3/d.

Gastroenteritis

= *Brechdurchfall.*

1) AKUT: meist durch Nahrungsmittelinfektion:
- Beg. 1 – 6 Std. nach dem Essen von Schinken, Cremetorten, Kartoffelsalat u.ä.: *Staphylococcen* (1).
- Beg. ca. 12 Std. nach dem Essen: *Streptococcen* (2).
- Beg. ca. 24 Std. nach dem Essen von Softeis, ungenügend erhitzten Eiprodukten oder Geflügel: *Salmonellen* (3).
- Nach dem Essen von Geflügel oder Fleischprodukten die stundenlang in

der Wärme standen: *Clostridien* (4).
- Nach dem Essen von ungenügend gekühlten fetthaltigen Nahrungsmitteln, z.B. Puddingen: evtl. *Bacillus cereus* (5).
• Besonders gefährdet sind Menschen mit Anazidität oder einer Magenresektion.
Entspr. Behandlung ist bei ihnen *Prophylaxe*.

TH.: (2), (4) und (5) machen meist nur kurzzeitige Beschwerden und heilen nach Nahrungskarenz mit einem Adstrigens (→ Enteritis).
(1) Macht ein schweres Krankheitsbild und gehört in klin. Behandlung.
(3) Ist meldepflichtig.

Ho.: Allg.: Aconitum Dil.D4 und Veratrum Tbl.D4.
- mit spastischen Schmerzen: Podophyllum Dil.D4.
- mit Stuhltenesmen: Mezereum Dil.D3.
sonst → Stuhl.

2) CHRONISCH: meist Folge einer Achylie (→ d.), einer Nahrungsmittel-Intoleranz oder einer vegetativen Dystonie.
• Die *Nahrungsmittel-Intoleranz* besteht am häufigsten gegen Milch und Milchprodukte, bei gleichzeitigen Hautsymptomen ist an ein Mangel von Lactose-Enzym zu denken. Auch gegen Eier, Schalentiere, Hefe und manche Gemüse und Früchte kann eine Intoleranz bestehen.
• Für eine *vegetative Dystonie* spricht ein häufiger Ortswechsel der Beschwerden. Charakteristisch sind: Schmerzen im Mittel- oder Oberbauch, die $\frac{1}{4} - \frac{1}{2}$ Std. nach dem Essen auftreten und nach wechselnden Orten ausstrahlen. Ein dauerndes Völle- und Druckgefühl mit unguter Stimmung (Hypochondrie). Beschwerdevermehrung im Frühjahr und Herbst.

Diät: Kuchen, Torten, Marzipan, Milchreis, bzw. Nahrungsmittel die viel Fett und Zucker enthalten, sind zu meiden. Ebenso alles was Unwohlsein bereitet.
Im übrigen wie bei der chron. Gastritis (→ d.).

TH.: Warme Bauchauflagen.
• Spasmolytika.
• Adstrigentia.
• Amara und wenn diese nicht helfen Breitbandenzyme.
• Immer auch Multivitaminpräparate mit Eisen.

Neur.: Wie Gastralgie.

Akup.: Wie Gastralgie.

Phys.: Bindegewebsmassage.

Psych.: Ist von diagnostischer und therapeutischer Bedeutung.
Entscheidend ist schon das erste Gespräch.

Ho.: Chamomilla Dil.D6.
→ auch Stuhl und Neurose.

Gastro-

-enterocolitis → Gastroenteritis.
-kardialer Symptomenkomplex → Meteorismus.
-intestinalblutungen → Blutungen.
-pathia nervosa → Gastroenteritis.
-teroptose = Magensenkung.
Allg.: Gastrits, Ulcus, Cholezystopathie ausschließen.
TH.: → Enteroptose.

Gebärmuttersenkung

TH.: Übungsbehandlung: 2 Wo. 2 – 3 mal tägl., dann 2 – 3 mal wöchentl.: Zusammenkneifen des Afters und Einziehen des Anus. Zusammenziehen der gespreizten Oberschenkel gegen Widerstand. Kerzenstellung an der Wand mit raschem Spreizen, Grätschen und Scheren der Beine.
Phys.: Moorsitzbäder 2 – 3 mal wö.
Ho.: Silicea Tbl.D12

Geburtenregelung (KNAUS-OGINO)

Mit Befruchtung kann nur am Tag der Ovulation und am darauf folgenden gerechnet werden. Spermatozoen sind bei der Bauchhöhlenwärme 48 Std. wirksam.
Befruchtungsmöglichkeit = 2 Tage vor und 1 Tag nach der Ovulation. Zur *Berechnung* Buchführung über 6 Perioden. Die individuelle Schwankungsbreite liegt zwischen 25 und 29 Tagen. Die Fruchtbarkeitstage reichen also vom 8. bis zum 16. Tag nach Beginn der Regel. *Die regelmäßige Messung der Basaltemperatur* (jeweils vor dem Aufstehen in Scheide oder After) ermöglichen eine Annäherung an den Ovulationstag, da die Temperatur am Ovulationstag über 37^0C ansteigt.

Geburtstermin

→ *Schwangerschaft.*

Gedächtnisschwäche

Allg.: Durchblutungsfördernde Mittel.
Geriatrika.
Zell.: Alle Hirnteile, bes. Großhirn, Hypophyse, Herz, Milz.

Ho.: G. für Worte und Namen: Sulfur Tbl.D12.
- bei innerer Unruhe: Acidum phosphoricum Dil.D3.
- wenn besser bei Bewegung im Freien: Ambra Dil.D3.
- bei alten Leuten: Anacardium orientale Dil.D6.
- mit Schwindel: Baryum carbonicum Tbl.D6.
- und schnelle Ermüdung: Cocculus Dil.D6.

Gefäß-

-insuffizienz = Gefäßschwäche → Aneurysma, Varizen.
-krämpfe → RHEYNAUD-Krankheit.
-schädigung = Verletzung: → Blutung.
-störung → Durchblutungsstörung.
-verschluß → Thrombose.

Gehen, verzögertes bei Kindern

Ho.: Bei adipösen Kindern: Calcium carbonicum Tbl.D12.
- schwächlichen Kindern: Silicea Tbl.D12.
- Lymphatikern: Bacillinum C30.

Gehirnerschütterung

= *Commotio cerebri*

AKUT → Unfall: ins Krankenhaus.

NACHBEHANDLUNG: Klagen über Kopfschmerz, Schwindel, Schlafstörungen, Ermüdbarkeit, Reizbarkeit, Lärm- und Geruchsempfindlichkeit, Gedächtnisschwäche. Vielfach besteht psychische Labilität.

Allg.: Regelung der Lebensweise.
- Pat. soll stets zur gleichen Zeit ins Bett gehen.
- Pat. soll viel an die frische Luft gehen.
- Alkoholische Getränke, stark gesalzene Speisen und Hitze sind zu meiden.
- Im Bett: Atemübungen bei offenem Fenster.

Hydr.: Morgendliches Bürsten oder Frottieren.
KNEIPP-Güsse, bes. Kniegüsse.

TH.: Sauerstofftherapie.
Durchblungsfördernde Mittel.

Neur.: In bestehende Kopfnarben. 1 x wö. $0,3ml$ eines Neuraltherapeutikums injizieren.

Gehirn-

-entzündung → Enzephalitis u. Meningitis.

-quetschung → Gehirnerschütterung.
-schlag → Apoplexie.
-sklerose → Arteriosklerose.

Gehör-

-gangsekzem → Ohrekzem.
-gangsfurunkel → Ohrfurunkel.

Gehstörungen

TH.: Ursachenabklärung und Behandlung.

Geisteskrankheiten

Vielfach ist es schwierig zwischen vegetativ-neurotischen Symptomen und Geisteskrankheit zu unterscheiden. Meist fehlt den Geisteskranken, im Gegensatz zu Neurotikern, die Überzeugung krank zu sein. Sie halten sich vielmehr für normal und andere für verrückt. Verdächtig sind Störungen der Wahrnehmung *(Halluzinationen)* stets ähnlicher Art; Wahnvorstellungen wie: Beeinträchtigungswahn, Versündigungswahn, Verfolgungswahn, Eifersuchtswahn, Größen- bzw. Überheblichkeitswahn; Zwangsvorstellungen oder abnorme Verhaltensweisen bes. Verhaltensmonotypie.
TH.: Fachärztlich.

Geistige Erschöpfungszustände

→ *Erschöpfungszustände.*

Gelbsucht

→ *Ikterus.*

Gelenk-

1. **-blutung:**

TH.: Ruhigstellung und Kompressionsverband. Ab 2. Tag Umschläge mit einer heparinhaltigen Salbe oder mit einer Venensalbe. Evtl. Blutegel und Lymphdrainage.
INNEREL.: ein Venenmittel.

2. **-entzündung:** → Arthritis.
3. **-empyem** = Gelenkeiterung, meist nach Unfall mit Gelenkbeteiligung

TH.: Klinik.

4. **-erguß** = Nach Unfall:

TH.: Ruhigstellen, fest binden (Kompressionsverband), feucht-warme Packungen, am besten mit Salzwasser und anschließend Heparinsalbe. Wenn nach 8 Tagen noch Resterguß: Blutegel oder Punktion des Gelenkes (unter peinlichster Asepsis!). Nachbehandlung wie Arthritis (→ d.).

5. -knacken = Bänderschwäche

TH.: Massage, heiße Umschläge.

Ho.: K. bei Bewegung: Ginseng Dil.D3.
- beim Ausstrecken: Thuja Dil.D4 - D30.
- nur vom Patienten geglaubt (neurotisch): Zincum Tbl.D4.

6. -körper = Gelenkmaus:

TH.: Wenn es zu Einklemmungserscheinungen kommt = Op.

7. -rheumatismus → Arthritis und Rheumatismus.

8. -tuberkulose → Tuberkulose.

→ auch Bursitis.

Gemütszustand

Ho.: - depressiv: Anacardium Dil.D4.
- - mit Angst und Unruhe: Tartarus Tbl.D6.
- mürrisch, wortkarg: Guajacum Dil.D3.
- gleichgültig, apathisch: Saponaria Dil.D4.
- - aber schnell gereizt bei Ansprache: Rhododendron Dil.D4.
- heiter, aber Indifferent gegen Angehörige: Acidum fluoricum Tbl.D4.
- dauernd gereizt, leicht erregbar: Colchicum Dil.D4 oder Thuja Dil.D3.
- wechselnd zwischen weinerlich und zornig: Niccolum Tbl.D4.
- - mit Schmerzzuständen wie Migräne: Cimicifuga Dil.D4.

Allg.: Psychotherapie, entsprechende Psychopharmaka.

Genick-

-starre → Meningitis.

-schmerzen → Cervicalsyndrom.

Genu- (Knie)

-valgum = X-Beine.

-varum = O-Beine.

TH.: Bei Kindern erst genau abklären inwieweit nur die Eltern die Verkrümmungen sehen.

Dann: genaue Untersuchung der Füße auf Platt- oder Knickfuß.

Erhöhung des inneren oder äußeren Schuhrandes. Massage und Gymnastik.

Das Kind soll nicht schwer tragen.

Mit Nachtschienen sollte man vorsichtig sein, da sie die Nachtruhe stören können.

INNERL.: Calcium mit Vit. *D*.
In Schlimmen Fällen Op. (aber erst nach 18).

Geräusche

→ *Kopf und Ohr.*
Ho.: Empfindlichkeit gegen Geräusche: Chenopodium Dil.D6.
- mit Magendruck: Nux vomica Dil.D6.
- allg. Nervosität: Phosphorus Dil.D12 oder Zincum Tbl.D6.
Geräusche lösen Husten aus: Phellandrium Dil.D4.

Gerinnungsstörungen

Gekennzeichnet durch Unterhautblutungen bei geringstem Druck oder spontan, sowie langer Blutung bei geringster Verletzung.
TH.: Klinische Abklärung und Behandlung.

Gerstenkorn

= *Chalazion.*
TH.: Reifungsbeschleunigung durch heiße Kamillensäckchen oder Trockenerweichung mit Rotlicht (4 – 6 x tägl. 15 Min.).
Nach Reifung: Stichinzision mit einer ausgeglühten Nadel.
• Nach Abszeßöffnung: Fortsetzung der lokalen Wärme (Rotlicht).
Bei Rezidiven:
• Auf Diabetes untersuchen und behandeln.
• Hefekur: 2 – 3 Wochen tägl. 1 Teel. Bierhefe in Wasser aufgelöst.
• Eigenblut: wöchentl. 5*ml* im.
Ho.: Staphisagria Dil.D3 und Hepar sulfuris Tbl.D4.
In chronischen Fällen: Silicea Tbl.D12.
Bei Frauen auch: Pulsatilla Dil.D4.

Geruch-

1. -verlust → Anosmie.
2. -täuschung → Halluzination
Ho.: - nach Katarrh: Pulsatilla Dil.D6.
3. -überempfindlichkeit
Ho.: - gegen üble Gerüche: Aconitum Dil.D6.
- - Tabakgeruch: Belladonna Dil.D6.
- - organische Lösungsmittel: Acidum nitricum Dil.D6.

Geschmack

1. -verlust

Zell.: Temporalhirn, Mittelhirn, Thalamus, Placenta, Nasenschleimhaut.
Ho.: Das Essen scheint ohne Geschmack: Calcium carbonicum Tbl.D12.
- und die Zunge milchig belegt: Antimonium tartaricum Tbl.D12.
- - dabei feucht: Pulsatilla Dil.D6.
- infolge von Schnupfen: Magnesium muriaticum Tbl.D6.
- - wenn er danach weiter besteht: Natrium muriaticum Tbl.D12 und Sulfur Tbl.D6.
- - - und die Zunge dick belegt ist: Antimonium crudum Tbl.D12.

2. -gestört

Zell.: → o.
Ho.: Übler Mundgeschmack beim Erwachen: Rheum Dil.D6.
- den ganzen Morgen: Nux vomica Dil.D4.

Essen schmeckt
- bitter: Natrium sulf. Tbl.D6 u. China Dil.D4.
- stets pfefferig: Hydrastis Dil.D6.

Brot schmeckt süßlich: Mercurius solubilis Tbl.D6.
Milch schmeckt widrig: Nux vomica Dil.D4.
Alles schmeckt - sauer: Calcium carbonicum Tbl.D4.
- salzig: Conium Dil.D4 oder Sepia Tbl.D4.

Mundgeschmack - fad, schleimig: Borax Tbl.D6.
- bitter: China Tbl.D4.
- - verschwindet beim Essen: Chelidonium Dil.D3.
- gallig: Pulsatilla Dil.D6.
- salzig: Conium Dil.D6.
- süßlich: Plumbum Tbl.D6 oder Mercurius solubilis Tbl.D4.
- fettig: Asa foetida Dil.D4.
- faulig, wie faule Eier: Graphites Tbl.D4 oder China Dil.D4.
- metallig: Aesculus hippocastanum Dil.D6.

Geschlechtskrankheiten

Das Verhalten gegenüber Geschlechtskrankheiten wird geregelt durch das Gesetz *zur Bekämpfung von Geschlechtskrankheiten* vom 23. Juli 1953 (BGBl. I S. 700) und seine Änderung vom 2. März 1974 (BGBl. I S. 469).

• Geschlechtskrankheiten "im Sinne des Gesetzes" sind danach: 1. *Syphilis* (Lues), 2. *Tripper* (Gnorrhoe), 3. *Weicher Schanker* (Ulcus molle) und 4. die *venerische Lymphknotenentzündung* (Lymphogranulomatosis inguinalis).

• Diese Krankheiten sind alle meldepflichtig und dürfen nur von approbierten Ärzten behandelt werden. Ihre Behandlung und auch die Untersuchung von Geschlechtskranken ist Heilpraktikern verboten.

• Die Überwachung der Einhaltung des Gesetzes obliegt den *Gesundheitsäm-*

tern.

Unabhängig davon ist die *Aufklärungspflicht:* Jeder, der von der Geschlechtskrankheit eines anderen weiß, muß diesen darauf hinweisen:
1. daß er sich ärztlich behandeln lassen muß.
2. daß die weitere Ausübung des Beischlafes durch ihn strafbar ist, solange er nicht behandelt ist und als geheilt gilt.
TH.: Bei Verdacht Überweisung zum Dermatologen.

Geschwollene Füße

→ *Ödem.*

Geschwüre

→ *Ulcus.*

Gesicht

Ho.: AUSSEHEN:
- alt, faltig: Lycopodium Dil.D4.
- - mit blauen Ringen unter den Augen: Abrotanum Dil.D4
- - schon bei Kindern: Silicea Tbl.D12.
- gedunsen: Kalium carbonicum Tbl.D4.
- blaß: China Dil.D4.
- - und mager, mit depressiver Stimmung: Arsenicum alb. Tbl.D6.
- - mit blassen Schleimhäuten: Ferrum acet. Tbl.D3 (→ auch Anämie).
- - mit innerem Hitzegefühl: Jodum Dil.D6.
- - bei Nervösen: Staphisagria Dil.D4.
- - gedunsen: Apis Dil.D4.
- - mit Oberbauchdruck: Calcium carbonicum Tbl.D6.
- gelbtönig: Helleborus viridis Dil.D4.
- - mit Oberbauchdruck: Podophyllum Dil.D4.
- gelbfleckig: Sepia Tbl.D6.
- grau-schmutzig: Argentum nitricum Tbl.D6.
- rot: Arnica Dil.D2.
- - mit Wallungen (Congestionen): Gelsemium Dil.D4.
- - fleckig: Crotalus Dil.D12 oder Kreosotum Dil.D4.
- - bei älteren Menschen: Aurum jodatum Tbl.D4.
- - mit rheumatischen Schmerzen: Bryonia Dil.D4.
- - nur eine Backe: Chamomilla Dil.D2.
- - umschrieben: Sanguinaria Dil.D4.
- - auf gelblichem Grund: Lachesis Dil.D6.
- - mit blaß wechselnd: Aconitum Dil.D4.

- cyanotisch-bläulich: Arnica Dil.D3 (Herz?!).
- - mit pustulösen Affektionen: Hyoscyamus Dil.D6.
- - mit Schwindelzuständen: Acidum fumaricum Dil.D6.
EMPFINDUNG VON:
- Hitze: Belladonna Dil.D4.
- - Gesicht dabei blaß: Hyoscyamus Dil.D6.
- - und kalte Glieder: Aurum jodatum Tbl.D6.
- Brennen: Gratiola Dil.D2.
- Jucken: Agaricus Dil.D4.
- Kribbeln: Arnica Dil.D4.
- Taubheit: Platina Tbl.D6.
GESICHTSCHMERZ (→ auch Trigeminusneuralgie):
- ausstrahlend: Mezereum Tbl.D6.
- bohrend: Argentum nitricum Dil.D6.
- brennend: Arsenicum album Tbl.D4.
- klopfend: Hyoscyamus Dil.D6.
- reißend: Rhus tox. Dil.D4.
GESICHTSCHWEISS - warm: Stramonium Dil.D4.
- kalt: Veratrum album Dil.D4.
- - bei Rauchern: Tabacum Dil.D6.
- - mit Oberbauchdruck: Carbo vegetabilis Tbl.D2.
- nach roter Wallung: Jaboranti Dil.D3.
LEICHTES ERRÖTEN des Gesichtes: Abrotanum Ø.
BRAUNE FLECKEN: Sepia Tbl.D4.
LINIA NASALIS: Aethusa Dil.D2.
- bei Magentypen: China Dil.D2.

Gesichtsekzem

a) DER KINDER = Ekzema infantum: Beginn meist zwischen 3. u. 6. Lebensmonat:

aa) - mit dicken, fettigen, gelblichen Schuppen im Scheitelbereich: **Dermatitis seborrhoica**

ab) - an den geröteten Wangen mit nässenden Krusten, an denen das Kind dauernd kratzt: **Crusta lacta** = Milchschorf = beginnende Neurodermitis (→ d.).

Diät: Eine spezielle Diät gibt es nicht. Am besten läßt man über die Nahrungsmittel Buch führen und achtet darauf, welche Stoffe Ursache einer Exzerbation sein können. Diese sind dann wegzulassen.

- Häufig ist es Milch. Hier am besten $\frac{1}{2} - \frac{1}{3}$ Säuremilch geben.
- Günstig scheint eine kochsalzarme Ernährung zu sein.

• Überernährung vermeiden !

Allg.: Wichtig ist gute Pflege !

• Kind bei Fieber nicht zu stark einpacken, da leicht Tod durch Hitzestau.

• Bei akutem, über den Körper verbreitetem Ausschlag keine Bäder, sondern Säuberung mit Olivenöl.

• Sonst Kleie- oder Molkebäder. Danach Körper einfetten.

TH.: INNERL.: wie bei *Exudativer Diathese.*

ÄUSSERL.: wie bei Seborrhoe oder Neurodermitis.

- bei Infekt: eine Nystatin-Salbe oder Rivanol-Umschläge.

Über Nacht evtl.

Rp.: Zinc. oxydat. crudi 15,0
Acidi salicylic. 2,0
Tumenol-Ammon. 4,0
Naftalini puri. 10,0
Adip. Lanae anhydr. ad 100,0
M.f. ung. D.S. Abends auftragen, über Nacht einwirken lassen, morgens mit Kamillentee abwaschen.

b) DER ERWACHSENEN:

= fast durchweg allergisch durch Gesichtskosmetika oder Stoffen die über die Hände oder aus der Luft ins Gesicht gelangen.

TH.: Kosmetika weglassen.

INNERL.: Antiallergische Mittel.

ÄUSSERL.: wie unter 1).

Gesichts-

-erysipel → Erysipel.

-erythem → Erythema und Gesicht-.

-neuralgie → Trigeminusneuralgie, Gesicht u.Schmerzen.

Gestose

→ *Schwangerschaft.*

Gewerbeekzeme

Oft als *Akne* durch Öl, Chlor usw. (→ Akne). Noch häufiger als *Handekzeme* durch Fettlösungsmittel (Benzin, Halogene usw.) oder als Alkaliekzeme (z.B. bei Maurern und Hausfrauen). Vielfach sind die Gewerbeekzeme auch Folge einer sekundären Sensibilisierung, bes. bei Friseusen, Kosmetikerinnen, Malern (durch Terpene) oder durch Chromverbindungen.

Proph. Nur durch Erkennen und Ausschalten des Allergens möglich. Da evtl. Berufswechsel erforderlich, genaue Anamnese und entsprechende

Beratung.

TH.: Nach Begleitstörungen suchen und sie behandeln:

- Dermatomykosen?!
- Foci?!
- Dysbakterie?!
- Vegetative Dystonie?!
- Störung innersekretorischer Drüsen?!

Gicht

= *Podagra*, Arthritis urica, *Hyperurikämie*, *Uricopathie*.

TH.: Wichtig ist die Unterscheidung von:

1. *asymptomatischer Hyperurikämie* (Prägicht).
2. *akuter Gichtanfall* = meist nach 30 plötzlich nachts.
3. *interkritische Phase* = beschwerdefreier Intervall zwischen den Gichtanfällen.
4. *chronische Gicht* mit Gichtknoten (Tophi) und Organmanifestationen. Bes. gefährlich = Gichtniere.

1) ASYMPTOMATISCHE HYPERURIKÄMIE

Meist Zufallsentdeckung.
Verdächtig sind korpulente Feinschmecker.
Physiologischer Grenzwert (Löslichkeitsgrenze) ist $6,5 mg\%$.
Bei Werten zwischen 7 u. $9,5 mg\%$ ist Behandlung erforderlich, wenn rheumatische Symptome bestehen.
Patienten mit Werten von $10 mg\%$ sollte TH. obligat sein.
Entscheidend ist gleicher Wert bei mehrmaliger Bestimmung.

TH.: Wie chronische Gicht (→ u.).
Hauptziel, Verhinderung einer Gichtniere.

2) AKUTER ANFALL

Allg.: Sofort Bettruhe, Hochlagerung des schmerzenden Beines, BIER-Stauung. Am besten $2 - 3$ Std. mit Blutdruckapparat bei $110 - 120 mm\ Hg$.

- Je nach Empfinden kalte oder warme bis heiße Anwendungen. Kompressen, Heilerde-, Lehm-, Schlamm- oder Fangopackungen, Heublumen-, Haferstroh-Säckchen oder - bäder.
Brei von zerstoßenem Knoblauch auf das Gelenk.
- Ansetzen von Blutegeln am betroffenen Gelenk - oder Aderlaß von $20 - 500 cm^3$.
- Bei Verstopfung Einlauf.
- Injektion von B_1.
- Fasten, aber reichlich trinken von *Gicht-Tee* (→ u.) oder alkalischem Mineralwasser.

Klin.: Colchicin, evtl. Cortison oder Butazon (**Rp**).
Ho.: Bei rotem Großzehengelenk und Schweiß: Belladonna Dil.D6.
Schlimmer durch Wärme, besser durch Kälte: Apis Dil.D4.
= umgekehrt: Aconitum Dil.D4.
- - dazu Darm- u. Nierenstörungen: Colchicum Dil.D4.
Reichlicher Harnabgang bessert: Bryonia Dil.D4.
Schweiße lindern: Mercurius solubilis Tbl.D4.
Bei Frauen: Sabina Tbl.D4.
Wenn der Anfall länger andauert: Lithium benzoicum Tbl.D3 und Ammonium phosphoricum Tbl.D4.
Bleibt nach dem Anfall die Gelenkschwellung bestehen: Sulfur jodatum Tbl.D4 oder Kalium jodatum Tbl.D2.

3) INTERKRITISCHE PHASE

TH.: Keine opulenten Mahlzeiten mit reichlich Purinzufuhr.
- Kein Alkohol (vermindert die Uratausscheidung).
- Foci suchen und ausschalten.
- Streß vermeiden.
- Keine Medikamente mit Ergotamin, Thiamin.

Sonst wie:

4) CHRONISCHE GICHT

TH.: Dauertherapie.
= in erster Linie:

Diät: *Kalorien insgesamt einschränken.*
Bei Übergewicht Reduktionskost.
Purinarme Ernährung (1mg Purinbase = 3mg Harnsäure).
Von der Ernährung in jedem Falle auszuschließen sind (wegen ihres hohen Puringehaltes von $\frac{100mg}{100g}$ u.m.): Innereien (Hirn, Leber, Zunge, Niere, Bries), alle Fleischextrakte und Fleischbrühen (da beim Kochen ein Großteil der Purine in sie übergeht). Ferner Gänsefleisch, Leberwurst, Sardellen, Ölsardinen, Austern.
Alkoholische Getränke sind verboten. Sie können einen Anfall auslösen.
Möglichst auch: *Rauchverbot.*
Am besten: lactovegetabile Kost.
In leichten Fällen: kann "hin und wieder" erlaubt werden:
Rind-, Kalb-, Schwein- Hammel, Reh-, Hasen- und Huhnfleisch (um $\frac{40mg}{100g}$). In keinem Fall aber öfters als 1 mal am Tag. Alles nur gekocht (mit kaltem Wasser aufgesetzt) oder gedünstet, *nicht gebraten.* Bei Braten sollte die Kruste weggeschnitten werden, da in ihr Purinkörper angereichert werden. Für die Fische gilt dasselbe. Auch ihr Puringehalt liegt bei $\frac{40mg}{100g}$. Einen hohen Puringehalt haben auch Linsen (55),

Erbsen und Erbsenschoten (25), Bohnen, Pilze, Artischocken, Spinat, Sauerrampfer, Rhabarber, Blumenkohl, Spargel, Roggen-, Graham- und Vollkornbrot (je 20).

In schweren Fällen: sind auch die vorstehenden Nahrungsmittel verboten. Als alternativen bieten sich weitgehend purinfreie *Eiweiß-Fertigprodukte* an.

Alkohol meiden, da er zu einem Anstieg der Milchsäure im Blut führt, welche die Harnsäureausscheidung hemmt.

Unbegrenzt erlaubt sind: Mineralwasser, Fruchtsäfte, Kakao, Kaffee, Tee, Milch, Buttermilch, alle Käsesorten, Eier, Brot und Brotwaren (außer Vollkornbrot), Teigwaren, Sago und Reis. Früchte aller Art, Kraus-, Rosen- und Weißkohl, Rüben, Sellerie, Kartoffeln, Kürbis, Tomaten, Sauerkraut und alle grünen Salate.

Kuren: Alkalische Wässer in Form von Bade- und Trinkkuren.

- MAYR-, Trauben- oder Hafer-Kur.
- Schlamm- oder Moor-Bäder, lokale Dampfbäder und danach manuelle Lymphdrainage.

Allg.: Feuchtigkeit und Kälte meiden.

- Genügend Flüssigkeitszufuhr = $1\frac{1}{2} - 2$ Liter pro Tag (um das Ausfallen von Uraten = Nierensteinbildung zu vermeiden). Am besten als *Tee* von Arnica, Betonie, Birke, Erdbeerblätter, Goldrute, Hauhechel, Johanniskraut, Klettenwurzel, Kreuzdornrinde, Quecke, Zinnkraut als Gemisch, z.B.:

Rp.: Fol. Betulae
Fruct. Phaseol. sine sem.
Rad. et herb. Taraxaci aa 20,0
Rad. Ononidis
Herb. Solidagini
Flor. Genistae aa 10,0
M.f. spec. S. 1 Teel. auf 1. Tasse Wasser. Mit kochendem Wasser übergießen, kurz aufkochen, 15 Min. ziehen lassen. D.
3 x tägl. 1 Tasse.

- oder einen entsprechenden Fertigtee.

- Reduktion eines evtl. Übergewichtes.
- Zur *Regulation des pH-Wertes im Urin:* Mineralische Harnsäureantagonisten.
- *Bei pos. Urin-Eiweiß* = Nierenschädigung: auch Eiweißreduktion.
- *Reichlich Bewegung:* Radfahren, Schwimmen, Rudern, Reiten.
- Zwecks Leberentlastung *für regelmäßigen Stuhl sorgen.*

Kombinierte Trink-Badekur in: Bad Kreuznach, Münster am Stein, Bad Steben, Bad Gastein.

Klin.: Gichtmittel (**Rp**).
Gegen Gelenkschmerzen: Acid. acetosalicylicum.

Nos.: Arthritis urica-Nosode.

Ho.: Hauptmittel: Natrium oxalaceticum Tbl.D6 und dazu:
- bei stark riechendem Urin: Acidum benzoicum Dil.D2
- bei rheumat. Schmerzen: Lithium benzoicum Tbl.D3 und dazu stets Orthosiphon stamineus Dil.D2.

Anfallsprophylaxe: Pulsatilla Dil.D6 und Ledum Dil.D2.
Bei gichtischen Hautveränderungen: Sulfur Tbl.D12.
- - mit deutl. Ablagerungen: Rhododendron Dil.D2.
- - mit Verstopfung: Lycopodium Dil.D6.
- Fingerdeformierungen: Graphites Tbl.D4.
- - mit Krachen bei Bewegung: Causticum Dil.D4.
- Knoten am Ohr: Clematis vitalba Dil.D2.
- Organveränderungen: Urtica urens Ø- Dil.D1.
- Hitzegefühl: Guajacum Dil.D4.
- Frauen mit Regelstörung: Sabina Tbl.D4.
- Magenstörungen: Nux vomica Dil.D4.

Bei Erhöhung der Harnsäure im Blut mit rheumatischen Schmerzen aber ohne Anfälle: Colchicum Dil.D4.
Bei fahler Gesichtsfarbe: Natrium muriaticum Tbl.D12.
- rot-bläulicher Gesichtsfarbe: Rhus tox. Dil.D6.
- Verstopfung: Acidum oxalicum Tbl.D6.

Wenn die Schmerzen wandern: Colchicum Dil.D4.
- morgens und abends schlimmer sind: Guajacum Dil.D4.

Gift-

= *Toxine, Noxen.*

-schlangen

-spinnen

-hölzer: Limba, Teak, Palisander und Grenadill (= ebenholzartiges Holz aus den Tropen, das als Drechslerholz zur Herstellung von Blasinstrumenten verwendet wird), können bei denen die sie bearbeiten ekzematöse und furunkulöse Hauterkrankungen, Erkrankungen der Atemwege, der Augen und des Magen-Darmtraktes hervorrufen. Splitter dieser Hölzer können langanhaltende Eiterungen nach sich ziehen.

Gingivitis

= *Zahnfleischentzündung,* → *Zahnfleisch.*

Glaskörper-

1. **-blutungen** = plötzliche Sehfeldausfälle nach Trauma oder bei Gefäßschäden.

TH.: ! Facharzt !

Als *Nachbehandlung oder Prophylaxe:*

- Verbot von Alkohol, Kaffee und Schwarztee.
- Bei Obstipation leichte Abführmittel.
- 2 – 3 Blutegel an Warzenfortsatz.
- Eigenblut $5,0 ml$ im. jeden 2. Tag (6 – 12 Injektioen).
- INNERL.: ein Antikoagulans.
- Nach 14 Tagen vorsichtig Wärme und Licht.

Ho.: Die ersten 3 Tage: bei Blutung nach Unfall: Arnica Dil.D2.
- bei Gefäßblutung: Hamamelis Dil.D2, jeweils stündl. 5 Tr.
Danach zur Ergußresorption: Lachesis Dil.D8 - 3 x tägl.
Bei wiederholten Blutungen: Phosphorus Dil.D6.

2. **-schrumpfung** = in höherem Alter, durch Dehydration, jedoch meist so minimal, daß unmerklich.

3. **-trübung** → Mouches volantes (bei starker Myopie).

4. **-verflüssigung** = bei hoher Myopie.

TH.: Versuch mit Vit. *A* u. *E*.

Ho.: Silicea Tbl.D12.

Glaukom

= *Grüner Star = Augeninnendruckerhöhung.*

TH.: Fachärztlich!, da ein Glaukom, das nicht rechtzeitig behandelt und laufend überwacht wird, zur Erblindung führt.

1) AKUT:

Sofort zum Augenarzt!

Der Augeninnendruck kann für die Dauer von $\frac{1}{2}$ – 1 Std. gesenkt werden durch:

Rp.: Glycerini 57,0
Natrium chloratum 0,9% ad 100,0
Adde Ol. Citri gtt. 2.

M.D.S. ad man. med. (möglichst auf einmal trinken).

! Nicht auf leeren Magen.

2) CHRONISCH:
Facharzt und evtl. Unterstützung der Behandlung durch:
• Aufklärung des Patienten über den Ernst, jedoch ohne ihn zu ängstigen. Man spricht von gesteigertem Augendruck, der bei konsequentem Verhalten ungefährlich bleibt, bei Lässigkeit aber zu grünem Star führt.
• Verbot von Kaffee, Schwarztee, Cola und Rauchen.
• Alle wegen anderen Krankheiten verordneten Medikamente auf glaukomsteigernde Wirkung prüfen. Besonders an coffeinhaltige Schmerzmittel denken! Oft nimmt der Pat. solche wegen der glaukombewirkten Kopfschmerzen.
• Vermeiden von Erregungs- und Streß-Situationen, evtl. Sedativa.
• Keine Überanstrengung wie Bücken und schweres Heben. Keine engen Kragen. Aufenthalt in hellen Räumen, dunkle meiden. Keine Sonnenbrille tragen.
• Salzarme Kost.
• Sorgen für regelmäßigen Stuhlgang.
• Blutdruck beachten und behandeln mit Diuretika.
• In Abständen von $\frac{1}{4}$ Jahr 2 – 3 Blutegel über dem Jochbein der Glaukomseite.

Neur.: Injektion $1ml$ ins Ganglion ciliare (nur bei sicherer Beherrschung der Technik!).
- Ungefährlicher ist die Suche nach hyperalgetischen Zonen im Bereich des Kopfes (Stirn/Schläfe), sowie der Nacken-Schulterregion und deren s.c. Unterspritzung mit je $0,5ml$ eines Neuraltherapeutikums.

Akup.: Ni.11, 12, 13/alle d.

O.Ak.: 8, 24, 95 u. 97.

Ho.: Colocynthis Dil.D3 - D30 und:
Bei brennenden Schmerzen: Phosphorus Dil.D6.
Bei stechenden Schmerzen: Spigelia Dil.D3.

Gliederstarre

→ *Lähmungen, spastische.*

Globus-Syndrom

Bei vegetativ-dystonischen meist im Frühjahr und Herbst auftretend und mit Angst (meist Krebs-Angst) verbunden.

TH.: Psychotherapie: Meist hilft schon eine mit Bestimmtheit vorgetragene Aufklärung. Wenn nicht, muß man an eine echte Neurose (→ d.) denken.
• Medikamentös, wie vegetative-Dystonie.

Glomerulonephritis

→ *Nephritis.*

Glossitis

→ *Zunge.*

Glukosurie

→ *Diabetes.*

Gon-

= *Knie-*

1. -arthrose → Arthrose.

2. -itis = Kniegelenksentzündung.
Meist Traumafolge, bei Bewegungsstörungen mit Bänderriß.
Oft auch Komplikation nach intra-artikulärer Injektion!

TH.: Erst nach sorgfältiger diagnostischer Abklärung.
Bei **Reizknie** nach Trauma oder Injektion:
• Ruhigstellung.
• Bei heißem Knie: kalte Schlamm- oder Heilerdepackungen.
Bei kaltem Knie: warme Salzwasserumschläge.
Nach 12 – 24 Stunden:
• Blutegel im Kniebereich.
• INNERL.: Antiphlogistika.
• Nach Schmerzbeseitigung und Abschwellung: Aktive Beuge- und Streckübungen.
- Bei guter Verträglichkeit: nach vorherigem heißem Umschlag, Kurzwellen oder Heizkasten – gegen Widerstand.
- Bei Auftreten eines erneuten Reizzustandes: wieder Ruhigstellung, Umschläge mit Heparinsalbe.
• Über längere Zeit beim Aufstehen straffer Knieverband.

3. -Hydrops, intermittierender (PERRIN).
= periodischer sich in Abständen akut wiederholender schmerzfreier Erguß, der nach 3 – 5 Tagen allein verschwindet.
Bei Frauen: Beginn oft in den ersten Monaten einer Gravidität oder in den Wechseljahren. Dann in Parallelität oder Alternative zur Menses. In der Anamnese häufig *alimentäre Allergie:* nach Fischen, Eiern und bei manchen Obstsorten.

TH.: Eigenblutinjektionen, wöchentl. $5ml$.
• Schwefelbäder.

- Manuelle Lymphdrainage.
- Antiallergika.

Gonorrhoe

= *Tripper:* → *Geschlechtskrankheiten.*

Gräten, verschluckte

→ *Erstickung.*

Gravidität

→ *Schwangerschaft.*

Grauer Star

→ *Catarakt.*

Grind

→ *Milchschorf.*

Grippe

Entscheidend ist die Unterscheidung zwischen:
Echter Virusgrippe durch die Virustypen A, B, C und
pseudogrippalen Infekten bzw. Banalinfekten der oberen Luftwege durch Rhino- und Adenoviren.

Die echte Grippe gehört zu den meldepflichtigen Krankheiten. Meldepflichtig sind die Todesfälle.

Das gilt nicht für grippale Katarrhe.

Proph.: Grippeimpfung. Sie schützt nicht vor einem grippalen Infekt, kann aber bei älteren, geschwächten Leuten sinnvoll sein.
Besser ist die Steigerung der Infektresistenz durch eine vitaminreiche Ernährung mit viel Rohkost, Vit. *C* und einem Umstimmungspräparat.

TH.: Bettruhe solange Fieber besteht und 12 Std. Saftfasten, möglichst mit frisch gepreßten Säften, bes. Orangensaft und mit Zusatz von Fenchel-, Kamillen-, Lindenblüten- oder Holunderblütentee, z.B. als

Rp.: Flor Tiliae
Flor. Spireae
Herb. Violae tricolor.
Fruct. Foeniculi aa 15,0
Cort. Salicis ad 100,0

M.f. spec. D.S.: 1 Teel. Tee mit 1 Tasse kochendes Wasser übergießen und kurz aufkochen. 3 x tägl. 1 Tasse.

• Bei *frösteln* des Patienten: Einlauf mit 1*l* Kamillentee, warmes Bad und danach 2 Std. nachschwitzen in $\frac{3}{4}$-Packung.
Anschließend Abwaschung des Körpers mit Franzbranntwein.
Statt Bad auch Abwaschung möglich.
• *Bei hoher Temperatur:* feuchtkühle Wadenwickel.
• Leichte Kost mit viel Obst und Salat.
• Hohe Dosen Vit. C (bis 1g tägl.).
• Auf regelmäßigen Stuhlgang achten. Einläufe sind besser als Abführmittel.
• Im Bett gut warm halten bei offenem Fenster (viel frische Luft).
• Sorgsame Mundpflege: Mund spülen mit Salzwasser.
• Hustenbekämpfung mit: Expectorantia äußerlich:

Rp.: Methylii salicyli 10.0
Ol. Eucalypti 5,0
Ol. Salviae 3,0
Ol. Myristicae
Mantholi aa 5,0
Ol. camphorati 30,0
Spiritus Juniperi ad 150,0
M.D.S. ad us. ext. In Brust und Rücken einmassieren.

• Eigenblut, alle 2 Tage 5ml i.m.
! Stets auf Atmung (Pneumonie!) und Kreislauf (Herzschwäche, verdeckte Carditis!) achten. Bes. bei alten Leuten und Kindern. Kreislaufstütze mit einem Kardiakum.
Zur Nachbehandlung einer mit Antibiotika behandelten Grippe: Mundflora- und Koli-Schluck-Vaccine.
Bei *Anosmie* nach Grippe: Vit. B_1, B_6 u. B_{12} als Misch- oder Fertigkombination, zunächst mehrere Tage als i.m.-Injektion, dann über 4 Wo. als Drag.

Ho.: Grippe als Folge von Unterkühlung, Körper heiß, Puls schnell, Pat. ruhelos: Aconitum Dil.D4.
Kopf heiß, Mund trocken, viel Durst: Belladonna Dil.D4.
Fließschnupfen und Zerschlagenheitsgefühl: Eupatorium Dil.D2.
Kopfschmerzen und Muskeln wie lahm: Gelsemium Dil.D4.
Splitterschmerz beim Schlucken: Apis Dil.D4.
- Tonsillen dabei dunkelrot, Pat. benommen: Phytolacca Dil.D2.
Schmerzhafter Husten: Bryonia Dil.D4.

Gürtelrose

→ *Zoster.*

Gynäkomastie

= *Umfangvermehrung der männl. Brust.*

a) Bei Neugeborenen = Hexenbrust: Harmlos.

b) In der Pubertät: Übergangserscheinung. Nur bei Bestehenbleiben über das 20. Lebensjahr genauere Abklärung erforderlich.

TH.: Evtl. Pubertätsmittel.

c) Bei Adipösen nach 40: Involutionsgynäkomastie.

d) Symptomatische Gynäkomastie
Hormonelle Über- oder Unterfunktion der Hoden.
Hodenentzündungen, -tumoren oder -verletzungen.
Hyperthyreose, chron.Niereninsuffizienz, Leberzirrhose.
Östrogenbehandlung bei Prostatacarcinom.
Langdauernde Verwendung östrogenhaltiger Haarwässer bei jungen Männern.

TH.: Spirolactone u.a. Medikamente, Psychopharmaka (**Rp**), Digitalis (**Rp**), aber auch lange Vit. *A*-Einahme.

H

Haarausfall

→ *Alopecia.*

Hagelkorn

→ *Gerstenkorn.*

Hakenwurm

→ *Würmer.*

Hallux valgus

Proph.: Wenn in der Familie ein Hallux valgus bekannt ist, so sollte *schon beim Kind,* vor allem bei Mädchen, für gut passendes und bequemes Schuhwerk gesorgt werden.

Dies ohne Rücksicht auf die Mode (was oft schwer ist).

- Fußgymnastik.
- Für warme Füße sorgen (Frostbeulen begünstigen das Entstehen des Hallux).
- Frostbeulen immer behandeln.

TH.: Bei ersten Anzeichen:

- Spreizfußverband aus Elastoplast. Er muß das erste und fünfte Mittelfußköpfchen einbeziehen.
- Zusätzlich eine Wattepelotte unter dem 2. und 3. Mittelfußknochen, unmittelbar hinter dem entsprechenden Mittelfußköpfchen.
- Evtl. Schwämmchen hinter den Ballen und zwischen Großzehe und zweiter Zehe.
- Fußgymnastik.
- Abends ein Wechselfußbad oder ein Fußbad mit Eichenrinde oder 2 – 3 Eßlöffel Essig.
- Nach dem Bad gut abtrocknen und eine antiphlogistische Salbe in den

Ballen einreiben.
- Lidocain-Injektion an die Knochenhaut.
- Bei Entzündung: Behandlung wie bei Frostbeulen.
- *Bei Erfolglosigkeit* evtl. Op. Beste Zeit zwischen 35. und 60. Lebensjahr, jedoch Vorsicht bei Krampfadern und arteriellen Durchblutungsstörungen. Ferner vegetativer Dystonie, nervöser Labilität oder Hypochondrie, da Mitarbeit des Patienten erfolgsentscheidend ist.

Halluzinationen

Akup.: KS.7/d, 3E.16/t, Ma.12/d u. 42/t, Gv.1/d.
O.Ak.: 95, 97, 8, 29.

Hals-

1. **-cysten**: Op.
2. **-ekzem**:
   Zunächst an Farbstoffe denken, die von der Kleidung (Kragen) her einwirken. Dann an Wolle und Schmuck, aber auch an Kosmetika usw.

TH.: Antiallergika innerl. und äußerl.

3. **-entzündung** → Angina tonsillaris u. Pharyngitis.
4. **-fisteln**: Op.
5. **-phlegmone**: Angina LUDOVICI: → Angina tonsillaris
6. **-rippe**: Nur bei chron. Beschwerden Op.
7. **-schmerzen**: → Angina tonsillaris, Pharyngitis u. Laryngitis.
8. **-verletzungen**: → Unfall.

Haltungsschäden

TH.: Gymnastik, Massage, Schwimmen, bindegewebsstärkende Mittel.

Hämangiom

= *Muttermal: pathogener Blutgefäßknäuel.*
Häufiger bei Mädchen als bei Knaben. Meist am Kopf.

1. In der Fläche: **Angioma teleangiectaticum** = Feuer-Mal *(Naevus flammeus)* = Portweinfleck.
2. Die Hautoberfläche überragend **Haemangioma simplex** = Erdbeer-Mal oder Blutschwamm.
3. Unter der Hautoberfläche gelegen, oft nur bläulich durchschimmernd **Haemangioma cavernosum**.

TH.: Zunächst abwarten, da sich 70% der Hämangiome bis zum 7. Lebensjahr spontan zurückbilden.
- Eltern beruhigen.

• Keine Reizmittel auftragen!
• Bei kleinen Hämangiomen bis $5mm$ Ø Versuch der Elektrokoagulation mit dem Diathermiegerät. Ähnlich wirkt eine sklerosierende Injektion.
• Bei ganz oberflächlichen Hämangiomen: Versuch der Vereisung (nicht bei Kindern).
• Bei größeren Hämangiomen: Druckverband - oder:

Klin.: Bei oberflächlichen Hämangiomen Strahlenbehandlung (am besten schon im 1. Lebensjahr) oder - bei tiefgehendem Hämangiom: Op.

Hämarthrose

= *Blutergelenk,* → *Hämophilie.*

Hämatemesis

= *Magenblutung:* → *Blutungen.*

Hämatom

= *Bluterguß.*

1. **-epi-** oder **-subdurales**:

1.1. AKUT als Schlaganfallsymptomatik nach Trauma.

TH.: *Notfall:* **sofort Klinik**.

1.2. SUBAKUT im Verlauf von ca. 3 Wochen nach einem Trauma durch Kopfschmerzen, psychische Störungen und Auftreten von Ausfällen gekennzeichnet (→ Buch: Schmerz, von W. Vogt).

TH.: Zuerst klinische Abklärung, sonst wie Apoplexie.

2. **Unterhautblutung**.

TH.: Verband mit einer starken Heparinsalbe.

3. **- subunguales** = Bluterguß unter dem Nagel.

TH.: In den ersten 24 Std. schafft das Durchbohren des Fingernagels mit einem sterilen $1mm$ Bohrer Hilfe. Die Aktion ist schmerzlos. Das so freigelegte Hämatom wird ausgedrückt, das Loch mit einem Alkohol-Wattebausch abgewischt und für 24 Std. ein Druckverband angelegt.
Danach genügt ein steriler Hansaplastverband. (Eine schmerzhafte Alternative ist das Durchbrennen des Nagels mit einem aufgebogenen und glühend gemachten Heftklammerndraht).
Sonst: Abwarten bis zur natürlichen Resorption.

Hämaturie

= *Blut im Urin.*

Das Wichtigste ist die sorgsame diagnostische Ursachenabklärung: Nephritis, Tumor?, Nierenstein, Infarkt, Intoxikation?

TH.: Soweit möglich Ursachentherapie. → auch Blutung.

Ho.: Bis zur Ursachenklärung: Hamamelis Ø- Dil.D1.
Nach Verletzung: Arnica Dil.D3-D6.
In leichten Fällen:
- entzündlich: Terebinthina Dil.D6
- mit Harnzwang: Cantharis Dil.D6.
Periodische Blutung ohne erkennbare Ursache: Natrium nitricum Tbl.D3.
- bei Trinkern: Acidum sulfuricum Dil.D4.
Bei Blasenpolypen (auch nach Op.): Thuja Dil.D4.
Bei vikariierender Blutung statt Menses: Pulsatilla Dil.D4
→ auch: Urin.

Aku.: Ni.8/t u. 11/d, Bl.23/t u.47/d, MP.15/d, He.9/t.

Hämochromatose

= *Vermehrte Eisenspeicherung im Körper.*

1) ANGEBOREN als Eisenspeicherkrankheit: *Siderophilie.*

2) SEKUNDÄR bei Eisenüberdosierung, Hämolyse oder bei Alkohol-Zirrhose der Leber.

! Daran denken bei Braunpigmentierung der Haut verbunden mit lichtem Diabetes *(= Bronzediabetes)*, oder mit Müdigkeit und Oberbauchdruck *(Pigmentzirrhose)*.
Klärung durch Labor: Erhöh. d. Serumeisens (Hypersiderämie).

Diät: Eisenhaltige Nahrungsmittel: Blutwurst, Leberwurst, Leber, Innereien, aber auch Spinat, Sauerkraut, Roggen- und Vollkornbrot sind zu meiden. Am besten lactovegetabile Ernährung.

TH.: Unter Blutbild- und Hb-Kontrolle $1-2$ mal wö. ein Aderlaß von $500ml$ (entspr. ca. $250mg\ Fe$).
• Bei rel. Normalisierung der Werte nur dann, wenn der Hb-Wert über $14\frac{g}{l}$ liegt, d.i. bei 1) meist in $3-4$ Wochen der Fall.
! Eine Schädigung durch den Blutentzug tritt auch bei monate- bis jahrelanger Aderlaßtherapie nicht ein, die Symptomatik bessert sich danach aber immer.

Hammerzehe

TH.: In leichten Fällen: Bequemes Schuhwerk, Zehenschiene, Fußsgymnastik.
Bei stärkeren Beschwerden: Op.

Hämoglobinurie

Nach Unterkühlung:*Kältehämoglobinurie.*

Proph.: Erkältung, Durchnässung und Überanstrengung meiden.

TH.: Viel Vit. C (bis zu $1g$ tägl.) und vitaminreiche Kost.
Gleichzeitige Achylie (→ d.) behandeln.
! Bei häufiger Wiederholung an Lues denken (pos. Wa. R.).
Nach Vergiftung mit KCl, Nitrobenzol usw.
TH.: Viel Flüssigkeit.
In Malariagebieten: als *Schwarzwasserfieber.*
Ho.: Nach Erkältung: Dulcamara Dil.D3 oder Rhus tox. Dil.D4.
Schon nach geringer Anstrengung: Helleborus niger Dil.D1.
Bei oder nach Infekt: Lachesis Dil.D8 u. Crotalus Dil.D8.
Daneben stets: Calcium phosphoricum Tbl.D3, Sulfur Tbl.D3, oder Kalium carbonicum Tbl.D3, je nach Konstitution.

Hämolytischer Icterus

→ *Icterus u. Anämie.*

Hämophilie

= *Bluterkrankheit.*

! Daran denken, wenn es schon bei Kindern nach Banalverletzungen (Nadelstich, Kleinstverwundung) zu langandauernden Blutungen oder nach schwachem Druck zu ausgedehnten Unterhautblutungen kommt. Typisch sind Gelenkblutungen (bes. im Knie) ohne erkennbaren Grund.

Urs.: Vererbter Defekt des antihämophilen Faktors VIII od. IX.
In der Anamnese: Bluter in der Familie.

Klin.: Substitution des defekten Faktors.

Proph.: Schutz vor bzw. Vermeidung von Bagatellverletzungen.
- Viel frische Luft.
- Viel Frischobst, Rohkosttage.
- Vit. C - bis $1g$ tägl.

Sonst: Patient soll einen Notfallausweis bei sich tragen.
- Bei aktueller Blutung als *Erste Hilfe:* Blutstillung.

- aus offenen Wunden: Blutstillung durch Tupfertamponade mit Topostasin, Tachotop oder Pangen.
- in Gelenken: Ruhigstellung auf einer gepolsterten Schiene und schonende Fixierung mit elastischem Verband.

! In beiden Fällen: Klinikeinweisung.
! Beratung durch Deutsche Hämophilie-Gesellschaft:
8000 München 60, Josef-Retzer-Straße 45

Ho.: Phosphor Dil.D6-4, 3 x 5-10 Tr.

Aku.: 3E.10, Le.3 u. KG.3/alle d.

Hämoptoe

= *Lungenblutung,*
vielfach als Bluthusten = *Haemophthisis.*

TH.: Ursachenbehandlung nach klinischer Abklärung!
Als *Erste Hilfe:*
• Beruhigung des Patienten und der Angehörigen. (Gefahr der Verblutung besteht nur bei Gefäßrissen. Daher ist Entleeren des Blutes erste Forderung!)
• Sofort ins Bett. Pat. halbsitzend lagern und auffordern das Blut abzuhusten!
• Eisblase auf die (auskultatorisch ermittelte) mutmaßlich blutende Stelle.
• Einen Eßlöffel Kochsalz in 1 Glas Wasser gelöst schluckweise trinken lassen.
• Ein Hämostyptikum.

Ho.: In allen Fällen: Acalypha indica Dil.D2 und Hamamelis Ø oder Ferrum muriaticum Dil.D2-D3.
Bei gleichzeitigem Brechreiz: Aconitum Dil.D4.
Bei erregten Patienten: Ipecacuanha Dil.D4.
Bei Umschnürungsgefühl: Lycopus virginicus Dil.D1.
- und Atemnot: Ledum Dil.D3.
Bei Oberbauchdruck: Nux vomica Dil.D4.
Bei Herzkranken: Cactus grandiflorus Dil.D1 und Digitalis Dil.D4.
Bei Trinkern: Nux vomica Dil.D4.
- mit Gefäßveränderungen: Secale Dil.D4.
Zur Vorbeugung bei öfterer Hämophthisis. Millefolium Dil.D3.
- bei kachektischen Patienten: Carbo vegetabilis Tbl.D6- D30.

Akup.: Lu.9/t, Bl.39/t, Bl.12/d u. 3E.10/d.

Proph.: Leichte Kost, keine eisgekühlten Getränke aber viel Fruchtsäfte und Vit. *C*, evtl. auch Vit. *K* oder *P*. → auch Blutungen.

Hämorrhagische Diathese

= *Purpura.*

Allg.: Keine Therapie vor Ursachenklärung! Die *Anamnese* gibt bereits erste wichtige Hinweise:
• Erblichkeit.
• Auftreten im Zusammenhang mit einer Krankheit oder im Alter *(senile Purpura).*
• Mit oder nach allergischen Symptomen *(allerg. Purpura).*
• In oder nach *Streß*-Situationen.

• Im Zusammenhang mit Medikamenten, bes. Antikoagulantien oder Acethylsalizylsäure.

TH.: Bei Erblichkeit: Klinik.
• Bei Auftreten im Zusammenhang mit einer Erkrankung: Vit. *C*, bis 1*g* tägl., ein Rutin-Präparat, bei Leberstörung auch Vit. *K*.
• Bei allergischer Purpura: Calcium und Rutin.
• Bei Blutungen nach Streß: Streß-Behandlung: → Streß.

Ho.: Bei allen Formen: Phosphor Dil.D6 oder Acidum sulfuricum Dil.D6-D3 versuchen. Dazu:
bei rheumatischen Schmerzen: Bryonia Dil.D4.
- Magen-Darm-Spasmen: Colocynthis Dil.D4-D6 und Crotalus Dil.D8-D12 als i.m.-Injektion.
= Morb. WERLHOF.

Akup.: Le.5, Lu.9 u. Bl.39/alle t. Ma.36/d.

Hämorrhoiden

Als erstes: Regelung des Stuhlgangs durch:

Diät: Alle reizenden und scharfen Gewürze meiden, ebenso Kaffee, Schwarztee, Käse, Schokolade, Rotwein, Heidelbeeren. Günstig sind zellulosehaltige Gemüse, Salate und kleienreiches Brot. Dazu tägl. 1 Joghurt.
Wo das zur Behandlung der Obstipation nicht ausreicht, versucht man ein Darmgleitmittel oder ungeschroteter Leinsamen. Reicht auch das nicht, so nimmt man ein mildes Laxans, z.B.:

Rp.: Fol. Sennae pulv.
Sacch. pulv.
Sulf. dep.
Tartar. dep. aa 10,0
M.f. pulv. D.S. 1 – 3 mal tägl. einen gestrichenen Teelöffel.

- oder

Rp.: Natrium sulfurici
Magnesium sulfurici aa 30,0
Natrium bicarbonici 10,0
Ol. Menthae pip. gtt.III
M.D.S. Morgens und wenn nötig auch abends 1 Teel. in 1 Glas warmen Wasser gelöst, schluckweise trinken.

- oder Karlsbader Salz, 1 Teel. in 1 Glas Wasser gelöst.
- oder Rhabarber als Pulver oder Tabletten.
- oder ein mildes Abführmittel.

! Auch eine Diarrhoe (→ d.) muß behandelt werden, wegen der Afterreizung. Deswegen:

Allg.: Sorgfältige Analhygiene: Toilettenpapier reicht hierzu nicht, da in den Falten der Knötchen Stuhlreste zurückbleiben. Deshalb nach jeder Defäkation den Anus sorgfältig mit Schwamm oder Watte abwaschen. Keine Seife verwenden, sondern nur Kamillentee oder Wasser, dem man 1 Messerspitze Alaun auf $\frac{1}{2}l$ zugesetzt hat.
Vorteilhaft: ein Bidet.

Phys.: Bei Entzündung und Schmerzen: Bettruhe und kalte Umschläge mit essigsaurer Tonerde oder Kamillentee.
• Sitzbäder mit Kamillen oder Eichenrinde.
• Viel Bewegung, Gymnastik, Schwimmen, bes. bei Leuten mit sitzender Lebensweise.
• Bauchschnellen: Bauch einziehen, einige Sek. eingezogen halten, dann entspannen. Täglich 20 – 30 mal.
• Selbstmassage des Leibes: In bequemer Rückenlage mit angezogenen Knien, den Bauch mit der rechten Hand im Uhrzeigersinn massieren. Der Druck der re. Hand wird dabei durch die linke verstärkt. Massage in ausgeatmeter und entspannter Haltung. Nach jeder Runde Einatmen.
TH-Alternative: Massage mit dem Druckstrahl im Bad. Immer 10 – 15 Kreisungen.
• Selbstmassage des Analringes: Im Anschluß an eine gründliche Reinigung des Afters mit Wasser (→ o.), wird das eingefettete erste Glied des Zeigefingers in den After eingeführt. Dabei werden die vorstehenden Hämorrhoidalknoten mit leichtem Druck, soweit als möglich nach innen geschoben und entleert. Dann wird ringsum der Sphincter ani massiert.
• Aktive Schließmuskelübungen: Willkürliche Kontraktion und Erschlaffung des Analsphincters für je 1. Sek., 20 – 50 mal.
• Bindegewebsmassage: Grundaufbau in Bauchlage mit Anhakstrichen auf die Analfalte, dann in Rückenlage Leberstrich und Ausgleichstriche auf dem Beckenkamm.

TH.: INNERL.: Venen- und Lebermittel.
ÄUSSERL.: Hämorrhoidalsalben, z.B.:

Rp.: Extr. Hamamelidis fluid.
Bismut. subgallic. aa 5,0
Anaesthesin 2,5
Ung. mollis ad. 50,0

M.f. ung. D.S. nach dem Stuhl und Abwaschen des Afters auftragen.
- oder eine entsprechende Fertigsalbe.
- Suppositorien, z.B.:

Rp.: Anaesthesin 0,2
Extr. Hamamelidis

Bismut. subgallic.
Bals. peruvian. aa 0,1
Mass. suppos. q.s.f. suppos.
D. tal. Dos. Nr. XII. S. morgens und abends ein Zäpfchen einführen.

- oder ein entsprechendes Fertigpräparat.

Phyt.: Ein Hämorrhoidaltee, z.B.:

Rp.: Cort.Condurango
Cort. Frangulae aa 25,0
Fol. Sennae 20,0
Fol. Melissae
Fol. Millefolii
Flor. Arnicae aa 10,0
M.f. spec. D.S. tägl. 2 – 3 Tassen von 1.Teel. Tee in 1 Tasse Wasser warm angießen, kurz aufkochen.

Bes.: Bei Blutungen: kalte Sitzbäder mit Eichenrinde. Evtl. mittels Klystierballon kleiner Einlauf mit:

Rp.: Acidi tanici 1,0
Tinct. Jodi 0,5
Ol. Chamomillae 5,0
M.D.S. ad us. ext. 1 Teel. in 1*l* Wasser als Einlauf.

Dazu innerlich ein Hämostyptikum.
Eingeklemmte Knoten: Mit eingefettetem Finger durch leichten Druck reponieren.
Gelingt dies nicht, kann man Blutegel ansetzen und die Knoten danach mit einem antiseptischen Pulver bestreuen.
Bei Erfolglosigkeit *der konservativen Therapie:*
- Verödung durch Injektion, Vereisung oder Infrarotkoagulation.
- Ligatur.
- Op.

Ho.: Hämmorh. berührungsempfindl.: Acidum muriaticum Dil.D3.
Bei Afterjucken: Sulfur Tbl.D6-D30.
- Brennschmerz: Acidum sulfuricum Dil.D3.
- - mit Afternässen: Antimonium crudum Tbl.D4.
- - mit Wundheitsgefühl: Podophyllum Dil.D4.
- Frauen: Pulsatilla Dil.D4.
- Alkoholikern und Kaffeemißbrauch: Nux vomica Dil..D4.
Außerdem Krampfadern: Aesculus Hippocastanum Dil.D2.
- Neigung zur Diarrhoe: Aloe Dil.D6.
- Blutungen: Millefolium Dil.D1-D3.

- Frauen mit mangelndem Stuhldrang: Sepia Tbl.D4.
- dyspeptischen Beschwerden: Lycopodium Dil.D6, Magnesium muriatic. Tbl.D4 oder Natrium choleinicum Tbl.D4.
- Herzkranken: Naja Dil.D8 oder Lachesis Dil.D8.

Akup.: MP.5/t, Bl.28 u. 58/d, Le.2 u. 13/d, Di.41/t u. 11/d.

Hände

1. - aufgesprungen

Allg.: Im Winter warme weiche Handschuhe tragen.
- Hände nicht zu häufig waschen und nur mit Babyseife.
- Nach dem Abtrocknen Einreiben mit:

Rp.: Glycerini
Ol. olivar.
Vasel. alb.
Lanolini aa ad 30,0
M.f. ung.

- oder einer reizlosen Glycerincreme.
- Bei *Rhagaden*

Rp.: Acid. salicyl. 1,0
Anaesthesin 5,0
Ol. Ricini 1,0
Ung. lenient. ad 30,0
M.f. ung. D.S. Nach dem Waschen Risse damit eincremen.

- Über Nacht evtl. Zinköl (Ol. Zinci) und Einpacken der Hände.

Ho.: Morgens Calcium carbonicum Tbl.D12 und abends Natrium carbonicum Tbl.D12.
Wenn das nicht ausreicht zusätzlich: Petroleum Dil.D6

2. - ekzem → Handekzem.

3. - blaue und kalte: → Durchblutungsstörungen und Frostbeulen

4. - Ankylose = Handgelenkversteifung in gekrümmter Haltung.

TH.: Bei Entzündung zunächst Ruhigstellung. Sonst:
- Handgymnastik, vorteilhaft im warmen Bad.
- Antirheumatika, in- und extern.

Neur.: Procain vorsichtig in die Narbenzüge injizieren.

5. - schmerzen:

Ho.: Im rechten Handgelenk: Actaea racemosa Dil.D3-30.
Im linken Handgelenk: Asclepias tuberosa Dil.D3-30.
In Handgelenken und Fingern: Caulophyllum Dil.D2.
- bes. in Ruhe: Rhus toxicodendron Dil.D6.

- vor allem nachts: Actaea racemosa Dil.6.
- schlimmer bei Bewegung: Bryonia Dil.D4.
- mit spindelförmiger Fingerschwellung: Pulsatilla Dil.D6.

Im Daumengelenk: Ledum Dil.D12.
Wie wenn die Hand gequetscht wäre: Ruta Dil.D2.

6. - schweiß (Allg.→ Hyperhidrosis)

Ho.: Wenn Handflächen immer feucht: Acidum hydrofluoricum Dil.D6.
Bei kaltem klebrigem Schweiß: Acidum picrinicum Dil.D6.
Bei Kindern: Calcium Tbl.D12.
Mit Hautjucken: Sulfur Tbl.D12.

7. - schwellung:

Ho.: Akut entzündlich: Apis Dil.D4.
- mit Wallungen: Ferrum phosphoricum Tbl.D6.

Bei klimakterischen Frauen: Argentum nitricum Dil.D12.

Handekzem

Es gibt drei denkbare Ursachen:

1. Kontaktekzem: Wasch- und Reinigungsmittel, Berufsstoffe (Schmieröl, Zement usw.), Salben.

TH.: Möglichst Vermeidung des Allergens.
- Antiallergika innerl. und äußerl.
- Handpflege je nach Austrocknung der Hand (dyshidrotisches Ekzem) oder feuchtem Ekzem.

2. Arzneiekzem → d.

3. Mykose: meist vom Fuß auf die Hand übertragen.
Bei jedem Handekzem auch Füße ansehen !
Bei chronischen Handekzemen auch ohne Fußpilz an Pilzinfektion denken, bes. bei *dyshidroischem Ekzem*.

TH.: Im tägl. Wechsel Handbäder mit Kleie und Kaliumpermanganat-Wasser-Lösung (1 : 20).
Danach:

Rp.: Acid. tannici 2,0
Bismut. subnitrici
Zinci oxydati aa 15,0
Glycerin 5,0
Aqua dest. ad 100,0

M.D.S. ad us. ext. Hand nach dem Bad damit einpinseln.

- oder ein entsprechendes Fertigpräparat.
Nach Abheilung über längere Zeit Hände nach dem Waschen dünn mit einer einfachen Zinksalbe einreiben:

Rp.: Zinci oxydati
Amyl. aa 15,0
Vaselin. flav. ad 50,0
M.f. ung. D.S. nach dem Waschen auftragen.

Ho.: Bei dyshidroischem Ekzem: abends Natrium carbonicum Tbl.D12 und morgens Calcium carbonicum Tbl.D12.
Bei nässendem Ekzem: Hepar sulf. Tbl.D6 und Silicea Tbl.D12.
→ auch **Hände**.

Hänge-

1. **-bauch**: Mehrmals tägl. Bauchschnellen, Bauchmassage im Uhrzeigersinn (→ Hämorrhoiden); am Tage Leibbinde.

2. **-brust**: Bei ersten Anzeichen Brustgüsse, später nur durch kosmetische Op. zu beseitigen.

Harn-

1. **-blasen - -carcinom**: Daran denken bei schmerzloser Hämaturie, auch bei Mikrohämaturie.

1.1. **–entzündung**: → Cystitis.

1.2. **–lähmung**: Ho.: Cantharis Dil.D6.

1.3. **-reiz**: → Reizblase.

2. **–drang**: durch Cystitis oder nervös.

Ho.: Im Allgemeinen: Cantharis Dil.D6.
Mit starken Rückenschmerzen: Terebinthina Dil.D6.
Bei Frauen: Copaiva Dil.D3.
In rein nervösen Fällen: Belladonna Dil.D6.

Akup.: Ni.7/t und Ga.25/d.

3. **-fieber** = Urosepsis: sofort Krankenhaus.

4. **-fistel**

TH.: Op.

5. **-incontinenz** → Incontinentia urinae.

7. **-grieß**: → Nierensteine.

8. **-leitersteine** → Nierensteine.

9. **-röhren**

9.1. **–abszess**:

TH.: Op.

9.2. –**entzündung** → Urethritis.

9.3. –**ruptur** = Harnröhrenzerreißung: Gefahr bei Nierensteinen.
! Plötzl. Nachlassen der Schmerzen, dann Zeichen einer Peritonitis.

TH.: Sofort Klinik!

9.4. –**steine**: → Nierensteine.

9.5. –**striktur** = Folge einer Verletzung durch Nierensteine.
Führt zu Stauungsniere.

9.6. –**tumor**: Daran denken bei schmerzloser Hämaturie.

9.7. –**zerreißung** = -ruptur (→ o.).

10. **-weginfekte**:

- Bei *Frauen* überwiegend Coli-Infekte (sie werden durch Nitrit-Probe erfaßt).
- Bei *Männern*: Kokken. (Sie werden durch die Nitritprobe nicht erfaßt).

TH.: → Nephritis, Pyelonephritis, Cystitis.

11. **-träufeln**: → Incontinentia urinae.

12. **-verhaltung**: → Anurie.

13. **-zucker**: → Diabetes mellitus.

14. **-zwang**: → -drang.

Harnsaure Diathese

→ *Gicht.*

Haschischabusus

Daran sollte man denken, wenn eine Injektion der Conjunctivalgefäße eine Pulsbeschleunigung, eine Erhöhung der diastolischen Blutdruckwerte und ein leichter Tremor besteht → auch Sucht.

Hasenscharte

TH Op. möglichst vor dem 1. Lebensjahr.

Haut-

1. **-ausschlag** → Ekzem

2. **-atrophie**

TH.: Am besten Ichthyol innerl. u. äußerl.

3. **-carcinom** → Tumor-Vorstufen.

4. **-blutung** → Hämatom.

5. **-fibrome**

TH.: Wenn störend, Op.

6. **-gangrän** → Gangrän.

TH.: Günstig sind Ichthyol-Dunstverbände.

7. **-jucken** → Pruritus.
8. **-mykose** → Mykosen.
9. **-pilz**: Dermatomykosen → Mykosen.
10. **-tumor-Vorstufen** *(Haut-Präkanzerosen)*: Landmannshaut, bes. typisch in Form der Rhombenhaut im Nacken *(Cutis rhomboidalis nuchae)*, sowie rötliche, scheibenförmige, schuppende Herde mit peripherem Wachstum und zentraler narbiger Zurückbildung am Rumpf *(Morbus BOWEN)*.
11. **-risse** → Rhagaden.
12. **-tuberkulose** → Lupus.
13. **-wassersucht** Anasarka: → Ödem.
14. **-wunden** → Wunden.

Heiserkeit

→ *Pharyngitis und Laryngitis.*

Heizölvergiftung

→ *Vergiftungen.*

Hemikranie

→ *Migräne.*

Hepatitis

= *Leberentzündung.*

1. **Hepatitis epidemica** bzw. **-infectiosa**: wichtigste Form, häufig übersehen, weil zu 50% anicterisch also ohne Gelbsucht. Schon der Verdacht ist meldepflichtig!
2. **Hepatitis bei Allgemeininfekt**, bes. bei Lymphoidzellenangina (PFEIFFER-Drüsenfieber), → Angina.
3. **Sporadische Hepatitis**, ohne erkennbaren Grund. Meist im Anschluß an grippale Infekte oder *toxisch* als:
4. **Hepathose**: chron. Alkoholismus bei Fettleber (→ dazu auch Alkoholismus).
5. **Chronische Hepatitis:**

Allg.: Bei **1.** u. **2.** in jedem Falle: Krankenhaus.
Danach noch 1 Jahr Nachbehandlung wie bei **3.**, **4.** und **5.**
• Bei **3.** , **4.** und **5.** = Therapie je nach Aktivität.
Primär wichtig ist immer Herdsuche und Behandlung, bes. wenn die

chron. Hepatitis als primäre Hepatopathie ohne erkennbaren Grund auftritt.
Wichtig ist auch die Ermittlung und Ausschaltung von chronischen Intoxikationen durch Schwermetalle und organische Lösungsmittel.
! *Die Aktivität* wird durch Bestimmung der *Transaminasen* bewertet (Normal: GOT u. GPT unter $12\frac{mU}{ml}$.). Sie läßt sich in der Praxis auch rel. einfach ermitteln durch die *Methylenblauprobe*. In einem $50ml$ Becherglas werden $5ml$ frisch gelassener Urin gegeben. Mit einer $1ml$-Pipette setzt man dann *tropfenweise* eine 0,25%ige wässerige Methylenblau-Lösung zu. Nach jedem zugesetzten Tropfen schwenkt man das Becherglas und betrachtet es gegen eine weiße Unterlage. Bereits bei $1-2$ Tr. kommt es zu einer intensiven Grünfärbung. Man tropft dann weiter bis die grüne Farbe in blau umschlägt. Dabei wird die Zahl der Tropfen gezählt. Unter 4 Tr. bis zum Farbumschlag grün/blau kann man noch als normal ansehen. Die Tropfenzahl läuft dem Serumbilirubin parallel. Je höher sie ist, um so aktiver der Prozeß.
Schon in der *Präphase* einer Hepatitis ist die Probe pos.

Phys.: Bettruhe, Diät und Wärmeanwendung je nach Aktivitätsgrad und Befinden des Patienten.
• Für die *Bettruhe* ist das Befinden des Patienten entscheidend. Bei rel. Ruhe des Prozesses: Keine größeren körperlichen Anstrengungen, 1 – 2 Std. Mittagsruhe mit erhöht liegendem Oberkörper, frühe Nachtruhe.
• Bei Müdigkeit und Erhöhung der Werte, stets Bettruhe, die aber durch kurze Spaziergänge unterbrochen werden sollte.
• *Wärmeanwendungen* zur Förderung der Leberdurchblutung in Form von: feucht-warmen Wickeln, Moor und Fangopackungen, Heublumen- oder Kartoffelsäckchen, Kurzwellen usw.
• Betrahlung mit *Gelb*, dem ein günstiger Einfluß auf die Leberfunktion zugeschrieben wird.

Diät: *! Bei Aktivität der Hepathopathie gibt man am besten eine Eiweißwechseldiät.* Die bei akuter Leberentzündung im Krankenhaus allein mit ihr Behandelten, zeigten bei späterer Nachuntersuchung die besten Ergebnisse. Ihnen folgten jene, die eine einweißreiche, fettarme Leberschonkost erhielten. Dagegen trat bei den mit Cortison behandelten Patienten zwar eine überraschend schnelle Besserung der subjektiven und objektiven Symptome ein, aber die Spätresultate waren durchweg schlecht (B. BOLLER u. H. PERTILLA, Med. Klin. 13/1965).
Die Eiweißwechseldiät besteht darin, daß der Eiweißträger in wöchentlichen Perioden gewechselt wird.

Der Pat. erhält in der 1. Woche nur Milcheiweiß in Form von Magermilch, Magerquark oder Joghurt (soviel er will); in der 2. Woche täglich 120 – 140g mageres Fleisch (→ u.); in der 3. Woche tägl. 120 – 140g mageren Fisch (→ u.). Der Pat. erhält in der jeweiligen Woche immer nur den gleichen Eiweißträger!
Voraussetzung für den Erfolg ist, daß man mit der Milchperiode beginnt. Eine weitere Voraussetzung ist, daß der Patient Milch verträgt. Wenn Unverträglichkeit oder Ekel gegen Milcheiweiß besteht, bringt die Kur nichts.
Wichtig ist, daß die drei Perioden in der genannten Reihenfolge durchgeführt werden.
Wichtig ist auch, daß insbesondere die Fische frisch sind. Fische sind reich an hochwertigen Eiweißaufbaustoffen und rel. fettarm, enthalten aber viel ungesättigte Fettsäuren.

- *Bei inaktiven Hepatopathien eiweiß- und KH-reiche, sowie fettarme Leberschonkost.*
- Erster Grundsatz ist: *Verzicht* auf **Alkohol** jeder Art und auch in kleinsten Mengen (z.B. alkoholhaltige Medikamente).
- Zu *meiden* sind ferner: Margarine, Marinaden, gepökeltes und fettes Fleisch, fette Wurst und fette Fische, Schlachtfette, aber auch Palmin oder Kokosfett, alles was auftreibt oder auftreiben kann, wie grobe Kohlarten, Rettich, Gurken, Hülsenfrüchte, Rübengemüse, aber auch frisches und grobes Brot, Birnen und Steinobst; alle fetten Gebäckarten, auch Hefegebäck und Blätterteig; alles was in der Pfanne gebraten ist, Saucen, sowie Dosengemüse oder Fertiggerichte soweit es sich nicht um speziell leberverträgliche Diätetika handelt.

Als Grundregel kann gelten:

1. Die *Tagesmenge* an *Kohlenhydraten* sollte bei $3 - 5\frac{g}{kg}$ Körpergewicht, aber nicht über $160\frac{g}{Tag}$ liegen.

Erlaubt, ja erwünscht sind Reis, Haferflocken, Grieß, Kartoffelbrei und Teigwaren in allen fettarmen und leicht verdaulichen Zubereitungen, z.B. als Suppeneinlage, Brei oder hellgebackene Aufläufe. Ferner Weißbrot oder Brötchen, Mischbrot oder feingeschrotetes lockeres Weizenvollkornbrot, am besten "altbacken" oder getoastet.
Ebenso Zwieback oder Knäckebrot.
Erlaubt sind natürlich alle zarten, nicht blähenden Gemüsearten, wie Karotten, Spargel, Spinat, Schwarzwurzeln, junge grüne Bohnen, alle stets gedämpft oder gekocht. Ebenso Kartoffeln, die aber nicht als Bratkartoffeln genossen werden dürfen.
Dagegen sind Pilze (außer Champignon) verboten.

Auf genügend Gemüse und vor allem rohe Salate ist schon deshalb großen Wert zu legen, weil sie durch ihren Faserreichtum die Ausscheidung fördern, sowie im Magen und Darm zahlreiche Toxine binden, die mit der Nahrung aufgenommen werden oder im Darm entstehen.
Beim *Obst* sind vor allem Äpfel, Bananen, Erdbeeren, Apfelsinen, Mandarinen und Pfirsiche, stets gut reif und geschält bzw. gut gewaschen erlaubt.
Verzichten sollte der Leberkranke dagegen auf Rosinen, Datteln, Feigen, Nüße, Mandeln, Johannisbeeren und Weintrauben, sowie auf alles Steinobst.

2. Die Tagesmenge an *Eiweiß* sollte bei $1 - 2\frac{g}{kg}$ Körpergewicht, mindestens aber $80 - 100g$ pro Tag liegen.
Die Reihenfolge der *Eiweißträger* ist dabei: Milch und Milchprodukte, Fisch, Fleisch.
Milcheiweiß gibt man in Form von Magermilch oder Magerquark.
Quark enthält Cystin, Cholin, Methionin und ermöglicht dadurch einen *proteinogenen Leberschutz* auf diätetischem Wege (E. WILDHIRT, Ther. d. Gegenw. 2/1968). Man sollte ihn deshalb ebenso wie alle mageren Milchprodukte bevorzugen, aber niemand aufdrängen, der sie nicht mag. Dasselbe gilt für Fisch und Fleisch.
Entscheidend dafür, welcher Eiweißträger eingesetzt wird, sind die Neigungen und Animositäten des Patienten. Das psychologische Moment ist hier ebenso bedeutend wie das biologische.
Bei *Fleisch* und *Fisch* sind nur magere Sorten (Kalb, Rind, Lamm, Huhn, Hase, Reh, Forelle, Hecht, Kabliau, Schellfisch, Rotbarsch, Felchen, Seezunge und Zander) erlaubt, und sie nur gekocht, gedünstet, gegrillt oder gedämpft
Vorsichtig sollte man mit *Eiern* sein. Am besten nur weichgekochte und nicht mehr als $1 - 2$ pro Woche. Nie in der Pfanne gebacken.

3. *Fett* bedarf der besonderen Beachtung.
Die Tagesmenge sollte $1\frac{g}{kg}$ KG bzw. $70\frac{g}{Tag}$ nicht überschreiten. Dabei ist Fett *zum* Essen besser als Fett *im* Essen. $25 - 30g$ Fett sind *unsichtbar* in den täglichen Nahrungsmittelmengen vorhanden, ohne daß daran gedacht wird. Vor allem in Fleisch und Fisch. Zu *bevorzugen* sind als *Streichfett* Diätmargarine, doch ist Butter keineswegs verboten. Als *Kochfett*: Sonnenblumen-, Distel-, Weizenkeim- oder Maiskeimöl nehmen, also Fette mit reichlich *ungesättigten Fettsäuren.*

- Als *Getränk* Fruchtsäfte, aber nicht kühl, Leber-Gallen- Tees und Hydrogencarbonatwässer wie solche aus Daun, Neuenahr oder Teinach.
- Wichtig ist, daß die Leberdiät abwechslungsreich, appetitanregend, gut

bekömmlich, leicht verdaulich und vitaminreich ist.
• Zu meiden ist jede Einseitigkeit.
• Zum *Würzen* dürfen keine scharfen Gewürze (Pfeffer, Senf, Paprika, Curry u.ä.) verwendet werden. Dafür empfiehlt man Gewürzkräuter, wie: Basilikum, Bohnenkraut, Dill, Liebstöckel, Lorbeer, Petersilie. Rosmarin, Salbei, Sellerie, Thymian usw.
• Man gebe 5 – 6 kleine Mahlzeiten am Tage und lege Wert auf langsames Essen, gutes Kauen.
• Nach dem Essen soll der Pat. 30 Min. in halbsitzender Stelle ausruhen und einen warmen Leibaufschlag machen.

TH.: *Lipotrope* Aminosäuren wie: *Cystin, Methionin, Cholin, Orotsäure* sowie *Lecithin* wirken im Tierversuch zwar leberentgiftend, sind in ihrer Wirksamkeit bei Menschen aber immer noch umstritten.
• *Gallenmittel*: → Cholecystopathie.
• *Vitamine*, insbesondere Vit. B_{12} in hohen Dosen und am besten in Kombination mit Folsäure.
• *Leberhydrolysate* sollten nur mit Vorsicht und unter Kontrolle der Leberaktivität eingesetzt werden, da sie in ungünstigen Fällen selbst eine entzündliche Reaktion auslösen können.

Phyt.: Hauptwirkstoffe sind: Mariendistel (Silybium Marianum) und Artischocke (Cynara scolymnus).
Günstig wirken pflanzliche Carminativa und Leber- Gallentees.

Ho.: → Leber.

Hepathopathie

→ *Hepatitis und Leber.*

Herdinfektion

Allg.: Als *Herd* (Focus) kommt jede umschriebene pathologische Veränderung in Betracht, die selbst kaum Beschwerden macht, aber *Fernwirkung* ausübt. Bes. Tonsillen, Zähne, Nebenhöhlen, chron. Cholecystitis, Appendicitis, Adnexitis, Prostatitis, sowie alte Narben. Herde sind nur im und über das Bindegewebe wirksam.

TH.: Wo möglich operative Herdsanierung.
• Man sollte daran aber keine übertriebenen Erwartungen knüpfen. Besserungen können erreicht werden, bei Gelenk- und Muskelrheumatismus, bei Neuralgien, Allergien, Iritis bzw. Iridocyclitis, Retinitis, chron. Organentzündungen (Myocarditis, Pericarditis rheumatica, Nephritis, Hepatitis usw.).
• Ist eine operative Herdsanierung nicht möglich, so:

Neur.: Entsprechend den Regeln von HUNEKE.

Nos.: Nach vorheriger Austestung (BFD).

! *In allen Fällen* Begleitbehandlung

a) durch Sedativa oder Antihistaminika, sofern eine hyperergische Reaktionslage vorliegt,

b) durch Reizkörper, Sauerstoff-Mehrschritt-, Ozontherapie oder HOT, oder durch SCHLENZ-Bäder, wenn eine hypoergische Reaktionslage vorliegt.

Hernia-

1. -epigastrica = oberhalb des Nabels in der Linia alba.

Nicht selten, doch oft nur durch Palpation zu finden, da nur eine Einklemmung Beschwerden macht. Bei schlaffem Bauch als Loch, bei gespanntem Bauch als schmerzhafter beweglicher Tumor.

TH.: Bei Einklemmung: anästhesierende Injektion an den Bruchsack. Sie bringt die Beschwerden schnell zum Verschwinden, bei richtigem Sitz der Injektion schlagartig (wie Sekundenphänomen).

Sonst: Quaddelung der Bauchhaut über dem Bruch.

• Keine drastischen Abführmittel, sondern, wo nötig, salinische oder flüssige Gleitmittel.

• Bei Nervösen: leichte Sedativa.

! Op. nur bei größeren Brüchen und Neigung zur Einklemmung oder wirklicher Einklemmung.

! Anhaltende Schmerzen ohne Einklemmung stammen meist von einem Ulcus.

2. -inguinalis = Leistenbruch.

TH.: Am besten Operation. Bei Kindern nicht vor dem 3. Lebensjahr. Bruchband nur bei reponiblen Brüchen und wenn Gegenanzeige gegen Op. besteht.

! Bei *Einklemmung*: zunächst Versuch der Reposition. Hinliegen, Beine und Becken hoch. Vielfach sinkt der Bruch schon allein hierdurch zurück. Wenn nicht, so versucht man ihn durch leicht massierende Streichbewegung in die Bruchpforte zurückzudrängen. Gelingt auch das nicht, so möglichst bald Op.

Ho.: Bei korpulenten Kindern: Calcium carbonicum Tbl.D12.

Bei mageren Kindern: Silicea Tbl.D12.

Sonst: Aesculus Hippocastanum Dil.D2.

3. -umbilicalis = Nabelbruch:

TH.: *Bei kleinen Kindern:* Bruch mit Finger reponieren (in den Nabel drücken), dann Haut in zwei Falten über den Nabel ziehen und mit breitem Heftpflaster in dieser Stellung halten. Wenn nach 6 Monaten keine Heilung: Op.

Ho.: Wie bei b).

• *Bei Erwachsenen:* am besten Op.

Ho.: Nux vomica Dil.D6.

4. -ventralis: Bauchbruch, meist Narbenbruch nach Op.

TH.: Bauchbinde, da Bruchbänder schlecht halten. Am besten Op.

Heroinsucht

→ *Sucht.*

Herdnephritis

→ *Nephritis.*

Herpes

Allg.: Bei Auftreten im Bereich von **Augen** oder **Genitalien: zum Facharzt!**

1. - simplex = Am häufigsten als Herpes labialis im Mundbereich. Dauerinfektion durch das Herpes-Virus, das durch eine geringfügige Herabsetzung der Widerstandskraft (z.B. bei Erkältung, Schnupfen, Fieber, intensive Sonnenbestrahlung, Menstruation) aktiviert werden kann.

TH.: INNERL.: Methenamin, beim ersten Auftreten 3 Tbl. zu je $0,5g$, dann 3 mal tägl. 1 Tbl.

LOKAL:

• Bei den ersten Anzeichen des Herpes die betreffende Stelle alle 2 Std. mit Äther abtupfen.

• Bei starken Schmerzen im stündl. Wechsel mit 2%iger Lidocain-Lösung oder 2%igem Xylocain-Gel.

• Ein erfolgversprechendes Sonderverfahren *bei vollausgebildeten Bläschen ist die Temperaturwechsel- Anwendung:* Ein Eiswürfel und eine heiße Kompresse (so heiß wie möglich), werden in raschem Wechsel etwa 5 – 10 Sek. auf die Eruptionsstelle gepreßt.

• *Nach Öffnung der Bläschen:*

Rp.: Anaesthesin 1,0
Acidi gallici 0,5
Ichthyol. 0,1
Tinct. Benzoes
Spir. aa 20,0
M.D.S. mehrmals täglich auftupfen.

- oder:

Rp.: Anaesthesin
Dermatol aa 5,0
Amyl. ad 50,0
M.f. pv. D.S. mehrmals tägl. auftupfen.

Ho.: Stets: Rhus Toxicodendron Dil.4, 2stdl. Mercurius solubilis Tbl.D4. Bei Schmerzen: Acidum nitricum Dil.D4.

Proph.: Eigenblut - oder:

No.: Eigeninokulation mit Bläscheninhalt auf den Unterarm oder Herpes-Nosode i.cut. Am besten in Verbindung mit Tuberkulinum-Nosode. Dazu: ein Umstimmungsmittel.

2. **-zoster** → Zoster.

Herz-

1. **-asthma** → Asthma cardiale.
2. **-beschwerden** → Asthma cardiale, Herzneurose.
3. **-beutelentzündung** → Pericarditis.
4. **-block** → Herzrhytmusstörungen.
5. **-funktionsstörungen** → Herzneurose.
6. **-infarkt** → d.
7. **-insuffizienz** → Herzschwäche.
8. **-jagen** → Herzrhythmusstörungen.
9. **-klappenfehler** → d.
10. **-kreislauf-Erkrankungen:** → Arteriosklerose, Durchblutungsstörungen, Venenerkrankungen.
11. **-muskel-Entzündung** → Myocarditis.
11.1 **–schaden** → Myodegeneratio cordis
12. **-neurose** → d.
13. **-prellung** → d.
14. **-schwäche** → d. → auch: Altersherz.

Herzinfarkt

= *Myocardinfarkt.*

! Sofortige Einweisung ins Krankenhaus.

EH.: Pat. sofort so lagern, daß die Atmung nicht behindert wird. Beengende Kleidungsstücke entfernen.
! Bei flachem Puls (Hypotonie) Kopf tief lagern.
! Bei rotem Gesicht und Hypertonie: aufrechte Sitzhaltung.
! *Bei Schock* nicht ins Bett sondern auf den Fußboden legen, damit bei Wiederbelebungsmaßnahmen ein Widerlager für die Herzmassage

vorhanden ist! Die Beine dabei hochlagern (zur Zentralisation des Blutes).
• Den Pat. gegen äußere Reize abschirmen, Verwandte, Freunde und Umstehende fernhalten.
• Kälteschutz durch wärmende Decken.
• Fenster auf!
• Zur Transportvorbereitung Quaddelung über der Herzgegend und paravertebral bei D1 bis D3.
• Bei Hypotonie Norfenefrin i.m.
• Bei Herzstillstand zunächst einige kräftige Schläge auf die Brust zur mechanischen Anregung der Herztätigkeit.
Dann äußere Herzmassage (60 mal/Min.), abwechselnd mit Beatmung (12 mal/Min.).

Proph.: Chelat-Therapie, HOT, Atemtherapie, autogenes Training, Biofeedback usw., wie bei Angina pectoris bzw. Koronarinsuffizienz (→ d.).

Nachb.: Es ist eine Änderung der Lebensweise auf Dauer nötig.
• Rauchverbot! - und Hinweis, daß ohne dessen Einhaltung die Behandlung sinnlos ist.
• Diät wie bei Koronarinsuffizienz. Kleinere Mengen Alkohol sind gestattet, dagegen kohlensäurehaltige Getränke (Bier, Sekt und auch Sprudel) sind zu meiden.
• Psychische Führung des Patienten: Es ist wichtig, ihm wieder Lebensmut zu geben.

TH.: Wie Koronarinsuffizienz.

Herzklappenfehler

Allg.: Am wichtigsten ist die Ordnung der Lebensführung.
Die Grenzen der Leistungsfähigkeit müssen ermittelt und beachtet werden.
Das wichtigste ist den Patienten entsprechend aufzuklären, ohne ihn zum Hypochonder werden zu lassen.
Entscheidend ist es auf Insuffizienzzeichen zu achten und einer Insuffizienz rechtzeitig entgegen zu wirken.

TH.: Wie Herzschwäche (→ d.).

Herzneurose

Allg.: Bei 40% der Pat. Anfälle von Herzjagen (Puls bis 160/Min.), Atemenge, Schweißausbruch und Angst, die sich in Abständen wiederholen.
Daneben bestehen wechselnde vegetativ-dystonische Symptome, Klagen über Herzschmerzen, Herzklopfen, Atembeschwerden, Schlafstörungen, Magen-Darm-Beschwerden usw.

Zwei Typen: 1. Angsttyp mit Schonhaltung, der alle Anstrengungen meidet. 2. Verdrängungstyp mit übertriebener Aktivität.

TH.: Zunächst organische Krankheit ausschließen (Ekg.).

• Hauptsache ist, daß der Pat. dem Behandler vertraut und Sicherheit gewinnt. Er erwartet eine eindeutige Erklärung seiner Krankheit.

Zweideutige Erklärungen wie: "Sie sind organisch gesund" oder "ihr Herz ist ein wenig geschwächt" u. dgl. schaffen kein Vertrauen.

Die Gefahr eines falschen Verhaltens liegt darin, daß man die Herzneurose verstärkt, chronifiziert und den Patienten sogar zu einem jatrogenen Herzkranken macht.

• Generell sind dieselben Verhaltensregeln gültig wie bei der Angina pectoris (→ d.).

• Wichtig ist, daß dem Patienten gesagt wird, sein Leiden sei heilbar, wenn er sein Leben entsprechend ändert.

Therapeutische Hilfen sind dabei: Biofeedback, autogenes Training, Mora-Therapie.

Chir.: Aufsuchen und korrigieren bestehender Spasmen im Bereich von C3 bis D5.

Phys.: Bindegewebsmassage im Bereich der Brust-WS., Atemgymnastik und KNEIPP-Güsse, bes. wechselwarme Arm- u. Unterschenkelgüsse, sowie morgendliche Waschungen. Farb- Therapie (Blau).

Neur.: Quaddeln über dem li. Sternalansatz der 1. u. 2. Rippe, der palpierten Herzspitze und auf dem Rücken in Höhe von C3 bis D4.

Akup.: Ma.36/t, H.7/d und Bl.15/d.

O.Ak.: 100, 51, 42, 29, 34.

Ho.: Bei nervösen Rauchern: Spigelia Dil.D2.
Auftreten beim Gehen oder Laufen: Cactus grandiflorus Dil.D6.
Mit Klopfen der Halsschlagader: Lilium tigrinum Dil.12.
Herzklopfen im Bett: Lithium carbonicum Tbl.D4.
Bei Frauen oder blonden Typen: Pulsatilla Dil.D6.
Beginn mit Schwächegefühl in der Magengrube: Actaea racimosa Dil.D6.
Mit Kopfschmerzen: Belladonna Dil.D4.
Mit Ohnmachtsneigung: Moschus Dil.D6.

Herzprellung

= *Contusio cordis.*

Immer daran denken nach Unfall mit Aufprallen des Brustkorbs auf das Lenkrad u.ä.

TH.: Wie Herzneurose, jedoch Beobachtung über längere Zeit.

Herzrhytmusstörungen

Allg.: H. sind unspezifische Reaktionen des Herzens auf verschiedene cardiale und extracardiale Einflüsse. Sie sind bei Gesunden nicht selten. Vor allem nach Infektionskrankheiten, bei Rauchern, Kaffeetrinkern, endokrinen Erkrankungen, Neurotikern.

Man unterscheidet:

1. **Bradykarde Rhytmusstörungen**: Puls unter 60/min.

1.1. Regelmäßige Sinusbradycardie: Puls unter 60 aber regelmäßig.
- Bei Belastung (10 Kniebeugen) gradueller Pulsanstieg.
- Bei Sportlern oft normal (Sportherz).

TH.: → Crataegus

1.2. *Partieller AV-Block mit konstanter Überleitung*: Puls zwischen 30-50/min. Bei Belastung kein Pulsanstieg.
Ursache: rheumatisch, Coronarsklerose, Digitalisintoxikation.

TH.: Digitalis absetzen und, bei *Hypotonikern* durch Arnica, bei *Hypertonikern* durch Crataegus ersetzen. Dazu immer ein Kaliumpräparat.

1.3. *Totaler AV-Block*: Puls unter 40 und deutliche Pulsation der Halsvenen. Bei Auskultation periodische Kanonenschläge.

2. DAUERTACHYCARDIEN mit regelmäßigem Puls über 100.

2.1. Als **regelmäßige Sinustachykardie:**
- Bei Fieber entsprechen Temperatur (1^0C = 10 Puls/Min).
- Nach Anstrengung (z.B. nach 10 Kniebeugen) tritt die Pulsnormalisierung erst nach mehreren Minuten ein: an rel. Herzschwäche denken (bes. bei älteren Menschen).
- Bestehen vegetative Zeichen, kann Hyperthyreose (→ d.) vorliegen.
- Schlafstörende *Ruhetachykardie* kann ein *hyperkinetisches Herzsymptom* bei Herzneurose (→ d.) sein. Bei anhaltenden Ruhetachykardien von über 90 Puls/Min ist jedoch eine sorgfältige Abklärung erforderlich, da sie bei plötzlichem Auftreten Vorboten eines Herzstillstandes ohne Vorwarnung sein kann.

TH.: Je nach Ursache.

Akup.: H.5/d, H.7/d, Lu.7/d, Lu.9/d, KG.12, 13, 15 u. 17 alle d, B.13, 15. u. 17 alle t.

2.2. **Sinustachykardie mit wechselndem AV-Block:** Puls über 140/Min, oft bis 350/Min wobei nur jeder 2. oder 3. Schlag eine Kammertätigkeit auslöst. Bei digitalisierten Patienten evtl. erste Anzeichen einer Digitalis-Intoxikation (→ d.). Bei Nichtdigitalisierten: Zeichen für Herzschwäche (→ d.).

2.3. Vorhofflimmern → 3)

2.4. Paroxysmale Tachykardie: Anfallsweise Puls 150 – 300/min. In schlimmeren Fällen mit Bewußtlosigkeit *(Synkope)*.

EH.: Im Anfall = Anfallskupierung durch:

- kalte Kompresse auf die Herzgegend.
- trinken von eiskaltem Wasser.
- Druck auf beide Augen (ASCHNER-Bulbusdruck).
- VALSALVA-Preßversuch: In kauernder Stellung mit beiden Händen auf den Leib drücken und wie zum Stuhl pressen.
- Erregen des Brechreizes mit dem Finger.
- Karotisdruckversuch: linke Carotis (neben dem Schildknorpel) aufsuchen und abdrücken.
- Periostmassage bzw. Akupressur druckschmerzhafter Punkte an den Rippen der vorderen Brustseite. Zuerst rechts, dann links vom Sternum.
- Quaddelung der palpatorischen Druckpunkte.

! Wenn die Versuche nicht innerhalb $\frac{1}{4}$ Std. Erfolg bringen, sofort Klinikeinweisung.

Im Intervall:

- Ekg-Abklärung ob keine **WPW**- bzw. WOLF-PARKINSON-WHITE-Syndrom vorliegt. Sonst zur:

TH.: Spartein, Magnesium, Kalium, evtl. in Kombination und Vit. B_1.

Akup.: KG.9/t, Le.2/t, H.7/d und H.6/d. Evtl. zusätzlich: N.6/t und Lu.7/d.

2.5. Ventriculäre Tachykardie (Kammertachykardie): Immer! **Notfall! Sofort NAW!**

EH.: Bis zum Eintreffen desselben Quaddelung mit Xylocain (mehrere Quaddeln mit $0,5ml$ über der Herzgegend).

- Bei Herzstillstand (→ d.): Herzmassage und künstliche Beatmung.

3. Arrhythmie = unregelmäßiger Herzschlag:

3.1. Extrasystolen: Häufigste Rhythmusstörung. Bes. oft bei Sportlern, Fliegern usw.

Bedeutungsvoll ist nur die salvenartig auftretende Häufung. Hier besteht Verdacht auf Herzschwäche (→ d.).

TH.: Sofern Herzkrankheit ausgeschlossen:

- Aufklärung des Patienten, daß das Herzstolpern eine reine Regulationsstörung ist, die bei Erregung oder Anspannung, aber auch beim "In-sich-hinein-hören" auftritt. Stets:
- Ordnung der Lebensweise, speziell des Tätigkeits-Ruhe- Rhythmus.
- Wenn die Extrasystolen nur im Liegen, vor allem beim Liegen auf der li. Seite (im Bett) auftreten, sollte man darauf hinweisen, daß das "Herzklopfen" von der Matratze (Schall-Leiter) übertragen wird. Dazu

die Empfehlung von Atemgymnastik, oder des Zählens beim Hinliegen und ein Sedativum vor dem Schlafengehen.

Ho.: → Herzneurose.

Phys.: Atemgymnastik, KNEIPP-Güsse, bes. als Arm-Unterschenkel- Wechselgüsse, morgendliche Waschungen, Kohlensäurebäder, Gymnastik (am besten in der Gruppe).

Neur.: Xylocain- oder Lidocain-Quaddeln über der Herzgegend und paravertebral bei D3/4.

O.Ak.: 100, 51 und 34.

3.2. Tachyarrhythmie infolge von *Vorhofflimmern*: Puls über 80/min und völlig unregelmäßig. Meist bei älteren Menschen. Da sie sonst keine Beschwerden macht, bestehen langsame Formen (mit Puls bis 100/min) oft lange, bevor sie bei einer Untersuchung zufällig entdeckt werden. Die Gefahr liegt in der schnellen cardialen Dekompensation nach einer Anstrengung.

TH.: Das Wichtigste ist die Senkung der Kammerfrequenz. Man kann sie erreichen mit Spartium, Scilla oder Adonis vernalis bzw. enstprechenden Kardiaka; am besten in Verbindung mit Magnesium.

!! **Bei allen länger andauernden oder anfallsweise auftretenden Herzrhythmusstörungen, ist eine Ekg-Abklärung erforderlich. Beim Abfallen des Pulses unter 50/min oder Ansteigen über 150/min am besten: Krankenhauseinweisung.**

Herzschwäche

= *Herz- bzw. Myocardinsuffizienz.*

Allg.: Zunächst Ausmaß und Ursache klären: Herzfehler? (→ d.), Myocardschaden? (→ Altersherz).

• ERSTES GEBOT: Regelung der Lebensweise.

Bei *Ruhedyspnoe*: Bettruhe mit hochgelagertem Kopf und tiefgelagerten Beinen.

• Ausreichend Ruhe, bes. Nachtruhe.

• Bewegung und Betätigung nach dem Grad der Dyspnoe. Ihr Eintreten ist Leistungsgrenze! Darauf muß streng geachtet werden.

• Bei frischer Luft (geöffnetem Fenster) schlafen.

Diät: Kalorisch ausreichend ($1800 - 2000\frac{cal}{Tag}$), *natriumarm* ($1\frac{g}{Tag}$), aber eiweißreich ($80 - 100\frac{g}{Tag}$), kalium- und vitaminreich.

Als Geschmackskorrigentien: Gewürzkräuter und, wenn gewünscht, *Na*-arme Diätsalze.

• 5 – 6 Mahlzeiten am Tag.

• Keine blähenden Speisen (Kohlarten, Hülsenfrüchte, Kernobst) oder Getränke (Sekt, Bier, Sprudel). Vorsicht auch mit Zwiebeln, Knoblauch, Spargeln, rote Rüben.
• 1 – 2 Reistage pro Woche: 250g polierter Reis in Wasser gekocht, dazu 200g Obst (am besten Apfelkompott) und 150g ($\frac{1}{8}l$) Obst- oder Gemüse-Säfte.
- oder: Saftfastentage: 1l Rohsaft, $\frac{2}{3}$ als Obst-, $\frac{1}{3}$ als Gemüsesaft.
- oder: Obsttag: 5 mal $\frac{1}{4}kg$ Frischobst und 1 Knäckebrot. ! Reis-, Saft- oder Gemüsetage bes. bei Übergewicht. Aber nie mehr als 2 Tage hintereinander.
• Kaffee, Tee und Alkohol sind - je nach Verträglichkeit - in geringen Mengen erlaubt.
! **Rauchen verbieten.** Der Patient muß eindringlich darauf hingewiesen werden, daß nichts schädlicher ist als Rauchen.
• **Für geregelten Stuhlgang sorgen.** Aber keine salinischen Abführmittel! (Natriumzufuhr).

Phys.: Vorsichtige Massage, Lymphdrainage und Fußgymnastik.
Atemübungen, bes. Zwerchfellatmung.
Sauerstoff, evtl. HOT. Wechselwarme Waschungen oder Unterschenkel- und Armgüsse. Vorsichtige Massagen der Extremitäten, insbesondere manuelle Lymphdrainage.

TH.: *Kardiaka* bzw. Herzglykoside, je nach Zustand.
In leichteren Fällen: Glykoside II. Ordnung:
- bei bradykardem Herzen: Convalaria.
- - und Hypertonie: zusätzlich Arnika und Baldrian.
- bei tachykardem Herzen: Oleander oder Adonis vernalis.
- - und Hypotonie: zusätzlich Besenginster (Spartium).
In schweren Fällen ist Digitalis oder Strophantin (**Rp**) (Glykoside I. Ordnung) nicht zu umgehen.
! Calcium-Ionen und Herzglykoside wirken synergistisch.
Durch Calcium wird die kontraktionsfördernde Wirkung gesteigert, aber auch ihre Toxizität. Daher darf neben Digitalis oder Strophantin nie Calcium gegeben werden.
• Koronarmittel.
• Bei Stauung (rasch Dyspnoe, Knöchelödem): *Diuretika*, evtl. 6 – 8 Blutegel in die Lebergegend.
• Kalium sowie Vitamin B_1 und B_6.

Ho.: Bei Dyspnoe: Arsenum jodatum Dil.D4.
- mit unregelmäßigem Puls: Strophantus Dil.D4.
Bei geringster Anstrengung Herzklopfen: Digitalis Dil.D6.

- mit allg. Schwächegefühl: Moschus Dil.D4.
- - bes. in der Magengegend: Actaea racemosa Dil.D6.
- - nach dem Essen: Nux vomica Dil.D4.
- mit Druckgefühl in der Brust: Cactus grandiflorus Dil.D4.
- bes. nach dem Hinliegen: Barium carbonicum Tbl.D3.

Akup.: Lu.9/t, H.9/t und KG 17/d.

O.Ak.: 51, 100, 42, 29.

Zell.: Herz, Leber, Bindegewebe, Zwischenhirn.

Herzstillstand

Allg.: Fast schlagartige Blässe, Bewußtlosigkeit, Pulslosigkeit (Carotis- oder Femoralpuls) keine Herztöne mehr hörbar (DDg.zu peripherem Collaps).

! **Notfall, sofort NAW, Klinik.**

E.H.: Bis zum Eintreffen des NAW sofort eingreifen! Es muß verhindert werden, daß der vorliegende "klinische Tode" nicht in den irreversiblen "biologischen Tod" übergeht. Die ersten Minuten entscheiden!

• Patient flach lagern und Beine hoch (Autotransfusion).
Am besten auf eine harte Unterlage (Fußboden).

• Faustschlag auf das Sternum (genügt manchmal, um die Herztätigkeit wieder in Gang zu setzen).

• Externe Herzmassage: unteres Drittel des Sternums mit beiden übereinander gelegten Händen 60 mal/min (nicht mehr!) 4*cm* rhythmisch eindrücken. (Rippenbrüche sind dabei manchmal nicht zu vermeiden).

• Künstliche Beatmung bei offenem Fenster, wegen Sauerstoff. Dadurch evtl. entstehende Raumkälte ist gut, da sie den Hirntod verzögert.
Entweder Mund-zu-Mund- oder Mund-zu-Nase-Beatmung!
Besser - wenn vorhanden: Beatmungsbeutel.

Einhelfermethode: 10 malige Herzmassage im Wechsel mit 2 maliger Beatmung.

! Die Maßnahmen sind fortzusetzen, bis Carotis- oder Femuralpuls und Atmung wieder ohne Hilfe gehen und die rötliche Gesichtsfarbe zurückkehrt.

Heuasthma

→ *Heuschnupfen.*

Heufieber

→ *Heuschnupfen.*

Heuschnupfen

Proph.: Zunächst wahrscheinliches Allergen ermitteln durch Analyse des zeitlichen Auftretens nach dem Allergiekalender und mit Hauttest.
Über den Winter: Meer- oder Salzwasser schnupfen lassen. (In 1 Gl. Wasser wird Salz aufgelöst und dieses aus der hohlen Hand hochgeschnupft).

1) SPEZIFISCHE DESENSIBILISIERUNG mit Pollenextrakt ist zwar in 85% der Fälle wirksam, wenn es sich um eine reine *Pollinosis* (Pollenallergie) handelt, und die Behandlung in drei sich folgenden Jahren durchgeführt wird. Sie ist jedoch mit einer hohen Nebenwirkungsrate behaftet. Höher bei Injektion als bei Impfung. Die spezifische Desensibilisierung ist somit auf zwei Wegen möglich:
a) Die intracutane Injektion von Pollenextrakten.
b) Desensibilisierung nach W. VOGT: Am Unterarm wird die Haut oberflächlich, ungefähr $1 - 2cm$ angeritzt, so daß zwar eine leichte Oberflächenverletzung derselben ensteht, aber kaum Blut austritt. Das in einer Lösung von Wasser, Alkohol und Glycerin auf D30, D20, D10, D6 verdünnte Antigen, wird dann - mit D30 beginnend - auf den Kratzer (aber nur auf ihn) aufgepinselt und abgedeckt. Bei pos. Reaktion (Hautrötung) kann man im Abstand von 8 – 14 Tagen den Eingriff wiederholen, wobei man statt einen zwei Kratzer macht - usw. bis 5 die jeweils mit derselben Verdünnungsstufe durchgeführt werden. Dann folgt die nächst tiefere in gleicher Weise.
Das Verfahren eignet sich auch zur Antigentestung. Die therapeutische Anwendung wird durch gleichzeitige Gaben von Calcium und Vit. *C* begleitet.

2) UNSPEZIFISCHE DESENSIBILISIERUNG:
• Vor Beginn der Gräserblüte wö. unverändertes Eigenblut als Quaddeln. Mit $1ml$ beginnen, jede Wo. um $1ml$ bis $5ml$ steigern.
• Statt Eigenblut Milz- oder Thymusextrakt als Tr. oder Drg.
• Coli als Injektion oder per os.
Immer auch Symbioselenkung.

3) SELBST- ODER AUTOSENSIBILISIERUNG: Der Patient geht 4 bis 6 Wochen vor dem zu erwartenden Beginn des Heuschnupfens bei Sonnenschein in den Feldern spazieren und erhält dazu Calcium und Vit. *C*-Tabl.

TH.: Bei Beginn der Heuschnupfenperiode:
• Citratblut: In eine $5ml$ Spritze wird $1ml$ 3,8% ige, sterile Natrium-citricum-Lösung aufgezogen und der Rest aus der Cubitalvene mit Eigenblut aufgefüllt. Durch mehrmaliges vorsichtiges kippen (nicht schütteln!) erfolgt die Mischung des Spritzeninhaltes, der dann sogleich i. clut. injiziert wird. Stellt sich nach 3 – 4 Tagen keine Besserung ein, wird

die Dosis verdoppelt (2*ml* Na-citricum- Lös. u. 8*ml* Blut).
Es wird in der 1. Woche zweimal, dann 3 Wo. lang einmal injiziert. Falls nötig nach 8 Wo. Pause Kurwiederholung.
Zudem im Herbst und Frühjahr je zwei Auffrischungsinjektionen im Abstand von 1 Woche.
• Eigenharn: Man läßt den Pat. morgens nüchtern in ein steriles Gefäß harnen, verschüttelt 5*ml* davon mit 1 Tr. Acid. carbolicum, zieht davon 0,5*ml* auf und injiziert sie i.m. Nach jeweils 4 – 5 Tagen werden 1*ml*, dann 1,5*ml* und schließlich 2,0*ml* injiziert.
! Nie mitgebrachten Harn nehmen. Immer nur frisch bereiteten Urin injizieren. Nur bei bestehendem Heuschupfen injizieren, da prophylaktisch wirkungslos!
Hilft aber oft noch in veralteten Fällen.

Sonst: Antiallergika und entsprechende Rhinologika.
Ausserdem Calcium und Vit. *C*.
• Abschwellende Nasentropfen.

Ho.: Prophylaktisch: Acidum chromicum Dil.D3.
- bei Hautunreinheit auch: Psorinum Dil.D30.
Bei Niesen: Gelsemium Dil.D6.
Nach Ausbruch: Sabadilla Dil.D3.
Wenn sich die Symptome im Zimmer verschlechtern: Alium Cepa Dil.D12.
Wo Temperaturerhöhung besteht: Arsenicum alb. Tbl.D6.

Zell.: Zur Stabilisierung: Nebennierenrinde, Thymus, Lymphknoten, Nasenschleimhaut.

Akup.: Behandlung frühestens ab Februar. Di.4/t 20 Min. lang. Außerdem Le.8/t, Bl.1, 2, 3, 15 u. 17, Lu.7 u. 11, Ma.2, 3 u. 4 - alle d.
Bei trockenen Schleimhäuten auch B.65/t.
Auf sensible Punkte auch Akupressur oder Laser.

O.Ak.: 16, 13, 33, 22.

Hexenschuß

→ *Lumbago.*

Hiatushernie

Allg.: Daran denken, bei Klagen von epigastrischen Schmerzen die nach verschiedenen Seiten ausstrahlen; besonders wenn es nach dem Essen immer wieder zum Aufstoßen von Speisen *(Reflux)* kommt und die Beschwerden beim Bücken stärker werden.
(Magenbrennen beim Schuhbinden).
Wirkliche Dg-Sicherung nur durch Rö. möglich.

TH.: Häufig kleine Mahlzeiten.
- Kohlensäurehaltige Getränke (nur gut, wenn sie keine Beschwerden auslösen).
- Nach dem Essen nicht hinliegen, sondern sitzen oder gehen!
- Abends früh essen, mindestens $1\frac{1}{2}$ Std. vor dem Schlafengehen.
- Schlafen mit erhöhtem Oberkörper.
- Alkalisches Magenpulver.

Phys.: Bindegewebsmassage, Leibbinde, Bauchatmen.

Neur.: Mehrere Quaddeln über dem Epigastrium und paravertebral bei D4-D7.

Ho.: Belladonna Dil.D4.
! Operation nur bei Komplikationen, oder wenn konservative Behandlung bei fortdauernden Beschwerden versagt.

Hidradenitis

= *chron. Schweißdrüsenabszesse.*

TH.: Furunkel-Behandlung bringt meist nur vorübergehende Besserung.
Bei dauernder Wiederholung ist operative Terrainsanierung nicht zu umgehen.

Hinken intermittierendes

→ *Intermittierendes Hinken.*

Hirn-

1. **-blutung** → Apoplexie.
2. **-abszeß**: Daran Denken, wenn es im Zuge einer Otitis u. dgl. zu meningitischen Symptomen und Hirndruckzeichen kommt.
3. **-atrophie**: Hirnschrumpfung = ALZHEIMER-Symptomatik.
4. **-hautentzündung** → Meningitis.
5. **-ödem**: Hirndrucksymptome

TH.: Klinik!

6. **-organische Psychosesyndrom** → Psychosen.
7. **-schäden** → Unfall.
8. **-schwellung**: Hirndrucksymptomatik

TH.: Klinik!

9. **-tumor**: Hirndrucksymptomatik

TH.: Klinik! Biol. Begleit- oder Nachbehandlung: → Krebs.

10. **-verletzung** → Unfall.

HIRSCHSPRUNG-Krankheit

→ *Megacolon.*

Hirsutismus

= *übermäßige Behaarung von Frauen.*

Allg.: Zunächst Ursachenabklärung!
- Seit Jugend? = idiopathisch!
- Erst später auftretend? = symptomatisch!

TH.: Bei *symptomatischen Hirsutismus* zunächst an eine medikamentöse Hypertrichose denken. Meist durch Diaphenylhydantoin-Medikation bei Anfallsbehandlung oder durch Diazoxyd bei Hypertoniebehandlung. Liegt eine solche nicht vor, besteht Verdacht auf Tumorbildungen der Nebenniere, des chromaffinen Gewebes oder eines Ovars. Die Dg. erfolgt hier durch Bestimmung des Plasmatestosterons. Normal ist $\frac{50mg}{100ml}$, höhere Werte sind verdächtig.
Medikation ändern, bzw. Op.
Bei *idiopathischem Hirsutismus*:
- Zunächst ein klärendes Gespräch führen, durch das das Selbstwertgefühl als Frau gestärkt wird und die Krankheitsängste beruhigt werden.
- Bei *dunkelhaarigen Frauen*: Bleichen der Haare mit 20% iger Wasserstoffsuperoxyd-Lösung.
- Lange Haare mit der Pinzette auszupfen.

! Rasuren bringen auf Dauer nichts, da mit der Zeit tiefer gelegene Haare sichtbar werden. Besser ist Elektrokoagulation. Sie verlangt aber (wegen der Gefahr der Narbenbildung) große Erfahrung und sollte am besten einer geübten Kosmetikerin überlassen werden. Sie ist allerdings langwierig und kostspielig.
- Medikamentöse Therapie bringt nicht viel!

Klin.: Anti-Androgene bzw. Ovulationshemmer (**Rp**), die jedoch Nebenwirkungen wie Libidoverlust, Müdigkeit und Gewichtsanstieg haben.

Hitzeschäden

1. **Sonnenbrand** = als blose Rötung: *Erythema*, mit Blasenbildungen: *Eccema solare.*

Proph.: Sonnenschutzcreme, wie z.B.:

Rp.: Paraaminobenzoesäure 1,0
Vaselin. flav. ad 30,0
M.f. ung. D.S. Lichtschutzsalbe

- oder ein entsprechendes Fertigpräparat.

TH.: Zunächst kühlen mit kaltem Wasser, evtl. Auflagen mit kaltem Kamillentee.
Anschließend:

Rp.: Anaesthesin
Zinc. oxydat. crud. aa.5,0
Dermatol 1,0
Lanolin 20,0
Ol. Cacao
Ol. Amygd. aa ad 50,0
M.f. ung. D.S. Kühl auftragen.

INNEREL.: $NaCl$-haltiges Mineralwasser oder einfach Wasser trinken lassen, in dem Salz gelöst ist.

Ho.: Apis Dil.D4.

2. Hitzeerschöpfung = Kopfschmerzen, Erbrechen, Kollaps, innere Hitze (40^0C u.m.) bei blaß-kühler Haut. Folge starken Schwitzens bei langem Aufenthalt in der Sonne ($NaCl$-Verlust).

TH.: Sofort Flachlagerung in kühler Umgebung mit frischer Luft und dauerndes Trinken von $NaCl$-haltigem Mineralwasser. Mindestens $1,5l$.
Bei ausgeprägtem Schock sofort Krankenhaus zur Infusion.

3. Hitzeohnmacht (kurzdauernd bei langem Stehen in der Sonne) und:

4. Hitzekrämpfe (schmerzhaft, bei schwerem Arbeiten in der Sonne).

Allg.: 3) u. 4) ebenfalls Folge von $NaCl$-Verlust.

Proph.: Schwere Arbeit in der Sonne vermeiden. Sonnenhut aufsetzen!
Wärmestauende Kleidung vermeiden.
Bei starkem Schwitzen der Trinkflüssigkeit etwas Kochsalz hinzufügen.

TH.: Wie bei Hitzeerschöpfung.

5. Sonnenstich = Insolation, Heliosis, Ictus solis:

TH.: Sofort Lagerung in kühlem Raum mit erhöhtem Kopf, Kühlung des Kopfes mit feucht-kalten Tüchern. Bei Erbrechen (Hirndruckzeichen): Krankenhaus.

Ho.: Bei Blässe: Aconitum Dil.D4.
Bei rotem Gesicht: Belladonna Dil.D4.
Bei Kopfschmerz: Glonoinum Dil.D6.
Bei Schwäche: Camphora Dil.D3.

6. Hitzschlag = Hitzekollaps: *Notfall!* Typisch: trockene Haut, Bewußtseinstrübung bis zum Koma, hohe Temperatur bis über 41^0C (Hyperoxie).

TH.: NAW-anforden. Bis zum Eintreffen:

• Hinlegen, Kleider öffnen, frische Luft.

• Abkühlung durch kalte Umschläge an den Extremitäten.

• Wenn möglich Infusion physiologischer Kochsalzlösung
Wenn nicht möglich: *NaCl*-haltiges Mineralwasser oder Wasser (→ o.) trinken lassen oder Einlauf damit.

• Anregung der Atmung durch Kölnisch-Wasser, Ol. Camphora oder Ol. Menthae pip. auf Stirn und unter die Nase. Wenn nötig: künstliche Beatmung.

Nachb.: Von 5) u. 6), wenn Kopfschmerzen bestehen bleiben: 6 – 8 Blutegel ins Genick und (soweit nötig): Stuhlregelung.

HNO-Erkrankungen

→ Nasen-
→ Ohr-
→ Mund-
→ Rachen-
→ Kehlkopf-
Erkrankungen.

Hoden-

1. **-entzündung** = *Orchitis:*

Allg.: AKUT im Zusammenhang mit bakteriellen oder virösen Infekten wie Grippe, Thyphus, Go., Prostatitis.
CHRONISCH bei Tbc. oder Lu.

2. **-geschwülste** → -tumoren.

3. **-hochstand** → Hodenretention.

4. **-neuralgie** → -schmerz.

5. **-retention** = Zurückbleiben des Hodens: im Bauch = Bauchhoden *(= Kryptorchismus)*, im Leistenkanal = Leistenhoden, im Bereich des äußeren Leistenringes = *Hodenhochstand.*

TH.: Bei **Bauchhoden:**

Klin.: Keine TH. oder nach der Pubertät: Androgene (**Rp**).

Zell.: Testis, Hypophyse, mascul. Hypothalamus.

TH.: Bei **Leistenhoden**:

Klin.: Keine TH. da Spontandescensus häufig. Op. nur bei Hodeneinklemmung oder Bruch. Nach dem 6. Jahr Versuch der Provokation der Descendens durch Hormontherapie. Bei Erfolglosigkeit Op.

TH.: Bei **Hodenhochstand**:
Klin.: Keine TH., Op. nur bei Einklemmung.
Ho.: Aurum metallicum D12 - oder:

Rp.: Thyroidea Trit. D4-D6
Gland. Thymi sicc. Trit.D2
Hypophysis pars. ant. Trit.D4
Testes Trit.D3
Calcium phosph. aa 10,0
M.f. pulv. D.S. 3 mal tägl. 1 Messersp. im Munde zergehen lassen.

6. -schmerz: akut bei -torsion, subakut bei -entzündung.
DDg. bei Torsion verschlimmert das Anheben des Hodens den Schmerz (PREHN-Zeichen), bei Entzündung lindert es denselben.
Nach Hodentrauma (Schlag auf den Hoden) oder bei Hydrozele = Wasserbruch: DDg. Hodensack prall, bei Durchleuchtung mit einer Lichtquelle bei Hydrozele transparent, bei traumatischer Haematozele nicht.
TH.: Überweisung ins Krankenhaus.
Ho.: Als Begleitbehandlung:
- bei Hydrozele: Bryonia Dil.D6.
- bei Haematozele: Arnica Dil.12.

Als Nachbehandlung
- bei punktierter Haematozele: Arnica Dil.D6.
- bei punktierter oder operierter Hydrozele = nacheinander: Bryonia Dil.D6, Rhododendron Dil.D6, Pulsatilla Dil.D6, Silicea Tbl.D12, Aurum Tbl.D12, Graphites Tbl.D6, jedes 4 x tägl. über je 3 Wochen.
- oder: über $\frac{1}{2}$ Jahr

Rp.: Natrium muriaticum Trit.D6
Calcium fluoratum Trit.D6
Calcium phosphoricum Trit.D6
Silicea Trit.D12
Kalium chloratum Trit.D6 aa 20,0
M.f. pulv. D.S. 4 x tgl. 1 Messerp. im Munde zergehen lassen.

7. -schwellung → -tumor.

8. -torsion: plötzl. scharfer Schmerz der sich beim Anheben des Hodens steigert, Rötung u. Schwellung des Skrotums.
TH.: Sofort Klinik zur Op. **Notfall!**

9. -tumoren = Hodenschwellungen:
= *schmerzhaft*: akut = Torsion, subacut: Hydrops, nach Trauma: Hämatozele.

= *schmerzhaft-lokal*: entzündlich.
= *schmerzlos*: Tumor, oft aber von Hydrozele überlagert.

TH.: ! Bei Verdacht: Klinikeinweisung!

HODGKIN-Krankheit

→ *Lymphogranulomatose.*

Höhenkrankheit

= *Bergkrankheit, besser: Lufverdünnungskrankheit.*

Allg.: In Höhen über 1500m besteht ein verminderter Luft- und Sauerstoffdruck. Damit erfolgt eine ungenügende Sauerstoffzufuhr, es wird erhöht CO_2 abgeatmet. Die Folge ist Müdigkeit, Kopfschmerz, Ohnmacht, Atemnot und Kollaps.

Proph.: Bei BERGTOUREN ist Überanstrengung zu meiden.
Vorher trainieren, nicht zuviel Gepäck, stdl. Ruhepausen, keine blähende oder fette, aber eiweißreiche Kost, beim Aufstieg nicht Sprechen, bei unbekannten Touren einen Bergführer nehmen.
• Herz- oder Kreislaufkranke sollten nicht über 1200m gehen und auch keine Kuren über 1000m machen.

TH.: Bei ersten Anzeichen: Tour unterbrechen und absteigen.
• Bei Kollaps → d.

Hordeolum

= *Gerstenkorn (→ d.).*

Hormonelle Beschwerden

→ *Klimax u. Pubertät.*

Hornhauterkrankungen

Daran denken bei gerötetem, schmerzhaftem Auge mit Störung des Klarsehens oder/und Hornhauttrübung.

TH.: Sofort zum Augenarzt!

Hörsturz

→ *Schwerhörigkeit.*

Hüftgelenkentzündung

= *Coxitis.*

TH.: Klinik!

Ho.: Schmerzen - bei den ersten Bewegungen, dann besser: Acidum phosphoricum Dil.D3

- von der Hüfte zum Knie ziehend: Kalium carbonicum Tbl.D30.
- beim Gehen: Argentum metallicum Tbl.D6.
- - mit schnellem Schwächeschweiß: Mercurius solubilis Tbl.D4.
Bei Fieber : Aconitum Dil.D6.
- wenn hektisch: Acidum phosphoricum Dil.D4.
- - mit reichlich Absonderung: China Dil.D2.
Dazu *in allen Fällen*: Bacillinum C30.

Hüftarthrose

TH.: Allg.: TH. wie bei Arthrose (→ d.).
Phys.: Magnetfeld- oder Ultraschall-Behandlung.
Sonnenbäder oder UV-Bestrahlung.
Massage und Gymnastik.

Hüftgelenkluxation

Fachgerechte Einrenkung.
Als *Nachbehandlung* und bei habituellen Hüftluxationen:
Gymnastik nach VOJTA.
Ho.: Silicea Tbl.D12.

Hüftschmerz

= *Ischias (→ d.).*

Hühnerauge

= *Clavus.*
Proph.: Geeignetes Schuhwerk.
TH.: Pinselung mit:

Rp.: Acid. salicylici
Acid. lactici (acet. 0,5) aa 1,0
Cillodii ad 10,0
M.f. Hühneraugenkollodium, D.S. 1 – 2 Wochen tägl. einmal auftragen.

- oder ein entsprechendes Fertigpräparat.
Dann:
• Warmes Seifenbad von 30 Min. Dauer.
• Abtragen der Hornschicht mit dem Messer. Am besten durch eine geübte Fußpflegerin.
• Danach Hühneraugenring
- oder: keratolytische Salbe:

Rp.: Sapon. kalini 45,0
Kalium carbonici 3,0
Amyli ad 50,0
M.f. ung. D.S. 1 x tägl.auftragen und einbinden.

- oder ein entsprechendes mildes Fertigpräparat.

Ho.: Allg.: Ferrum picrinicum Tbl.D6.
Bei Entzündung: Acidum nitricum Dil.D4.

Husten

→ *Bronchitis.*
- krampfhafter = Pertussis, → Keuchhusten.
- nervöser = Sedativa oder Ho. (→ u.).
- reflektorischer = von der Nase ausgelöster, bei Schnupfen oder Sinusitis (→ d.).

Biol.: Warme Schmalz- oder Ölwickel auf die Brust.
Heiße Milch mit Honig (1 Teel. auf 1 Tasse).
Rettichsaft.

Ho.: Trockener Reizhusten: Aluminia Tbl.D4.
- bes. im Schlaf: Aconitum Dil.D4.
- nach Einatmen kalter Luft: Belladonna Dil.D4.
- unbeeinflußt von der Atmung: Rumex Dil.D3,
- mit Bruststechen: Bryonia Dil.D4.
- nach Kitzelgefühl im Hals: Chamomilla Tbl.D2.
- - und hinter dem Brustbein: Pulsatilla Dil.D4.
- mit Globusgefühl: Ignatia Dil.D3.
- mit Völlegefühl: Nux vomica Dil.D4.
- bei blassen Asthenikern: Phosphorus Dil.D6.
- mit anschließendem Niesen: Lobelia inflata Dil.D6.
- - und Nasenbluten: Drosera Dil.D4.
- dabei Urinabgang: Causticum Dil.D4.

Lockerer Katarrhusten: Dulcamara Dil.D3.
- mit schleimigem Auswurf: Mercurius solubilis Tbl.D4.
- mit gelblich (eitrigem) Auswurf: Sulfur Tbl.D4.
- nachts trocken: Calcium carbonicum Tbl.D3.
- mit Speichelfluß: Ammonium carbonicum Dil.D3.

Krampfhusten: Ipecacuanha Dil.D4.
- mit Erstickungsanfällen: Drosera Dil.D3.
- mit Brechwürgen: Veratrum album Dil.D4.
- mit Erbrechen: Ipecacuanha Dil.D4.
- mit gurgelndem Atem nach dem Anfall: Cina Tbl.D3.

- mit Convulsionen: Stramonium Tbl.D4.
Husten - hart: Spongia Dil.D2.
- mit Gefühl wie eine Haut im Hals: Aluminia Tbl.D6.
- mit Kältegefühl zwischen den Schulterblättern: Ammonium chloratum Tbl.D3.
- mit Kopfschmerz: Bryonia Dil.D4.
- - bei Blonden, Hellhäutigen: Pulsatilla Dil.D4.
- - zugleich Oberbauchdruck: Nux vomica Dil.D4.
- tiefklingend: Veratrum album Dil.D4.
- - mit Tränenlaufen: Natrium muriaticum Dil.D4.
- mit Convulsionen: Cuprum Tbl.D6.
- mit Heiserkeit: Arnica Dil.D2.
- - und Rauchempfindlichkeit: Mercurius solubilis Tbl.D4.
→ auch: Bronchitis, Keuchhusten und Auswurf.

Hydrocele

→ *Hoden.*

Hydrocephalus

= *Wasserkopf.*

1) ANGEBOREN: unnatürliche Zunahme des Kopfumfangs, erhöhte Fontanellenspannung, Sonnenuntergangsblick.

2) NACH MENINGITIS: Hirndrucksymptome.

TH.: Bei fieberlosem Auftreten von Hirndrucksymptomen einige Wochen oder Monate nach Meningitis: sofort Klinik.
Bis zur Aufnahme: Diuretika.
• Bei Verdacht eines *angeborenen* Hydrocephalus *Kopfwachstumskurve* anlegen. Normal: Monate/Umfang = bis, in *cm* = Bei Knaben 1/39, 2/40, 3/42, 4/43, 5/44, 6/46, 7/46, 8/47, 9/47.5, 12/48, 18/50, 20/51, 24/52. Bei Mädchen $\frac{1}{2}cm$ weniger.
! Bei Abweichung von der normalen Wachstumskurve und schnellerer Zunahme sofort Klinik.
Vom ersten Verdacht bis zu dessen Wahrscheinlichkeit:

Ho.: Bei angeborenem H.: Bacillinum C30 bzw. Tuberkulinum C3
- oder C2 und Calcium phosphoricum Tbl.D6.
Bei Hirndrucksymptomen nach Meningo-Enzephalitis: Apis Dil.D4-6 und danach Silicea Tbl.D12.
Bei Krämpfen: Zincum Tbl.D4.
- und plötzl. Aufschreien: Helleborius niger Dil.D4.

Zell.: Bei angeborenem Hydrocephalus: Hirn total.

Hydrops articulorum intermittens

= *intermittierende Kniegelenksschwellung.*

Allg.: Plötzl. Anschwellung des Knies innerhalb von 2 – 3 Tagen, die nach 2 – 3 Tagen wieder verschwindet, ohne daß die Funktion oder das Allgemeinbefinden beeinträchtigt wird. Nach dem Anfall 14 Tage symptomfrei.

TH.: Unverändertes Eigenblut i. clut. (von 1*ml* bis zu 5*ml* ansteigend, 1 x wö.) und Histamin-Injeel in Quaddeln um die Kniescheibe.

Hydronephritis

= *Stauungsniere → Nephritis.*

Hydronephrose

= *Stauungsniere → Nephrose.*

Hydrops

= *Wassersucht → Ödem.*

-gravidarum: → Schwangerschaft.

Hyper- = über-

-azidität → Gastritis und Sodbrennen.

Hyperbilirubinämie

→ *Icterus.*

Hypercholesterinämie

→ *Hyperlipidämie.*

Hyperemesis

= *Schwangerschaftserbrechen → Schwangerschaft.*

Hyperhidrosis

= *Schweiß.*

Allg.: Bei chron. Hyperhidrosis erst diagnostische Abklärung!
Diabetes, Hyperthyreose, Elektrolytstörungen usw.

TH.: INNERL.: Salbei als Extract. Salvia fluid. (3 mal tägl.20 – 30 Tr.) oder als Tee.
Bei Nervösen zusätzlich ein leichtes Sedativum.
ÄUSSERL.: abtupfen mit 2%igem Salicyl-Spiritus.

- Bei *Achselschweiß*:

Rp.: Acidi gallici 5,0

Spiritus
Aqua destillatae aa ad 20,0
M.D.S. ad us. ext. morgens und abends nach dem Waschen einpinseln.

- Bei *Handschweiß*: Warme Handbäder, Lymphdrainage an den Armen - und:

Rp.: Acidi tannici 5,0
Spirit.
Aqua dest. aa 8,0
Glycerini ad 30,0
M.D.S. ad us. ext. nach dem Waschen in die Hände einmassieren.

- Bei *Fußschweiß*: Strümpfe täglich wechseln.

Rp.: Acid. salicylic. 5,0
Talcum praep. ad 100,0
M.f. pv. D.S. morgens in die Schuhe streuen.

- Bäder mit Kaliumpermanganat (soviel Körnchen ins Wasser bis dieses sich blau verfärbt). Danach:

Rp.: Tannaform 2,0
Zinc. oxydat.
Amyl aa 10,0
Vaselin 20,0
M.f. ung. D.S. Schweißfußsalbe.

O.Ak.: 51,101, 22,29, 13.

Hyperkaliämie

Allg.: Selten! Nur bei zu geringer Urinausscheidung (unter 1000*ml* pro Tag. Daran denken, wenn es bei schwer Nierenkranken zu Muskelschwäche, Parästhesien und starker Bradykardie kommt.

TH.: Klinik, da Abklärung in Praxis schwierig.

Hyperkalzämie

= *Calcium-Intoxikation.*

Allg.: Daran denken bei Muskelschlaffheit, Übelkeit, vermehrtem Durst und Polyurie, die mit einer zunehmenden Wesensveränderung bis hin zur Psychopathie verbunden ist.

TH.: SULKOWITSCH-Probe machen. Wenn positiv: nicht lange warten! Der Pat. soll sofort viel Wasser oder Saft trinken, dem man pro $\frac{1}{4}l$ 1 Teel. Salz zusetzt - und schnellstmöglich in die **Klinik!**.

Hyperkinetisches-Herzsyndrom

= *Ruhe-Tachykardie.*

TH.: Körperliches Training, bes. als Gymnastik in der Gruppe.

• Autogenes Training, Biofeedback.

• Ein leichtes Sedativum.

→ auch Herz-Rhythmusstörungen

Hyperlipidämie (HPL)

1. **Hypercholesterinämie** = Neutralfette (Triglyceride) nicht erhöht, Serum klar.

Optimal: $\frac{170-240mg}{100ml}$ nach der Abell-Kendall-Methode.

Behandlungsbedürftig: mehr wie $\frac{300mg}{100ml}$.

2. HYPERLIPIDÄMIE = Triglyceride vermehrt, Serum getrübt.

Normal $150 - 200mg\%$, behandlungsbedürftig = über $200mg\%$

Hier fünf genetisch differente, aber nur zwei therapeutisch wichtige Formen:

2.1. *Hyperlipidämien* bei denen es erst **nach dem 60. Lebensjahr zum Arcus senilis** kommt.

2.2. - mit Auftreten des **Arcus senilis vor dem 45. oder 50. Lebensjahr.**

TH.: Erster Schritt ist die *Aufklärung* des Patienten über die HPL als Risikofaktor.

Phys.: Regelmäßige körperliche Bewegung.

Diät: Bildet die Therapiegrundlage.

• Das Aushändigen einer Diättabelle allein genügt nicht.

Es ist eine gründliche Besprechung der Eßgewohnheiten des Patienten nötig. Dazu bittet man den Patienten $1 - 2$ Wochen tagebuchmäßig aufzuschreiben, was er den Tag über ißt und trinkt. Es gilt bevorzugte Quellen der Energiezufuhr zu ermitteln. Hierher gehören: Alkohol, Fett, Zucker und Stärke.

• *Bei Hypercholesterinämie* ist das Nahrungscholesterin auf weniger als $300mg$ pro Tag einzuschränken. Diese Menge findet sich in: $\frac{2}{3}$ Eigelb, $100g$ Butter, $300g$ Vollfett- Käse, $400g$ Steak.

• Bei Triglyceridämie (HPL) sind nötig:

Einschränkung aller Süßwaren.

Reduktion von Alkohol und süßen Getränken. Am besten Tee.

Nur mageres Fleisch ohne sichtbares Fett (Fett wegschneiden) und mageren Fisch nehmen. Am besten nur gekocht, gedünstet oder gegrillt. Von Eiern nur das Eiweiß verwenden. Bei Milch nur magere Milchsorten und Magerkäse. Misch- und Vollkornbrote sind vorzuziehen. Bei Gemüse und

Obst bestehen keine Beschränkungen, nur Trockenobst, süße Obstsäfte, Süßmost und Limonaden die mit Zucker zubereitet sind, sollten gemieden werden.
Zum Kochen Öle mit einem hohen Anteil an ungesättigten Fettsäuren verwenden.
• Bei *Übergewicht* in allen Fällen Gewichtsreduktion, am besten 3% unter das Normgewicht (→ hierzu Adipositas).
Vorteilhaft ist es wöchentl. 1 – 2 Rohkosttage einzustreuen.

Biol.: Bei HDL *ohne* - oder mit *Arcus senilis* nach 60 genügt in der Regel die Diät, ergänzt durch regelmäßige Bewegung.
Die kalorischen Einnahmen müßen den Ausgaben entsprechen. Daher ist die Kalorienbilanz nötig.
• Bei HDL mit *Arcus* senilis vor 60 ist meist medikamentöse Zusatztherapie mit Lipidsenkern erforderlich.

Hypermenorrhoe

→ *Menses.*

Hyperparathyreoidismus

= *Nebenschilddrüsenüberfunktion.* → *Hyperkalzämie.*

Hyperpyrexie

= *Temperatur über* 41^0C → *Fieber.*

Hypertonie

= *Bluthochdruck.*

Allg.: Die Blutdruck-Normgrenzen sind noch umstritten.
Bei jungen Menschen ist ein RR von $\frac{140}{90} mm/Hg$ als kontrollbedürftig zu betrachten.
Bei Menschen über 60 ist ein Wert von $\frac{160}{100} mm/Hg$ noch als akzeptabel anzusehen. Die zu intensive Behandlung der *Altershypertonie* kann bei Verwendung starker Antihypertonika u.U. in unzuträglicher Weise verschlechtert werden, da die älteren Menschen auf Nebenwirkungen verstärkt reagieren.
• Diastolische Werte von mehr als $100 mm/Hg$ müssen unbedingt behandelt werden.
Zunächst sind organische Ursachen auszuschließen! Sie machen 10% der Fälle aus.
Auch wenn solche nicht nachweisbar erscheinen, ist immer an die Niere zu denken!

TH.: Dem Einzelfall angepaßt:

Allg.: Eingehende Besprechung der Risiken aber keine unvorsichtige Äußerung gegenüber dem Patienten bezüglich der Blutdruckhöhe, um Bildung einer Hochdruckneurose zu vermeiden.
• Regelung der Lebensweise, bes. Streßsituationen sind zu meiden, sowohl berufliche als auch private.
• Es ist ein regelmäßiger Tagesablauf anzustreben. Vor allem Wechselschichten sind zu meiden.
• Für ausreichende Nachtruhe sorgen.
• Ein geregelter Urlaub ist wichtig. Keinen sog. Aktivurlaub, sondern einen Urlaub zum Ausruhen.
• Keine pralle Sonnenhitze, Kopf immer im Schatten.
• Bei *Übergewicht* = Gewichtsreduktion anstreben (→ Adipositas).

Diät: In allen Fällen *Beschränkung der Salzzufuhr* auf $5 - 9g$ pro Tag. Vor allem sind Räucherwaren, Wurst, Schinken, Speck, gepökeltes Fleisch, salzhaltige Konserven usw. wegzulassen. Am Tisch kein Salz und nicht nachsalzen.
! Da die kochsalzarme Kost meist als nicht schmackhaft empfunden wird, empfiehlt man die Verwendung pflanzlicher Gewürze wie Zwiebeln, Pfeffer, oder Paprika
• Nikotinverbot!
• Kaffee, Tee, Alkohol sind in kleinen Mengen erlaubt (Verzicht ist besser).
• Regelmäßige Darmentleerung, notfalls Abführmittel.

Phys.: Zunächst einfache, milde Teilanwendungen:
Trockenbürsten, Ganzwaschungen, Wechselwaschungen, Armbäder, ansteigende Fußbäder.
• Bei guter Verträglichkeit der gemessenen Körpertemperatur entsprechende Sprudelbäder oder Kohlensäurebäder. Am besten als Teil- oder Halbbäder.
• Bindegewebsmassage, leichte Gymnastik, Wandern, bes. in der Gruppe.
• Atemtherapie in waagrechter Lagerung und mit den Händen oder durch ein $5 - 10kg$ schweren Sack herabgedrücktem Bauch.

Chir.: Im HWS-Bereich mit größter Vorsicht, am besten nur NÄGELI-Kopfstützgriff.

Akup.: In jedem Fall: Le.5/d.
Zur Senkung des systol. Druckes: Ma.36/d und Ni.2/d, evtl. auch KS.7/d.
Zur Senkung des diastol. Druckes: Ga.36/t, He.7/d und Ni.1/d.

O.Ak.: Bes. 59,51, 100 u. 55; evtl. auch: 105 u. 19.

Zell.: Herz, Niere, Gefäßwand, Thalamus, Hypophyse ant.

1. Bei **Grenzwert-Hypertonie** (zwischen $\frac{140}{90}$ und $\frac{160}{100} mm/Hg$) genügt die Allg. Th.

TH.: Eine medikamentöse Therapie ist nur nötig, wenn zusätzliche Risikofaktoren vorliegen, bes. bei familiärer Belastung, Herzerkrankung, Diabetes, Hyperlipämie.
Am besten Ho. und Akup.
Bei Nervösen zusätzlich Sedativa.

2. Bei bestehender **Hypertonie**
(RR syst. über 160, diastol. über $95 mm/Hg$):

Allg.: Therapieeinleitung durch eingehende Besprechung der Situation und, soweit möglich:
- Biofeedback = direkt als Messung des Drucks bei kontinuierlichem oder periodischem Tiefatmen, oder indirekt durch Pulsmessung. Der Hautwiderstandswert steigt mit zunehmender Entspannung.

Als Alternative:
- Entspannungsübungen,

Diät: Salzarm! Zusätzlich jede Woche 1 – 2 Rohkost-, Obst- oder Reistage.
- An Rohkosttagen: frische Salate ohne Gewichtsbegrenzung.
- An Obsttagen: $1kg$ rohes Obst pro Tag.
- An Reistagen: $200 - 300g$ Vollreis, nur mit Wasser gekocht, mit etwas Zucker gesüßt und mit Zitronensaft oder etwas Obst, aber **ohne Salz**, Milch oder Fett zubereitet!

! Die Flüssigkeitsmenge sollte an diesen Tagen $1l$ nicht überschreiten und am besten als Tee (→ Rp.) gereicht werden.
! KEMPNER empfiehlt die Therapieeinleitung mit einer achttägigen Reiskur. Der Blutdruck wird vorher und nachher gemessen. Bei Erfolg kann sie nach 2 Wochen wiederholt werden. Sie ist *kontraindiziert* bei hypertonischen Nierenkranken (auf jeden Fall bei Rest-N-Erhöhung über 70mg%).

Med.: Antihypertonika, je nach Blutdruckhöhe und Wirkung.

Klin.: Saluretika oder Diuretika mit Beta-Blockern (**Rp**).

Biol.: Bei plethorischen Typen: Aderlaß (bis $300ml$) oder $6 - 8$ Blutegel in das Genick.
- Ausleitung auf Darm und Niere.

Phyt.: Knoblauch (Allium sativum), Mistel (Viscum album) und Weißdorn (Crataegus) evtl. kombiniert:

Rp.: Tct. Crataegi 20,0
Tct. Visci albi fl. 50,0
Tct. Valerianae 20,0

Tct. Arnicae ad 100,0
M.D.S. 3 – 4mal tgl. 30 Tr.
- oder (bes. bei Leberkranken):
Rp.: Extract. Visci fl. 10,0
Extract. Crataegi ad 30,0
M.D.S. 3 mal tgl. 20 Tr.
- oder:
Rp.: Flor. Crataegi,
Bulb. Allii sat.
Herb. Equiseti
Herb. Visci albi aa 25,0
M.f. spec. D.S. 1 Eßl. auf 1 Tasse Wasser. $\frac{1}{4}$ Std. kochen.
Morgens und abends 1 Tasse.

- oder biologische Antihypertonika und Diuretika als Fertigpräparate.

Ho.: Bei Unruhe und Schlaflosigkeit: Arnica Dil.D3-6.
Bei Wallungen und Gemütsverstimmung: Aurum Tbl.D4-6.
Bei Schwindel und Gedächtnisstörung: Baryum jodatum Tbl.D6.
Bei Scheitelkopfschmerz: Cactus Ø- Dil.D2.
Bei Erschöpfung nach geringer Anstrengung: Crataegus Ø- Dil.D4.
Bei Einseitenschwindel: Viscum alb. Ø- Dil.D3.

!! *Maligne Hypertonie*: klinische Behandlung.
1 – 5% der Hypertonien sind *therapie-refraktär*. Für ihre Behandlung sind entsprechende Mittelkombinationen erforderlich. Insbesondere bei konstant hohem Druck bzw. bei *maligner Hypertonie*. Eine solche ist anzunehmen, wenn eine Hypertonie mit systol. über $180mm/Hg$ oder über diastol. $115mm/Hg$ mit Kopfschmerz, Sehstörungen und Proteinurie verbunden ist. Die *Prognose* ist hier schlecht.
Nur ca. 15 % der Kranken leben über 1 Jahr. Die Schnelligkeit der Progredienz hängt von der Einschränkung der Nierenfunktion ab.

!! **Gefahr** bei malignem Hochdruck auftretende Hochdruckkrisen mit einer Schocksymptomatik: **Notfall! Klinik!**

Hyperthyreose

= *Schilddrüsen-Überfunktion:* → *Schilddrüse.*

Hyperurikämie

→ *Gicht.*

Hyperventilationssyndrom

= *Atemsteigerungs-Syndrom (HVS).*

Allg.: Zwei Formen:

1) AKUT-ANFALLSWEISE TACHYPNOE. Nicht selten, bes. bei jungen Frauen. Anfallsende oft durch tetanische Verkrampfung mit "Pfötchenstellung".

2) CHRONISCHES HVS mit vielfach nur angedeuteter neuromuskulärer Übererregung, bestehend aus kribbeln bei gleichzeitiger Störung des Berührungsgefühls.

DDg.: Patient mindestens 3 Min. tief Atmen lassen. Bei Vorliegen von 2) tritt dadurch ein typischer Anfall auf, bei 1) nicht. Bei Pat. mit lange bestehendem HVS tritt der Anfall oft erst nach längerer Tiefatemzeit auf.

TH.: Da Ursache meist psychogen:

- zunächst aufklärendes Gespräch, nach vorheriger Untersuchung.
- Entspannungsübungen oder autogenes Training.
- Atemübungen (langsam aber nicht zu tief atmen).
- *Im Anfall*: Pat. und Umgebung beruhigen. Dem Pat. einen Plastikbeutel über Mund und Nase stülpen und andrücken. Durch die nun erfolgende Rückatmung klingt der Anfall schnell ab.
- Evtl. Antidepressiva oder Sedativa.

Hypo- = unter-

-azidität → *Anazidität.*

Hypochlorämie

Allg.: Bei starken Flüssigkeitsverlusten inf. Erbrechen, Diarrhoe, Schwitzen usw.

TH.: Kochsalzhaltige Mineralwässer oder Säfte bzw. Wasser mit Zusatz von 1 Teel. Kochsalz pro $\frac{1}{4}l$.

Proph.: Entsprechendes Trinken.

Hypochondrie

= *die Hysterie der Männer.*

DDg. Symptome meist nur aus einem Organsystem.

TH.: Wie Hysterie.

Ho.: Bei Verdauungsstörungen und Scheu vor frischer Luft:
Nux vomica Dil.D6.
Bei Geschwätzigkeit und Arzneinebenwirkungsphobie:
Hyoscyamus Dil.D6.
Bei Niedergeschlagenheit: Natrium muriaticum Tbl.D4.
Der Kranke hat zu nichts Lust, kann angeblich nichts arbeiten: Cimicifuga Dil.D1.

H. mit sexuellem Bezug: Conium Dil.D6.
Bei Klage über (wechselnde) Nervenschmerzen: Stannum Tbl.D6-D12.
Bei nächtl. Unruhe und Geräuschempfindlichkeit: Silicea Tbl.D6-D12.
Brennende Mundschmerzen, rote Zunge und viel Durst: Arsenicum Tbl.D6.
Der Kranke ängstigt sich um sein Seelenheil: Sulfur Tbl.D12.

Hypogalaktie

→ *Stillen.*

Hypoglykämie

= *Unterzuckerung.*

Allg.: Blutzucker unter $50mg\%$.

• Bei insulinabhängigen Diabetikern: Insulin- Überdosierung.

• Bei Alterszucker: Anstrengung bei ungenügenden KH- Ausgleich.

• Bei Totalfasten aber auch bei Magen-Darm-Erkrankungen mit Diarrhoe.

Hier auch an Fructoseintoleranz denken!

• Funktionell bei vegetativ-nervös gesteigerter Darmpassage.

! Bei Absinken des Blutzuckers unter $40mg\%$ kommt es zum **hypoglykämischen Koma.**

Proph.: Diabetiker sollten ihre Essensabstände einhalten (→ Diabetes) und bei Anstrengungen immer ein Stück Würfelzucker oder Dextropur bei sich tragen, um es bei beginnender Schwäche und Unruhe im Munde zergehen zu lassen.

TH.: Zunächst Blutzucker (mit Teststreifen prüfen)!

• Zuckerzufuhr!

! *Bei Koma* intravenös $50 - 200ml$ $20 - 40\%$ige Glukoselösung i.v. Sie bewirkt sofortiges Erwachen.

Hypokaliämie

Allg.: Gefahr intensiver Behandlung mit Diuretika ohne Kaliumersatz. Seltener bei Mißbrauch von Laxantien, die den Darm reizen. Auch im Zuge einer Süßholzextrakt-Th. bei Magengeschwüren.

! Daran denken, wenn es in den genannten Fällen plötzl. zur Muskelschwäche kommt und der diastolische Blutdruck unter $70mm/Hg$ sinkt.

TH.: Kalium.

Hypomenorrhoe

→ *Menses.*

Hypophysenerkrankungen

! Schwer zu erkennen, da Symptomatik vielgestaltig und uncharakteristisch.
→ auch Diabetes insipitus.

O.Ak.: Bei Hypophyseninsufizienz: Versuch mit Nadelung von 28, 97, 98, 51, 58 und 22.

Hypothyreose

= *Schilddrüsenunterfunktion:* → *Schilddrüse.*

Hypotonie

= *Blutunterdruck.*

Allg.: H. besteht bei Blutdruckwerten unter $\frac{100}{60} mm/Hg$.
Bei weiterem Absinken kommt es zu Schwindel und Ohnmacht.

1) AKUTE HYPOTONIE bei Infektionskrankheit spricht für eine Herzbeteiligung, bes. wenn der Puls über dem der Temperatur entsprechenden Wert (= 10 Schläge pro 1^0C- Fieber) liegt.

TH.: → Myokarditis.

2) H. *ohne Begleitsymptomatik* ist konstitutionell. Vor allem bei Asthenikern.

TH.: Aufklärung des Patienten über die Ungefährlichkeit.
Atemgymnastik, Wechselwaschungen, Wandern.

3) H. mit Begleitsysymptomatik: ORTHOSTATISCHE HYPOTONIE.
! Der Blutdruck kann sich hier auch an der Grenze der Norm bewegen!
Er fällt nur bei längerem Stehen.
= Provozierbar mit SCHELLONG-Test.

TH.: Als erstes Herdsuche und Herdsanierung.
• In der Pubertät und Klimax auf Hyperthyreose achten (Hypotonie und Hyperventilation in der Ruhe).
Hier hilft Kombination eines leichten Schilddrüsendämpfungsmittels mit einem Antihypotonikum und Vit. B_{12}.

Sonst: Regelung der Lebensführung, bes. genügend Schlaf. Keine körperliche Überanstrengung. Kein Leistungssport aber Gehen, Radfahren, Schwimmen, Rudern.
• Langes Stehen vermeiden, bes. in der Sonne.

Diät: Reichlich tierisches Eiweiß (Fleisch), gut gewürzt, bes. mit Kochsalz. Daneben aber auch reichlich Obst und Rohkost bzw. Salate.
Reichlich trinken, bes. $NaCl$-haltige Wässer.
Täglich $\frac{1}{4} - \frac{1}{2}$ Joghurt.

Phys.: Morgens Ganzwaschungen mit anschließendem Trockenbürsten.
• Feuchtwarme Auflagen (Heublumensack) auf die Lebergegend (zur

Mobilisierung der Blutdepots).
- Bei kalten Füßen abends Wechselfußbäder.
- Sauna.
- Atemübungen.

Biol.: Vit. B_{12}, evtl. i.m.

Phyt.: Bes.: Arnika, Aesculus hippcast., Alchemilla, Berberis vulg., Sarothamnus scop. (Besenginster), Adonis vernalis, Ephedra vulg., z.B.als:

Rp.: Herb. Spartii scoparii 50,0
Herb. Milefolii
Sem. et fruct. Crataegi aa 25,0
M.f. spec. D.S. 1 Teel. auf 1 Tasse Wasser als Aufguß.
Tagsüber schluckweise trinken.

- oder (bes. bei Anstrengungshypotonie):

Rp.: Extr. Crataegi fl. 10,0
Extr. Adonis fl. ad 30.0
M.D.S. 3 mal tägl. 20 Tr.

- oder:

Rp.: Tct. Spartii scoparii
Tct. Crataegi aa 15,0
Tct. Aurantii 10,0
Tct. Calami
Tct. Gentianae aa 5,0
M.D.S 3 x tägl 30 Tr. in $\frac{1}{2}$ Glas Wasser a.c.

- oder ein fertiges Antihypertonika.

! Sie sollten aber - wenn irgend möglich - nur für eine Übergangszeit benutzt werden, um die Hypotonieangst nicht zu fixieren.

Ho.: Bei linksseitigen Kopfschmerzen: Naja tripudians Dil.D10.
Bei weichem, schwachem Puls: Convallaria Dil.D3.
Sonst Cactus Dil.D3 oder Crataegus Dil.D3.

Zell.: Herz, Leber, Nebenniere, Placenta, Hypothalamus.

Akup.: In allen Fällen: He.9/t u. MP.6/t.
Zur Erhöhung des systol. Druckes: Lu.9/t, Ma.36/t, KS.9/t.
Zur Erhöhung des diastol. Druckes: Le.5/t, KS.9/t und Bl.29/t.

O.Ak.: 51, 100, 29 u. 13.

Hysterie

Allg.: Daran denken bei Patientinnen die über eine Vielzahl von Beschwerden aus allen Organsystemen klagen, die auf keine Therapie anzusprechen scheinen oder im Zuge der Therapie in geringem Umfang wechseln.

! Die Erfolglosigkeit der Therapie ist oft ein entscheidender Hinweis. Typisch auch die Klage von Herzstolpern usw. bei völlig normalem Puls.
• Bei Frauen = 20 mal häufiger als bei Männern.
• Beginn meist vor dem 35. Lebensjahr, oft schon im Pubertätsalter, bes. häufig nach Uterusentfernung (Hysterektomie), die aber nur als Auslösungsmoment vorgeschoben wird.

TH.: Das Gespräch ist für den Patienten das Wichtigste. Er sucht einen Ansprechpartner, der ihn ernst nimmt. Wichtig sind daher regelmäßige Termine für erneute Konsultation. Man hört dem Patienten dabei aufmerksam zu, läßt ihn seine Beschwerden schildern, stelle aber keine Fragen über Einzelheiten der Symptome. Will er zu umschweifend darauf eingehen, erkläre man ihm, er solle erst einmal alle Symptome beschreiben, damit später die einzelnen besprochen werden könnten. Das tut man aber nur, wenn er darauf zurückkommt. Meist ist der Pat. zufrieden, wenn er seine Beschwerden erzählen konnte. Falsch ist es, die Existenz auch nur eines Symptoms gegenüber dem Patienten zu leugnen.
• Bei der ersten Konsultation hört man den Patienten geduldig an. Je zahlreicher die Symptome sind, umso kürzer muß der Wiedereinbestellungstermin (14 Tage) und um so länger die Konsultationsdauer sein (bis 30 Min.). Mit Abnehmen der Symptomenzahl läßt sich der Intervall der Einbestellung verlängern (zunächst auf 3 - 4 Wochen) und die Konsultationsdauer verkürzen (bis 15 Min.). Bei erneuter Symptomenzunahme ist erneute Intervallverkürzung erforderlich.
• Man darf keine Symptomenfreiheit beim Patienten erwarten. Er wäre nicht gesund, wenn er nicht über sein Kranksein klagen könnte.
• Entscheidend ist es den Patienten medikamentös so wenig wie möglich zu belasten und zu schaden
• Am besten ist:

Ho.: Bei Krampfanfällen: Moschus Dil.D6 oder Tarantula Dil.D6.
- Globusgefühl und Atemstörungen: Asa foetida Dil.D6.
- depressiver Verstimmung: Acidum phosphoricum Dil.3.
- Hastigkeit und Gereiztheit: Aurum Dil.D6-D10.
- Verschlimmerung während der Regel: Caulophyllum Dil.D3.
- - und Kälteempfindlichkeit: Cimicifuga Dil.D4.
- Erregungszuständen mit nachfolgender Schwäche: Hyoscyamus Dil.D6.
- Launenhaftigkeit und Geruchs-, Gehörs- oder Lichtempfindlichkeit: Ignatia Dil.D6.
- Leidenschaftsaubrüchen mit nachfolgender Depression: Cocculus Dil.D12.
- Taubheitsgefühl der Kopfhaut: Platinum Tbl.D6-D10.

Selbstmordneigung: Cimicifuga Dil.D6 D30.

Wo Weinerlichkeit mit Ausgelassenheit, Weinkrämpfe mit Lachkrämpfen wechseln: Ignatia Dil.D6-D10.

Akup.: Ma.41/t u. Ni.6/t, sowie Gv.19/d, KS.7/d und He.5/d.

O.Ak.: Bei hyster. Lähmung: je nach Lage 34,55, 29, 100 und die entspr.Stelle, sowie 87 u. 95.

Bei hyster.Sprachstörung: 28, 55, 29, 100, 87, 25 u. 34.

I, J

Ichthyosis

= *Hautverhornung.*

In der Regel angeboren (heterogen).

TH.: Vitamin *A* in Dosen von 30 bis 100.000 Einheiten pro Tag.

- Regelmäßige Bäder mit Kleie, Kochsalz oder ölhaltigen Badezusätzen.
- Nach dem Bad einsalben der verhornten Hautstellen mit:

Rp.: Glycerini 30,0
Aqua dest. 120,0
Boracis 2,0
M.D.S. Zum einreiben.

- In hochgradigen Fällen:

Rp.: Papaini 10,0
Acid. salicylici 5,0
Glycerini
Ol. Ricini aa 150,0
M.D.S. ad us. ext. Nach dem Bad auftragen.

- INNERL.: Schweißtreibende Mittel wie Holundertee (Flor. Sambuci), Lindenblütentee (Flor. Tiliae) oder Borretschaufguß (Herb. Borraginis).
- Versuch mit SCHROTH-Kur.

! Bei stärkeren Fällen: Klinik.

Ho.: Bei leicht Fröstelnden mit kalten Händen und Füßen: Thyreoidinum Dil.D4.
Schwitzt nie und ist verstopft: Plumbum Tbl.D30.
Klagt über dauerndes Aufstoßen: Natrium carbonicum Tbl.D30.
Haut trocken und viel Durst: Arsenicum Dil.D6.
- - mit großen Mandeln und Lymphknoten: Arsenicum jodatum Tbl.D4.
- und schmutziggrau mit viel Warzen: Thuja Dil.D12.

- mit weißen Schuppen: Piper methysticum Dil.D2.
- - und starkem Jucken: Hydrocotyle Ø.
- am ganzen Körper Rhagaden: Natrium carbonicum Tbl.D12.

Icterus

= *Gelbsucht.*

Allg.: Therapie entscheidend ist die Diagnose.
Vom physiologischen Standpunkt aus gibt es:

1. **Konjugationsicterus** = Neugeborenenicterus.
2. **Produktionsicterus** = Bilirubinüberproduktion b. hämolytischen Anämien, sowie beim DUBIN-JOHNSON- und beim ROTOR-Syndrom.
3. **Transporticterus** = GILBERT-MEULENGRACHT-Syndrom = angeborene Funktionsstörung der Leberzelle.
4. **Kanalisationsicterus**, meist als **extrahepatischer Verschlußicterus** durch Gallensteine, Tumor oder Narben.
5. **Exkretionsicterus** bzw. **intrahepatische Cholestase** durch Arzneimittel oder Alkoholabusus, sowie in der Schwangerschaft (→ d.).
6. **Mischformen** durch Hepatitis, Cholangitis, Leberzirrhose.

Allg.: Vor der Therapie Klärung durch *Anamnese, Urinuntersuchung, und Blutuntersuchung.*
Es sprechen:

- Früher Beginn = für hämolytischen Icterus (→ Anämie) oder Produktionsicterus.
- Epidemisches Auftreten für Virushepatitis!?
- Auftreten während einer Kolik = für Gallensteine.
- Auftreten nach Fieberschüben = für Cholezystopathie (→ d.).
- Schmerzloses Auftreten und Gewichtsverlust = für Tumor.
- Immer auch an Arzneimittelreaktionen denken!

! Bei Transporticterus kein Bilirubin im Urin, aber im Blut!

TH.: Bei:
1. = Klinik, da u.U. Austauschtransfusion erforderlich.
2. = Klinik.
3. = Therapieerfolg = ungewiß!

Diät: *Leberschonkost*: Einschränkung von tierischem Eiweiß. Vor allem kein fettes Fleisch. Nichts aus der Dose. Möglichst nichts in der Pfanne Gebratenes oder Gebackenes.
Weitgehend lactovegetabil oder Rohkost. Jede Art von Obst und Gemüse, nur nichts blähendes. Kein Alkohol, keine scharfen Gewürze. Dafür aber Küchenkräuter wie Beifuß, Basilikum, Bohnenkraut, Boretsch, Dill, Estragon, Koriander, Lorbeer, Majoran, Muskat, Petersilie, Rosmarin,

Salbei, Sellerie, Thymian, Zitronenmelisse, Zitrone.
! Mit Fett vorsichtig sein. Keine harten Eier, sondern nur weichgekochte.
Als *Getränk* vor allem *alkalische Wässer*, z.B. Bad Daun, Bad Teinach, Bad Wildungen, Bad Bocklet.
! Für geregelten Stuhlgang sorgen.

Biol.: Morgens 1 Teel. Karlsbader Salz in 1 Glas warmen Wasser.
3 mal tägl. vor dem Essen 10 Tr. Tct. Rhei aquosa.

Phys.: Nach dem Essen eine warme Auflage.
Fangopackung auf die Leber. Bindegewebsmassagen.

Neur.: Quaddeln entlang des unteren Rippenbogens und evtl. paravertebrale Injektion bei D9/10.

Phyt.: Rp.: Herb. Taraxaci
Herb. Chelidonii
Herb. Asperulae
Fruct. Cardui Mariae
Herb. Urticae aa 20,0
M.f. spec. D.S. Morgens und abends 1 – 2 Tassen als Aufguß.

Min.: Mangan, Kobalt, Schwefel, Phosphor.

Zell.: Leber, Pankreas, Hypothalamus.

Akup.: Le.3/t und 6/t, Ga.43/t und Ni.6/t, GG.19/d, KS.7/D und He.5/d. Evtl. auch Ma.45/t und Bl.18/d.

Ho.: Kann nicht auf der rechten Seite liegen: Mercurius solubilis Tbl.D12.
Mit Druckempfindlichkeit der Galle: Bryonia Dil.D4.
Auftreten nach Schreck: Chamomilla Dil.D6.
Bei Schmerzen unter dem rechten Schulterblatt: Chelidonium Dil.D2.
Bei hellen Stühlen: China Dil.6.
Bei Leberzirrhose: Aurum muriaticum Tbl.D4 im Wechsel mit Phosphorus Dil.D6 und 1 mal wö. Lycopodium Dil.D30 oder:
- wenn Aszites besteht: mit Aqua Quassiae.
Bei Leber-Ca.: Arsenicum jodatum Dil.D6 oder Natrium choleinicum Dil.D6.
Bei 1. = Chamomilla Dil.D12 und Mercurius sulubilis Dil.D12 im 3 stdl. Wechsel.
Bei 3. = Crotalus Dil.D8, Lachesis Dil.D8 und Phosphorus Dil.D6 im Wechsel oder in aa-Kombination.
Bei 4. = Klinik, da evtl. Op nötig.
Bei 5. und 6. = fallgerecht.

Ileitis regionalis

→ *Enteritis regionalis.*

Ileus

= *Darmverschluß*

TH.: Notfall, sofort Klinik!

Iliosakralsyndrom

= *Blockade der Kreuz-Darmbein-Gelenke.*

Allg.: → Ischias und Lumbago.

TH.: Punkte maximalen Druckschmerzes aufsuchen.

Neur.: Die maximalen Schmerzpunkte mit einem Neuraltherapeutikum abspritzen.
! Nur bei genügender Erfahrung in Gelenktiefe gehen.
Einstich in die Muskulatur 2 – 3cm tief genügt.
Gelenkrand-Injektion nur bei Beherrschung der Technik.

Chir.: Nur bei Fällen bei denen kein Bandscheibenprolaps besteht (→ Ischias) aber deutliche Blockierung.
Zuerst Massage oder neuraltherapeutische Injektion. (Nach dieser $\frac{1}{2}$ Std. warten).
Dann Fallgerechte Hüft-Kreuzbein-Technik z.B.
Beckenrotation.
Nach der Reposition soll der Pat. $\frac{1}{2}$ Std. stramm Gehen.
Einen täglichen Marsch empfehlen.

Phys.: Bes. in chronischen und therapieresistenten Fällen: je nach Empfinden heiße oder kalte Auflagen und Anwendungen.

Illusionen

→ *Halluzinationen.*

Immunologie

→ *Autoimmunkrankheiten.*

Immunschwäche

a) BEI KINDERN → Exudative.

b) NACH 50 = Folge einer Schwächung der zellulären Abwehr, insbesondere der T-Lymphocyten-abhängigen Immunantworten. Daher Abnahme der allergischen Reaktionen und Zunahme der chron. degenerativen Autoaggressionen und der Paraproteinämien.

TH.: Umstimmungstherapie: Eigenblut, HOT oder Immunstimulantia.
• Bei Stuhlstörungen: MAYER-Kur, anschließend Symbioselenkung.
Min.: Zink

Impetigo contagiosa

= *Eitergrind (bei Kindern).*

Allg.: Abwehrschwäche, daher hochinfektiös. Erreger meist Streptococcus. Bei Lokalisation am Kopf und im Gesicht, bes. bei Kindern, stets auf Läuse *(Pediculi capitis)*, Mittelohreiterung und Nasenerkrankungen achten. *Gefahr* der Allgemeininfektion (Sepsis).

TH.: INNERL.: Umstimmungsmittel per os und Vitamin-Mineral- Komplexe. ÄUSSERL.: Erst Krusten durch eine mit Öl oder warmen Kamillentee getränkte Kappe einweichen, dann:

Rp.: Acid. salicylici 2,0
Vaselin. flavum ad 100,0
M.f. ung. D.S. messerrückendick auf Leinenlappen gestrichen auflegen.

- Anderntags die Krusten abwischen.
! Noch nicht völlig erweichte Krusten dürfen nicht mechanisch (mit einem Instrument) oder mit zu rauhem Gazetupfer entfernt werden. Unvermeidlich werden dabei kleine Gefäße geöffnet (es kommt zum Bluten) und es kann zum Verschleppen der Staphylococcen und zur Sepsis kommen.
! Bei stärkerer Entzündung zunächst Umschläge mit Kalium permanganicum (4 – 6 Kristalle in $\frac{1}{4}l$ Wasser).
• Nach Beseitigung der Krusten antiseptische Salben, z.B.:

Rp.: Rivanol 1,0
Anaesthesin 1,5
Ol. Ricini 2,0
Vaselin. flav. ad 100,0
M.f. ung. D.S. zu Salbenverbänden. 1 mal tägl. wechseln.

• Umliegende Haut stets mit 50%igem Alkohol abtupfen.
! Bei Fieber sind Antibiotika (**Rp.**) nicht zu umgehen!

Ho.: Allg.: Antimonium tartaricum Tbl.D6 und zusätzl.:
Bei Pusteln auf entzündetem Grund: Croton tiglium Dil.D4.
- mit feuchter Absonderung: Mezereum Dil.D12.
Wenn die Kopfhaut betroffen: Calcium muriaticum Tbl.D3.
Im Gesicht: Viola tricolor Dil.D6.
Bei Eiterbildung: In einfacheren Fällen = Hepar sulfuris Tbl.D4-6.

- Bei stärkerem Befall: Mercurius solubilis Tbl.D4.
In chronischen Fällen: Antimonium crudum Tbl.D6 und Silicea Tbl.D30.

Impotenz

1. Gestörte Beischlaffähigkeit *(Impotentia coecundi).*
Unechte aber häufigste Form der Impotenz!
Wenn nicht Folge von Krankheiten (Hepatopathie, Herzinsuffizienz, Diabetes u. Infekte), praktisch immer *psychogen* als Folge von Reizüberflutung, Überanstrengung bzw. Überforderung im Berufsleben die zu einer **Erwartungsangst** führt. Einmaliges (meist übermüdungsbedingtes) Versagen wird zu ernst genommen und führt zur Selbstbeobachtung, die mit dem Versuch der Selbstbestätigung kombiniert wird, weil der Patient glaubt, daß von ihm eine Liebesleistung gefordert wird: Von Partnerin oder vom Patient selbst (Beweis der Männlichkeit).

TH.: Zunächst ein *aufklärendes Gespräch.* Man sagt dem Patienten, daß seine Potenzstörung eine durchaus verständliche aber keine krankhafte Angelegenheit sei. Sie sei auch kein Versagen der Männlichkeit, sondern Folge einer Überforderung. Die Zärtlichkeit sei wichtiger als der Coitus. Der Patient soll der Partnerin sagen, man habe ein *Coitusverbot* erlassen. Er solle sich zunächst einmal auf Zärtlichkeit beschränken und dies auch zueinander sein. Erklären Sie sich bereit, das auch der Partnerin selbst zu sagen. Meist führt das recht bald zum Erfolg, weil so die Erwartungsangt ohne Anstrengung überwunden wird.

Phys.: Bindegewebsmassage.
Warme Sitzbäder oder Kurzwellenbestrahlung des Dammes.

Zell.: Testis, Hypophyse ant. masc., Hypothalamus und Placenta.

Sonst: Gelee Royal, Pollen.

Min.: Mangan, Magnesium, Zink und Kupfer.

Ho.: Zunächst: Agnus castus Dil.D3 versuchen. Danach:
Bei Neurasthenikern die im Traume fähig sind: Phosphorus Dil.D30 und Lachesis Dil.D30.
Bestehen auch Stuhlstörungen: Nux vomica Dil.D6.
Bei Prostatahypertrophie: Thuja occidentalis Dil.D6, Selenium Tbl.D6, Sabal serrulatum Dil.D1 oder Conium Dil.D6.
Statt Erregung nur Kribbeln: Agaricus musc.Dil.D6.
Nach schweren Krankheiten: China Dil.D3-6.
Nach Exzeß: Acidum phosphoricum Dil.D3.
Nach Unfall: Arnica Dil.D4 und Hypericum Ø.
Das Treffen des rechten Similis ist hier besonders wichtig.

Akup.: Bei Erwartungsangst: Karenzzeit von 3 Wo. auferlegen und in dieser Zeit: Bl.31, Lu.4 u. 16, KG.6, Ma.30, MP.6 und Ni.11 in ihrer Zeitfolge (Organuhr) tonisieren.
Bei Eheunfähigkeit nach Seitensprung: KG.15, Lu.19, He.3 und Ma.36 tonisieren und wenn dies nichts bringt auch noch: Lu.1, 2 und 3.

O.Ak.: 58,79, 32, 22 und 95.

2. Ejaculatio praecox → d.

3. Zeugungsunfähigkeit (Impotentia generandi): Abklärung durch Spezialklinik. Meist zu wenig Spermien *(Oligospermie)*. Bei Kinderwunsch evtl. Versuch der Ermittlung des genauen Konzeptionszeitpunktes bei der Frau durch Basaltemperaturmessung und Rat, die Vereinigung bis dahin aufzuschieben. Sonst wie 1).

Inappetenz

→ *Appetitlosigkeit.*

Incontinentia alvi

= *Darmschwäche, kann Stuhl nicht lange halten.*

Allg.: In 50% postoperativ.
Im Alter funktionell.

Diät: Schlackenarm und wenig Flüssigkeit.

Phys.: Man empfiehlt dem Patienten den Sphincter täglich 3–4 mal im Liegen zu kontrahieren und solange gespannt zu halten, bis er auf 5 gezählt hat. Dann entspannen und das Ganze 3 – 4 mal wiederholen. Die Übung muß (um Erfolg zu haben) 2 – 3 Monate fortgesetzt werden.
• Nach der Stuhlentleerung sollte der Darm durch einen Einlauf mit warmem Wasser "ausgewaschen werden". Statt eines Irigators am besten einen Katheter verwenden und langsam so weit als möglich vorschieben. Kann der Pat. das Wasser nicht halten, durchbohrt man einen Gumiball von der Größe eines Tennisballs schiebt den Katheder hindurch und drückt ihn gegen den After.
Wird mit dem Einlauf noch viel Stuhl entleert, wiederholt man ihn 1 – 2 mal.

Psych.: Mit Patienten, die sich durch die Incontinenz stark gestört fühlen, ist ein klärendes Gespräch wichtig, bei dem sie eine eingehende Verhaltensaufklärung erhalten sollten.

Incontinentia urinae

= *unwillkürlicher Urinabgang.*

a) Bei Kindern → Enuresis.

b) BEI ERWACHSENEN = Häufiger bei Frauen.

TH.: Zunächst aufklärendes Gespräch.

Phys.: Beckenbodengymnastik: Die Patientin soll oftmals am Tage die Beckenmuskulatur willkürlich ein- und zusammenziehen.
Daneben soll sie im Liegen die Beine heben, sich aus dem Liegen ohne Armstütze aufrichten.
! Wirksam ist das aber nur bei dauerndem Training.
- Wechselsitzbäder, Rückenblitz.
- Bindegewebsmassage im Bereich der LWS.

Phyt.: Tee bzw. Absud von Heidekraut (Herb. Callunae), Bärentraubenblätter (Herb. uvae-ursi), Brennesselkraut (Herb. Urticae) oder Johanniskraut (Herb. Hyperici) - oder:

Rp.: Herb. Equiseti 25,
Herb. Polygon. avicul.
Herb. Agrimonii aa 15,0
Glandul. Lupuli
Flor. Rhoead. aa 10,0
Flor. Laminae alb. ad 75,0
M.f. spec. D.S. 3 Teel. auf 1 Tasse Wasser, kalt ansetzen
und kurz aufkochen. Mittags und abends $\frac{1}{2}$ Tasse.
Nach 16 Uhr sonst kein Getränk.

Ho.: *Bei Kindern:* Urinieren während des ersten Schlafs: Sepia Tbl.D12.
- nachts bei tiefem Schlaf: Belladonna Dil.D6.
- bei Tag und bei Nacht: Equisetum Ø.
Urin riecht stark: Acidum benzoicum e. resina Dil.D3.
In hartnäckigen Fällen: Causticum Dil.D4.
Bei Frauen: Urinabgang beim Husten, Lachen, Niesen: Pulsatilla Dil.D4.
Beständiges Harntröpfeln: Verbascum Dil.D6.
Bei Männern: → Prostata.

Akup.: GG.19/t, KG.3/t und Bl.67/t, Ma.36/d und KG.6/d.
Bei abnormer Schlaftiefe: Ma.36/t, Ni.6/t, GG.3/t und KG.3/t. Dazu Bl.62/d und KG.6/d.

O.Ak.: 92, 28 und 83, evtl.auch 29 u.95.

Infantilismus

= *Verzögerte Pubertätsentwicklung, Infantil asthenische Persönlichkeit.*

Klin.: Hormone (**Rp**). - Als Alternative:

Zell.: Schilddrüse, Hypophyse ant., Nebenschilddrüse, Thalamus und Hypothalamus.

Infarkt

= *Gefäßverschluß*
bes. als:
Herzinfarkt (→ d.).
Hirninfarkt → Apoplexie.
Lungeninfarkt → Lungenembolie.
Niereninfarkt → Hämaturie.

Infekt

→ *Fieber.*

Infektionskrankheiten

→ *Anhang.*

Influenza

→ *Grippe.*

Injektionszwischenfall

= *Kollaps bei oder nach Injektion*
TH.: Analeptika oder Hypertonika.

Insektenstiche

1. Stechmücken:

Proph.: Angezogen werden Mücken durch Wärme, Feuchtigkeit, dunkle Farben und gewisse Geruchskomponenten des menschlichen Körpers.

- Vitamin B_1. Die Wirkung ist jedoch individuell different.
- Einreiben mit Nelkenöl (Ol. Caryophylli) und Eucalyptusöl (Ol. Eucalypti).
- Einen Topf mit Basilikum (Herb. Basilici) ans Fenster stellen und von Zeit zu Zeit schütteln.
- Beim Camping soll Tomatenkraut an den Zelteingang gehängt wirksam sein.
- Wirklichen Schutz bilden nur Moskitonetze.

TH.: Wie bei 2.

2. Bienen- oder Wespenstiche:

Proph.: Angezogen werden Bienen und Wespen durch Süßigkeiten und (offene Konfitüre, Kuchen, Essen im Freien) erregt durch Schweiß.

- Desensibilisierung mit Apis. Beginn mit D6-Quaddel von $0,1ml$ 2 mal wö. bis zur Reaktionslosigkeit. Dann 1 mal 5 Quaddeln derselben Stärke. Wenn weiter reaktionslos D4, D3, D2 und D1 in gleicher Folge.

- Als Alternative:
• 3 mal tägl. 5 Tr. Apis Dil.D4 oder Lachesis Dil.D6 unverdünnt auf die Zunge.

TH.: Stachel *(Akuleus)* vorsichtig entfernen.
• Mehrere Minuten einen mit Salmiakgeist oder Kaliumpermanganatlösung getränkten Lappen oder eine durchschnittene Zwiebel auf den Stich drücken.
• Ein Antihistaminikum bzw. Antiallergikum einnehmen - oder injizieren.
• Schmerzlinderung durch Aufdrücken eines Eiswürfels, durch kalte Umschläge mit 10%igem Salz- oder Zuckerwasser, die auch der Schwellung entgegenwirken.
• Verband mit einer Antihistamin-Salbe bzw. einer antiallergischen Salbe.

Ho.: Lachesis Dil.D6 3 mal tägl. 5 Tr.
Apis Dil.D4, stündl. 5 oder 3 mal tägl. 10 Tr.
Calendula Ø, stündl. 3 – 4 Tr.
Ledum Dil.D2 3 mal tägl. 5 Tr.

3. Zecken:
Sie haben in den letzten Jahren dadurch an Bedeutung gewonnen, weil sie Überträger der *Borreliose* sind.

Proph.: Die Zecken *(Ixodes ricinus)* werden - beim Durchstreifen von Gebüsch - angelockt durch den Schweißgeruch der Haut.
Gefahrenmonate: Mai bis Oktober.
• Vit. B_1 mit unsicherer Wirkung.

TH.: Die vielfach geübte Methode die Zecken mit Öl oder Klebstoff abzutöten, um sie leicht entfernen zu können, birgt nach neuer Erkenntnis die Gefahr, daß das Tier erregerhaltigen Speichel absondert. Es wird deshalb die mechanische Entfernung angeraten. Die Zecke wird mit einer Pinzette gefaßt und unter vorsichtigem Zug, entgegen dem Urzeigersinn herausgedreht.
• Auf die Bißstelle eine antiinfektiöse Salbe.
! 14 Tage bis 3 Wo. nach Zeckenbiß auf Symptome wie Kopfschmerzen, Muskelschmerzen, Magendarmbeschwerden und Fieber achten. Bes. verdächtig ist eine von der Zeckenbißstelle aus fortschreitende Hautrötung *(Erythema chronicum migrans)*.
! Pat. sofort mit Verdachtsdiagnose: *Zeckenborreliose* in **Klinik** einweisen.
Spätfolgen: langsam fortschreitende Lähmungen, Herzfolgen, Akrodermatitis chronica atrophicans.
Bisher einzig erfolgreiche TH: Antibiotika (**Rp**).

4. **Flöhe** (Pulex irritans) und **Wanzen** (Heteroptera), **Kleiderläuse** (Pediculi vestimentorum):
Daran denken bei juckenden Papeln. Dg.-Sicherung durch Mikroskop. Das wichtigste ist die Desinfektion.

Proph.: Wermut, Waldmeister, Echter Lavendel, Winterbohnenkraut aufhängen oder zwischen die Wäsche legen.
Kalmuspulver schützt die Pelze.

TH.: wie bei 5.

5. **Kopfläuse** (Pediculi) und **Filzläuse** (Pediculi pubis):

TH.: äußerlich mit antiparasitären Mitteln behandeln.

6. **Krätze** → Scabies.

Insufficientia cordis

→ *Herzschwäche.*

Insult, apoplektischer

→ *Apoplexie.*

Interkostalneuralgie

Akut mit Hautbläschen = Herpes zoster: → Zoster.
- ohne Bläschen durch Wirbelblockade oder toxisch.

TH.: Bei Wirbelblockade:

Chir.: Generaltechnik nach PALMER oder Kleinfingerballen-Querfortsatztechnik, evtl. auch Fingertechnik.

Neur.: Quaddeln im Bereich der Druckpunkte oder paravertebrale Injektion.

Akup.: → Neuralgien

Sonst: Vit. B_1, B_6 und B_{12}.

Intermittierendes Hinken

→ *Durchblutungsstörungen und Endangitis obliterans.*

Interstitielle Nephritis

→ *Nephritis u. Nephrose.*

Intertrigo

= *Wundsein in Hautfalten, bes. unter der Mamma, in der Achselhöhle, unter einem Hängebauch, in der Analfalte usw.*

Proph.: Haut regelmäßig gut waschen mit einer saueren Seife (pH 5) oder nach dem Waschen nocheinmal mit Wasser abtupfen, dem einige Tropfen Zitronensäure zugesetzt sind.

! Nie eine parfümierte Seife verwenden.
• Nach dem Waschen dünn einpudern mit:

Rp.: Acid. salicylici
Acid. tannici aa 1,0
Zinc. oxydati
Talci veneti aa ad 100,0
M.f. pv. D.S. nach dem Waschen dünn auftupfen.

TH.: ! Keine Salben anwenden!
• Hautreinigung wie oben.
• Nach dem Waschen auftupfen von:

Rp.: Rivanol 0,06
Novocain 1,0
Aqua dest. ad 50,0
M.D.S. ad us. ext. D.S. zum einpinseln.

• Durch trockene Watte- oder Mull-Lage unbedingt verhindern, daß die beiden Teile der Hautfalte sich unmittelbar anliegen (sich scheuern können).
• *Bei Fissuren* Pinselung mit (Sol. Arning):

Rp.: Tumenol-Ammon. 2,0
Anaesthesin 0,5
Tinct. Benzoes 30,0
Aether. sulfur. ad 50,0
M.f. Sol. D.S. Nach dem Waschen auftupfen.

• *Bei Frauen* mit Intertrigo im Genito-Anal-Bereich immer auch an *Trichomoniasis* (→ d.) denken, bes. bei gleichzeitigem Fluor.
• Bei adipösen Patientinnen: Gewichtsreduktion (sie hilft allein schon viel). Zumindest gelegentliche Obst-, Tee oder Safttage.

Intoxikationen

→ *Vergiftungen.*

Invagination

= *Darmverschluß bzw. Ileusform bei Kindern.*
TH.: Sofort Klinik!

Iritis bzw. Iridozyklitis

1) **Akut** = schmerzhaft gerötetes Auge mit ciliarer Injektion (also lividroter Verfärbung um den Hornhautrand).

TH.: *Nach Augenverletzung*: Sofort Facharzt. Sonst:
- Soweit das Auge angeht: **Fachärztlich!**
- Als Begleittherapie, wenn nicht schon vom Facharzt veranlaßt: Fokus suchen und auschalten (bes. Zähne Mandeln, Nebenhöhlen).
- Wärme in jeder Form: Kopflichtbäder, heiße Leinsamenkissen, Sauna.
- Antiphlogistika und Antirheumatika.
- Blutentziehung an der Schläfe (Vorsicht: bei der Stichelung Schläfenarterie nicht verletzen!!)
- Eigenblut i.m. oder unspezifische Reiztherapie.

2) **Chronisch** = meist weniger deutlich.

TH.: Wie 1) und dazu: Vit. D_2, 3 Wochen lang 3 mal tägl. 1000 Einh.

Nos.: Tuberculinum.

Diät: Versuch mit GERSON-HERRMANSDORFER-SAUERBRUCH-Diät

Ho.: Mercurius corrosivus Tbl.D4 und Arsenicum Dil.D6.

Ischias

= *Ischialgie*

Allg: Vor der Therapie eingehende Diagnostik (→ W.Vogt "Schmerz", Sommer-Verl.).

1) **Akut**: plötzliche Schmerzen.

TH.: *a)* mit unwillkürlichem Urin- oder Stuhlabgang:
Cauda-Syndrom = sofort Klinik! Op.
b) sonst - und bei *subacut* einsetzenden Schmerzen mit Bewegungseinschränkung:

Chir.: Bei Blockade im LWS-Bereich WS-Rotation oder spezieller Eingriff je nach Blockade. Sonst:
Extension in der Praxis. Zusätzlich soll sich der Patient an die Türe oder eine Teppichstange hangeln, stets mit nach vorne geneigtem Kopf.

Neur.: Novocain- oder Procain-Injektion. Als Quaddeln oder paravertebral. Evtl. vorhandene Blinddarmnarbe unterspritzen.
Als Alternative: Chloräthylvereisung der palpatorischen Druckschmerzpunkte entlang des Nervs (30 Sec. aufsprühen).

Phys.: Feuchtheiße Umschläge oder auch heißes Bad.

Inn.: Analgetika.

2) **Chronisch**:

TH.: Nach Fokalherd suchen (meist Zähne oder Nebenhöhlen) und behandeln.
- Vit. B_1, B_6 und B_{12} und Antineuralgika.
- Eigenblut i.m. oder Thymus.

Neur.: wie bei 1).

Akup.: Je nach Schmerzfeld Ga.30, 34 oder 40/d dazu GS.14/3d.
- oder Bl.50, 54, 58, 60, alle d und dazu re. und li. der WS
alle: d und die Schmerzpunkte auf der WS (Dornfortsatz): t.

Phys.: Reaktion auf Wärme und Kälte prüfen und je nach Ergebnis: Kaltstrahlduschen oder Wechselduschen (lang kalt, kurz warm); Kurzwellen, Diathermie, Mikrowellen, Fangopackung, Dampfdusche, Heusack, Moor- oder Schlammpackung.
- Massage (evtl. als Unterwassermassage) und Gymnastik.
- Akupressur.

Diät:
- Regelung des Stuhlgangs.
- Salzarme Kost mit eingeschalteten Obst- oder Rohkosttagen.

Biol.: Hautreizbehandlung:
- Cantharidenpflaster (Emplastrum Cantharidium ordinatum) mit Spatel auftragen. Die nach 2 – 3 Tagen enstandene Blase läßt man unter einem Traumaplaststreifen eintrocknen.
Alternative: BAUNSCHEIDT, ABC-Pflaster, Moxa.
- Trockenschröpfen.
- Vit. B_1, B_6 und B_{12}.

Ho.: Akut nach Unterkühlung: Aconitum Dil.D4 im Wechsel mit Rhus toxicodendron Dil.D30 oder
- wenn liegen auf dem kranken Bein bessert, mit Bryonia Dil.D4.
Nach Grippe: Arsenicum sulfuratum Tbl.D12-30.
Wo der Schmerz blitzartig durchs ganze Bein zieht: Colocynthis Dil.D6.
- wenn dazu Beinsteife besteht: Gnaphalium Dil.D6.
Wo die Schmerzen im Liegen schlimmer: Rhus tox. Dil.D6.
Brennende Schmerzen bes. nachts: Gelsemium Dil.D4-6.
- mit Verschlimmerung um 3 Uhr: Kalium carbonicum Tbl.D12.
Schmerzen treten bes. beim Stehen auf: Natrium sulfuricum Tbl.D12.
Schmerzen bei Bewegung schlimmer: Dioscorea Dil.D2-6.
Bei starker Berührungsempfindlichkeit: Lycopodium Dil.D12-30.
Wärme bessert: Magnesium phosphoricum Tbl.D3.
Schmerz vor allem im Hüftbereich: Iris versicolor Dil.D2.
- strangartig entlang des Nervs bis zum Fuß: Terebinthina Dil.D6.
- bes. im Unterschenkel: Tabacum Dil.D6.
- chronisch: Carboneum sulfuratum Dil.D4.

Jodakne

→ *Akne*

Juckreiz

→ *Pruritus.*

K

Kachexie

→ *Abmagerung.*

Kaliumstoffwechselstörungen

→ Hyper- und Hypokaliämie.

Kältegefühl

Ho.: Am Rücken: Aconitum Dil.D6.
- mit Frösteln: Arsenicum album Tbl.D6.
Wie ein Stück Eis im Kreuz: Agaricus muscarius Dil.D6.

Kälteschäden

→ *Erfrierung.*

Kältehämoglobinurie

Allg.: Oft Zufallsentdeckung.

TH.: Tägl. Vitamin C (bis $1g$) und ein Rutinpräparat.

Kalkverätzung des Auges

→ *Augenverletzungen.*

Kallusbildung, verzögerte

Allg.: Magnetfeldtherapie.
Calciumpräparate und Vit. D.

Kammerflattern

→ *Herzrhythmusstörungen.*

Kammerflimmern

→ *Herzrhythmusstörungen.*

Kammertachykardie

→ *Herzrhythmusstörungen.*

Kankroid

= *Hautkrebs* → *Krebs.*

Kapsulitis

= *Gelenkkapselentzündung,* → *Arthritis.*

Karbunkel

Proph.: Scheuernde Kragen vermeiden, bes. bei Diabetikern.

Allg.: Als erstes auf Diabetes untersuchen (Urin, Blut).

- Regelung des Stuhlganges → Obstipation.
- Örtlich zunächst wie Furunkel (→ d.).
- Zwischen den Salbenverbänden Saugbehandlung (Trockenschröpfen).
- Bei Auftreten einer Störung des Allgemeinbefindens sofort Krankenhaus zur operativen Öffnung.

Ho.: Bei den ersten Anzeichen: Echinacea Ø und Tarantula Dil. D30.

Kardiainsuffizienz

→ *Herzschwäche.*

Kardiakrampf

→ *Cardiospasmus.*

Kardiogener Schock

→ *Schock.*

Kardiomyopathie

→ *Herzschwäche.*

Kardiospasmus

→ *Cardiospasmus.*

Karditis

→ *Endocarditis, Myocarditis, Pericarditis,*

Karies der Zähne

= *Zahnfäule → Zahnkaries.*

Karotissinus-Syndrom

Allg.: Daran denken, wenn es bei älteren Leuten im Anschluß an ein schnelles Kopfdrehen zu Schwindel und Ohnmacht kommt.

Dg-Sicherung durch CZERMAK-Carotistest: Man sucht am liegenden Pat. die pulsierende Carotis und drückt sie mit der Zeige- oder Mittelfingerkuppe 10 bis höchstens 30 Sek. gegen die WS. Zuerst rechts, nach 10 Min. links.

Gleichzeitig tastet man mit der anderen Hand den Puls der Schläfenarterie. Bei Auftreten einer Asystolie läßt man sofort los. Die Dg. ist gesichert.

TH.: Zunächst Beruhigung und Belehrung des Patienten. Er darf den Kopf nicht mehr schnell drehen.

- Durchblutungsfördernde Medikamente. Dabei jedoch Blutdruckverhältnisse beachten.
- Bei Nervosität und Schlafstörungen zusätzlich Sedativa.
- Behandlung der stets spondylarthrotischen HWS durch: 6 – 8 Blutegel ins Genick (alle 4 – 6 Monate) und:
- Injektion eines Neuraltherapeutikums 1-Finger-breit neben den HWS-Dornfortsätzen, $1cm$ tief je $0,5$ml.

Danach leichtes Strecken der HWS (NÄGELI-Kopfstützgriff).

Cave: Kopfknickgriff und Chiropraktik!

Notfalls: Op.

Karpaltunnelsyndrom

→ *Carpaltunnelsyndrom.*

Kataract

→ *Cataract.*

Katarrh

→ *Rhinitis, Pharyngitis, Laryngitis, Bronchitis.*

Katzenkratzkrankheit

→ *Anhang.*

Kaumuskelkrampf

→ *Trismus.*

Kehlkopf

1. **-krämpfe** → Spasmus.

2. **-lähmung** → Laryngitis und Aphonie.

3. **-stenose**
daran denken bei Kehlkopfgefühl, Heiserkeit und Atembeengung.

TH.: Zum Facharzt, da meist Op. erforderlich.

Keloid

= *Wulstnarbe.*

TH.: Vit. E, tägl. ca. $400 mg$ = 600 I.E. über längere Zeit.
Evtl. kombiniert mit Vit. B_{12} , Vit. C und Eisen.
• ÄUSSERL.: Heiße Packungen oder Umschläge mit:

Rp.: Pepsin 10,0
Acid. hydrochloric.
Acid. carbolici aa 1,0
Aqua dest. ad 200,0
M.D.S. Über Nacht als Umschlag.
Am Morgen Weizenkeimöl einmassieren.

- oder:

Rp.: Pepsini 5,0
Acid. borici 3,0
Vaselin. flav. ad 100,0
M.f. ung. D.S. 1 – 2 mal tägl. einmassieren.
Nach 3 Tagen 2 Tage Pause.

Ho.: Zur Verhinderung (bei Wunden): Silicea Tbl.D6.
Nach Eintreten: Acidum hydrofluoricum Dil.D6.
Bei Schmerzen: Acidum nitricum Dil.D12.

Keratitis

= *Hornhautentzündung.*

TH.: Zum Facharzt! Als Begleittherapie evtl.:

Ho.: Bei brennenden Schmerzen: Belladonna Dil.D4.
Bei gleichzeitiger Lidschwellung: Apis Dil.D4.
Bei Bindehautquellung: Mercurius corrosivus Tbl.D6.
Bei dicker Absonderung: Acidum nitricum Dil.D4-6.
Bei subakutem Verlauf: Aurum muriaticum Tbl.D4, Calcium jodatum Tbl.D4 und Hepar sulfuris Tbl.D6.
Bei chronischem Verlauf: Sulfur Tbl.D6 und Silicea Tbl.D6.

Keratomalazie

= *Hornhauterweichung*
! Daran denken bei Glanzlosigkeit der Hornhaut.
Zunächst fachärztliche Abklärung.
TH.: Vit. A -reiche Kost.
Zusätzl Vit. A und E.

Keuchhusten

→ *Pertussis.*

Kiefer-

1. -fisteln
TH.: Facharzt.
2. -gelenkschmerzen = meist Arthritis.
TH.: Antirheumatika - und:
Im akuten Stadium: feuchtwarme Umschläge (bes. Heublumen).
Nach Abklingen der akuten Erscheinungen: Kurz- oder Mikrowellen.
In chronischen Fällen: Gründliche Gebißuntersuchung und Sanierung von Zahnherden, Weisheitszähnen, Fehlstellungen infolge partieller Zahnlosigkeit oder schlechten Protesen.
Sonst wie Arthrose (→d.).
3. -geschwülste
TH.: Klinik! Nachbehandlung → Krebs.
4. -höhlenentzündung:
TH.: *Im akuten Fall:* Leichte Kost, Alkohol- und Rauchverbot, Kopfdampfbäder mit Kamillentee oder Wasserdampf, dem 2 – 5 Tr. Ol. Menthae pip. oder Ol. Pini zugesetzt sind. Außerdem:

Rp.: Kalii jodati
Natr. jodat. aa 2,5
Aqua dest. ad 25,0
M.D.S. 3 mal tägl. 5 – 10 Tr. in 1 Glas Wasser nach dem Essen.

! Meist erfolgt hierdurch schnelle Sekretion. Wenn keine Besserung innerhalb von 4 – 5 Tagen, **fachärztliche Spülung** der Kieferhöhle.
• *Im chronischen Fall:* Nach fachärztlicher Spülung:
Versuch mit Kieferotitis-Nosode, Sinusitis-Nosode und Umstimmungsbehandlung.
• Wenn erfolglos: Op.
5. -klemme = Trismus: Klinik.
6. -knacken = Subluxation durch Bänderschwäche.

TH.: Periartikuläre Injektion eines Neuraltherapeutikums im Abstand 1 Woche. Wenn nach 4 – 6 Injektionen erfolglos = Krankenhaus.

7. -starre = Tetanus, → Anhang.

8. -zyste

TH.: Klinik!

Kinderlähmung

→ *Anhang.*

Kinetosen

= *neue, zusammenfassende Bezeichnung für Eisenbahn-, Luft-, See- und Autokrankheit:* → *Reisekrankheit.*

Klavierspielerkrampf

→ *Schreibkrampf.*

Klimakterium

Vom 40. Lebensjahr bis zur Menopause spricht man vom *Präklimakterium.* Mit der Menopause beginnt das eigentliche *Klimakterium.*

Allg.: Die vegetativ-hormonale Umstellung wird individuell sehr verschieden erlebt und empfunden.

TH.: Je nach Befindlichkeit.

Klin.: Hormonsubstitution, sie soll u.a. auch einer postklimakterischen Osteoporose vorbeugen **(Rp)**.

Zell.: Ovar, Hypophyse ant. fem., Zwischenhirn, Placenta und Thyroidea.

Phys.: Viel Bewegung an der frischen Luft (tägl. 1 zügiger Spaziergang von $\frac{1}{2}$ Std.).

• Morgens milde Ganzwaschung oder Trockenbürsten.

• 1 – 2 mal pro Woche einen kurzen kalten Guß, zunächst als Unterschenkel-, dann als Oberschenkelguß.

• Immer wieder ein Vollbad von 35 – 38 C^0 und $\frac{1}{2}$ Std. Dauer mit Fichtennadel oder Rosmarin; bei Nervösen mit Baldrian-Zusatz. Danach für mindestens 2 Std. ins Bett.

• Als Alternative: Bürstenbäder.

• Sonnenbäder.

Diät: Fett-, kohlehydrat- und salzarm, vorwiegend lactovegetabil mit eingeschobenen Rohkosttagen.

Wo nötig immer Regelung des Stuhlganges.

Biol.: Vitamin *E* und Vit. *C*.
Bei Blutungsstörungen: Aderlaß von 300*ml*. Nach LEHMACHER erfolgreich bei allen Wechseljahrbeschwerden.
• Alternative: 8 – 10 Blutegel oder blutiges Schröpfen im Kreuzbeinbereich.

Neur.: *Bei Unwohlsein im Unterleib:* als Quaddeln im Kreuzbeinbereich und über den Ovarien.

Phyt.: Tee von Frauenmantel (Herb. Alchemillae), Hirtentäschel (Fol. Bursa pastoris), Rosmarin (Fol. Rosmarini), Queckenwurzel (Rhiz. Caricis), Schafgarbe (Herb. Millefolii) und Baldrian (Rad. Valerianae) einzeln oder als Mischung.
Bei Nervosität: Sedativa.
Bei klimakterischer Herzunruhe:

Rp.: Extract. Crataegi fluid.
Tinct. Convallariae
Tinct. Valerianae aa ad 30,0
M.D.S. 2 – 3 mal tägl. 15 – 25 Tropfen in Wasser.

Bei Wallungen: Sedativa und: Salbeitee, evtl:
Rp.: Fol. Salviae 20,0
Flor. Crataegi
Fol. Uvae Ursi aa ad 50,0
M.f. sp. D.S. 2 – 3 Tassen täglich als heißer Aufguß von 1 Teel. Tee auf 1 Tasse Wasser.

! Hauptgrund der mit der Wallung verbundenen Schweiße ist eine Verschiebung der vegetativen Tonuslage, bei der die **Schilddrüse** meist eine Rolle spielt. Daher auf diese achten!
Bei Asthenikerinnen häufig Hyperthyreose, bei Pyknikerinnen eher eine Hypothyreose (→ Schilddrüse).

Psych.: Vor allem bei Frauen, die das Sistieren der Ovarialfunktion mit dem Erlöschen aller weiblichen Triebe gleichsetzen und daher Komplikationen mit dem Ehepartner befürchten. Hier ist eine *aufklärende Aussprache* bes. wichtig und vielfach schon allein hilfreich.

Ho.: Hauptmittel: Lachesis Dil.D12 und Calcium carbonicum Tbl.D12.
Bei Herzklopfen: Glonoinum Dil.D6.
Bei Kreislauflabilität: Sanguinaria Dil.D6.
Bei unregelmäßigen Blutungen: Sepia Tbl.D4-D6.
Bei starken Wallungen: Amylium nitrosum Dil.D4.
- bes. abends: Acidum sulfuricum Dil.D3.
- beim Aufwachen: Kalium carbonicum Tbl.D12.

- mit Schweißausbruch: Sulfur Tbl.D6.
- öfters am Tage: Belladonna Dil.D6.
- verbunden mit Übelkeitsgefühl: Jaborandi Dil.D3.

Bei Schlaflosigkeit: Cimicifuga Dil.D4.
- und Niedergeschlagenheit: Actaea racemosa Dil.D6.

Bei Kloßgefühl: Ignatia Dil.D6.
Bei Weinerlichkeit:
- bei hellen, bleichen Frauen: Pulsatilla Dil.D6.
- bei brünetten Frauen: Platina Tbl.D6.

Bei Hautjucken: Graphites Tbl.D6-D12.
Bei Stauungen: Lilium tigrinum Dil.D3.

Klimakterium virile

= *Klimakterium des Mannes.*

Allg.: Mehr psychogen als hormonell.

TH.: Vitamin *E* , Magnesium und Kalium, oder Multivitaminpräparat mit Mineralien.

Zell.: Testis, Hypophyse ant. masc., Zwischenhirn, Nebenniere und Placenta.

Phys.: Wie bei Klimax der Frau.

KLINEFELTER-Syndrom

= *Form der Intersexualität.*

Allg.: Gekennzeichnet durch Auftreten von Gynäkomastie (weibliche Brust) im Pubertätsalter bei sonst männl. Typ. Dabei meist Hochwuchs.

TH.: Klin.: Testosteron (**Rp.**).

Zell.: Testes, Zwischenhirn, Nebenniere.

Kniegelenkserkrankungen

Allg.: Hauptkennzeichen: Schmerzen, Schwellung.

1. Unfallfolgen:

1.1 *Erguß:* Hier blutige Gelenkverfärbung (Hämatom bzw. Hämarthros)

TH.: Bei Hämatom = Krankenhaus, da hier meist eine Bandverletzung besteht.

• Bei unblutigem Erguß zunächst kalte Umschläge bis Schmerzminderung, dann 6 – 8 Blutegel im seitlichen Kniebereich (nicht in Kniekehle!) und danach eine heparinhaltige Rheumasalbe.

1.2 Plötzliche Beuge- und Streckhemmung bzw. Gelenkblockierung: **Meniskusschaden**.

1.3 Instabilität des Gelenkes (des Ober- und Unterschenkels gegeneinander): **Bänderschaden**.

TH.: Bei 1.2 und 1.3 = Op.?

2. Ohne Unfall:

2.1 Erguß mit Palpationsempfindlichkeit: *Synovitis, Bursitis,* bei Sportlern auch *HOFFA-Krankheit.*

TH.: Im akuten Zustand: kühle Umschläge.
In chronischen Zuständen heiße Umschläge.
Blutegel (→ o.).
Salzwasser-Umschläge.
Heparinhaltige Salbenverbände.

2.2 Gonarthritis = Schmerz, Schwellung, Rötung, meist im Anschluß oder im Zusammenhang mit einer Infektion.
! Wenn **nur ein Knie** betroffen, immer auch an **Go.** denken!

TH.: Wie Arthritis: → d.

2.3 Gonarthrose = Gelenkdeformation mit schmerzhaften (arthritischen) Einschüben. Sie kann auch Meniskusläsionen vortäuschen oder zu solchen führen.

TH.: Wie Arthrose: → d.

Ho.: Bei Knieschwäche: Stannum Tbl.D2.
- mit Schmerzen und Knirschen: Dioscorea Dil.D2.
Bei Schmerzen und Schwellung: Acidum benzoicum Dil.D4.
- mit Knacken beim Gehen: Causticum Dil.D6.
- mit Steifheit: Agnus castus Dil.D6.
- schlimmer nachts: Carbo vegetabilis Tbl.D12.
Bei Bandgefühl: Anacardium Dil.D4.

Knickfuß

TH.: Fußgymnastik.
Fuß - Wechselbäder.
Erhöhung des entsprechenden Sohlenrandes.
Binden der Knöchel (um leichtes Einknicken zu verhindern).

Knochenbruch

→ *Unfall.*

Ho.: In allen Fällen: Calcium phosphoricum Tbl.D4

Knochenhautentzündung

→ *Periostitis.*

Knochenkrankheiten

→ *Osteo...*

Ho.: Symptomatisch bei:

1. Schmerzen:
- die blitzartig auftreten: Acidum hydrofluoricum Dil.D6.
- wie gequetscht: Ruta Dil.D6.
- bei Sturmwetter: Rhododendron Dil.D6.
- bei Grippe: Eupatorium perfoliatum Dil.D6.
- chronisch: Aurum muriaticum Tbl.D4.

2. Wachstumsstörungen: Calcium phosphoricum Tbl.D6.
- mit Schmerzen: Acidum phosphoricum Dil.D3.
- - besonders nachts: Calcium fluoratum Tbl.D6.
- nach Knochenbruch: Symphytum Dil.D1.
- - mit gleichzeitigen Quetschungen: Ruta Dil.D2.
- bei Exostosenbildung: Silicea Tbl.D6-D12.

3. Knochenhautentzündung → Periostitis.

4. Knochenerweichung → Osteomalazie.

5. Knochenfraß → Osteomyelitis.

6. Knochenauftreibung = mit Schmerzen: Aurum muriaticum Tbl.D4.
- bes. an den Schädelknochen: Kalium bichromicum Tbl.D4.
- weich, an der Stirn: Nux vomica Dil.D6.
- - mit nächtlichem Schmerz: Mezereum Dil.D3.

7. Knochenauswüchse (Exostosen):
- am Kopf: Kalium bichromicum Tbl.D4.
- an den Kiefern: Plumbum aceticum Tbl.D6.
- in Epiphysennähe: Phosphorus Dil.D12.
- mit Schmerzen: Hekla-Lava Tbl.D3.

Daneben in allen Fällen: Calcium fluoratum Tbl.D12.

Knochenmarkentzündung

→ *Osteomyelitis.*

Koffeinvergiftung

→ *Vergiftungen.*

Kohlenmonoxydvergiftung

→ *Vergiftungen.*

KÖHLER-Krankheit

= *Aseptische Nekrose des Os metatarsale II.*

Daran Denken, wenn Mädchen über Fußschmerzen klagen und das 2. Metatarsalköpfchen druckschmerzhaft ist.

TH.: Spreizfußeinlage, noch besser: Spreizfußband.
Fuß - Wechselbäder.

Kolik

= *Gallenkolik, Magen-Darm-Kolik.*

DDg. stets an akutes Abdomen, Ulcus, Bauchspeicheldrüse denken.

TH.: Nur nach Ausschluß organ. Ursachen!
Spasmolytika.

Neur.: Quaddelung palpabler Schmerzpunkte.

Ho.: Kolik allg.: Atropinum sulf. Dil.D4.
- wenn Zusammenkrümmen erleichtert: Colocynthis Dil.D6.
- wenn Zusammenziehen verschlimmert, Gehen bessert: Dioscorea Dil.D6.
- wenn Wärme bessert: Magnesium phosphoricum Tbl.D6.
- schlimmer nachts und durch Wärme: Chamomilla Dil.D2.
- bei Blähungen: China Dil.D2.
- - im Zusammenhang mit der Menses: Cocculus Dil.D6.
- bei Ausstrahlung in die Beine: Arsenicum Dil.D4.
- bei Ausstrahlung in den Rücken: Cuprum arsenicosum Dil.D4.
- bei Obstipation vor d. Stuhlgang: Plumbum aceticum Tbl.D6.
- - nach dem Stuhlgang: Nux vomica Dil.D4.
- mit Übelkeit: Veratrum album Tbl.D6.

Kolitis

→ *Colitis.*

Kollagenosen

= *Kollagenkrankheiten.*

1. **Lupus erythematodes disseminatus** (LED): → d.
2. **Dermatomyositis:** rötlich-cyanotisch (lila) geschwollene, schmerzende Haut in Gesicht, Nacken, Oberarmen und Sehstörungen.

TH.: Klin.: Corticoide (**Rp.**).

Biol.: Wie Muskelrheuma.

3. **Sklerodermie** → d.
4. **Vaskulitiden** → Arteriitis u. Periarteriitis.

Kollaps

1) **Leichter** Kollapszustand → Ohnmacht.
2) **Schwerer** Kollaps = Schock (→ d.).

Kolon

→ *Colon.*

Kolpitis

→ *Fluor.*

Koma

= *Bewußtseinsverlust infolge endogener Vergiftung.*

Allg.: Immer auch *exogene Vergiftung* (→ d.) ausschließen.

1. Bei Diabetes:

1.1 Als hyperglykämisches **Coma diabeticum.**
Die Anamnese, der Tränen-Glucotest und Tränen-Azotest mit entsprechenden Monoteststäbchen bringen bei Komatösen sofort Klärung.

TH.: Sofort Klinik!

Proph.: Bei *Azetonurie* muß immer mit der Gefahr eines Coma diabeticum gerechnet werden. In solchem Fall deshalb immer wieder einen Hafer-Obst-Tag einschalten: 100 bis 150g Hafermehl - oder Haferflocken - werden mit der gleichen Menge Milch zu einer Suppe aufgekocht und über den Tag in mehreren Portionen gereicht. Dazu bis zu 3 Äpfel.
INNERL.: Azidose-Behandlung.

1.2 Als **Coma hypoglycämicum:**
! Dieses kann sich bei einem Diabetiker plötzlich innerhalb weniger Minuten aus völligem Wohlbefinden entwickeln.

TH.: Sofort Krankenhaus!

Proph.: Strenge Einhaltung der Diabetesdiät und der übrigen Vorschriften (→ Diabetes).
Der stark Diabetes-Kranke sollte immer ein Stück Zucker bei sich haben und bei zunehmender Müdigkeit, Unwohlsein usw., bes. nach Anstrengungen im Munde zergehen lassen.

2. Bei Nierenkranken: **Coma urämicum.**

TH.: Bei Eintreten sofort Klinik! Sonst → Urämie.

3. Bei BASEDOW-Kranken: **Coma basedowicum.**

TH.: Klinik! Nach Komabehandlung Op.

Proph.: → BASEDOW-Krankheit.

4. Bei Icterus: **Coma hepaticum.**

TH.: Klinik, sonst → Icterus.

Komedonen

→ *Mitesser.*

Kongestionen

= *Wallungen.*

Ho.: Allg. = Veratrum viride Tbl.D4.

Konjunktivitis

→ *Conjunctivitis.*

Kontaktekzem

= *Hautausschlag durch Kontakt mit Chemikalien.*

1) Durch **direkte Hautschädigung!** Angefressenwerden der Haut durch Säuren, Laugen usw.

TH.: Weglassen der schädigenden Agens. Oder:

- Anziehen von Schutzhandschuhen beim Umgang mit dem schädigenden Stoff.
- Nach dem Arbeiten immer Hautschutzsalbe, z.B.:

Rp.: Zinci oxydati.
Ol. Olivarum aa 25,0
M.D.S. Hautschutzöl (= Zinköl).

\- oder:

Rp.: Zinci oxydati.
Amyli Tritici aa 12,5
Vaselin. alb. ad 50,0
M.f. ung. D.S. Äußerlich als Hautschutzsalbe.

\- oder ein entsprechendes Fertigpräparat.

- Vit. *A* u. *E*.

Ho.: Sulfur Tbl.D4.

2) **Indirekt** durch Auslösung einer Allergie.

TH.: → Allergie.

Kopfekzem

Allg.: Bei Kleinkindern: → Milchschorf.
Bei Kindern nach Läusen suchen.
Absetzen aller Kosmetika einschließlich Haarfarben und Haarpflegemittel.

TH.: INNERL.: → Ekzem.
ÄUSSERL.: abends ein Kopfbad mit Zinnkrautabkochung (1 Teel. auf 1 Tasse Wasser) und danach:

Rp.: Resorcini
Acid. salicylicum aa 0,2
Acid. pyrogallicum 1,0

Ol. Rusci 3,0
Ol. Rosae gtt. V
Spiritus dilut. ad 100,0
M.D.S. ad us. ext. Auf den Kopf träufeln und verreiben.
Hände danach gründlich waschen.

! Zur Entfernung der Schuppen und Krusten wird der Kopf 1 – 2 mal wöchentlich mit Wasser und reiner Seife gewaschen.

Ho.: Graphites Tbl.D4-6 und Hepar sulfur Tbl.D6.

Kontusionen

→ *Quetschungen.*

Kopflausbefall

TH.: Nach dem gründlichen Waschen der Haare mit warmem Wasser und Seife, tränkt man die Haare mit:

Rp.: Cupri sulfurici 0,1
Naphtholum 5,0
Aceton. 15,0
Ol. Vaselini alb. ad 50,0
M.D.S. Nur äußerlich! Haare damit durchtränken und einbinden. Den Verband 1 Std. belassen und danach wieder gründlich waschen.

- oder ein antiparasitäres Fertigpräparat.

• Häufiges ausgiebiges Kämmen mit feinem Metallkamm, nach vorherigem durchfeuchten der Haare mit Sabadillessig (Acetum Sabadillae), 2 Essl. auf $\frac{1}{4}l$ Wasser.

• Handtücher, Leib- und Bettwäche müssen getrennt in Sodawasser gekocht werden.

Kopfschmerz

= *Cephalgie.*

Allg.: Ein vieldeutiges Symptom das nicht immer leicht abzuklären ist.

Die diagnostische Abklärung steht im Vordergrund. Sie ist besonders notwendig bei akuten Kopfschmerzen mit Erbrechen, Übelkeit, Kreislaufstörungen usw., sowie bei anfallsartigen (→ Migräne) oder Dauer-Kopfschmerzen *(Cephalacea).* → hierzu: Kap.7 in: Schmerz, von W. Vogt, bei Sommer-Verlag GmbH/7835 Teningen.

90% aller Kopfschmerzen sind solche ohne erkennbaren organischen Hintergrund (= idiopathische Kopfschmerzen).

Meist handelt es sich dabei:

1. um **Spannungskopfschmerzen** (die vom Nacken ausgehen) oder
2. um **vasomotorische Kopfschmerzen** (diffus aber mit einer Hauptlokalisation im Stirnbereich, dazu witterungsabhängig und meist habituell).
   ! Die Patienten haben meist eine lange Leidensgeschichte hinter sich und schon andere Behandler konsultiert. In der Regel schlucken sie auch schon lange Analgetika oder Psychopharmaka.
   Hat der Kopfschmerz nach einem Autounfall (Aufprellunfall) begonnen, handelt es sich meist um ein *Schleudertrauma.*
   ! Fast immer spielen beim idiopathischen Kopfschmerz auch psychische Momente mit.

TH.: Nach Arbeitsverhältnissen fragen: Bei Malern, Lackierern, Tankstellenwärtern uws. kann ein organisches Lösungsmittel (Tetrachlorkohlenstoff, Aceton, Benzin usw.) die Ursache sein.
• Bei Jugendlichen auch an Schnüffler denken! Hier bestehen meist erweiterte Sklerengefäße (rötl. Augen)!
• Zunächst möglichst Absetzen der bisherigen Mittel, denn nicht allein Analgetika (vor allem Phenacetin), auch blutdrucksenkende Mittel wie Nitrite, Nicotinsäure, Clonidin, Reserpin, oder zentrale Stimulantien wie Pervitin u.a.m. können chronische Kopfschmerzen hervorrufen (→ den jeweiligen Beipackzettel).
! Nur gezielte und eindringliche Befragung läßt einen Schmerzmittelmißbrauch erkennen.
! Wo psychische Momente eine Rolle spielen, erklärt der Patient fast regelmäßig, daß er "von den Tabletten loskommen" will; dann aber, daß das Absetzen nichts gebracht, oder den Kopfschmerz sogar verschlechtert habe. Daher:
• Ersatz des bisherigen Medikamentes durch ein Placebo, noch besser durch ein passendes homöopathisches Mittel (→ u.) und detaillierte Erklärung der Wirkung die dadurch eintreten soll.
• Regelung der Lebensführung.

Diät: Reichlich Obst, Salate, Gemüse, bes. wenn über Obstipation geklagt wird. Möglichst keine Abführmittel.

Neur.: Quaddelung der palpatorisch ermittelten Schmerzpunkte mit je $0,3 - 0,5 ml$ eines Neuraltherapeutikums. Evtl. auch an gereizte Narben, Tonsillen usw. (Störfelder).

Akup.: Akut-neuralgische: Di.4/t, 3E.15/t und palpatorische Schmerzpunkte/d.
Bei dumpfem, allg. Kopfdruck: Bl.60/t, Di.4/d u. Dü.4/d.
- vor der Regel: Bl.67/t, Ni.8/d u. KS.7/d.
- bei Leberstörungen: Le.9/t, Ga.43/t u. Di.4/d.

Kongestionen - mit Wallungen: 3E.3/t, Bl.64/d u.Ni.2/d.
- mit Aufgeregtheit: He.5/t, Bl.15/d u. MP.3/d.
- mit Augendruck: MP.2/t, Bl.2/d u. Ma.31/d.
- mit Schwindel: KG.12/t, GG.19/d u. Bl.65/d.
- mit Erbrechen: KG.12/t, GG.11/d u. Mi/Pa.21./d.

Chir.: Bes. angebracht bei Kopfschmerz mit Bewegungseinschränkung. Lockerung und Mobilisation der HWS durch entsprechende Handgriffe, wie den Rollkragen, die Halskrause, den Kopfnicker oder die Halsschlaufe nach Fr. HEINZE.

Am besten $\frac{1}{2}$ Std. nach vorheriger Quaddelung (→ o.) oder unmittelbar nach Bindegewebsmassage (→ u.).

Alternative für den Ungeübten: NÄGELI-Kopfstützgriff: Man stellt sich hinter den sitzenden Patienten und umfaßt den Kopf desselben so, daß die Handballen den Unterkieferwinkel umfassen, die Finger in Richtung Schläfe und die abgewinkelten Daumen hinter das Ohr zu liegen kommen. Man setzt die Ellenbogen auf die Schultern des Pat. und sagt ihm, er solle den Kopf einfach locker in die Hände des Behandlers fallen lassen und sich entspannen. Dann drückt man den Kopf des Patienten mit einem sanften, stetem aber kräftigen Ruck in die Höhe und hält ihn so $1\frac{1}{2} - 2$ Min. in dieser Stellung. Nach 5 – 10 Min. wird der Vorgang wiederholt.

! Beim Kopfschmerz nach *Schleudertrauma* ist der NÄGELI-Kopfstützgriff besonders wirksam, da hier meist eine Atlas-Axis-Blockierung besteht. Spezielle chiropraktische Eingriffe sind hier die Atlas-Techniken.

Phys.: Ableitende Behandlungen wie morgendliche Abwaschungen, Bürstenmassagen, Barfußlaufen, Wassertreten, Knie- und Schenkelgüsse. *Abends* Fußbäder.

• Viel Bewegung an frischer Luft, am besten im Mittelgebirge. Seeluft wird oft schlecht vertragen.

• *Im akuten Fall:* je nach Veträglichkeit heiße oder kalte Umschläge auf Nacken und Stirn.

• Atemübungen.

• Bindegewebsmassage im Bereich des Nackens und zwischen den Schulterblättern. Am besten nach vorheriger Wärmeapplikation und mit zunächst sanften, später kräftigen Zügen.

• Nervenpunktmassage nach CORNELIUS bzw. Akupressur = Massage der hyperalgetischen Punkte mit kleinen vibrierenden und rotierenden Fingerbewegungen.

! Besonders die *psychogen bedingten Kopfschmerzen* können manuell beeinflußt werden durch *Magnetopathie* oder *Berührungsmassage* nach BECKER. Hierzu setzt man den Pat. auf einen Hocker und stellt sich dahinter. Dann legt man die Hände so um den Kopf des Pat., daß der Handteller auf die Schläfe zu liegen kommt und die Fingerspitzen sich auf seiner Stirn berühren. Anschließend streicht man mit den sanft angelegten (nicht angedrückten) Fingerspitzen von der Stirnmitte aus etwa 2 Min. lang mit gleichbleibender Geschwindigkeit nach hinten in Richtung Schläfe. Dabei geht man mit der Hand immer tiefer über die Augengegend zur Wangen-, dann zur Mund-Unterkiefer-Partie bis zum Schlüsselbein. Nach jedem 7. – 10. Strich, legt man die Hände für 10 Sek. an die Ausgangsstelle zurück.

Wichtig ist, daß die Hände weder schweißig noch kalt sein dürfen. Man wäscht sie deshalb am besten vor der Behandlung mit gut warmem Wasser ohne Seife. Auch darf der Atem des Behandlers den Patienten nicht streifen. Der Patient darf während der Behandlung nicht reden, der Behandler kann dagegen beruhigend auf ihn einreden, darf nur keine Fragen stellen auf die der Pat. antworten müßte.

Psych.: Die Berührungsmassage kann bereits als eine Form der Suggestion gelten und auch der Hypnose-Einleitung dienen.

Beide können noch in hartnäckigen Fällen erfolgreich sein.

Insbesondere bei Depressiven ist das Gespräch von ganz entscheidender Bedeutung für den Erfolg.

Biofeedback, autogenes Training.

Ho.: **Nach der Art** = wo der Kopfschmerz

- klemmend, kramphaft: Iris versicolor Dil.D4.
- drückend: Aconitum Dil.D4.
- - mit Obstipation: Nux vomica Dil.D4.
- dumpf, wie betäubend: Nux vomica Dil.D4.
- besser nach reichl. Urinabgang: Gelsemium Dil.D4.
- wie zum Zerspringen: Cocculus Dil.D6.
- - bei kalten Füßen und heißem Gesicht: Sulfur Tbl.D6.
- - immer wenn es kalt ist: Capsicum Dil.D6.
- - mit blassem Gesicht: Ignatia Dil.D6.
- wie ein Reifen um den Kopf: Anacardium Dil.D4.
- - mit stinkendem Urin: Acidum nitricum Dil.D4.
- wie wund: Arnika Dil.D4.
- zuckend: Chininum Dil.D6.
- wie Blitze durch den Kopf: Capsicum Dil.D4.
- - mit Schwindel: Silicea Tbl.D6-D12.
- reißend, *rheumatisch:* Rhus toxicodendron Dil.D4.
- - vom Nacken ausstrahlend: Spigelia Dil.D4.
- - mit Schweißen die nicht erleichtern: Mercurius jodatus Tbl.D6.

- - Schwitzen bessert: Aconitum Dil.D4
- - schlimmer im Liegen: Kalium carbonicum Dil.D6.
- - bei Frauen mit Regelstörungen: Sepia Tbl.D4.
- klopfend, mit rotem Gesicht: Belladonna Dil.D4.
- - bei Arteriosklerotikern: Barium jodatum Tbl.D3.
- pulsierend: Chininum arsenicosum Dil.D4.
- - bei Frauen mit Regelstörung: Pulsatilla Dil.D4.
- - in den Wechseljahren: Glonoinum Dil.D6.
- krampfartig, *neuralgisch:* Colocynthis Dil.D4.
Gefühl - als werde der Kopf gespalten: Carbo animalis Tbl.D6.
- wie wenn eine Last auf dem Kopf läge: Acidum phosphoricum Dil.D6.
- - dabei Obstipation: Aloe Dil.D3.
- wie wenn der Kopf zerquetscht würde: Aurum Tbl.D6.
- wie wenn der Kopf zerspringen würde: Aconitum Dil.D4.
- wie skalpiert: Conium Dil.D4.
Nach der Lokalisation = Schmerzen
- im ganzen Kopf: → *nach der Art.*
- in einer Kopfhälfte: → Migräne.
- - drückend: Aloe Dil.D6.
- - bei Leberstörungen: Leptandra Dil.D3.
- der ganzen Kopfhaut: Apis Dil.D4.
- - brennend: Acidum nitricum Dil.D6.
- - - dabei Haare berührungsempfindlich: China Dil.D2.
- über den Augen (Stirne): Iris versicolor Dil.D4.
- - mit Aufstoßen: Carbo vegetabilis Tbl.D4.
- - mit Lichtempfindlichkeit: Phellandrium Dil.D3.
- - mit Geruchs- u. Geräuschempfindlichkeit: Ignatia Dil.D6.
- - morgens beim Aufwachen: Gelsemium Dil.D4.
- - nach dem Essen: Nux vomica Dil.D4.
- - mit Schwächegefühl: Arsenicum album Tbl.D4.
- - nur rechts: Sanguinaria Dil.D3.
- - nur links: Spigelia Dil.D4.
- - von einer Seite zur anderen ziehend: Sabadilla Dil.D3.
- über der Nasenwurzel: Zincum Tbl.D4.
- - drückend: Kalium carbonicum Tbl.D4.
- an der Schläfe: Gelsemium Dil.D3.
- über dem Scheitel: Actaea Dil.D2.
- - mit Blähungen: Carbo vegetabilis Tbl.D3.
- - mit Obstipation: Plumbum Tbl.D6.
- - mit kalten Füßen und rotem Gesicht: Naja tripudians Dil.D10.

- - drückend: Acidum phosphoricum Dil.D4.
- - brennend: Acidum sulfuricum Dil.D6
- - - bei verzögerter Regel: Senecio aureus Dil.D2.
- - - in der Menopause: Lachesis Dil.D12.
- im Hinterkopf: Carbo vegetabilis Tbl.D4.
- - bes. Nachts: Sulfur Tbl.D12.
- - zum Scheitel hochziehend: Spigelia Dil.D4.
- - - pulsierend: Barium jodatum Tbl.D3.
- im Nacken: Bryonia Dil.D4 oder Glonoinum Dil.D6.

Nach der Zeit = Kopfschmerz
- morgens beim Erwachen: Natrium muriaticum Tbl.D4 oder Nux vomica Dil.D4.
- gegen 11 Uhr. vormittags: Calcium phosphoricum Tbl.D4.
- - mit Obstipation: Pulsatilla Dil.D4.
- nach dem Essen: Nux vomica Dil.D4.
- nachmittags: Colocynthis Dil.D4.
- mit der Sonne gehend: Stramonium Tbl.D4.
- - dazu Gesichtsblässe: Spigelia Dil.D4.
- periodisch: Colocynthis Dil.D4.
- - immer am Wochenende: Sepia Tbl.D6.
- vor allem nachts: Kalium carbonicum Dil.D6.

Nach dem Anlaß = Kopfschmerz:
- beim Husten: Lobelia inflata Dil.D4.
- - bes. im Nacken: Sulfur Tbl.D12.
- - als ob der Schädel zerspringen würde: Capsicum Dil.D4.
  nimmt ein bestehender Schmerz zu: Bryonia Dil.D4.
- bei jedem Husten: Natrium muriaticum Tbl.D6.
- nach opulenter Mahlzeit: Nux vomica Dil.D6.
- nach Aufenthalt in der Sonne: Cactus grandiflorus Dil.D4.
- bei Diarrhoe: Podophyllum Dil.D6.
- nach geistiger Übermüdung: Phosphorus Dil.D6.
- nach Überanstrengung: Ruta Dil.D3.
- nach Gehirnerschütterung: Arnika Dil.D4.
- - wenn über die Zeit bestehend: Hypericum Dil.D2.
- im Alter: Barium carbonicum Tbl.D12, Conium Dil.D6 oder Aurum Tbl.D4.
- bei Schulkindern mit Schulkopfschmerz: abends Calcium phosphoricum Tbl.D6 und morgens Natrium muriaticum Tbl.D12.
- bei Leberstörungen: Chelidonium Dil.D3.
- bei Gallenstörungen: Bryonia Dil.D4 und Mercurius solubilis Tbl.D6.

- bei Nierenkranken: Calcium arsenicosum Tbl.D4.
- - mit geringer Urinausscheidung: Apis Dil.D4.
- - im Alter: Aurum chloratum natronatum Tbl.D4.

Kopfschorf

→ *Kopfekzem*

Ho.: Bei trockenem Schorf: Arsenicum Tbl.D6.
Bei feuchtem Schorf: Sepia Tbl.D12.
Bei dickem Schorf: Sulfur Tbl.D.30.

Kopfschuppen

→ *Seborrhoe.*

Koronarinsuffizienz

→ *Angina pectoris u. Arteriosklerose.*

Koronarsklerose

→ *Arteriosklerose.*

Koronarthrombose

→ *Herzinfarkt.*

Körpergeruch

Ho.: Kalium jodatum Tbl.D4.
- Waschen hilft nichts: Psorinum Dil.D30.
- von Schweißen begleitet: Mercurius solubilis Tbl.D12.
- knoblauchartig: Phosphorus Dil.D6.

Korpulenz

→ *Adipositas.*

Koryza

= *Schnupfen* → *Rhinitis.*

Krampfadern

→ *Varizen.*

Krämpfe

a) BEI KINDERN = häufig und vieldeutig. In den ersten vier Jahren zu 80% Infektkrämpfe bzw. *Fieberkrämpfe.*
• Fehlt Fieber: bei Säuglingen vom 3. – 12. Mo. an *Spasmophilie* (Tetanie,

→ d.) denken.
• Bei 3 – 4 jährigen evtl. *respiratorische-Affekt-Krämpfe* (typisch ist hier: Ohnmacht und Krämpfe nach heftigem Schreien, die nur Minuten dauern).
! Immer auch an Epilepsie denken, vor allem wenn sich Krämpfe wiederholen und nachts auftreten.
! Wenn das Kind morgens einen Zungenbiß hat, ist die Annahme eines nächtlichen Epilepsieanfalls gegeben, auch wenn die Eltern nichts vom Krampf gemerkt haben.

TH.: Bei *Fieberkrämpfen:* laufend kühle Wadenwickel zur Fiebersenkung, sonst TH. je nach Ursache.
• Bei *Epilepsie:* TH. entsprechend der Ursache.
• Bei *Spasmophilie:* Calcium, Vit. *D*, 12 stündige Teepause ohne Zuckerzusatz aber mit 200 – 300*mg* Vit. *C*. Dann Zitronensäure-Zweidrittel-Milch. Sedativa.
• Bei *respiratorischen Affekt-Krämpfen:* Beruhigung der Eltern und Sedativa oder:

Ho.: Gesicht im Anfall rot: Belladonna Dil.D6.
- blaß: Zincum sulfuricum Tbl.D6.
Bei zahnenden Kindern: Chamomilla Dil.D6.
- Bauchbeschwerden: Nux vomica Dil.D4.
- Appetitlosigkeit: Cina Dil.D3.
- Störungen nach Milch (Milchunverträglichkeit): Cynapium Dil.D6.
Zahnkrämpfe: Im aktuellen Fall = Belladonna Dil.D4, sonst:
Calcium carbonicum Tbl.D3 und Calcium phosphoricum Tbl.D3 im wöchentl. Wechsel.

b) BEI ERWACHSENEN:

ba) Bei *allgemeinen* Krämpfen erst *Epilepsie* (→ d.) ausschließen! DDg.: *Gelegenheitskrämpfe* sind meist Streckkrämpfe. Ursache ist meist Hirnanämie! Wenn sie durch Anstrengung, Aufrichten aus dem Liegen oder Sitzen, Pressen oder Husten ausgelöst werden, besteht Apoplexiegefahr!

TH.: Durchblutungsmittel.
Gefäßtraining durch Wechselgüsse.

bb) Bei Leuten die Diuretika nehmen = Hypokaliämie!? (→ d.).

TH.: Kaliumgaben.

bc) Bei *lokalen Krämpfen* = JACKSON-Epilepsie:
• Nach Schädelbruch = Narbendruck auf das Gehirn.
• Ohne Unfall auftretend = Tumorverdacht.

! Vor TH. stets Ursachenklärung.

Ho.: *Kaumuskelkrampf:* Aconitum Dil.D4.
- nach fieberhafter Erkrankung: Belladonna Dil.D4.
- mit rotem Gesicht und großer Pupille: Stramonium Tbl.D4.
- wenn Gesicht blaß, Haut kalt: Acidum hydrocyanicum Dil.D6.

Mimischer Gesichts-, Schreib-, Klavier-Krampf:
- nach Überanstrengung: Arnika Dil.D6.
- - bei Besserung durch Kühlung: Acidum picrinicum Dil.D6.
- - bei Besserung durch Wärme: Zincum picrinicum Tbl.D6.
- sonst: Magnesium phosphoricum Tbl.D3.

Wadenkrämpfe:
- nach Überanstrengung: Arnika Dil.D3.
- mit eiskalten Füßen: Camphora Dil.D3.
- bes. nachts: Nux vomica Dil.D4 und wenn das nichts hilft: Cuprum metallicum Tbl.D6.
- bei denen auch die Zehen krampfen: Ferrum metall.Tbl.D6.

Fußsohlenkrämpfe: Colchicum Dil.D4.

Akup.: In jedem Fall: Le.3/d u. 3E.5/d. Dazu:
- bei Armkrämpfen: Ma.36/t, Dü.4/d, Bl.60/t, KS.6/d, Di.11/d.
- bei Schreib-, Klavier-Krampf: 3E.15/t u. 15/d, Le.2/d, Dü.4/d u. Di.10/d.
- bei Wadenkrämpfen: Di.10/t, MP.3/3/d, Bl.60/d, Ga.30 u. 34/d.

Wenn die Krämpfe immer nachts sind: zusätzl. Ni.6/d u.Ga.40/d.

Krätze

→ *Scabies.*

Krebs

= *Cancer.* = Klassischer Oberbegriff für Karzinome und Sarkome. Aufgabe der Praxis ist:

Proph.: Förderung des Oxydationsstoffwechsels durch Atemgymnastik an der frischen Luft, HOT, Sauerstoff- Mehrschritt-Therapie nach ARDENNE.
- Vermeidung von Zellatmungsgiften, bes. Tabak und übermäßigem Alkoholgenuß.
- Gute Lebensführung mit Gleichgewicht zwischen Anstrengung und Ruhe.
- Vernünftige Ernährung: → u.
- Auf geregelten Stuhlgang achten.
- Behandlung und Sanierung evtl. auftretender Herde.
- In Abständen Immunstimulation: → u.

Früh. Dg. = Achten auf:

• Ungewöhnliche Blutungen, bes. solche in der Menopause, auch wenn sie gering sind.
• Das Auftreten eines Knotens oder einer Verdickung in der Brust, der Haut oder sonstwo, bes. wenn die regionalen Lymphknoten vergrößert aber unempfindlich gegen Druck sind.
• Veränderung von Warzen bzw. Naevus in Größe und Aussehen.
• Ein nicht heilendes Geschwür.
• Störung der Miktion und Stuhlbesonderheiten (Teerstuhl).
• Verdauungsstörungen oder Schluckbeschwerden.
• Anhaltende Heiserkeit oder Husten.
! In jedem Fall entsprechender Klagen selber nachsehen, palpieren (auch des Bauches), Urin und Stuhl auf okk. Blut untersuchen, evt. weitergehende Untersuchung veranlassen.
! Es gibt keine sichere Methode mit der ein Krebsfrühstadium zweifelsfrei bestätigt oder ausgeschlossen werden kann. Alle Laborteste geben Hinweise, sind auch bei anderen Krankheiten positiv. Übertriebene Bewertungen sind ebenso ungut wie die Nichtbeachtung pos. Ergebnisse. Von entscheidender Bedeutung ist das Gespräch mit dem Betroffenen (→ u.).

TH.: ! Der Krebs-Patient gehört zunächst in klinische Behandlung. Die Verhinderung einer solchen kann rechtliche Probleme verursachen.
Domäne der Praxis ist die *Nachsorge*.
Ziel der Nachsorge ist:
1. Überwachung zur frühzeitigen Erkennung von Rezidiven.
Tumormarker geben Hinweise.
2. Verbesserung oder Erhaltung eines guten Lebenswertes.
3. Die Begleitung des Schicksals.
Dem haben alle Maßnahmen zu dienen.

Psych.: Die Diagnose Krebs wird vom Betroffenen, unabhängig von der Art und dem Stadium der Erkrankung, als Todesurteil empfunden. Schon die Äußerung des Verdachtes einer *Präcancerose* verunsichert jeden und stößt ihn in einen Kreislauf von Zweifel und Hoffnung. Die Unmöglichkeit das Vorhandensein einer, mit klassischen Mitteln nicht erkennbaren Neubildung wirklich zu erkennen oder zu verneinen, erweist denjenigen, der aus einem einzigen Test auf das Vorhandensein einer Tumoranlage schließt und diese dann geheilt haben will, als Scharlatan. Die bisherigen Labortests reichen nicht aus, um ein sicheres Urteil zu fällen. Sie zeigen nur eine Dyskrasie die tumorbegünstigend wirkt, oder schon tumorbedingt ist, ohne daß aus ihrem Positivsein allein mit Sicherheit auf einen Tumor geschlossen werden kann.
Es ist deshalb zweckmäßig, den Patienten schon bei der *Erstuntersuchung*

darauf hinzuweisen, daß er über alle etwaigen Befunde informiert werde. Der Patient hat zunächst stets das Bedürfnis über die Diganose *aufgeklärt* zu werden. Dies ist *notwendig*, um seine Mitarbeit zu sichern. Selbst im positiven Falle *vermeide* man die Bezeichnung *Krebs, Krebsverdacht.* Man spreche immer nur von Tumor oder Tumorgefahr und weise - solange die Diagnose nicht abgesichert ist - darauf hin, daß nicht jeder Tumor bösartig ist, daß er aber, wenn nichts unternommen und die Entwicklung nicht beobachtet werde, *entgleisen* könne. Das Hauptgewicht der Unterhaltung ist auf das zu legen, was zu geschehen hat, sowohl in diagnostischer wie in therapeutischer Hinsicht. Entscheidend ist dabei, daß man die *Grenzen der eigenen Möglichkeiten* kennt und beachtet, um später keine Probleme zu bekommen.
Wo die Diagnose sicher ist, verrate man dem Patienten nicht mehr über sein Leiden als er selbst wünscht. Auch hier sollte sich das Gespräch auf die nötigen Maßnahmen konzentrieren und vor allem auf die vom Patienten geklagten Symptome eingehen. Bes. *bei älteren Patienten* sei man mit seinen Äußerungen vorsichtig, weil die Reflexion auf das nun Sterben-müssen schnell zu Depressionen führt. *Bei jüngeren aktiven* Personen darf man dagegen nichts vertuschen, daß ihre Lage ernst - aber nicht aussichtslos ist, denn der Gesundheitswillen des Patienten darf nicht herabgesetzt, sondern muß gefördert werden. Vielfach wird übersehen, daß das Krebsleiden psychisch in erheblichem Maße beeinflußbar ist. Der Kranke empfindet die Reaktion seiner Umgebung in weit tieferem Maße als andere. Wenn man jede Regung im Gespräch beachtet, erkennt man schnell, wie weit er sich "abgeschrieben" fühlt. Mit der Dauer des Krankseins steigt die Neigung des Patienten, Ängste zu verdrängen und Symptome umzudeuten. Das Interesse an der Behandlung läßt nach. Zorn und Wut gegen sein Schicksal wechseln mit Hoffnung und Depression. Es gilt deshalb einen außerhalb dieses Gedankenkreises liegenden Lebenswillen zu förden, am besten durch Hinweis auf die Sinnhaftigkeit des Lebens. Jede Möglichkeit der Selbstbestätigung des Patienten muß ausgenützt werden. Jede Situationsverschlechterung sollte überspielt werden. Seelische Aufrichtung kann zu erstaunlichen Besserungen führen. Vor allem sind seelische Belastungen zu vermeiden. Zu ihnen gehören auch beschwerliche bzw. eingreifende diagnostische Untersuchungen, bei denen schon von vorneherein feststeht, daß man daraus keine therapeutischen Konsequenzen ziehen kann. Wir müssen dem Patienten helfen mit seinem Krebs zu leben, denn das seelische Leid wiegt bei ihm meist schlimmer als die körperlichen Beschwerden.
Gefährlich ist es, *prognostische Festlegungen* zu treffen. Oft erweisen sie

sich als falsch. Am Ende steht meist die Resignation und ein *apathisches Verlorenheitsgefühl.* Diesem muß entgegengewirkt werden. Der Patient braucht die Zuwendung seiner Familie und seiner Freunde.

Diät: Die Existenz einer wirksamen Krebsheilkost ist umstritten. Alle *Krebsdiäten* basieren auf Krebstheorien, die von rational-einsehbaren bis zu hypothetisch- glaubhaften Vorstellungen reichen. Wie alle Theorien der Krebsgenese engen sie das bis heute noch unübersehbare Problem der Krebsentstehung meist auf einen angeblich bestimmenden Faktor ein. Sicher ist eine diätetische Beratung nützlich. Sie sollte aber Einseitigkeiten meiden.

• *Ausgangspunkt* der Beratung hat immer die Ernährungsweise zu sein, die der Patient bisher gewohnt war. Daher hat an ihrem Anfang eine eingehende Befragung über seine Ernährungsgewohnheiten, Geschmackswünsche und Unverträglichkeiten zu stehen, damit man die Diät darauf einstellen kann. Auch regionale Küchengebräuche und vor allem das primär betroffene Organ sind bei der Diätfestlegung zu berücksichtigen.

• Jede Überernährung ist zu vermeiden. Fasten- und Rohkostkuren sind umstritten, einzelne Rohkost- oder Obst- Tage aber empfehlenswert.

• Bei Betroffenheit von stoffwechselwichtigen Organen (Magen, Darm, Leber, Niere) gelten die jeweiligen Diätgebote. Sonst die Regeln einer *vitaminreichen Leberschutzkost* ohne schädliche Zusätze oder Zubereitung.

• *Von entscheidender Bedeutung ist die laufende Gewichtskontrolle.* Nach ihr hat sich der Kalorienwert der Nahrung zu richten.

• Wenn das Gewicht bei konstanter Nahrungszufuhr abnimmt oder nach Operation oder Bestrahlung trotz erhöhter Nahrungszufuhr nicht zunimmt, ist das ein prognostisch schlechtes Zeichen.

• Der *Gewichtsverlust* beim Krebskranken kann verschiedene Ursachen haben. Vom Tumor selbst oder durch die Therapie (Bestrahlung oder Chemotherapie) kommt es zu einer Aktivitätsminderung der Darmenzyme und damit zu einer Änderung der Geschmacksempfindung, einem verminderten Hungergefühl oder einer Aversion gegen bestimmte Nahrungsmittel *(Tumor-Anorexie).* Die Folge ist eine *Malnutrition* d.h. eine gestörte Resorption und Auswertung der Nahrung.

• *Unbedingt zu meiden* sind: Fleisch und Wurst von Masttieren; alle gehärteten tierischen und pflanzlichen Fette, mit Ausnahme kalt geschlagener Pflanzenöle; jedes KH-überangebot, bes. Konditoreiwaren, frisches Weißbrot oder Stärkemehlprodukte; scharfe Gewürze und starker Kochsalzgenuß.

• *Erlaubt* sind: Milch und Milchprodukte, mageres Rindfleisch, Wild und Frischfisch, gekocht oder gegrillt; alle Wurzel-, Knollen- und Blattgemüse roh und gedünstet; Schrot- oder Vollkornbrote, möglichst mit Sauerteig zubereitet; Teigwaren aus Hartgries.
• Zur *Speisezubereitung* verwendet man möglichst nur kaltgeschlagenes Sonnenblumen- oder Distel-Öl und Gewürzkräuter wie Petersilie, Dill, Melisse usw., in geringen Mengen auch Zwiebeln und Knoblauch.
Sie bessern nicht nur den Geschmack, sondern führen auch wertvolle Mineralstoffe zu.
• Alle Speisen sollen durch Aussehen und Geschmack den Appetit anregen.
• *Rauchen* ist zu verbieten. Auch soll im Zimmer und vor allem *während des Essens* nicht geraucht werden, da Nikotin die Durchblutung und damit die Sauerstoffversorgung aller Organe hemmt. Entscheidend ist das generelle Verbot, so lange noch Aussichten auf Heilung besteht. In Spätfällen muß man aber überlegen, ob man bei einem notorischen Raucher durch das generelle Verbot nicht die psychische Kraft mindert.
• *Kaffee und Alkohol* sind in geringen Mengen erlaubt. Sie können das Lebensgefühl heben und appetitanregend wirken.
Generell sind als *Getränke* jedoch *Sauermilch, Buttermilch* und möglichst frische *Pfanzensäfte* vorzuziehen. Unter ihnen vor allem der Rote-Beete-Saft (Rote-Rüben-Saft).
TRÜB empfiehlt eine *Rote-Beete-Behandlung* von mindestens 2-3 Monaten. Die roten Rüben können dabei auch als Rohkostsalat, Gemüse, *Rote-Beete-Most* (Eden) gegeben werden, oder Rote-Rüben-Pulver (Hefa) das in Sauermilch, Buttermilch, Frucht- bzw. Fruchtpreßsaft gelöst wird. Entscheidend ist, daß dabei täglich eine Menge verabreicht wird, die dem Anthocyangehalt entspricht, der in 1*l* Rote- Rüben-Preßsaft enthalten ist. Nach FERENCZI ist dieses Anthocyan auch im Rotwein enthalten.

Allg.: Auf geregelten Stuhlgang achten!
• Behandlung der meist vorhandenen Dyspepsie und Dysbakterie (→ d.). Letztere wird entweder durch Verabreichung von Coli-, Joghurt-, Kevir- oder Kombucha- Gaben über längere Zeit behandelt. Ihre Direktwirkung auf den Krebs ist umstritten, die Wirkung auf das Befinden des Patienten aber gesichert.
• Sorgsame Mund- und Hautpflege.
• Bei Inappetenz *(Anorexie)*: vor dem Essen 1 Tasse Tausendgüldenkrauttee (Hb. Centaurii = 1 Teel. auf 1 Tasse als Decoct) oder ein Stomachika.
• Bei Meteorismus ein Verdauungsenzym kombiniert mit einem Carminativum.

• Bei Durchfall ein Tanninpräparat.

Biol.: Nahrungsergänzung durch Vitamine, vor allem von Vit. A, C und B_1 in hohen Dosen.
• Lebende Hefe, u.a. als Vit$-B-$Komplex.
• Magnesium, weil die Krebspatienten häufig unter einer Magnesiumverarmung leiden.
• Fokalsanierung mit dem Ziel, abwehrschwächende Einwirkungen auszuschalten.

•Steigerung der körpereigenen Abwehrlage:

1) Durch allgemeine Maßnahmen wie Atemübungen, Spaziergänge, KNEIPP-Wechselgüsse.

2) Durch Immunstimulantien.

Klassisch mit Mistelpräparaten, vor allem als Prävention nach Operation des Primärtumors ohne Metastasen und als adjuvante Therapie bei inoperablen Carcinomen.

Ferner: durch eine Kombination von Mistelpräparaten und Thymus- oder Milzextrakt,
- durch Eigenblut,
- durch eine Tbc-Vakzine,

Spezifisch durch entsprechende Nosoden - oder:
- durch eine fallgerechte Kombination.

! Evtl. eingeleitet durch ein Überwärmungsbad nach SCHLENZ oder eine Fiebertherapie mit Echinacin i.v.

Als Begleitbehandlung:

• Unterstützung der hormonal-nervösen Abwehrsteuerung durch entsprechende Extrakte von Hypophysenvorderlappen, Nebennierenrinde, Hypothalamus und Lymphknoten.

• Erhöhung des Sauerstoffdruckes durch
- HOT nach WEHRLI.
- Oxyvenierung nach REGELSBERGER - oder:
- Sauerstoff-Mehrschritt-Therapie nach ARDENNE.

! Wichtig ist hier daran zu denken, daß die häufige **Tumor-Anämie** die Wirkung der Sauerstofftherapie stark beeinträchtigen kann. Sie wird vielfach als Fe-Mangel-Anämie angesehen, beruht aber nicht auf Eisenmangel, sondern auf einer Störung im Transport und Einbau von Eisen. Sie spricht deshalb auf Eisen meistens schlecht an.

Vielfach wird die Gabe von B_{12} empfohlen, doch dieses kann das Tumorwachstum fördern. Als Ausweichmaßnahme: Ferrum kombiniert mit Kobalt oder Leberhydrolysaten. (Am wirksamsten sind Bluttransfusionen).

• Resolvierende (lösende) Maßnahmen als:
Antithrombotische Maßnahmen. Die Wichtigkeit derselben liegt darin, daß sie das angehen (ankleben) von Krebszellen an der Kapillarwand und damit die Metastasierung behindert. Sie kann geschehen:
- durch Serum lactis bzw. saure Milch, vor allem durch die von Fett und Kasein befreiten Molken.
- durch Hemmung der Thrombocytenaggregation mit Hilfe eines Salicylpräparates oder eines Heparins.
- durch fibrinolytisch wirkende Mittel wie Schlangengifte oder proteolytische Fermente, bes. Trypsin.
- durch Metalle (Gold, Kupfer, Zinn, Kobalt, Quecksilber), die allerdings nur in intravenöser Gabe wirken.
• Steigerung der Ausscheidung
- Nach ASCHNER bes. mit Kalium aceticum, z.B. als:

Rp.: Liquor. Kalii acetici 30,0
Ol. Petroselini gtt. V
Aqua dest. ad 200,0
M.D.S. 3 x tägl. 1 Eßl.

- durch Phytotherapeutika wie die *(Saponin-)* Seifenkräuter:
Roßkastanie (Cort. Hippocastanii), Gauchheil (Herb. Anagallidis arv.), Efeu (Herb. Hederae helicis) und Seifenkraut (Rad. Saponariae); dann aber auch: Erdrauch (Herb. Fumariae), Schöllkraut (Herb. et Rhiz. Chelidonii) und vor allem Sarsaparilla (Rad. Sarsaparillae), evtl. in Kombination, z.B.

Rp.: Hb. Hederae helicis
Hb. et Rhiz. Chelidonii
Hb. Taraxaci aa 20,0
Rad. Sarsaparillae ad 100,0
M.f. sp. D.S. 3 x tägl. 1 Tasse als Abkochung.

Ho.: Als Prophylaktikum: Carcinominum Dil.D30.
- bei asthenisch, blassen Typen mit trockener Haut: Hydrastis Dil.D4.
- - mit Hautunreinheiten: Phytolacca Dil.D3.
- bei lymphatischen Typen (mit großen Mandeln): Arsenicum jodatum Tbl.D4.
In diagnostisch unsicheren Fällen (→ o.):
- allg.: Arsenicum jodatum Tbl.D4.
- bei unklaren Brustknoten: Bryonia Dil.D4.
- - wenn diese Druckschmerzhaft sind: Calcium jodatum Tbl.D4.
In sicheren Fällen:

- Carcinominum Dil.D30 und dazu
= wenn dem Krebs ein Trauma (Stoß) voranging: Conium Dil.D4.
- bei Narben-Geschwulst: Thuja Dil.D4.
In den übrigen Fällen: allg. Hydrastis Dil.D4 und dazu:
- bei Fortschreiten: Arsenicum Tbl.D4.
- bei Mundwinkelrhagaden: Condurango Dil.D3.
- bei Stuhlstörung: Carbo animalis Tbl.D4.
- bei geschwürig zerfallenden Hauttumoren: Arsenicum jodatum Tbl.D4 und Lachesis Dil.D8.
- - wenn blutend: Phosphorus Dil.D12 oder Thuja Dil.D6,
- bei übelriechenden Absonderungen: Baptisia Dil.D2 und Bufo Rana Dil.D6.
- bei Blutung: Sanguinaria Dil.D3 und Hamamelis Ø.
- bei Knochenmetastasen: Symphytum Øund Aurum jodatum Tbl.D6.
Sonst: je nach Arzneibild.

Kreislaufstörungen

→ *Hyper- u. Hypotonie.*

Kretinismus

→ *Schilddrüse.*

Kreuzschmerzen

→ *Lumbago.*

Kropf

→ *Struma.*

Krupp

= *Husten, Fieber, Atemnot:* → *Laryngitis.*

Kryptorchismus

→ *Hoden-*

Kupfernase

→ *Rosacea.*

Kyphose

= *Buckel:*

1. *Spitzwinklig* = **Gibbus**: keilförmiger Einbruch eines Wirbels.

1.1 Nach Unfall = Wirbelbruch.

1.2 Nach längeren Rückenschmerzen u. Stauchungsschmerz = Spondylitis. In der Anamnese meist Tbc.

2. **Bogenförmig** = echter Buckel.

2.1 **Sitzbuckel bei Kleinkindern** (bis 6).

TH.: Vit. D, Calcium und liegen auf harter Unterlage.

2.2 **Sitzbuckel bei Schulkindern**.

TH.: Liegen auf harter Unterlage.
- Gymnastische Übungen, Schwimmen.
- Rückenmassage mit einer Rheumasalbe zur Durchblutungsförderung.
- Vit. B_1, B_6, B_{12} und vor allem Vit. E.

! Bei Auftreten von Schmerzen nach Anstrengung denke man an:

2.3 **Adoleszentenkyphose** = SCHEUERMANN-Krankheit.

TH.: Allg. wie 2.2 nur intensiver.
- Täglich Ausgleichsgymnastik.
- Ausschaltung aller schädlichen Einflüsse.
- Ausgiebige Nacht- und mindestens 1 Std. Mittagsruhe.
- Vermeidung aller körperlichen Beanspruchung, vor allem von schwerem Heben und Tragen.
- Wenn langes Sitzen erforderlich, sollte ein von der Symphyse bis zum Sterno-Claviculargelenk reichendes Korsett getragen werden. Wichtig, daß eine gerade Haltung erzwungen wird, sonst ist das Korsett sinnlos, weil es nur inaktiviert. Daher nur bei langem Sitzen-müssen und unvermeidbaren Belastungen tragen.
- Viel Bewegung an der frischen Luft.
- Dazu: Multivitaminpräparate mit Mineralien.

Neur.: Quaddeln oder Infiltration der Muskulatur entlang der WS. Danach 1 – 2 Std. flach liegen.

Phys.: Moor- und Schwefelbäder. Wärme in jeder Form: Fangopackungen auf den Rücken, Heißluft vor der Massage.

L

Lach- und Weinkrämpfe

Wenn bei Frauen seit der Mädchenzeit = Hysterie!?
Sonst: An Lues denken.

Lähmungen

Allg.: Folge verschiedener Zustände und Erkrankungen:

- *Akut:* durch Unfall (→ d.), Schlaganfall oder schnellwirkende Gifte.
- *Als Infektfolge:* bes. bei Kinderlähmung, Diphtherie und Typhus.
- *Langsam eintretend* bei RM oder Gehirnerkrankungen.

TH.: Wenn möglich kausal und dazu:

Phys.: Erhöhung der Durchblutung der gelähmten Teile durch:

- Ganz- und Teilwaschungen.
- Heiße Heublumenwickel. Wenn diese Schmerzen auslösen: lauwarme oder (je nach Empfindung) kühle Arnikawickel.
- Teil-, Halb- und Vollbäder mit Fichtennadel-, Rosmarin- oder Eukalyptus-Zusatz.
- Wechsel- und Blitzgüsse.
- Vorsichtige Massage. Bei *spastischen Lähmungen* als Bindegewebsmassage oder Reflexmassage; bei schlaffen *Lähmungen* als Lymphdrainage.
- Günstige Lagerung, die der Überdehnung der gelähmten Muskeln vorbeugt.
- Immer: *Übungsbehandlung.* Zunächst vorsichtig, aber ausgiebig *passiv* nach vorherigem Wickel, um Kontrakturen von Muskeln und Gelenken zu verhindern. Nach 2–3 Wochen *aktiv.* Zunächst ohne Belastung im Wasser. Dann, wenn möglich: Bewegung gegen Widerstand oder (meßbar) gegen Gewicht. Man stellt als Erstes das höchste Gewicht fest, daß der Pat. mit dem gelähmten Glied anheben kann. Dann weist man ihn an, jeden Tag ein Gewicht zu heben, das $\frac{2}{3}$ so schwer ist wie das ermittelte Gewicht. Die

Übung muß konsequent einmal täglich durchgeführt werden. Dabei soll der Pat. das Gewicht 3 mal hintereinander anheben, 2 Min. Pause einlegen und dann wieder 3 mal heben usw., so lange es ohne Anstrengung geht. Geht es mehr als 20 mal, wird das Gewicht etwas erhöht. Das ganze ist allerdings nur dann sinnvoll, wenn die Übungen mindestens über Wochen und Monate, erforderlichenfalls bis zu 3 Jahren fortgeführt werden.

! Solange noch keine aktive Bewegung möglich ist:

- *Elektrotherapie* (allerdings nicht bei spastischen Lähmungen) mit faradischem Strom: Sie soll der Atrophie der gelähmten Muskulatur entgegenwirken. Die Reizung wird auf den gelähmten Muskel beschränkt und muß so angelegt und gewählt werden, daß sie den ganzen Muskel erregt. Er muß zur Kontraktion gebracht werden, darf sich dabei aber nicht spastisch verkrampfen. Jeder gelähmte Muskel wird 1 – 2 mal tägl. höchstens 10 Min. behandelt. Längere Einwirkung bringt nichts. Sie kann dadurch ergänzt werden, daß man jeden 3. Tag eine Galvanisation der großen zuführenden Nervenstämme vornimmt. Die Elektrotherapie wird beendet, sobald die erste aktive Bewegung durch den Patienten und damit eine Übungsbehandlung möglich ist.
- Daneben *passive Bewegung* (→ o.).
- Stets auch aktive Parallelbewegung der gesunden symetrischen Muskeln auf der Gegenseite.

Akup.: In allen Fällen: GG.19/t, Di.10/t u.Ga.34/t, Bl.60/d.
Bei Lähmung der oberen Gliedmaßen zusätzlich: 3E.15/t, Di.4/t u.15/t, Dü.3 u.7/t, He.5/t, sowie Ma.36/d.
Bei Lähmung der unteren Gliedmaßen: Bl.48 u.58/t, Ga.30/t, 3E.15/d u. Di.15/d.

O.Ak.: Hp.: 55, 100, 20 u. 95, Np.: 87 u. 31.

Neur.: Vermag bei richtigem Einsatz den funktionellen Anteil zu verbessern und wirkt manchmal überraschend günstig. Es bedarf jedoch großer Kenntnis, da an die A. femoralis, in den oberen Mandelpol oder an den Grenzstrang gespritzt werden muß. Nur kleine Dosen von höchstens $0,3 ml$ dürfen gespritzt werden. Der Erfolg liegt darin, daß sich die Bewegungsmöglichkeiten oft schlagartig bessern und damit die Übungsbehandlung erheblich begünstigt werden kann. Auf sie darf jedoch nicht verzichtet werden, wenn man den Erfolg nicht gefährden will.

Biol.: Hohe Dosen Vit. B_1, B_6, B_{12} und E.

Ho.: Bei schlaffer Lähmung mit geistiger Trägheit: Ferrum picrinicum Tbl.D4.
Bei spastischer Lähmung: Plumbum metallicum Tbl.D6.
Lähmung mit Zittern: Zincum valerianicum Tbl.D6.
- mit Akroparästhesien: Cocculus Dil.D3.

Von unten nach oben aufsteigende Lähmung: Conium Dil.D6.
Lähmung nach Apoplexie: Gelsemium Dil.D4.
- halbseitig, bes. rechts: Lithium carbonicum Tbl.D3.
- mit Neuralgie: Nux vomica Dil.D4.
Gelähmtes Glied kalt: Secale cornutum Dil.D6.
Facialislähmung: Causticum Dil.D4.

Lähmungsgefühl

Ho.: In allen Gliedern: Gratiolus Dil.D3.
- mit Schmerzhaftigkeit derselben: Eupatorium purpureum Dil.D3.
- mit Gliederzucken: Mezereum Dil.D6.

Lagophthalmus

= Herabhängen des Unterlides.
TH.: Ursachenklärung und wenn möglich, entsprechende Therapie.

Lambliasis

Daran denken, wenn während eines Urlaubs, einer Reise nach subtropischen und tropischen Gebieten oder unmittelbar danach Fieber, wässerige, stinkende Durchfälle mit Bauchschmerzen und starken Blähungen auftreten.
Akute Fälle kommen kaum in die Praxis. Hier finden sich eher *chronische* Fälle. An sie muß man denken, wenn jemand über Bauchschmerzen mit dünnflüssigen, faulig riechenden Stühlen klagt und sich in der Anamnese einen Aufenthalt in verdächtigen Gebieten findet.
Dg.-Sicherung durch Labor (Lambliennachweis im Stuhl).
TH.: Metronidazol-Mittel (alle **Rp.**).
Biol.: Nach- oder Begleitbehandlung mit Tct. Gallarum 3 mal tägl. 8 – 10 Tr. in Wasser.

Lärmempfindlichkeit

Allg.: Lärmschutz durch Wattepfropfen die mit einer fettigen Substanz durchtränkt sind.
Ho.: Bei asthenischen Typen: Asarum Dil.D3.
Bei Adipösen: Aurum metallicum Tbl.D6-D12.
Bei Nervösen: Coffea Dil.D6-D12.
Bei Schreckhaften: Silicea Tbl.D6-D12.

Läuse

→ *Kopflausbefall.*

Laryngitis

= *Kehlkopfentzündung.*

1. Akute Laryngitis, häufigste Ursache von Heiserkeit.

TH.: Sprechverbot. Bei Notwendigkeit nur Flüstersprache.

- Vermeidung äußerer Schädlichkeiten wie kalte, zu trockene oder staubige Luft, vom Rauchen durch den Patienten und im Zimmer des Patienten, von Alkohol und starken Gewürzen.
- Je nach Verträglichkeit und Empfindung werden die Getränke kühl, warm oder heiß gegeben. Günstig wirkt Leinsamentee (1 Teel. $\frac{1}{2}$ Std. in 1 Tasse Wasser gekocht), dünner Haferschleim oder warme Milch mit Honig.
- Feuchte Umschläge, je nach Empfinden feuchtwarm, z.B. mit Heublumen oder als Wickel mit erhitztem Schmalz, oder feuchtkalt als PRIESSNITZ- bzw. Lehm-Wickel.
- Bei starkem *Kitzel* Sedativa und evtl:

Rp.: Anaesthesin 5,0
Novocain hydrochloricum pulv. 2.0
Saccharum lactis ad 20,0
M.D.S. 3 mal tägl. 1 Messerspitze voll im Munde zergehen lassen.

- Bei *trockenem Husten*: Inhalation mit Kamillentee oder mit:

Rp.: Ol. Pini pumill.
Ol. Eucalypti
Ol. Salviae
Ammon. Chlorat. aa 5,0
M.f. Ol. D.S. 5 Tr. und 1 Messerspitze Salz in $\frac{1}{2}l$ Wasser zur Inhalation. Vor Gebrauch schütteln.

- oder mit Sprudel aus Bad Reichenhall, Bad Ems oder einfach mit Salzwasser.

! Bei Reizvermehrung absetzen.

- Bei *Fieber* Bettruhe oder mindestens Zimmeraufenthalt und Ableitung auf Haut und Nieren durch Schwitzpackung und entsprechendem Tee aus Salbei (Fol. Salviae) oder Heidelbeere (Fol. Myrtilli).

! Bei Kindern bis 8 Jahren immer auf Croup achten.

Ho.: Bei Auftreten im Zusammenhang mit einem allgemeinen Katarrh der oberen Luftwege:
- bei ersten Fieberzeichen: Aconitum Dil.D4.
- bei Kitzelhusten: Belladonna Dil.D4.
- nach Durchnässung oder Erkältung: Arnica Dil.D3.

Bei Auftreten im Zusammenhang mit Schnupfen: Ammonium carboni-

cum Tbl.D4.
Bei Rachenkatarrh: Mercurius solubilis Tbl.D4.
Bei Trockenheitsgefühl ohne Auswurf: Sanguinaria Dil.D3.
- wenn der Husten lockerer geworden ist: Hepar sulfuris Tbl.D12.
Bei Schleimrasseln: Hepar sulfuris Tbl.D3.
- mit schwer löslichem Auswurf: Tartarus emeticus Tbl.D4.
- mit dickem, klebrigem Auswurf: Kalium bichromicum Tbl.D4.
Bei Auftreten nach Überanstrengung: Arum triphyllum Dil.D2.
- nach einer Feier mit Trinken u.Rauchen: Graphites Tbl.D4.
Wenn die Heiserkeit sich beim Singen einstellt: Selenium Tbl.D6.

2. Chronische Laryngitis fast nur bei Erwachsenen.

TH.: Ursachen möglichst ausschalten: Rauchen, Schnaps trinken, Arbeiten in staubiger Luft.

- Fokale (Nasennebenhöhle, Mandeln, Zahnherde) suchen und ausschalten oder behandeln.
- Wenig sprechen und nicht singen.
- Täglich Inhalation wie oben (→ d.), noch besser: Kur in Bad Reichenhall, Bad Kissingen, Bad Dürrheim, Bad Ems, Bad Soden usw.
- Günstig wirkt auch:

Rp.: Mentholi 0,1
Paraffin. liqu. ad 20,0
M.D.S. In jedes Nasenloch morgens und abends 2 3 Tropfen träufeln (Pippettengläschen).

- INNERL.: zur Förderung der Sekretion:

Rp.: Kalium jodatum 5,0
Aqua Menthes pip. ad 25,0
M.D.S. 3 mal tägl. 10 – 20 Tr. in Wasser.

Ho.: Bei Stimmlosigkeit mit hartem Husten: Causticum Dil.D6.
Bei zähem Auswurf: Kalium bichromicum Tbl.D4.
Bei schleimigem Auswurf und weißer Zunge: Antimonium tartaricum Tbl.D12.
Sofort heiser in feuchter Luft: Carbo vegetabilis Tbl.D6.
- in trockener Luft: Natrium salicylicum Tbl.D3.
Heiserkeit verschwindet im Schlaf: Manganum Tbl.D12.
Bei Bestehen eines Kropfes: Spongia Dil.D3 oder Calcium jodatum Tbl.D4.

! **Wenn innerhalb von 3 Wochen die Heiserkeit nicht abklingt: Kehlkopfspiegelung durch den Facharzt!**
Ist die Untersuchung ohne organischen Befund dann:

Ho.: Lachesis Dil.D12.
Bei älteren Leuten: Carbo vegetabilis Tbl.D12.

Lateralsklerose, amyotrophische

→ *Amyotrophische Lateralsklerose.*

Laugenvergiftung

→ *Vergiftung.*

Leberatrophie

→ *Leberzirrhose*

Lebercarcinom

→ *Krebs.*

Lebercirrhose

= *Cirrhosis hepatis* → *Leberzirrhose.*

Leberentzündung

→ *Hepatitis.*

Leberflecken

TH.: Keine Ätzmittel! Keine Vereisung! Nicht daran herum-schneiden, -fräsen, -stanzen! Höchstens galvanokaustische Stichelung mit einem Mikrobrenner in mehreren sich folgenden Sitzungen.
! Stets Beobachtung auf verdächtige Veränderungen!

Ho.: ÄUSSERL.: Thuja oder Bellis-Tinktur morgens u. abends auftupfen.
INNERL.: Lycopodium Dil.D6-D10, Acidum hydrofluoricum Dil.D6 oder Thuja Dil.D4-D10 können versucht werden.

Leberkoma

= *Koma bei Leberkranken.*

TH.: Sofort Krankenhaus!

Proph.: Bei Zirrhotikern: Kalium.

Leberschaden

= *Hepatopathie.*

Allg.: Bei unklaren, behandlungsresistenten Oberbauchsymptomen immer daran denken. Vor allem bei Alkoholikern oder Drogenverdächtigen, sowie bei Langzeiteinnahme von leberschädigenden Medikamenten oder Patienten die im Beruf mit organischen Lösungsmitteln zu tun haben.

Ferner bei Gallenkranken.
Dg. möglich durch *einfache Serumlabilitätsprobe.*
1. Man läßt sich eine Lösung von 1*ml* Jodi puri, 2*ml* Kalii jodati in 15*ml* Aqua dest. zur JJK-Lösung mischen.
2. Man macht eine Blutsenkungsreaktion und benützt das überstehende Serum zur weiteren Probe.
3. Einen Tropfen des so gewonnenen Serums wird auf einen Objektträger gegeben und 1 Tr. JJK-Lösung hinzugefügt.
Sie nimmt dadurch die Farbe der JJK-Lösung an.
4. Nach 5 Min. wird die Probe beurteilt, am besten in 5 – 10 facher Vergrößerung und bei durchfallendem Licht.
Die Probe ist:
(Ø) negativ, wenn sie (abgesehen von der Färbung durch die JJK-Lösung) klar geblieben ist.
(+) schwach positiv bei feiner Trübung.
(+ +) deutlich positiv bei flockiger Präzipation.
(+ + +) stark positiv bei schneller grobkörniger Präzipation.

! Bei (+ + +) muß man an zirrhotische Prozesse denken.

TH.: Wie bei einer inaktiven Leberzirrhose.

Phyt.: Tees aus Mariendistelsamen (Fruct. Cardui Mariae), Johanniskraut (Hb. Hyperici), Wachholderbeeren (Fruct. Juniperi), Tausendgüldenkraut (Hb. Centaurii), Bitterklee (Fol. Trifolii), Schafgarbe (Hb. Millefolii), Zinnkraut (Hb. Equisetii), Wegwarte (Rad. Cichorii), Klette (Rad. Bardanae) oder Kalmus (Rhiz. Calami).

Ho.: Bei föditem Mundgeruch: Mercurius solubilis Tbl.D4
Bei Aufstoßen nach wenigen Bissen: China Dil.D3.
Bei gelblichem Teint: Kalium carbonicum Tbl.D4.
Bei Druck in der Lebergegend: Iberis amara Dil.D2
Bei Verstopfungsneigung: Carduus marianus Ø.
Bei Appetitlosigkeit: Gentiana lutea Dil.D2.

Leberschwellung

= *Klärung ob Fettleber oder Leberstauung (→ d.).*

Leberstauung

= *Stauungsleber.*
Folge einer Herzinsuffizienz (→ d.).

TH.: Die Behandlung der Herzinsuffizienz steht im Vordergrund.
Daher: Kardiaka und Diuretika.

Auf Stuhl, u.U. Abführmittel achten.
Stets leichte, flüssigkeits- und salzarme Kost.

Leberverfettung

→ *Fettleber.*

Leberverletzung

Bei *offener Verletzung* durch Stich in die Lebergegend:
Wunde steril abdecken und sofort Krankenhaus zur Op.
Immer daran denken, wenn es nach *Schlag auf die Leber* oder Fall aus größerer Höhe zu Schmerzen kommt, die vom rechten Oberbauch in Richtung Schulter ziehen.

Leberzirrhose

TH.: Nach Art und Aktivitätsgrad der Zirrhose.

1. **Billiäre Zirrhose** bei chronischen Gallenkrankheiten *(Stauungszirrhose)*: Op.
2. **Alkoholzirrhose**: Vollkommene Alkoholabstinenz. Sonst wie:
3. **Zirrhose nach Hepatitis**:
   Solange **Lebersterne** und **Zeichen der Pfortaderstauung** fehlen:

Diät: Grundsätzlich wie bei Hepatitis. Tägl. ca. 1 – 2*g* Eiweiß, 1*g* Fett und 3 – 5*g* KH pro kg/Körpergew. und Tag. Als Eiweiß vor allem Magerquark, Sauermilch oder Sauermilchquark und in beschränktem Maße (höchstens 1 mal tägl.) Geflügel, Kalb-, Rindfleisch oder magerer Fisch gekocht oder gegrillt. Unter den Fetten sind Butter und hochungesättigte Öle (Sonnenblumen-, Weizenkeimöl, Distelöl) erlaubt, jedoch sind erhitzte Fette und alles im schwimmenden Fett Gebratenes oder Gebackenes streng verboten. Als KH-Träger kommen Brot, Mehlspeisen, Maizena, Reis, Gries, Zucker, Honig, Gelee, zartes Gemüse und Obst in Frage.
Verbot von Alkohol und Nikotin. Auch chemische und medikamentöse Noxen sind zu meiden.

Phys.: 3 mal wö. einen Lendenwickel über Nacht.

- 3 – 4 mal wö. feuchtwarme Umschläge (Heublumen) oder Moorparaffinpackungen.
- Abends evtl. ansteigendes Halbbad.
- Evtl. Kurzwellen mit einem Elektrodenabstand von 2 – 4*cm* und im Wechsel mit feuchtheißen Auflagen.
- HOT oder Ozon-Eigenbluttherapie.

Biol.: Lebermittel.

- Ableitung über Niere und Darm durch entsprechenden Nierentee und

Beachtung der Stuhlverhältnisse. Bei ihrer Störung vor allem abführende Cholagoga.
- Vorhandene Fokalherde sanieren.
- Reichlich Vitamin B-Komplex und vor allem B_{12}.
- Bei Blutungsneigung: Vit. K.
- Bei herabgesetzter Nachtsicht: Vit. A.

Bei dekompensierten Fällen, d.h. solchen mit portalen Stauungszeichen: stationäre Behandlung.

Phyt.: Wie bei Leberschaden.

Ho.: Bei Kachexie: Phosphorus Dil.D6 vor und Arsenicum jodatum Tbl.D6 nach dem Essen.
Ekel vor Speisen, Gürtel drückt: Nux vomica Dil.D4.
Völlegefühl, Oberbauchdruck: Carduus marianus Ø.
Bei Angst und nächtlicher Verschlimmerung: Aurum Tbl.D6.
Bei kolikartigen Schmerzen: Plumbum aceticum Tbl.D6.
Bei gelblichem Aussehen: Quassia Dil.D2.

Legasthenie

= *Lese-Rechtschreib-Schwäche.*

! Überweisung an eine Logopädin oder einen Logopäden.
Als Begleittherapie: Glutaminsäure.

Leichenschau

• Jeder approbierte Arzt muß, wenn er zu einem Todesfall gerufen wird, eine Leichenschau vornehmen.
Nichtapprobierten ist sie verboten.

• Auf einem (amtlichen) Leichenschauschein sind dabei anzugeben: Personalien, Tod, Todeszeit, Todesart, Todesursache und evtl. vorausgegangene Krankheiten.

• Wenn auch nur approbierte Ärzte einen solchen ausstellen dürfen, ist die Kenntnis darüber, wenn jemand als *Tod* angesehen werden muß für jedermann wichtig.

1. *Mit einer gewissen Wahrscheinlichkeit* bei:
- Atemstillstand (ein blanker, unmittelbar vor den Mund gehaltener Spiegel beschlägt sich nicht mehr).
- Pulslosigkeit.
- Herzstillstand (auskultatorischer).

! Hier ist immer noch eine *Wiederbelebung* möglich (→ d.). Daher darf der Tod nur bescheinigt werden, wenn mindestens ein sicheres Todeszeichen vorliegt.

2. *Sichere Todeszeichen* sind:

• Die Totenflecken, die nach $\frac{1}{2} - 1$ Std. eintreten und grau-violett bis blaurötlich sind.
• Die Totenstarre. Ab etwa der 3. Std. post mortem eintretend.
• Die Leichenkälte. Zu der es durch einen Temperaturabfall von $1^0 C$ pro Stunde kommt und deren (rectale) Messung wichtig für die Feststellung des Todeszeitpunktes ist.
• Fäulniserscheinungen, die (bei Zimmertemperatur) etwa ab 24 bis 48 Std. beginnen.
! *Mord und Selbstmord müssen der Polizei gemeldet werden. Seuchentod dem Gesundheitsamt.*

Leishmaniasen

→ *Anhang.*

Leistenbruch

→ *Brüche.*

Lentigo

→ *Leberflecken.*

Lepra

→ *Tropenkrankheiten.*

Leptospirosen

→ *Anhang.*

Leukämie

Immer daran denken bei plötzl., meist nach scheinbarer Grippe eintretender Müdigkeit, schwitzen bei kleinster Anstrengung und Druck im li. Oberbauch (Milzschwellung), oder bei akut fiebriger Tonsillitis mit Schleimhaut- und Hautblutungen.
Klärung durch Blutbild.
TH.: Bei Verdacht sofort Klinik!
Klin.: Zytostatika (**Rp**).
Biol.: Kommen nur symptomatische Begleitmaßnahmen in Frage!
Diät: Kalorien- und vitaminreich. Am besten viel Obst, Gemüse und frisch gepreßte Obst- und Gemüsesäfte. Daneben genügend KH. Als Fett ungesättigte Öle. Am besten kein Fleisch, da dieses das Knochenmark reizt.
Phys.: Viel frische Luft, bes. Luftbäder. Dagegen intensive Sonnenbestrahlung (Sonnenbäder) meiden.

- Am Morgen: vorsichtiges Trockenbürsten.
- Wechselduschen auf die Milzgegend oder Oberbauchwickel.

! Nie intensive Anwendungen!

Psych. Seelische Führung ist sehr wichtig. Ganz schlecht ist es, dem Patienten oder den Angehörigen Einzelheiten über das Blutbild mitzuteilen. So werden sie auf die Zellzahl fixiert und bestehen auf seiner Normalisierung, auch wenn es dem Patienten sonst gut geht.

Ho.: Bei Schmerzen in der Milzgegend: Ceanothus americanus Dil.D2.
Fahles Aussehen, Kachexie: Chininum arsenicosum Dil.D4.
Kälteempfindlichkeit: Calcium arsenicosum Tbl.D4.
Bei geschwollenen Lymphknoten: Thuja Dil.D4.
Bei Depressionen: Kalium phosphoricum Tbl.D4.
Bei Pruritus: Natrium sulfuricum Tbl.D4.

Leukopathien

→ *Vitiligo.*

Leukorrhoe

= *Weißfluß*, → *Fluor.*

Lichen

= *Flechte.*

Allg.: Aus kleinen Knötchen *(Papeln)* bestehendes Ekzem.
In Schleimhautbezirken milchigweiß.
Der Verlauf ist chronisch, im Einzelnen nicht vorherzusehen. Häufigste Form: *Lichen ruber planus.*

TH.: Je nach Ausbreitung.
Bei schneller Generalisation als **Lichen ruber acutus** mit schwerem Krankheitsgefühl: Klinik!
In einfacheren Fällen:

Diät: Einleitung durch eine Rohkost-Kur von 8 – 14 Tagen.
Dann: Keinen Alkohol, keinen Kaffee oder Schwarztee, keine tierischen Fette, auch keine Butter. Nur wenig Fleisch.
Vor allem kein Schweinefleisch und keine Innereien.
1 – 2 Rohkost- oder Saftfastentage.

Biol.: Umstimmungsbehandlung mit Eigenblut oder Acidum formicicum.

- Vitamin A, B_2 und vor allem D_3.

Bei Blutungsneigung auch Vit. K.

- Trinken von Dürckheimer-Mineralwasser - oder:
- Tägl. einen oder mehrere Teller Suppe mit 1 – 4 Essl. Meersalz.

ÄUSSERL.: Gegen das Jucken =

• Mehrmals täglich 1 – 3 Min. mit Wasser von 35^0C Duschen und dann kurzer kalter Guß.

• Betupfen der juckenden Stellen mit:

Rp.: Novocain 0,5
Ammonium tumenolicum 20,0
Aqua dest. ad 50,0
M.D.S. ad us. ext. Auf die juckenden Stellen pinseln.

- anschließend:

Rp.: Menthol. 1,0
Anaesthesin 5,0
Lanolin. ad 50,0
M.f. ung. D.S. mehrmals tägl. auftragen.

Ho.: Allg.: Sulfur Tbl.D12.
Bei akutem Auftreten: Apis Dil.D4.
Verschlimmerung des Juckens - nachts: Arsenicum album Tbl.D6-D12
- durch Kälte oder Anstrengung: Calcium carbonicum Tbl.D6.
- durch Wärme: Apis Dil.D4.
Bei hornartigen Hautverdickungen: Antimonium crudum Tbl.D4.
Mit weiß belegter Zunge und Verdauungsstörungen: Chamomilla Dil.2.

Lichtdermatosen

1. Sonnenbrand → d.

2. Photoallergie = juckender Ausschlag.
Zuerst feststellen, ob eine Photosensibilisierung vorliegt:

Allg.: a) Durch Furocumarine *(Wiesengräser-Dermatitis)* = Dermatitis im Hochsommer.
b) Durch: Kosmetika (Gesicht), synthet. Waschmittel (Hände) oder Medikamente (Gesicht und Hände). Vor allem nach Infektbehandlungen mit Sulfonamiden.

TH.: Wo möglich Ausschaltung aller photodynamischen Stoffe.

• Sonnenbrille und Hut.

• Lichtschutzsalbe, z.B.:

Rp.: Bolus rubr.
Ichthyol. pu. aa 0,5 - 1,0
Pasta Zinci moll. ad 100,0
M.f. ung. D.S. Lichtschutzsalbe.

- oder ein entsprechendes Fertigpräparat.

Lichtscheu

TH.: Erst Refraktionsanomalien ausschließen lassen.

- Foci (Nasennebenhöhlen) suchen und entsprechend behandeln.
- Bei rein *nervöser* Lichtscheu:

Ho.: Zincum valerianicum Tbl.D6.

Lidekzem

Fast immer allergisch durch Parfüm, Insektenspray, Reinigungsmittel, Möbelpolitur, Nasenspray, Schönheitssalben usw.

TH.: Alle möglichen Allergene meiden.

Rp.: Ephedrin hydrochlor. Dil.D2
M.D.S. morgens und abends auftupfen.

Lidschwellung, akute:

→ *Gerstenkorn.*

Lidverletzung

TH.: Auge steril Abdecken und sofort zum Facharzt.

Linksherzinsuffizienz

→ *Herzschwäche.*

Linksschenkelblock

→ *Herzrhythmusstörungen.*

Lipoidnephrose

→ *Nephrose.*

Lipom

= *Fettgeschwulst.*

TH.: Harmlos, medikamentös unbeeinflußbar, Op. nur wenn sehr groß oder kosmetisch störend.

Ho.: Barium carbonicum Tbl.D4.

Lippen

1. -ekzem

TH.: Ursachen suchen und ausschalten: Lippenstifte (Gebrauch einer neuen Marke), Lippensalben, Mundwässer, Zahnpasten, aber auch Nahrungsmittel wie Kresse, Tomaten, Orangen, Zitronen, frische Feigen, manche Gewürze, Essig, Branntwein.

- *Im akut-schmerzhaften Stadium* feuchte Kompressen mit Kamillentee.
- Danach:

Rp.: Tct. Benzoes 15,0
Zinc. oxydatum 5,0
Ung. lenientum ab 100,0
M.f. ung. D.S. mehrmals täglich auftragen.

- Bei Schuppenbildung mehrmals tägl. einfetten
- INNERL.: Vit. *B*-Komplex über mehrere Wochen.

2. -gaumen-Spalte = *Hasenscharte*: Op. am besten zwischen dem 3. und 5. Lebensmonat.

3. -krebs
! Bei schlecht heilendem Einzelgeschwür der Lippe immer daran denken. Histologisch abklären lassen.

TH.: Klinisch ! Zusatzbehandlung → Krebs.

4. -leukoplakie → Vitiligo.

5. -soor → Soor.

6. -ulcera: Vor jedem Behandlungsversuch exakte Diagnose stellen: Herpeswunden, Aphthen, Ca., Lues.
Dann fallentsprechende Behandlung.

7. -verfärbungen sind Hinweis auf andere Erkrankungen:
- *gelbe* Flecken auf Fetteinlagerung oder angeborene vergrößerte Talgdrüsen der Mundschleimhaut (FORDYCE-Syndrom).
- *weiße* Flecken: Lichen (→ d.), Lues, Sklerodermie oder Soor.
- *schwarze* Flecken: Wismut-Medikation, Malariamittel, Lichen, ADDISON-Krankheit, Metallintoxikation.

8. -schwellung
- Als *Makrocheilie* (bes. der Unterlippe) angeboren und oft mit anderen Fehlbildungen kombiniert.
- Als Lippen-Elephanthiasis
- akut als allergische Reaktion (QUINCKE-Ödem) oder (bes. der Oberlippe) manchmal Begleiterscheinung der Facialislähmung (MELKERSON-ROSENTHAL-Syndrom).
- chronisch entzündlich (oft seit der Jugend).

Ho.: *Lippen* trocken, wie ausgedörrt: Arsenicum album Dil.D4.
- aufgesprungen: Bei Frauen Pulsatilla Dil.D4, bei Männern Condurango Dil.D4.
- auffallend rot: Sulfur Tbl.D3.
- blaß: Ferrum metallicum Tbl.D3.
- bläulich-cyanotisch: Natrium nitrosum Tbl.D4.

- wie taub: Oleander Dil.D2.
- - mit Zahnschmerzen: Glonoinum Dil.D4.
Aufgeschwollene Oberlippe: Natrium muriaticum Tbl.D4.
- Unterlippe: Hepar sulfuris Tbl.D4.
- wenn dieselben entzündlich sind: Mezereum Dil.D3.
Bläschenbildung auf der Lippe: Helleborus Dil.D3.
- eitrige: Hyoscyamus Dil.D6.
- herpetische am Lippenrand: Dulcamara Dil.D3.
Kleine Ulcerationen am Lippenrand: Aluminia Tbl.D3 und örtl.Betupfen mit Hydrastis Dil.D4.

Listeriose

→ *Anhang.*

LITTLE-Krankheit

→ *Lähmungen.*

Lues

→ *Syphilis.*

Luftembolie

Gefahr nach Unfällen mit Venenzerreißung.
- nach zu schnellem Aufsteigen aus großen Tauchtiefen.
- bei *unsachgemäßer i.v.-Injektion.*

Proph.: Vor jeder Injektion Luft aus der Spritze entfernen.

TH.: Kopf sofort tief und linke Seitenlage, um dem Herzen genügend Blut zuzuführen und ein Leerpumpen desselben zu verhüten.
Rasche Infusion physiol. Kochsalzlösung.
Wo nötig künstliche Beatmung.
Sofort NAW anfordern und Klinik

Luftröhrenkatarrh

= *Tracheitis → Laryngitis.*

Luftröhrenverengung

TH.: Vor jeder Behandlung ist diagnostische Abklärung erforderlich !

Luftröhrenentzündung

→ *Bronchitis.*

Luftschlucken

Daran denken bei therapieresistentem Meteorismus und Oberbauchblähung nervöser Menschen.
Hier besteht vielfach die Gewohnheit durch hastiges Essen und Sprechen Luft zu Schlucken.

TH.: Atemübungen, bes. das Ausatmen üben.
Der Patient muß sich angewöhnen:

- Während der Zuführung der Bissen nicht einzuatmen.
- Nur nach tiefer Ausatmung zu schlucken.
- Nicht hastig zu essen und zu sprechen.
- Während des Sprechens nicht "trocken" zu schlucken.

Notfalls Hypnotherapie.

Akup.: → Meteorismus.

Neur.: Quaddeln über den Magen und bei D5.

Lumbago

= *Hexenschuß.*

Allg.: Vor der Behandlung ist diagnostische Abklärung erforderlich, um einen Bandscheibenprolaps auszuschließen (→ Schmerz, von W.Vogt im Sommer/Verlag Teningen).

1. Lumbago

TH.: Beseitigung der spastischen Muskelschmerzen ist oberstes Ziel durch:

Neur.: Infiltration der palpatorisch schmerzhaften Punkte oder Zonen mit Xylocain, Lidocain oder Novocain, oder:
Segmenttherapie mit Chlorethyl. Bes. erfolgreich bei frischen Fällen: Den Schmerzbereich neben der WS mit Chlorethyl besprühen. Der Zerstäuber muß dabei ca. $30cm$ von der Haut entfernt gehalten werden. Nicht auf einen Fleck sprühen. Bei ersten Anzeichen der Vereisung sofort aufhören. Anschließend abreiben und eine Rheumasalbe einmassieren. Notfalls an 2 – 3 Tagen hintereinander wiederholen.
Wenn Erfolg danach ausbleibt, ist keiner zu erwarten.

Chir.: Lendenwirbel-Technik!
Nur nach vorheriger diagnostischer Abklärung!
Am besten 1 – 2 Std. nach neuraltherapeut. Infiltration.

Phys.: Im Schmerzzustand keine direkte Massage.
Wärmetherapie, wenn Schmerz dadurch besser wird.
! Bei Schmerzverschlechterung an Bandscheibenprolaps denken!

Klin.: Schmerzmittel.

Ho.: Bei Auftreten nach Erkältung: Bryonia Dil.D4.
- nach Durchnässung: Rhus tox.D6-D30.

- nach Liegen auf feuchter Erde: Dulcamara Dil.D3.
Sonst: Nux vomica Dil.D4.
Bei krampfhaften Schmerzen: Tartarus emeticus Tbl.D4-D6.
Bei ausstrahlen in die Beine: Causticum Dil.D6.
Bei Frauen: Sepia Tbl.D6 und Cimicifuga Dil.D4.

2. Lumbalgie = chron. Rückenschmerz.

TH.: Neuralgiebekämpfung durch:

Phys.: Wärmeanwendung in Form heißer Wickel, Heublumensack oder Fangopackung mit anschließender Massage.

- Lordosierungsübungen:

a) In Knie-Ellenbogen-Lage die Kreuzgegend abwechselnd vorwölben und einsinken lassen.
b) In Knie-Ellenbogen-Lage mit Steiß hin und her wippen.
c) In Rückenlage Knie anziehen und nach links und rechts bewegen.
d) In Rückenlage mit angezogenen Knien und flach auf den Boden gelegten Armen Kreuzgegend anheben und fallen lassen.

Neur.: Wie bei 1. über längere Zeit (neben der Phys. Therapie).

Biol.: BAUNSCHEIDT, Trockenschröpfen oder Blutegel in der Lendengegend.

Ho.: Bes. Steißbeinschmerz: Antimonium tartaricum Tbl.D6.
Infolge von Luftzug: Aconitum Dil.D6
Nach trockener Kälte: Bryonia Dil.D6.
Schmerz bes. morgens beim Aufstehen: Berberis Dil.D2.
- bes. bei Witterungswechsel: Rhododendron Dil.D2.
- stört den Schlaf: Nux vomica Dil.D4.
- steigert sich beim Ausatmen: Mercurius solubilis Tbl.D6.
Schlimmer beim Liegen: Sulfur Tbl.D6.
- bei Bewegung: Colchicum Dil.D6.
- bes. nach dem Bücken: Aesculus hippocast. Ø.
- durch Wärme: Sulfur Tbl.D12.
Besser durch Wärme: Arnica Dil.D4.

3. Ischialgie → Ischias

Lungenabszeß

TH.: Sofort Klinik.
Sonst wie Emphysem (→ d.).

Lungenbluten

= *Haemoptoe* → *Blutungen.*

Lungenembolie

Akuter Notfall

- In der Praxis bes. im Zuge einer Thrombophlebitis möglich.
- Selten auch in der Schwangerschaft.
- Daran denken, wenn **plötzl. Atemnot, Brustschmerz, Schock und Tachykardie, evtl. Arrhythmie.**

!! **Sofort NAW u. Krankenhaus!**
Bis dahin:

EH.: Wo möglich: Heparin 5000 – 10000 E. i.v.

Neur.: Quaddeln entlang der Rippenansätze am Sternum und im Bereich der oberen Brust-WS.

Lungenemphysem

→ *Emphysem.*

Lungenentzündung

→ *Pneumonie.*

Lungenfibrose

Daran denken, wenn nach Lungenentzündung oder auch ohne solche, eine langsam zunehmende *Belastungsdyspnoe* auftritt, die häufig mit blauer Cyanose und Trommelschlegelfinger verbunden ist.

Die Auskultation ist lange normal, nur die respiratorischen Größen sind verkleinert.

Rö.: Erst in fortgeschrittenen Fällen: Wabenlunge.

TH.: Atemübungen.
Hohe Dosen trypsinhaltiger Enzyme.
Tägl. einmal den Brustkorb mit einer heparinhaltigen Salbe einmassieren.
Sonst wie Asthma cardiale (→ d.) oder Bronchitis (→ d.).

Lungenganggrän

TH.: Klinik.

Lungenkrebs

= *Lungencarcinom.*

TH.: Klinik, sonst → Krebs.

Lungenödem

→ *Asthma cardiale.*

Lungen-Pleura-Verletzungen

Meist Stichverletzung.

EH.: *Ruhe* bewahren, Kleidung vorsichtig ausziehen, Wunde steril abdecken.
Auf Trage in halbsitzender Stellung zur Klinik.
Reichlich trinken lassen.
Bei Schock: → d.

Lungenstauung

→ *Asthma cardiale.*

Lungentuberkulose

→ *Tuberkulose.*

Lungentumoren

Gutartige sind meist symptomlos. An bösartige denken bei Männern, bes. Rauchern über 40 mit chron. Bronchitis.

Lupus erythematodes

Daran denken bei

- Schmetterlingsausschlag im Gesicht, alternativ makulo-papulöse Läsionen am Ellenbogen und auf den Brüsten.
- Gelenkschmerzen.
- Eiweiß im Urin (oft nur Spuren).

TH.: Lichtschutz der Haut durch entspr. Salben.

Klin.: Cortison u. Immunsupressiva oder Antimalaria-Mittel (**Rp**).
Alternative potenzierte Aurum-Injektionen.

Ho.: Bacillinum D30 1 x wö., Thuja D6 1 x tägl. und Calcium carbonicum Tbl.D6 3 x tägl.
ÄUSSERL.: Hydrocotyle Ø, 1 Teel. in 1 Eßl. Glycerin gelöst.
Bei belegter Zunge u. Magendruck: Hydrastis Dil.D4.
Bei depressiver Verstimmung: Aurum muriaticum Tbl.D4.

Luxation

EH.: Ruhigstellung und Krankenhaus.

TH.: *Bei habituellen Luxationen* evtl Op. und danach Beh. wie Bindegewebsschwäche (→ d.).

Lyell-Syndrom

a) INFANTILER TYP: Daran denken, wenn bei Kindern unter 10 plötzlich Blasen und Krusten um den Mund, später am ganzen Körper auftreten und großflächige Wundareale sich ablösen. Ursache sind Staphylococcen.

b) ADULTER TYP: Dasselbe Bild im Alter.

TH.: Klinik!

Lyme-Arthritis

Daran denken bei Fieber, umschriebenem rot-bläulichem Erythem, Lymphknotenschwellung, Gelenkschmerzen, wenn sich in der Anamnese ein Zeckenbiß findet.

TH.: *Zunächst klinische Abklärung.*

Lymphadenitis

1) **akute:** stets im Zusammenhang mit einer Entzündung im Bereich der Zuflußgebiete stehend.

TH.: Im Vordergrund steht die Ursachenbehandlung.
LOKAL: eine Heparinsalbe.

2) **chronische:** Im Vordergrund steht die sorgfältige diagnostische Abklärung.

TH.: Behandlung entsprechend dem Ergebnis.
Bis zur diagnostischen Abklärung
Cistus canadensis Ø, alle 2 Std. 10 Tr. in 1 Eßl. Wasser

Lymphangitis

Sofort daran denken bei schmerzhaft rotem Streifen der zentralwärts zieht.

TH.: Zunächst ist eine Antibiotikatherapie (**Rp**) nicht zu umgehen.
Sonst:

Ho.: Im ersten Moment: Belladonna Dil.D4 und Apis Dil.D4 in zweistündl. Wechsel.
Parallel zum Antibiotikum: Lachesis Dil.D8 oder Vipera Dil.D8
Bei Abzedierung: Hepar sulfuris Tbl.D3
Nach der Inzision: Silicea Tbl.D3-D6.
Bei chron. Eiterung: Carbo vegetabilis Tbl.D6.
Bei alten Fällen: Vipera Dil.D12.

Lymphatische Diathese

→ *Exudative Diathese.*

Lymphatische Leukämie

Symptome ähnlich wie Lymphogranulomatose (→ d.).

Lymphknotenschwellung

→ *Lymphadenitis.*

Lymphknotentuberkulose

→ *Tuberkulose.*

Lymphödem

"Dickes Bein" am häufigsten nach Strahlentherapie im Unterleibsbereich von Frauen. Seltener nach Venen- oder Lymphbahnentzündung (Thrombophlebitis, Lymphadenitis).

Proph.: Abschnürende Kleidung, Gürtel usw. meiden.
! Keine zu warmen und zu ausgiebigen Bäder.
! Keine Sonnenbäder.
! Keine groben Massagen.
! Kein langes Sitzen oder Stehen.

TH.: Beine, wo immer möglich, hochlegen!
• Radfahrübungen im Bett.

Diät: Nicht blähend und salzarm.

Phys.: Kalte Kneipp-Güsse.
• Schwimmen in nicht zu warmem Wasser.
• Manuelle Lymphdrainage!!
! Gummistrumpf (vor dem Aufstehen anziehen!).

Med.: INNERL.: Diuretika und Rutinpräparate.
ÄUSSERL.: Eine lymphwirksame Salbe.

!! *Zur Verhütung von Komplikationen* (Erysipel, Mykosen): Waschung und nachfolgender Anwendung einer antiseptischen Lösung. Z.B.: Rivanol/ Aqua dest 1 : 1500.

Lymphogranuloma inguinale

→ *Geschlechtskrankheiten.*

Lymphogranulomatose

Immer daran denken beim Zusammentreffen von Lymphknotenschwellungen, unregelmäßigen Fieberschüben und Pruritus.

TH.: Klin.: Bestrahlung, Zytostatika (**Rp**).

Biol.: → Krebs.

Lymphom

Lymphknotenschwellungen.

TH.: Je nach Diagnose.

Lymphosarkom

→ *Lymphogranulomatose.*

Lyssa

= *Tollwut.*

M

Madenwürmer

→ *Würmer.*

Magen

1. -atonie: *Speisen bleiben lange im Magen, langdauerndes Völlegefühl (Magendruck) nach dem Essen.*

TH.: Soweit ein Grundleiden nachweisbar ist (chron. Obstipation, Gallensteine, Hepatopathie), wird dieses erst behandelt.

Diät: Mehrmals täglich (bis 6 mal) kleine Mahlzeiten.
Nicht mehr als 1*l* tägl. trinken.
Keine Süßspeisen, da sie Gärung verursachen.

Sonst: Anregung des Appetits durch ein Stomachikum.
Bei Sodbrennen od. saurem Aufstoßen: ein Antacidum.
Bei fauligem Aufstoßen:

Rp.: Acid. salicylic. 0,1
Resorcin ad 0,5
M.D.S. eine Messersp. in 1 Glas Wasser. Nicht mehr!
Vor Kindern schützen!

Ho: Strychninum nitricum Dil.D4, 10 Tr. i. W. 10 Min. a.c.

Phys.: Vor dem Essen Bauchschnellen.
Wenn nach 3 Wo. kein Erfolg: Rö.

2. -ausgangsverengung

TH.: evtl. Op.

3. -blutung → Blutungen.

4. -karzinom → Krebs.

5. -geschwür → Ulcus ventriculi.

6. -katarrh → Gastritis.

7. -krämpfe

TH.: Zuerst nach einer Grundkrankheit suchen: Ulcus, Gastritis, Hiatushernie oder Gallensteine (diese sind die häufigste Ursache).
Wenn nach einem opulenten Mahl *akut* auftretend = Magenüberdehnung.

Neur.: Quaddeln über dem Magen und paravertebrale Inj. bei D5-8.

8. -krebs → Krebs.

9. -neurose

TH.: Erst org. Ursache (Gastritis, Cholecystitis) ausschließen.
Dann Neurosebehandlung.

10. -resektionsfolgen → Dumping-Syndrom.

11. -schleimhautentzündung → Gastritis.

12. -schmerzen → Gastralgie.

13. -sekretionsstörungen → Sodbrennen u. Anazidität.

14. -senkung = Gastroptose → Enteroptose.

15. -übersäuerung → Sodbrennen.

Magersucht

= *Anorexia nervosa bzw. - mentalis.*

Bei uns normalerweise in den meisten Fällen *Abmagerung* als Folge einer Krankheit (→ d.).

Als eigene Krankheit *vorwiegend bei Mädchen in der Pubertät als Pubertätsmagersucht.*

Psych.: steht im Vordergrund, da seelische Faktoren für das Entstehen maßgebend sind. Dies wird meist verkannt, weil das Verhalten in einem auffallenden Gegensatz zum Schwund der Körperkräfte steht. Die Mädchen sind ausdrucksstark, lebhaft, zeigen erhebliche Aktivität und Willensstärke auf der einen Seite, magern aber gleichzeitig bis zum Skelett ab. Diese Differenz ist die Folge des Sträubens gegen die Übernahme der Geschlechtsrolle. Das Eintreten der Regel bedeutet für die Mädchen einen weit tieferen Einschnitt als die Pubertät beim Knaben. Manche Mädchen fühlen sich daher von der Natur gegenüber den Knaben benachteiligt. Dies wird verstärkt, wenn sich die Mädchen von den Eltern auch in der Ausbildungsförderung gegenüber den Brüdern benachteiligt fühlen. Das Ergebnis ist eine Abwehrhaltung gegenüber dem eigenen Geschlecht und den Eltern, die von letzteren meist nicht bemerkt wird.
Für die Anorexia *typisch* ist das Zusammentreffen von Abmagerung und Amenorrhoe.
Klärung ist nur möglich, wenn man das betroffene Mädchen und die Eltern getrennt befragt.

Bei den Mädchen steht die Frage nach Hunger, Stuhlgang, Erbrechen oder Brechneigung, Abführmittelgebrauch und Regel im Vordergrund. Ferner die Gewichtskontrolle.

Daneben frägt man nach dem, was sie beruflich tun und was sie am liebsten tun würden.

Man rechne dabei nicht von vorneherein mit ehrlichen Antworten.

Meist wird angegeben, daß sie "normal essen" aber gleich satt sind und dann Magendrücken haben.

Die Eltern werden ebenfalls nach dem Essen der Mädchen befragt und auch danach, wie sie sich die Zukunft des Mädchens vorstellen.

Den Eltern wird aufgegeben, gegenüber dem Mädchen "so zu tun als sei nichts." Sie sollen aber heimlich aufpassen, ob das Mädchen während des Essens immer wieder verschwindet bzw. auf die Toilette geht und ob sich in ihrem Zimmer Abführmittel befinden.

Nicht selten werden Abführmittel genommen und Erbrechen provoziert, um ja nicht dick zu werden.

TH.: Nach Aufdeckung der persönlichen Probleme sollte im Gespräch mit dem Mädchen und mit den Eltern versucht werden, diese zu lösen.

Das Mädchen sollte wieder fest in die Familie eingebunden werden und eine entsprechende Zuwendung erhalten.

Besonders wichtig ist dabei das Mutter-Tochter-Verhältnis. Die Mutter muß die Tochter "voll" nehmen, sie etwas machen lassen ohne ihr dazwischen zu reden. Ihre Leistung muß von den Eltern auch anerkannt werden. Rauchverbot!

Diät: Keine Mastdiät, sondern hochwertige Eiweiße wie Milch, Milchprodukte, gutes Fleisch, Eier. Ausreichend KH und wenig, aber gutes Fett (Butter und gute Öle), da dieses schnell sättigt. Backwaren und Konditoreierzeugnisse können, wenn sie von der Patientin gern gegessen werden, reichlich Verwendung finden.

- Am besten wird der Tag damit begonnen, daß die Patientin vor dem Aufstehen eine Tasse Tee mit Traubenzucker erhält. Dadurch steigt der Blutzucker, der ein Hungergefühl erzeugt.
- Dann als Frühstück BIRCHER-Müsli oder Haferbrei.
- Kleine Zwischenmahlzeiten, am besten Milch.

! Man darf sich von diätetischen Maßnahmen nicht zuviel versprechen. Das wichtigste ist, daß die Kost toleriert wird, auch wenn sie kalorisch nicht ganz den eigenen Wünschen entspricht. Dazu sind immer Konzessionen an den individuellen Geschmack nötig! Dieser muß daher *vor* Aufstellen des Speiseplans ermittelt werden!

! Das Gewicht von den Eltern tägl. prüfen und aufschreiben lassen.

Bei Gewichtsanstieg darauf achten, daß es sich dabei nicht um ein *Hungerödem* handelt.
Nach abendlicher Knöchelanschwellung fragen. Wenn ja: *Klinik!*

Med.: Zur Appetitanregung ein Amara, z.B.:

Rp.: Tct. Amara (DAB)
Tct. aromatica (DAB) aa 10,0
M.D.S. jeweils 10 Tr. vor den Mahlzeiten.

Dazu: Vitamin-Mineral-Komplex Präparate.

Zell.: Hypophyse ant., Thalamus, Hypothalamus, Ephyse, Placenta.

Phys.: Viel Ruhe, mindestens 10 – 12 Std. Nachtruhe. Dazu Hinliegen nach dem Mittagessen ($\frac{1}{2}$ – 1 Std.).
- Leichte Gymnastik, bes. morgens.
- Spaziergänge (mit Freundinnen oder Eltern).

Makroglobelinämie WALDENSTRÖM

Symptome wie Leukämie (→ d.).

Malabsorptions-Syndrom

gekennzeichnet durch Durchfall, Gewichtsverlust, Schwäche.
Bedingt:
- Bei Kleinkindern durch Lactoseintoleranz oder sonstigen Enzymdefekt.
- Pankreatogen durch chron. Pankreatitis bei Alkoholismus oder Gallensteinen.
- Gastrogen nach Magenresektion.

TH.: Entspr. der Ursache, allgemein aber:
- Alle 2 – 3 Std. eine kleine Mahlzeit.
- Pankreasenzyme mit hohem Lipasegehalt zu jeder Mahlzeit. Von vorneherein in der vom Hersteller angegebenen Höchstdosis.
Bei unzureichender Wirkung gibt man vor dem Essen ein Antacidum.
- *Keine* Enzyme mit Gallensäuren oder laxierender Wirkung.
- Vitamin-Mineral-Kombinations-Präparate.

Malaria

Daran denken, wenn es bei einem Pat. nach Tropenaufenthalt in Abständen zu Schüttelfrost, Schweißausbruch, Fieber, Kopfschmerz und Gliederschmerzen kommt, die nach 12 – 24 Std. wieder abklingen.

TH.: ! Diagnostische Klärung durch Veranlassung entspr. Blutuntersuchung.
Wenn pos.: Melden!
Zur Nachbehandlung:

Nos.: Malaria

Malignom

= *bösartiger Tumor → Krebs.*

Malleus

= *Rotz: → Anhang.*

MALLORY-WEISS-Syndrom

= *Magenblutung bei Alkoholikern.*
Sie erfolgt aus Schleimhautrissen, die nur endoskopisch erkennbar sind.

Maltafieber

= *Brucellose: → Anhang.*

Malum coxae

= *Hüftgelenksarthrose.*
TH.: → Arthrose.
Bei starken Gehstörungen Rö., evtl. Hüftplastik empfehlen.

Malum perforans pedis

= *Geschwür an der Fußsohle.*
TH.: Da für RM-Erkrankungen typisch, erst Dg. Abklärung. Dann wie Ulcus cruris (→ d.).

Mammaekzem

1) AKUT: Erweichen der Krusten mit Olivenöl und einpudern mit Dermatol.
2) CHRON.: morgens mit einer Fettsalbe einreiben, abends eine antimyko tische Salbe. Zuvor jeweils einen Umschlag mit Tryptoflavin $2,0ml$ in jeweils $200,0ml$ Kamillentee und Alkohol.

Mammahypertrophie

TH.: Ein gewisser Erfolg konservativer Behandlung ist nur in der Pubertät zu erwarten. Auch hier nur bei herabgesetztem Grundumsatz (Hypothyreose).
Diät: Wie bei Adipositas.
Med.: Versuch mit

Rp.: Kalii jodati 4,0
Aqua dest. ad 25,0
M.D.S. 3 x tägl. 20 Tr. in 1 Glas Wasser.

! Dabei Puls kontrollieren.

Mamma-Karzinom

48% der Mamma-Karzinome sind im oberen äußeren Quadranten lokalisiert. Deshalb hier besonders sorgfältig tasten und Tastbefunde ernst nehmen.
Ca. in der Familie bedeutet eine Risikoerhöhung.
TH.: → Krebs.

Mandel

1. **-Abszeß**
2. **-entzündung** → Angina tonsillaris.
3. **-vergrößerung** im Kindesalter: konstitutionell, später auftretend; meist Folge chron. Tonsillitis.
   Da auch die konstitutionelle Vergrößerung eine Abwehrschwäche bedeutet, sollte man sie behandeln.

TH.: → Adenoide Wucherungen.

Manische Zustände

Sie sind meist schwer zu erkennen, weil der Maniker meist gut angepaßt, selbstbewußt, unbekümmert, schlagfertig und gesellig ist. Er fühlt sich nicht krank, sondern bestens, ist voller Tatendrang, Aktivität und Selbstüberschätzung. Auffällig sind nur, daß er seinem Gedankenfluß sprachlich nicht mehr folgen kann und nur noch Satzbruchstücke aneinanderreiht, sowie zu zornigen, erregten und verworrenen Ausbrüchen neigt, wenn man ihn nicht versteht.
In den meisten Fällen kommt nicht der Pat. selbst, sonderen seine Angehörigen klagen.
TH.: Lithium
Zu Ausbrüchen neigende müssen in die psychiatrische Klinik!
Ho.: Hyoscyamus niger Dil.D6 - und dazu bei:
- Depressionen: Calcium carbonicum Tbl.D30.
- Selbstmordgedanken: Cimicifuga Dil.D3
- Wechsel von Wut und Reue: Crocus Dil.D6.
- Anfällen mit Absencen: Belladonna Dil.D6.
- Lachanfällen: Crocus Dil.D4.
- religiösem Wahn: Veratrum album Tbl.D6.
- Nymphomanie: Barium muriaticum Tbl.D12.
- Ausbleiben der Menses: Cuprum aceticum Dil.D3.

Masern

= *Morbilli*
! **Meldepflichtig** ist der Tod.

TH.: Bettruhe in gut gelüftetem, nicht verdunkeltem und nicht geheiztem Zimmer.
Luft durch Aufhängen nasser Tücher feucht halten.
Sorgfältige Mundpflege, häufige Mundspülung.

Hydr.: Bei Fieber Salzwasser-Hemd mit ca 25^0C zur Hervorbringung eines starken Exanthems. 1 Std. liegen lassen, Nachschwitzen lassen, dann abwaschen mit Wasser in dem Arnikatinktur gelöst ist (1 Teel. auf $1l$).
Keine Wadenwickel, da diese das Exanthem hemmen.
Warme Bäder (38^0C) erst nach Abklingen des Exanthems,

Diät: Viel Obstsäfte, bes. Zitronen-, Orangen-, Sanddornsaft, evtl. mit Traubenzucker.
Sonst nur leichte Kost.

Biol.: Echinaceapräparate.
Evtl. 2, 4, $6ml$ unverändertes Eigenblut im Abstand von 2 Tagen i.m.

Ho.: *Prophylaktisch:* Aconitum Dil.D6 oder Pulsatilla Dil.D6 in Verbindung mit Morbillinum (Nosode).
Nach Ausbruch:
Im katarrhalischen Stadium: Aconitum Dil.D4.
- mit zähem Schleim: Kalium bichromicum Tbl.D4
und Euphrasia Ø (1 Teel. auf 1 T. Wasser) schnupfen lassen.
Bei Bellhusten und Conjunctivitis: Belladonna Dil.D4.
Wenn auch Durchfall besteht: Pulsatilla Dil.D6.
Bei Kälteempfindlichkeit: Hepar sulfuris Tbl.D4.
Bei Gliederschmerzen: Toxicodendron Dil.D6.
Bei verzögertem Ersch. d. Exanthems: Bryonia Dil.D4.
Bei Abklingen des Ausschlags: Sulfur Tbl.D6.
Bei Folgezuständen: Morbillinum D.30 (Nosode).
Bei Drüsenschwellungen: Bacillinum D.15
Bei Augenbindehautreizung: Arsenicum Tbl.D6.
Bei Hustennneigung: Cuprum aceticum Dil.D4.

!! Stets Kreislaufüberwachung.
Bronchitis behandeln (→ d.).

Mastdarm

1. -karzinom: Stets daran denken, wenn es bei einem Pat. über 45 zu schmerzlosen "Hämorrhoidalblutungen" oder bisher unbekannten Störungen des Stuhlgangs mit Schleimabgang kommt. Auf okk. Blut untersuchen?!.

TH.: Operation, sonst → Krebs.

2. -fissur → Analfissur.

3. **-fistel** → Analfistel.
4. **-krebs** → Darmkrebs.
5. **-polyp** = Symptome wie 6.:
TH.: Op.
6. **-verengung**
TH.: Dg. Abklärung und entspr. TH.
7. **-vorfall** → Aftervorfall.

Mastitis

= *Brustdrüsenentzündung.*

1) AKUTE meist bei Wöchnerinnen in den ersten 4 Wochen.

TH.: Hochbinden der Brust.

- Regelmäßiges Absaugen der Milch mittels Saugglocke.
- Feuchte Umschläge mit Arnikatinktur (1 Teel. auf $\frac{1}{2}l$ Wasser). Danach Echinaceasalbe auftragen.
- 2, 4, $6ml$ unverändertes Eigenblut im Abstand von 2 Tagen i.m.

Ho.: *Prophyl.:* Arnika Dil.D3.
Bei ersten Anzeichen (Brustschmerz und Knotenbildung): Croton tiglium Dil.D4.
Wenn nur Schmerz und keine Knoten: Aconitum Dil.D4.
Bei Rötung: Belladonna Dil.D4.
Wenn nicht innerhalb von 24 Std. Besserung: Bryonia Dil.D4 oder Apis Dil.D4.
Schmerzen beim Stillen: Phytolacca Dil.D3.
Bei Fieber und Abszeßbildung ist ein Antibiotika (**Rp**) *nicht zu umgehen.*

2) CHRON.:

- Gutsitzender Büstenhalter,
- feuchte Umschläge wie bei der ak. Mastitis.
- Fokalsanierung und Eigenblut im Abstand von 8 Tagen.

! Beobachtung.

Ho.: Bryonia Dil.D4.
Bei Schmerzen: Apis Dil.D4.

Nos.: Mamma-cystica-Nosode.

Mastodynie

= *Mammaschmerzen*

14 - 7 Tage vor Beginn der Menses ohne eindeutigen Palpationsbefund.

TH.: Aufklärung über die Harmlosigkeit bzw. Regelgebundenheit.
In der 2. Zyklushälfte:

Phys.: Gutsitzender Büstenhalter.
Abends Brustguß oder lauwarmes CO_2-Bad.
Reizklima meiden.

Diät: Wenig Fleisch, vorwiegend lactovegetabil.

Ho.: Bei zarten Blonden: Pulsatilla Dil.D4.
Bei Milchdrüsenschwellung: Croton tiglium Dil.D4.
Sonst: Hydrastis Dil.D4.

Nos.: Mamma-cystica-Nosode.

Mastoiditis

→ *Otitis media.*

Maul- und Klauenseuche

→ *Anhang.*

Medianuslähmung

→ *Lähmungen.*

Mediastinaltumoren

Verdächtig sind gestaute Halsvenen, Schulter-Arm-Paraesthesien, Atembeschwerden, Trommelschlegelfinger.
Klärung nur durch Rö. möglich.

TH.: Op. danach wie bei Krebs.

Mediastinitis

Daran denken, wenn im Zusammenhang mit einem Panaritium plötzl. Schüttelfrost, hoh. Fieber, Brustbeinschmerz und Schluckbeschwerden auftreten.

TH.: Notfall, sofort Krankenhaus.

Medikamentenmißbrauch

TH.: SCHROTH-Kur und psychol. Beeinflussung.

Megacolon

1. **M. congenitum** = HISCHSPRUNG-Krankheit: Obstipation, Eßunlust, aufgetriebener Bauch, nach Tagen immer wieder Entleerung großer Massen.

TH.: Vorsichtige Bauchmassage im Uhrzeigersinn.
- Zellulosearme Kost.
- Zur Entleerung evtl Einlauf.

Wenn nach 3 Wochen kein Erfolg: Op.

2. Idiopathisches M.: Beginn im Kindesalter.

TH.: Milchfreie, schlacken- und KH-arme, aber an essentiellen Fettsäuren reiche Kost.
- Darmspülungen mit Malzextrakt.
- Leichte Laxantien.

Ho.: Secale corn. Dil.D4 und Belladonna Dil.D4 im Wechsel.

Mehlnährschaden

→ *Säuglingsdiarrhoe.*

Melaena

= *Teer- oder Blutstuhl → Blutungen.*

Melancholie

Traurig-pessimistische Grundstimmung, Antriebschwere (es geht kaum etwas von der Hand) mit Neigung zum Grübeln.
Meist Appetit- und Schlafstörungen, mit der Gefahr des Übergangs in Depression. Skrupel, Überdruß und Selbstmordgedanken bilden den Übergang in *manisch- depressive Zustände.*

TH.: In erster Linie:

Psych. Ausgiebige Gespräche mit dem Ziel einer Neuorientierung der Lebensauffassung durch Regelung der Lebensweise. Am besten entwirft man einen Stundenplan mit ausgiebiger Bettruhe und handwerklicher Beschäftigung. Man gebe dem Pat. ein neues Ziel, eine Aufgabe und kontrolliere deren Erfüllung, indem man sie stets *positiv* als Leistung bewertet, die zeigt, daß die pessimistische Haltung des Pat. unbegründet ist.

Allg.: Beseitigung bestehender Verdauungsstörungen.
Ernährungsregelung.

Phys.: Morgendliche kühle Abreibung.
Wechselgüsse.

Med.: Psychopharmaka je nach Zustand und nur wenn nötig.

Ho.: Frische M. nach seel. Trauma: Ignatia Dil.D6.
Bei Schlafstörungen und nächtl. Grübeln: Cimicifuga Dil.D6.
Angst vor allem, kalter Schweiß: Veratrum album Tbl.D6.
M. als Folge von Kummer und Sorgen: Acidum phosphoricum Dil.D3.
Bei Obstipation, Oberbauchdruck: Plumbum aceticum Tbl.D6.
Selbstmordgedanken, bes. bei Männern: Aurum muriaticum Tbl.D4.
- bei Frauen: Platinum Tbl.D12.
- - mit Verschlimmerung bei naßkaltem Wetter und während der Menses:

Cimicifuga Dil.D4-12.
Bei Depressionen: Arsenicum Tbl.D6.
- und Abmagerung: Jodum Tbl.D4.
Bei leichter Reizbarkeit: Mercurius solubilis Tbl.D12.
- mit Hinterkopfdruck: Kalium phosphoricum Tbl.D6.
Puerperale M.: Platinum Tbl.D12.
- mit Ausbleiben der Regel: Senecio aureus Dil.D2.
Mit philosoph. oder religiöser Grübelsucht: Sulfur Tbl.D30.

Akup.: GG.19/t, He.3/t und Ma.36/d.

Melanom

In der Praxis wichtig: 1. Erkennen, 2. Nachsorge mit Stärkung des Immunsystems.
Verdächtig ist jeder lange bestehende dunkle Naevus oder Pigmentfleck der sich plötzlich verändert: wächst, Pigmentänderungen zeigt, leicht blutet usw.
Da das M. zu den bösartigsten Tumoren gehört, bei Verdacht fachärztliche Abklärung suchen.

TH.: Klinisch Op. (ausgedehnte Exzision). Strahlenbehandlung und Chemotherapie sind wenig erfolgreich.
- Nach der Exzision Überwachung.
- Wegen der hohen Metastasierungsgefahr alle Beschwerden über die der Pat. klagt ernst nehmen, ihn aber nicht durch unkluges Reden verunsichern.
- Im Abstand von 2 – 3 Monaten: Lactatdehydrogenase (LDH) und Alpha-1-Fetoprotein (AFP) untersuchen lassen.
- Reichlich Vit. *A*. 100.000 E. pro Tag!!

Nos.: Zur Steigerung der Immunabwehr:
Tuberculinum und Mucor rac. lokal und systematisch.
Günstig in Verb. mit HTO.

Sonst: Wie bei Krebs (→ d.).

MENIERE-Krankheit

= plötzl. Schwindel, Hörverlust, Ohrensausen mit Übelkeit bis zum Erbrechen, Schweißausbruch und Bradykardie. Meist zw. dem 40. u. 50. Lebensjahr.
Prodrome: Ohrgeräusche, Hörverschlechterung, Ohrdruck.

TH.: Nicotin u. Alkohol meiden.
- Salz- und flüssigkeitsarme Kost.
- Diuretika zur Entwässerung.
- Spasmolytische Durchblutungsmittel.
- Sedativa und Antiemetika zur Minderung des Schwindels.

Biol.: 3 – 4 Blutegel auf den Processus mastoideus (Warzenfortsatz).
Sauerstoff-Th. bes. HTO.
Neur.: Quaddeln über oder Injektion an den Proc. mastoideus.
Ho.: Chininum sulfuricum Tbl.D3.
Bei Auftreten nach dem Schlaf: Lachesis Dil.D12.
!! Bei M. *keine chiroprakt. Manipulation am Hals.* Sie kann Anfall auslösen!

Meningealblutung

→ *Apoplexie.*

Meningismus

= *Auftreten von Kopfschmerz, Nackensteifigkeit und Benommenheit im Zuge fieberhafter Infektionen.*
TH.: Behandlung des Grundleidens.
- Kühle Lappen auf Stirn und in Genick.
- Förderung der Diurese.

! Verlaufsbeobachtung!

Meningitis

TH.: Bei Verdacht Krankenhaus.
Als Meningitis epidemica: meldepflichtig!

Meniskusschaden

Daran denken beim plötz. Eintreten von:
1. Streckhemmung bzw. Schmerz vorne im inneren Gelenkspalt beim Überstrecken.
2. Immer wiederkehrende *Einklemmungserscheinungen.*
Sie können durch Zug am Unterschenkel u. gleichzeitigem Schütteln oder Drehen beseitigt werden.
3. Schnappen im Gelenk bei Bewegung.
4. Tastbare Vorwölbung im Gelenkspalt.
5. Schmerz bei Außenrotation des Unterschenkels im gebeugten Knie (STEINMANN-Zeichen).

TH.: In frischen Fällen (bes. bei Kindern), sofern *keine Einklemmungserscheinungen* bestehen: Ruhigstellung durch Schiene und antiphlogistische Umschläge mit einer Heparinsalbe, sowie innerl. Antiphlogistika (Rutoside, Aesculuspräparate).
! Keine Massagen!
- Nach Besserung Bewegungsübungen und binden des Knies beim Gehen.
- *Bei Einklemmungserscheinungen* und bei Erfolglosigkeit der konserva-

tiven Maßnahmen *stets Op.*
! Damit nicht zu lange warten.

Menorrhagie

= *verlängerte Regelblutung → Menstruationstörungen*

Menses

= *monatliche Regel der Frau.*

Menstrualexantheme

= *urtikarielle Ausschlagformen, die im Zusammenhang mit der Regel auftreten und mit ihr wieder abebben.*

TH.: Antiallergika innerlich und äußerlich.
• Zwischen den Blutungen: unverändertes Eigenblut in ansteigender Reihe: 2, 4, 6*ml*.

Menstrualpsychosen

Nur Tage dauernde Angstmelancholie, Eifersuchtswahn.

TH.: Sedativa, sonst wie Hysterie (→ d.).

Menstruationstörungen

1. **Verzögerter Regelbeginn** = verspätete Pupertät → Pubertät.
2. **Zu früher Regelbeginn** = schon im 9. Lebensjahr → Pubertät.
3. **Amenorrhoe** → d.
4. **Oligo-** oder **Hypermenorrhoe** = zu schwache, 1 – 2 Tg. dauernde und zu seltene Periode (alle 5 – 8 Wo.).

TH.: Wie Amenorrhoe.

5. **Prämenstruelles Syndrom:** Rücken-, Bauch-, Brust-, Kopfschmerzen und Reizbarkeit (Weinerlichkeit).

TH.: Trinkmenge einschränken, aber Diureseförderung durch leichte pflanzl. Diuretika wie Petersilie.
Agnus castus Ø und Chelidonii Ø aa. 3 x 25 Tr.

Phys.: Gymnastik, Kneipp-Wechselgüsse (ausgenommen während der Menses).

6. **Dysmenorrhoe** = schmerzhafte Regel → d.
7. **Hypermenorrhoe** = sehr starke Regel.

TH.: Wie Menorrhagie.
Nach der Regel für 10 Tage ein Eisenpräparat.

8. Polymenorrhoe = zu häufige Regel: alle 2 – 3 Wo.).

TH.: Agnus castus Ø.

9. Menorrhagie = verlängerte Regel.

TH.: Verlängerte Blutungen in der Pubertät erfordern hormonelle Behandlung mit einer Oestrogen-Gestagen- Kombination (**Rp**). Alternative: Agnus castus Ø 3 x 25 Tr. a.c.

• Bei Frauen:

Allg.: Regelung des Stuhlgangs. Behandlung einer Obstipation (→ d.). Ausschluß von Hyperthyreose, Herzinsuffizienz, Tbc.

Biol.: Unverändertes Eigenblut i.m. 2, 4, 6*ml*. im Abstand von einer Woche.

Zell.: Ovar total, Uterus, Hypophyse ant. fem., Hypothalamus, Nebenniere, Placenta.

Phyt.: Herb. Equiseti, Herb. Senecionis Jacobaeae, Herb. Bursa pastoriae, Herb. Anserinae, Flor. Calendulae als Tee.

Akup.: Ni.8/t u. MP.3/t, 3E.10/d. u. KG.5/d.

Ho..: Reichlich hellrote Blutung u. Wallungen: Belladonna Dil.D4.

- gußweise mit Kreuzschmerzen: Sabina Dil.D4.
- vermehrt bei Bewegung u. mit Blasen-Mastdarmreizung verbunden: Erigeron canadensis Dil.D2.
- gußweise mit wehenartigen Schmerzen und Magendruck: Ipecacuanha Dil.D4.
- gleichmäßig fließend: Millefolium Dil.D2.
- mit Wundheitsgefühl: Hamamelis Ø.

Dunkles Blut, Angst: Secale cornutum Dil.D4.

- mit Angst und Schweiß: Acidum sulfuricum Dil.D3.

Blutung klumpig, bes. bei Brünetten: Platinum Dil.D4.

!! *Wenn im Verlauf von drei sich folgenden Perioden keine Besserung*, muß abgeklärt werden, ob eine genitale Ursache vorliegt, wenn nein, ist hormonelle Behandlung nötig.

• Menstruationsstörungen in den ersten Jahren des Klimakteriums (nach dem ersten Aussetzen der Regel):

Bei Dauerblutung: Abrasio.

Sonst: Klimax-Mittel.

Allg.: Vermeiden stärkerer körperlicher Anstrengungen, auch von Tanzen und Singen.

Keine Massage oder Wasseranwendung.

Ausgiebige Ruhepausen.

10. Metrorrhagie = acyklische, völlig unregelmäßige Blutungen.

Meist organische Ursachen: fachärztliche Abklärung!!

Meralgia paraesthetica

= häufige, meist als WS- oder Hüftarthrose verkannte Paraesthesie im Oberschenkelbereich.

Typisch: streng umschriebenes Ausbreitungsgebiet nur an der Außenseite des Oberschenkels! Keine Bewegungsabhängigkeit.

Urs.: Neuralgie des N. cutaneus femoralis lateralis.

TH.: Aufklärung des Pat. über die Harmlosigkeit.

- Einreiben einer anaesthesinhaltigen Salbe, z.B.:

  Rp.: Anaesthesin 5,0
  Ung. molle ad 50,0
  M.f. ung. D.S. morg. u. abends einreiben.

Neur.: Oberhalb der seitl. Hälfte des Leistenbandes werden $0,5 - 1ml$. Lidocain subcutan injiziert.

! Der Pat. soll keinen Schlüsselbund oder drückende (auftragende) Dinge in der Hosentasche tragen.

Mesenterialgefäß-Thrombose

= meist bei älteren Arteriosklerotikern plötzl. akutes Abdomen, mit Zeichen einer Peritonitis und Blutstuhl.

TH.: Notfall, Krankenhaus.

Mesenterialinfarkt

→ *Mesenterialgefäßthrombose.*

Meteorismus

Allg.: Meist durch Luftschlucken (→ d.), Enzym-Insuffizienz mit nachfolgender Gasbildung (→ Flatulenz) oder Überlastung durch blähende Nahrung (Kohl, Bohnen, Erbsen, Rettich usw.). Im Alter auch Sklerose der Darmarterien (→ Angina abdominalis) oder Herzinsuffizienz (→ d.).

TH.: Ausschaltung bzw. Behandlung erhebbarer Ursachen.

- Vermeidung blähender Speisen. Bei fötider Flatulenz auch von Eiweißen.
- Verbesserung der Zirkulation durch Bewegung, Atem- und Bauchgymnastik (Bauchschnellen).
- Bekämpfung einer bestehenden Obstipation, nicht mit Laxantien, sondern mit Mucilaginosa wie Leinsamen (am Abend ungeschrotet einweichen, 1 Eßl. auf 1 Tasse Wasser).
- Carminativa als:

  Rp.: Tinct. carminativa 50,0

D.S. 3 mal tägl. 25 Tr. in etwas Wasser a.c.
- oder
Rp.: Fruct. Anisi
Fruct. Carvi
Fruct. Foeniculi
Flor. Chamomillae aa 25,0
M.f. spec. D.S. 2 Teel. auf 1 Tasse heißes Wasser nach dem Essen.

- oder ein entsprechendes Fertigpräparat.
! Wenn Carminativa innerhalb von vier Wochen keine Wirkung zeigen, so nimmt man:
- ein Acidum, wie:

Rp.: Acid. hydrochlorici 1,0
Tinct. Aurantii 5,0
Tinct. Carminativa ad 50,0
M.D.S. Zum Essen 20 Tr. in $\frac{1}{2}$ Tasse Wasser.

- oder Bismutum subnitricum (Rp.→ Ulcus ventriculi et duodeni),
- oder ein entsprechendes Fertigpräparat.

Metrorrhagie

→ *Menstruationstörungen*

Migräne

Allg.: Zunächst diagnostische Abklärung der Frage, ob eine *echte* Migräne *(Hemicranie)* vorliegt oder eine "atypische Migräne" *(Prosopalgie)*.
(→ hierzu: Schmerz von W.Vogt, Sommer Verlag Tenningen).

1) im Anfall:

Klin.: Bei den ersten Anzeichen *(Prodromi)*: Nicotinsäure-Tbl. und frische Luft (Tiefatmung) oder Sauerstoff.
• In der Schmerzphase *(Vasodilatation)*: ein Ergotamin- (Secale-) Coffein-Gemisch (z.B. Cafergot, **Rp.**).
• Bei Gesichts- u. Gefäßquellung (*Hirnödem*): ein schnell wirkendes Diuretikum.

Sonst: Bei den ersten Anzeichen Versuch der Kupierung durch 1 Eßl. Rizinusöl (Ol. Ricini) in 1 Tasse starkem Kaffee.
- oder Kaffee mit 500*mg* Acetylsalicylsäure (Acid. acetylosalicylicum),
- oder ein entsprechendes Fertigpräparat.
• Je nach Empfinden Bettruhe in ruhigem abgedunkeltem Zimmer - oder Spaziergang an der frischen Luft.
• Teefasten mit

Rp.: Herb. Hyperici 15,0
Gladul. Lupuli 7,5
Sem. Colae 7,5
Fol. Methae pip. 10,0
Herb. Thymii 10,0
Fol. Rosmarini 15,0
M.f. spec. D.S. 1 Teel. auf 1 Tasse Wasser als Aufguß.

• ÄUSSERL.: Je nach Empfindung kühle Kompressen oder heiße Aufschläge auf die Stirn und den Nacken.

• Bei kalten Füßen: warmes Fußbad.

Neur.: in Form von sc-Quaddeln in palpable Schmerzpunkte der Kopfhaut oder nach den Angaben in "Schmerz" von W.Vogt.

Mass.: Periostmassage der palpablen Schmerzpunkte an Kopf und Schulter.

Akup.: Di.4/t auf der entgegengesetzten Seite und d der lokalen Schmerzpunkte an Kopf und im Genick.
Bei Beginn mit Erbrechen: Ma.36/t, KG.14/d u. Lu.7/d.
- mit ophthalm. Sympt.: Ma.31/d

2) im Intervall:

Allg.: Verbot des gewohnheitsmäßigen Gebrauchs von Nicotin (Rauchen), Alkohol und Kaffee.

• Regelung der Verdauung, am besten mit Hilfe eines Gallenmittels das leicht abführt.

• Bei Nervösen zusätzlich ein leichtes Sedativum.

• Suche nach und Ausschaltung oder prophylaktische Beh. von *auslösenden Faktoren*:

a) Bei typischer Sonntags- und Ferienmigräne ist daran zu denken, daß ungewohnt spätes Aufstehen Auslösungsursache sein kann.
Bei regelmäßigem Auftreten am Nachmittag, kann Mittagsschlaf Auslöser sein.
Daher: Morgens immer zur gleichen Zeit aufstehen, an freien Tagen einen Spaziergang machen. Mittags nicht hinliegen, ebenfalls gehen.

b) Nach evtl. Verlaufszusammenhang mit Periode suchen. Wo ein solcher besteht, nach Regelverlauf fragen und Basaltemperatur messen lassen. Meist besteht bei den Betroffenen auch Mittelschmerz.

c) Nach Witterungsbedingtheit fahnden. Empfindlichkeit meist mit Hypotonie und neurovegetativer Labilität kombiniert (typisch: Schwindel morgens nach dem Aufstehen, nach dem Essen und bei raschem Aufrichten). Witterungstyp (n. CURRY) ermitteln und entspr. behandeln, evtl. mit Chi- Kung Heilgymnastik oder Klima-Therapie. Je nach Typ am Meer

oder in einem Badeort mit Reizklima und unterstützender KNEIPP-Kur.
d) An Nahrungsmittelallergie denken, bes. bei Pat. mit gastro-enteralen Störungen. Fragen ob sie auf Milch, Käse, Eier, Fisch, fettes Fleisch oder fette Speisen, Schokolade, Weißmehlbrötchen, Sahne oder fettes Gebäck ein *Völlegefühl* haben.

Psych.: Psychische Probleme sind häufige Grundlage und deshalb muß man danach suchen.
• Vielfach besteht Angst, bei häufiger Migräne auch die Angst einen Hirntumor zu haben. Ein solcher muß natürlich augeschlossen werden. Dann - und bei Gefäßlabilität - kann Biofeedback, autogenes Training, die COUE-Methode und notfalls die Hypnose helfen.
• Bei kontaktarmen Personen ist an Gruppen- und Tanz-Therapie zu denken.
• Bei Nervösen evtl.: Aroma-Therapie = Edellorbeer, Edelgeranien, Pfefferminze.

Diät: Versuch, ob die Anfälle unter Rohkost oder vegetarischer Nahrung (über mindestens 3 – 4 Wochen) ausbleiben. Wenn ja, entsprechende Kostempfehlung. Sonst:
• Keine großen Mahlzeiten, bes. nicht am Abend.
• Keine großen Flüssigkeitsmengen.
• Fettarme Nahrung.
Evtl. eingeleitet durch ein subaquales Darmbad oder durch eine MAYR-Kur.

Med.: Antiallergika über längere Zeit.
Bei Obstipation: tägl. Einlauf mit Glaubersalz (1 Teel. auf eine Tasse Wasser) u. Dysbakteriebehandlung.

Phys.: Morgens Oberkörperwaschung, evtl. Tautreten.
Abends Fuß-, Knie-, Untergüsse, evtl. als Wechselgüsse.
Wö. 1 – 2 mal ein heißes Heublumenbad (38^0C, 12 – 15 Min.).
Auch Luftbäder mit anschließendem Trockenbürsten, aber *keine* starken Sonnenbäder.
Als Bestrahlung: Blaulicht.
Sauerstoff-Mehrschritt-Therapie.

Biol.: Blutegel am Processus mastoid. und üb. dem 7. Halswirbel. Versuch der Desensibilisierung mit Eigenblut oder Eigenserum.

Neur.: Quaddelung palpabler Schmerzpunkte (1 – 2 mal wö.).
Zur Desensibilisierung Ameisensäure (Acid. formicicum) in die hyperalgetischen Punkte des 1. Trigeminusastes über dem Schläfengebiet und in die Reg. von C2 u. C3 am Hinterkopf und Hals.
Alternative: Moxa.

Akup.: Bei Leberstörungen Ga.4/d u. 7/d Ga.41/t u. 43/t, sowie Le.3/d, Bl.67/t u. Ni.1/d.
Bei Magenstörungen: Ma.1/d u. 2/d, Ma.36, 41 u. 42/t.
Urogenitalstörungen: Bl.1, 2, 9 u. 10/d, Di.11/t, Dü.3/t u. Ga.43/t.
O.Ak.: 35, 55, 95 u. 34.
Phyt.: Ol. Menthae pip. zum Einreiben auf die Stirn und unter die Nase.
• Morgens und abends einen Tee:

Rp.: Herb. Primulae veris. c. radic.
Rad. Valerianae
Flor. Lavendulae
Strob. Lupuli
Herb. Betonicae
Herb. Hyperici aa 15,0
M.f. spec. D.S. 1 Teel. auf 1 Tasse Wasser als Aufguß

Vit.: B_1, B_6 u. B_{12}.
Ho.: Pat. mit Magen-Darmbeschwerden: Iris versicolor Dil.D3.
Wenn der Schmerz vom Nacken über den Scheitel zum Auge zieht: *rechts* Sanguinaria Dil.D4, *links* Spigelia Dil.D3.
Bei Beginn mit Sehstörungen: Gelsemium Dil.D4.
Verbunden mit Rückenschmerz: Kalium carbonicum Dil.D6.
- mit Ohrensausen u. blassem Gesicht: Aconitum Dil.D4.
Bei gedunsenen Augen: Digitalis Dil.D4.
Bei mageren, dunkelhaarigen Stubenhockern: Nux vomica Dil.D4.
Bei blassen, blonden mit blauen Augen: Pulsatilla Dil.D4.
Bei Blutandrang zum Kopf, Gesicht rot: Belladonna Dil.D4.
- mit pulsierendem Schmerz: Glonoinum Dil.D6.
- bei Frauen mit Regelstörungen: Lachesis Dil.D8.
Bei Rheumatikern: Cimicifuga racemosa Dil.D4.
Bei Sonntags- u. Ferienmigräne: Iris versicolor Dil.D3.
Bei Auftreten während der Regel: Ignatia Dil.D6.
- vor oder nach der Regel: Pulsatilla Dil.D4.
- immer nachmittags: Colocynthis Dil.D4.
Schmerz mit der Sonne steigend und fallend: Spigelia Dil.D4-D6.
Erst im Klimakterium auftretend: Cimicifuga Dil.D2.
Besserung durch Wärme: Kalium carbonicum Dil.D6.
- durch Kühlung: Glonoinum Dil.D4.
- durch heiße Schweiße: Aconitum Dil.D4.
- durch reichliche Harnentleerung: Ignatia Dil.D6.
- - Harn dabei hell: Gelsemium Dil.D4.
- durch Ruhe: Spigelia Dil.D4.

- durch Bewegung im Freien: Pulsatilla Dil.D4.
- durch Druck-Massage: Colocynthis Dil.D4.

Mikrosporie

= *Fadenpilzbefall des Kopfes, bes. bei Schulkindern.*

Daran denken bei rundlichen, kleienartig schuppenden Stellen und epidemischem Auftreten.

TH.: Griseofulvin (**Rp**).

ÄUSSERL.: zur Unterstützung der int.Beh.:

Rp.: Tinct. Jodi 10,0
Spirit. 70% ad 100,0
M.D.S. ad us. ext. 1 x tägl. aufpinseln.

! Haare fallen bei der Krankheit aus, wachsen bei Heilung wieder nach.

Miktionsstörungen

Bei Männern über 50 Hinweise auf Prostataadenom.
Sonst: nervös.

MIKULICZ-Syndrom

= *Form der Parotitis (→ d.).*

Milchschorf

= Crusta lacte, *Grind.*

Früher als Ausdrucksform der *exudativen Diathese* (→ d.) angesehen, heute als Früherscheinung der *Neurodermitis* (→ d.). Wahrscheinlich sowohl als auch.

Allg.: Für guten Stuhlgang sorgen (aber keine Drastika). Luft- und Sonnenbäder.
Äußerste Sauberkeit.
Falls die Kinder sich blutig kratzen, wird ihnen ein Jäckchen mit langen Ärmeln angezogen.

TH.: ÄUSSERL.: Wie Kopfekzem (→ d.).
INNERL.: Vit. *A*, *B*-Komplex u. *E*.

Ho.: Calcium carbonicum Tbl.D6-D12. Dazu:
- wenn der Ausschlag übelriechend: Staphisagria Dil.D4.
- - leicht blutet: Graphites Tbl.D3-D6.

Bei zahlreichen Bläschen auf rotem Grund: Mezereum Dil.D6.
- dabei wässerigem Durchfall: Croton Tiglium Dil.D4.

Bei honigartiger Absonderung: Graphites Tbl.D4.

Diät.: Eiweißarme, basenüberschüssige Kost mit wenig Milch aber viel Obst und Gemüse.

Milien

= *stecknadelkopfgroße, verhornte Knötchen an Augenlidern und angrenzender Wangenpartie.*

TH.: Aufsstechen, ausdrücken und Veröden mit Kaltkaustiknadel.
Am besten durch Facharzt oder versierte Kosmetikerin.

Milz

1. -brand

TH.: sofort melden und Klinik.

2. -entzündung = meist nach Stichverletzung oder bei Sepsis.

3. -infarkt = wird meist nicht erkannt.

4. -schmerz

TH.: ! Wenn Dg. Klärungsversuch nichts ergibt und daher Ursachen-Therapie nicht möglich:

Ho.: Bei Gichtkranken: Urtica urens Ø.
Milzgegend sticht beim Husten: Scilla Ø
- bei Bewegung: Agaricus Dil.D6.
Sonst: Ceanotus Dil.D2.

5. -tumor = -schwellung *(Splenomegalie)* = Teilbild zahlreicher Infektionskrankheiten und Krankheiten des Blutbildes.

TH.: ! Vor allem bei nichtinfektiösem Auftreten sorgfältige diagnostische Abklärung, immer Blutbild!

6. -verletzung: offene.
- - *geschlossene* = Milzruptur: Daran denken, wenn es nach stumpfem Trauma (Schlag) zum Schock, Schmerz und Druckempfindlichkeit in der Milzgegend kommt.

TH.: Notfall: sofort NAW., Klinik!!

Mißbildungen

= *Fehlbildungen.*

TH.: ! Kein Versuch sie medikamentös beeinflussen zu wollen, da aussichtslos.
Nur operative Hilfe ist möglich.

Mitesser

= *Komedonen*

TH.: → Akne

Mitral

-insuffizienz: → Herzschwäche.
-stenose: → Herzschwäche.

Mittelohr

-Eiterung
-entzündung
-katarrh
→ Otitis.

Modalitäten

Ho.: Umstände, Zustände, Zeiten oder Verhältnisse, wie Ruhe und Bewegung, rechts oder links liegen, sich Hinlegen oder Aufstehen, Wärme und Kälte, Wetter, Jahres- und Tageszeit, Essen und Trinken, bestimmte Sinneseindrücke u. dgl. die ein Symptom bzw. einen Symptomenkomplex bessern oder verschlimmern können und deshalb entsprechende Berücksichtigung bei der Therapie erforden.
→ Einzel-Diagnosen

Molluscum contagiosum

= *Dellwarze.*
Meist bei Schulkindern, ansteckend, aber auch bei Erwachsenen nach langzeitiger Cortisonbehandlung.
TH.: Vitamin *A* intern und extern.

Monatsfluß

= *Menses.*

MONDOR-Krankheit

= *Auftreten eines bleistiftförmigen, gut verschieblichen derben Stranges, seltener einer rinnenförmigen Einziehung im Bereich der vorderen Axillarlinie. Meist bei Frauen in mittleren Lebensjahren.*
TH.: Pat. über die Harmlosigkeit aufklären, denn bei Ruhigstellung kommt es meist zur spontanen Rückbildung.
Diese kann durch Wärme und eine heparinhaltige Salbe verkürzt werden.
Ebenso durch:
Neur.: Quaddelung über dem Strang.

Mondsüchtigkeit

→ *Somnambulismus.*

Mongolismus

TH.: Keine Heilung, höchstens eine begrenzte Nachreifung möglich, durch:

Zell.: Fetale Gehirnrinde (soll das Gehirnvolumenwachstum meßbar fördern). Dazu stets Placenta, Schilddrüse, Thymus, evtl. auch: Zwischenhirn und Hypothalamus.

• Wichtig ist frühzeitiger Th-Beginn. Ab 2. Lebensjahr im Abstand von 3 – 6 Monaten breitflächig verteilt s.c. unter die Bauchhaut. Einstichstelle vorher bepinseln mit:

Rp.: Anaesthesin 5,0
Spirit. 70% ad 50,0
M.D.S. ad man med.

! Beginn nach dem 4. Lebensjahr bringt nur noch wenig oder nichts.

Vit.: *A*, *D*, *E* und *B*-Komplex.

Zus.: In der Wachstumsphase Glutaminsäure und Lecithin in kleinen Gaben.

• In der Pubertät Tc. Jodi tägl. 1 Tr. in 1 Glas Wasser.

• Wichtig ist die Bekämpfung der Infektionsabwehrschwäche und die Suche und Beseitigung von Foci (Zahnherde, Tonsillen, Blinddarm usw.).

Psych.: Man muß - so bitter es ist - den Eltern erklären, daß das mongoloide Kind nie ein normaler Mensch werden kann, daß es aber wichtig ist, es so nahe wie möglich an die Normalität heranzuführen. Durch gutes häusliches Milieu, Zuwendung und Heilgymnastik, bes. durch VOJTA-Therapie, kann eine sinnvolle Koordination der Bewegungen erreicht werden; Sonderschulen, beschützende Werkstätten usw. ermöglichen eine soziale Eingliederung.

Monoarthritis

= *Arthritis eines Gelenkes.*

Dg. in jedem Falle abklären bzw. abklären lassen, da u.U. Ausdruck von Gnorrhoe, bes. bei Gonarthrits.

Mononucleosis infectiosa

= *Lymphoidzellenangina: → Angina tonsillaris.*

Monozytenangina

→ *Mononucleosis infectiosa.*

Morbilli

→ *Masern*

Morbus

-ADDISON → ADDISON-Krankheit.
-BANG → BANG-Krankheit.
-BASEDOW → BASEDOW-Krankheit.
-BECHTEREW → BECHTEREW.
-BOECK → Sarcoidose.
-CROHN → Enteritis regionalis.
-CUSHING → CUSHING-Krankheit.
-HODGKIN → Lymphogranulomatose.
-MENIER → MENIERE-Krankheit.
-OSLER → Polyzythämie.
-PAGET → Osteodystrophie.
-PARKINSON → PARKINSON-Krankheit.
-RAYNAUD → RAYNAUD-Krankheit.
-SCHEUERMANN → SCHEUERMANN-Krankheit.
-STILL = fieberhafte Arthritis bei Kindern
TH.: Klinik.
-SUDECK → SUDECK-Syndrom.
-WEIL → Anhang.
-WERLHOF → Hämorrhagische Diathese.

Morphinismus

→ *Sucht.*

Mouches volantes

= *Fliegentanzen vor den Augen.*
Ho.: Bei Auftreten nach einer Krankheit: China Dil.D6.
Bei häufigem Völlegefühl: Acidum nitricum Dil.D6.
Bei Alkoholikern: Nux vomica Dil.D6.
Bei Frauen mit Regelbeschwerden: Crocus Dil.D3.
Verbunden mit Kopfkongestionen: Petroleum Dil.D6.

Müdigkeit

TH.: Erst Ursachenklärung, sonst Tonika.

Mukoviszidose

= *Keineswegs seltene, angeborene cystische Fibrose der Lunge.*
Allg.: Daran denken, wenn schon beim Säugling oder Kleinkind rezidivierende Durchfälle und Husten mit sehr zähem, klebrigem Sekret auftreten.

Zunächst Diagnosesicherung und Überwachung durch BM-Test "Meconium" von Boehringer Mannheim.

TH.: Muß lebenslang durchgeführt werden.
Schleimverdünnung durch:
• Pankreasenzyme, bes. Trypsin (Dosierung je nach Stuhl. Anzustreben ist 1 – 2, höchstens 3 Stühle täglich.)
• *Keine* Abführmittel. Am besten
• Mucolytica aber *keine* Hustensedativa.
• Einreiben der Brust mit einer heparinhaltigen Salbe.
! Bei jedem Fieberanstieg Infektbekämpfung!
Mit:

Rp.: Echinacea Ø20,0
Rivanol 0,1
Aconitum Dil.D4
Gelsemium Dil.D4
Mercurius bijodatus Dil.D4 aa 10.0
M.D.S. 3 stündl. 15 Tr. in Wasser.

- Dazu: Vit. C 1 x tägl. $1 - 2000mg$.
! Wenn keine Besserung innerhalb 48 Std. oder Fieberanstieg, ist ein Antibiotikum (**Rp**) nicht zu umgehen.

Phys.: 2 – 3 x tägl. Inhalation mit $NaCl$-Lösung oder einem mukolytischen Zusatz.
• Vibrations- oder Klopfmassage des Brustkorbs. = Am besten im Anschluß an die Aerosoltherapie und dann:
• Wiederholte Lagerung bei 45^0 Schrägstellung, damit der Schleim besser abfließen kann.
• Aktive Atemgymnastik.

Diät.: Fett stark einschränken. Nur mittelkettige Fette in Form von Margarine oder Öl verwenden.
Reichlich Eiweiß - aber mit entsprechender Enzym- Begleitung.
Reichlich KH, evtl. mit Dextrose-Zusatz.
Die Nahrung soll gut gesalzen werden (wegen des $NaCl$-Verlustes).
Vitamin-Kombinationen als Zusatz.
Notfalls MCT (mittelkettige Triglyceride)-Formuladiät.

Psych.: Eingehende Gespräche mit dem Patienten, da Abhängigkeit von den Eltern, Einengung der pers. Freiheit, Schwierigkeiten bei der Berufswahl u. dgl. den Krankheitszustand stark beeinflussen.

Multiple Sklerose

TH.: Eine kausale Behandlung ist nicht möglich.

Allg.: Behandlungserfolge sind schlecht zu beurteilen, da die Krankheit in Schüben und Remissionen verläuft.
Nicotin und Alkohol sind zu verbieten!

Diät.: EVERS-DIÄT: Ausgesprochene Rohkostdiät aus Früchten, Wurzeln und Milch ohne jedes Gewürz. Erlaubt sind: rohe Früchte, rohe Wurzelgemüse, rohe Milch, rohe Haferflocken, rohes Ei, Bienenhonig und Wasser. Alles so natürlich belassen wie möglich. Körnerfrüchte werden in Form von gekeimtem Roggen oder Weizen, Grobhaferflocken oder Vollkornbrot gegeben.
LUTZ-DIÄT = Leben ohne Brot: fett- und eiweißreiche Kost mit möglichst wenig Kohlehydraten. Als Fett vor allem ungesättigte Fettsäuren (kaltgepreßtes Sonnenblumenöl usw.). Sie sollen das Myelin resistenter machen.

Sonst: *Im akuten Schub:*
- Bettruhe bis Abklingen der akuten Symptome.
- Keinerlei körperliche und psychische Belastung.
- Vorsichtige manuelle Lymphdrainage.

Nach Abklingen der akuten Symptome:
- Das Aufstehen langsam steigern. Morgens und mittags mit $\frac{1}{4}$ Std. anfangen und bis zu $2-3$ Std. steigern.
- Feuchtwarme Wickel, manuelle Lymphdrainage und passive und aktive Bewegung betroffener Glieder.

In den Intervallen:

Klin.: Entsprechend den bestehenden Arbeitshypothesen:
1. Antiinfektiös, mit: Quecksilber (**Rp**), Wismut, Jod, Salversan (**Rp**), aber auch Salicylaten.
2. Stoffwechselregulierend mit Hormonen (**Rp**), Enzymen, Vitaminen, Roborantien u. dgl.
3. Antiallergisch mit Corticoiden (**Rp**) und Immunsuppresiva (**Rp**), weil man die MS auch als eine autoaggressiv bedingte Enzephalomyelitis auffaßt.

Biol.: Herdsanierung!
- Harnkontrolle und Behandlung jedes Harninfektes!
- Vitamine, bes. Vit. B_1 (zur Nervenstärkung) und Nicotinsäure (zur Verbesserung der RM- und Hirn- Durchblutung).
- Magnesium gegen die Spasmen.
- Versuch mit HTO oder noch besser mit Fremdblut i. clut. Alle 8 Tage $5-10ml$.

Nos.: MS-Nosode.

Zell.: RM, Medulla, Stamm-, Groß- und Kleinhirn, Thymus, Lymphknoten, Knochenmark und Placenta.

Phys.: Soweit wie möglich Unterwassermassage. Sonst Massage mit einer heparinhaltigen Salbe.
Tägl. aktive Gymnastik. Dabei sollte das Schwergewicht auf Lockerungs- und Zielübungen gelegt werden.
Vorteilhaft ist die FELDENKRAIS-Methode.
Gehen, aber bei Ermüdung sofort aufhören!
• Morgens vor dem Ankleiden kalte Abreibung aus der Bettwärme. Im Gesicht beginnen, dann Hals, Brust, Bauch, Arme, Rücken und Beine mit Gerstenkornhandtuch.
• KNEIPP-Güsse.
• Evtl. Versuch mit einem Überwärmungsbad (SCHLENZ-Bad) aber nur im freien Intervall.

Ho.: Belladonna Dil.D4 und Secale Dil.D4 in häufigen Gaben. Silicea Tbl.D6-12, tägl. 1 mal.
Sonst je nach Symptomatik.

Mumifikation

= trockener Brand → Gangrän.

Mumps

→ Parotitis .

Mund

1. **-brand** → Stomatitis.

2. **-fäule** → Stomatitis.

3. **-geruch** → Foetor ex ore

Ho.: - bei älteren Menschen: Aurum Tbl.D
- früh und abend fauliger Geschmack: Pulsatilla Dil.D4.
- übles Aufstoßen nach dem Essen: Nux vomica Dil.D4.
- zähes Sputum: Carbo vegetabilis Tbl.D3.
- weiß belegte Zunge u. viel Durst: Nux vomica Dil.D4.
- - und wenig Durst: Pulsatilla Dil.D4.
- Zunge gerötet: Mercurius solubilis Tbl.D4.

4. **-höhle**:

Ho.: - Bläschen: Ammonium carbonicum Tbl.D3 oder Mercurius cyanatus Tbl.D4
- Brennen: Capsicum Dil.D4.

- Geschwürchen: Acidum nitricum Dil.D4.
- Hitzegefühl: Belladonna Dil.D4 und Bryonia Dil.D4.
- Schmerz: Arum triphyllum Dil.D3.
- Taubheitsgefühl: Barium carbonicum Tbl.D4.
- Trockenheitsgefühl: Nux moschata Dil.D4.
- Wundheit: Carbo vegetabilis Tbl.D3.
- Morgens übelriechender Schleim im Mund: Rheum Dil.D3.

5. -rhagaden = Angelus infektiosus:

Rp.: Anaesthesin 1,0
Rivanol 0,5
Ammonium tummenolicum 0,5
Vaselin. flav. ad 25,0
M.f. ung. D.S. morgens und abends auftupfen.

Ho.: Condurango Dil.D30, morgens nüchtern 10 Tr.

6. -schleimhautentzündung → Stomatitis.

7. -soor → Soor.

MÜNCHHAUSEN-Syndrom (ASHER, 1951).

= Pat. die von Krankenhaus zu Krankenhaus wandern und schon die ganze Palette von eingreifenden Untersuchungen und Therapien, bis hin zu Operationen hinter sich haben.
Sie erzählen sehr klare, sich immer wiederholende Krankheitsgeschichten, die oft bestätigt und behandelt werden, dann kurz beseitigt erscheinen, um bald wieder aufzutreten, wenn der Pat. in den Arbeitsprozeß zurückkehrt.
Allein Letzteres ist charakteristisch.

TH.: Alle Therapien haben bisher versagt.

Muskelatrophie

→ *Muskeldystrophie.*

Muskeldystrophie

= Muskelschwund.

! Es gibt keine sicher wirksame Behandlung. Was evtl. erreicht werden kann, ist eine Verlangsamung der Atrophie.

Diät: Versuch mit EVERS-Diät. Sonst: Viel Rohkost und frisches Obst, Obst- und Gemüsesäfte, Volkornkost und zusätzlich Hefe, Weizenkeimlinge, Erdnüsse und Kresse.

Hydr.: Zunächst tägl. 1 – 2 lauwarme Ganzwaschungen. Wenn diese gut vertragen werden: lauwarme Arm-, Schenkel- und Kniegüsse. Werden auch sie gut vertragen: Fuß- und Sitz-, schließlich Halb- und Bürstenbäder. Zuletzt wechselwarme Blitzgüsse.

Phys.: Zunächst nur Luftbäder mit Trockenbürsten, dann langsam ansteigende Sonnenbäder.

- *Keine* Elektroanwendungen.
- Vorsichtiges Muskeltraining. Dabei sollte man sich nicht auf die Übung eines Muskels konzentrieren, sondern auf Gesamtbewegungen von Arm, Bein usw.
  Dabei darf sich der Pat. nicht überanstrengen! Bei Ermüdung sofort aufhören.
- Manuelle Lymphdrainage.
- Bindegewebsmassage: Zunächst Grundaufbau, später evtl. die betroffenen Gliedmaßen mit einbeziehen.

Akup.: Untere Körperpartie: Bl.58/t, Ga.34/t und 30/t.
Obere Körperpartie: 3E.15/t und 5/t, sowie Dü.4/t.

O.Ak.: 55, 22, 34, 13, 29.

TH.: Glutaminsäure $3g$ tägl. in mehreren Dosen verteilt.
Vitamin E, für 2 – 3 Wo. 3 mal $30mg$, dann 4 Wo. Pause.
Durchblutungsfördernde Mittel und Salben.

Zell.: Muskulatur, Zwischenhirn, Hypophyse ant. Thymus, RM.

Ho.: → Lähmungen.

Muskelkrämpfe

Am häufigsten als Wadenkrämpfe.

TH.: Bei älteren Leuten Durchblutungsstörungen ausschließen bzw. behandeln.

- Nach Überanstrengung: Ruhe, wechselwarme Unterschenkelgüsse, Venenmittel.
- Nach Erbrechen: Salzwasser oder ein $NaCl$-haltiges Mineralwasser.
- Bei Schwangeren: Vit. B_1 u. B_6.
- In allen anderen Fällen: Vit. B_1, B_6 u. B_{12}.

→ *Krämpfe.*

Muskelrheumatismus

→ *Myalgie.*

Muskelverletzungen

TH.: Zunächst Umfang abklären.

1. **Kleine Einrisse** gekennzeichnet durch plötzlichen Schmerz mit Sugillationen erforden Ruhigstellung und Verband mit einer Heparinsalbe.

2. **Zerrungen** oder Schädigungen durch stumpfen Schlag: wie 1.
3. **Quetschungen** mit auch nur geringfügigen Hautverletzungen, → Quetschungen
4. **Muskelzerreißung** am häufigsten von Bizeps - und:
5. **Muskelwunden**
   erfordern chirurgische Revision.

Muttermal

→ *Nävus.*

Myalgie

= *Muskelschmerzen, Muskelrheuma.*

TH.: INNERL.: wie Arthritis.

Hydr.: Feuchtwarme Wärmeanwendungen. Daher besonders Fango- und Moor- sowie Heublumen- und Leinsamenpackungen; ansteigende Vollbäder mit Heublumen- oder Haferstrohzusatz. Auch ansteigende Bürstenbäder mit anschließender trockener oder feuchter Packung, Sauna.
Erst in zweiter Linie kommt trockene Wärme in Frage.
Gut wirksam sind heiße Sandbäder.

Phys.: Massage als:
a) Gelotripsie nach LANGE = Zerquetschen kleiner Muskelknötchen mit dem bohrenden Daumen bzw. Akupressur palpabler Schmerzpunkte.
b) Gelosenmassage nach PREUSSER = Massage von Schmerzbezirken nach Art der Bindegewebsmassage.
! Beide am besten nach vorheriger Wärmeapplikation.
• Gymnastik, vor allem schwingende Bewegungen, sowie Spannungs- und Widerstandsübungen.
• Ultraschall- oder Mikrowellen.

Neur.: Lokale Infiltrationsbehandlung mit Lidocain oder Xylocain in 0,5%iger Lösung. Man sticht bei vorher palpierten Schmerzpunkten $3 - 5cm$ tief. Hat die Nadel die richtige Stelle getroffen, so verstärkt sich der lokale und ausstrahlende Schmerz. Man injiziert $1-5ml$. Daraufhin verschwindet der Schmerz bei richtiger Anwendung.
In akuten Fällen oft für ganz, in *chronischen* für Stunden oder Tage, so daß mehrere Injektionen im Abstand von 2 – 4 Tagen erforderlich sind.
• Als Alternative zur Neuraltherapie kommt die Segmentbehandlung in Frage: ABC-Pflaster, Moxa, BAUNSCHEIDT oder *Chlorethylspray* = Die schmerzende Gegend wird am entspannt liegenden Patienten aus einiger Entfernung in spitzem Winkel besprüht, wobei der Strahl gegen die vorher palpatorisch festgestellten Reizpunkte gerichtet wird.

Bei den ersten Anzeichen der Vereisung aufhören!. Für gute Lüftung und Feuerschutz sorgen!!

Biol.: Blutegel an den palpablen Schmerzpunkten ansetzen.

Ho.: Steifigkeit u. Schmerzen nach Erkältung: Aconitum Dil.D6.
- nach Durchnässung: Dulcamara Dil.D6 oder Rhus toxicodendron Dil.D4.

Schmerzen bes. im Rücken: Cimicifuga Dil.D1.
- mehr im Unterkörperbereich: Antimonium tartaricum Tbl.D4.
- bes. in den Gliedern: Colchicum Dil.D4.
- bes. im Schulterbereich: Ranunculus bulbosus Dil.D3.
- - rechts: Staphisagria Dil.D4.
- - links: Ferrum metallicum Tbl.D12.
- die wandern: Pulsatilla Dil.D4.
- mit Muskelzittern: Abrotanum Ø.
- mit venösen Stauungen: Acidum fluoricum Dil.D6.

Schlimmer bei Bewegung: Bryonia Dil.D6.
- bei Kälte: Dulcamara Dil.D4
- bei Wärme: Arnika Dil.D6.

Myasthenie

= *Muskelschwäche.*

1. **Nach Überanstrengung**: Ruhe, Wärme, Vit. *E*.
2. **Myasthenia gravis**: zunehmende Muskelschwäche durch Autoantikörper.

Klin: Cholinesterasehemmer (**Rp.**) u. bei Erfolglosigkeit: Thymektomie.

Myelitis

= *Rückenmarkentzündung*

TH.: Klinik.

Myelom

= *Knochenmarkkrebs → Krebs.*

Mykoplasmen-Infektion

Bei chronischen Bronchitiden mit geschwollenen Halslymphknoten oder chron. Urethritis kann eine Mykoplasmen-Infektion vorliegen. Eine Diagnose ist allerdings nur serologisch möglich.

TH.: Antibiotika (**Rp**).

Mykosen

= *Pilzerkrankungen*

1. Dermatomykosen: Hautpilzerkrankungen:

1.1 Mikrosporie: → d.

1.2 Favus: → d.

1.3 Trichophytie: von kleienförmiger Schuppung mit abgebrochenen Haaren, bis zu Pustel- und Knotenbildung.

TH.: Wie Favus, → d.

1.4 Pityriasis

1.4.1 - versicolor: handtellergroße bräunliche Herde auf Brust und Rücken.

TH.: Morgens und abends heiße Seifenwaschung, danach einpinseln mit:

Rp.: Resorcin 1,0
Acid. salicylicum 5,0
Spiritus dilut. ad 100.
M.D.S. 1 – 2 x tägl. einpinseln und trocknen lassen.

1.4.2 - rosea: akut Schübe gelblich-rötlicher Flecken am Stamm.

TH.: Nicht Baden und nicht Waschen!
Sonnenbäder oder Ultraviolettbestrahlung.
Morgens und abends:

Rp.: Tumenol ammonium 6,0
Zincum oxydatum
Talci. aa 50,0
Glycerini 20,0
Aqua dest.
Spirit.dilut. aa ad 200,0
M.D.S. morgens und abends dünn auftragen und eintrocknen lassen.

! Statt Tumenol amm. kann man auch Sulfur praecipit. nehmen.

1.5 Erythrasma: Braunrote Herde an den Innenseiten der Oberschenkel und den Achselhöhlen.

TH.: Wie Pityriasis rosea (→ 1.4.2).

1.6 Tinea als: *T. corporis* = Schuppungsherde mit Knötchen am Stamm; *T. inguinalis at axillaris* = wie Erythrasma; *T. pedis ed manus* = Fuß- u. Handpilz (→ d.).

2. Fußpilz

Proph. Nach dem Baden in einem öffentlichen Bad nimmt man ein Fuß- und Handbad mit:

Rp.: Sol.Cuprum sulfucicum 35,0/100,0
D.S. 1 Eßl. in 2*l* lauwarmem Wasser. 15 Min. darin baden und dann gut abspülen.

Strümpfe wechseln und auskochen.

TH.: Kupfer-Sulfatbad wie zur Prophylaxe, nur statt 1 Eßl. verdünnt man 1 : 20 und badet 20 – 30 Min. darin. Dann wird ein Antimycoticum aufgetragen.

3. Innere Mykosen = zum überwiegenden Teil *Hefen* (Candidosen). Sie haben infolge der Antibiotikatherapie erheblich zugenommen. Vorkommen als:

3.1 Mundsoor → Soor.

3.2 Angulus infektiosus → Rhagaden.

3.3 Vulvovaginitis = riechender Fluor.

TH.: Überweisung zum Gynäkologen.

3.4 Candida intertrigo → Dermatitis.

3.5 Erosio interdigitalis = weiße Mazerationen zwischen Ring- u. Mittelfinger: → Handekzem.

3.6 Candida Enteritis: ein Nystatin-Präparat per os.

4. Sonderformen sind:

a) **Die schwarze Haarzunge**, hervorgerufen durch Geotrichum candidum, einen Saprocyten auf Früchten, aber auch in Milchprodukten, der nur bei sehr geschwächten Apoplektikern vorkommt.

b) **Die Aspergillose-Sinusitis**, gekennzeichnet durch eine antibiotikaresistente Nebenhöhleneiterung.

TH.: Bei allen Hefen: Nystatin-Präparate.

! **In unklaren Fällen** am besten mikroskopischer Pilznachweis aus Hautschuppen, Sputum, Stuhl usw.

Einfach: Man gibt wenig Material auf den Objektträger und fügt 1 Tr. einer Lösung hinzu, die man sich aus 1 ml 20%iger Kalilauge und 1*ml* gewöhnlicher Füllhaltertinte selber macht. Man deckt dann mit einem Deckgläschen ab und beobachtet bei 10 bis 100 facher Vergrößerung.

! Bei Candidainfektion stets Partnerbehandlung.

Myoblastenleukämie

= Form der Leukämie (→ d.).

Myocardinfarkt

→ Herzinfarkt.

Myocarditis

= *Herzmuskelentzündung.*

Nur schwer zu erkennen. Daran denken, wenn eine *Tachycardie*, für die keine der üblichen Ursachen gefunden werden kann, wie z.B. ein Status febrilis oder eine Hyperthyreose.

TH.: Am besten Überweisung ins Krankenhaus. Sonst wie Herzschwäche (→ d.).

Myocardosen

= *Myocardschädigungen infolge O_2-Mangel.*

Vor allem bei Hyper- und Hypothyreose, Vit. B_1-Mangel, Amyloidose und Hämochromatose.

TH.: Möglichst Ursachentherapie, sonst wie Herzschwäche (→ d.).

Myocardschaden

→ *Herzschwäche.*

Myodegeneratio cordis

→ *Herzschwäche.*

Myogelosis

= *lokale Muskelverhärtungen.*

Myokard

→ *Myocard-.*

Myoklonien

→ *Muskelkrampf.*

Myom

= *Muskelgeschwulst der Gebärmutter.*

TH.: Fachärztliche Abklärung.

Eine Operation ist indiziert:

- wenn der Tumor größer als die Faust der Patientin ist.
- bei Druck auf die Nachbarorgane (Blase, Mastdarm).
- bei Blutungen (submucöse Myome!?).
- bei stinkendem Ausfluß (Nerkroseverdacht).

Phyt.: Vorteilhaft wirkt ein Tee aus:

Rp.: Herb. Equiseti
Herb. Visci albi

Herb. Bursae pastoris
Herb. Anserinae aa 25,0
M.f. sp. D.S. 1 Teel. in 1 Tasse Wasser als Aufguß.

Ho.: Allg.: Aurum Tbl.D4 und dazu bei:
- Schwächegefühl: Bursa pastoris Dil.D3.
- Unterleibsdruck: Calcium fluoratum Tbl.D4.
- Kreuzschmerzen: Kalium carbonicum Tbl.D4.
- unspez. Fluor: Hydrastis Dil.D3.
- Metrorrhagie: Trillium pendulum Dil.D2.

Nos.: Mumps-Nosode

Myopathie

= *Muskelerkrankungen mit Lähmungserscheinungen:*

1. **Myasthenie** (→ d.) = Nachlassen der Muskelkraft bei längerer Beanspruchung.
2. **Paroxysmale Lähmung**: anfallsartig auftretende, flüchtige schlaffe Lähmung.

TH.: Kaliumgaben.

3. **Myotonie** = plötzl. Muskelkrampf: → d.
4. **Muskeldystrophie** → d.
5. **Myositis** → Myalgie.
6. **Ischämische Muskelschädigung** → Durchblutungsstörungen.

Myopie

= *Kurzsichtigkeit.*

Meist während des Schulalters bemerkt. Kinder sehen in der hinteren Bank nicht genau und ermüden schneller.

TH.: Bei Verdacht kurze Prüfung mit Sehtafel.
- Fachärztliche Korrektur durch entsp. bikonvexe Gläser.
- *Bei älteren Patienten* fachärztliche Überwachung des Augendruckes, der Glaskörper- und Netzhautverhältnisse anraten.
- Behandlung der Bindegwebsschwäche (→ d.).

Diät.: Eiweißreiche Kost scheint bei Schulkindern der noch nicht voll ausgebildeten Myopie entgegen zu wirken. $\frac{1}{10}$ der Kalorienzufuhr soll aus tierischem Eiweiß bestehen.
Bei Antipathie: Produkte aus Milcheiweiß.

Phys.: Morgens u. abends Gesichtsguß nach KNEIPP.
Sehschulung.

Ho.: Physostigminum Dil.D4 u. Silicea Tbl.D12.

Myositis ossificans

= *Fortschreitende Muskelverknöcherung.*

TH.: Bei ersten Anzeichen Blutegel auf die sich hart anfühlenden Stellen.
- Versuch mit heißen Kompressen und danach Massage.
- Heparinsalben.

Zell.: Muskel, Schilddr., Hypophyse ant., Thymus, Placenta.

Myxödem

= *Unterfunktion der Schilddrüse.*

a) ANGEBOREN = ausgeprägt Kretin.

b) ERWORBEN = nach Schilddrüsenoperation, Schilddrüsenradiologie oder Thyreoiditis.

! UNVOLLSTÄNDIGE larvierte Formen (Hypothyreoidismus) sind häufiger als angenommen.

TH.: Schilddrüsenhormone (**Rp.**) → auch Schilddrüse.

N

Nabelbruch

→ *Brüche*

Nabelentzündung

TH.: Morgens u. abends Umschläge mit essigsaurer Tonerde oder Auflagen mit Absud von Zinnkraut (Herb. Equiseti) oder Osterluzei (Herb. Aristolochiae), bei Eiterbildung oder kleinen Geschwüren feuchtwarmer Brei von Bockshornkleesamen (Sem. Foenugraeci) danach abtrocknen, dick Dermatolpuder aufstreuen und einbinden.

Nabelkoliken

Allg.: Bei Kindern nicht selten.

Bei plötzl. Auftreten zunächst sorgfältige Diagnose. Bes. Ausschluß einer Appendicitis.

Wiederholt sich die Kolik mehrfach am Tage, auch an Würmer (→ d.) oder Harnwegserkrankungen denken.

Kinder mit *funktioneller Nabelkolik* sind häufig Lymphatiker mit deutl. tastbaren Halslymphknoten und chron. Katarrhen.

TH.: Klagen des Kindes ernst nehmen!

• In jedem Fall das Kind gründlichst untersuchen, dadurch wird bei ihm und den Eltern Angst abgebaut.

• Verhaltensvorschriften geben:

1. Leichte Kost, um den Darm nicht zu überlasten.
2. Keine blähenden Speisen.
3. Ruhepause vor den Mahlzeiten. Sie müssen eingehalten werden mit dem Hinweis: Solange das Bauchweh besteht.
4. Das Kind muß ausreichend Zeit zum spielen haben und spielen dürfen.

Ho.: In allen Fällen: Calcium phosphoricum Tbl.D6.

Wenn das Kind beim Krampf die Beine anzieht: Magnesium phosphoricum Tbl.D6.
Bei Obstipation: Nux vomica Dil.D4.
Bei Meteorismus: Penicillinum Tbl.D4.
Bei Durchfall: Dulcamara Dil.D3.
Bei psychischer Überlagerung: Chamomilla Dil.D3.

Nachtblindheit

TH.: Vit. *A*.

Naevus

= *Muttermal.*

Allg.: Sorgfältig im Auge behalten.

• Naevi des Gesichtes sind meistens gutartig, selbst große. Naevi der unteren Extremitäten oft maligne, bes. solche des Fußrückens.

• Fehlen des Pigments spricht nicht gegen Malignität. Das Auftreten auch kleiner pigmentfreier Teile im Naevus muß jedoch als Malignitätszeichen gelten.

TH.: Naevi die Reibungen ausgesetzt sind, sollten fachärztlich entfernt werden.

• Thuja innerl. u. äußerl.

• Eine Abstoßung der Zellagen kann erreicht werden durch:

Rp.: Resorcin
Vaselin. aa 20,0
M.f. pasta D.S. morgens und abends auftupfen.

Nagelekzem

Allg.: Erst Mykose (→ d.) ausschließen, am besten durch mikroskopischen Nachweis.

TH.: Bei Mykosen (→ d.), sonst:
Einpinselung der Nägel und Nagelränder mit

Rp.: Acid. salicylic. 1,0
Ichthyol 1,0
Ol. Oliv. ad 25,0
M.D.S. ad us.ext. mehrmals tägl. einpinseln.

Nagelspaltung

bzw. Nageleinrisse (Schizonychie).

TH.: Nägel kurz schneiden und bestreichen mit:

Rp.: Stannum oxydatum 10,0
Paraffin.
Cerae alb. aa 15,0
Amygd. q.s. Pasta
adde Karmin q.s. ad colorem roseum
M.f. pasta, D.S. nach dem Waschen auftragen.

Nahrungsmittelvergiftung

= *Salmonellose u. Botulismus → Anhang.*

Nackenekzem

→ *Ekzem*

Narkolepsie

= *Absenzen oder Schlafanfälle von* 10 – 20 *Min. mit schlaffer Lähmung.*

TH.: Bei Übergewichtigen Gewichtsreduktion (sie führt zu einer Umstimmung).
• Schlafkuren: Der Narkoleptiker soll am Wochenende und auch während der Woche möglichst ausgiebig schlafen.

Nasenbluten

= *Epistaxis*

Allg.: Patient hinsetzen und sich nach vorne über ein Becken beugen lassen.
• Kalter Aufschlag ins Genick und über die Halsschlagader.
• Nasenflügel mindestens 5 Min. gegen das Septum drücken.
! Keine blutstillende (Eisenchlorid-) Watte verwenden wegen der Gefahr einer Schleimhautätzung stattdessen evtl. einen Wattebausch, der mit gewöhnlichem Essig oder Hamamelisextrakt getränkt ist.
• Innerlich ein Hämostyptikum.
Bei wiederholten Blutungen: Nach vorheriger Blutstillung (→ o.), durch Nasenspekulum blutende Stelle suchen und mit einer, an einer dünnen Sonde aufgeschmolzenen Chromsäureperle verätzen. Streng lokal vorgehen ! und danach mit einem reizlosen Öl (Olivenöl) abtupfen.
• Innerlich: Vit. *C*.
• Nach inneren Ursachen suchen: Hypertonie, Herz-, Leber- und Nieren-Krankheiten.
Bei starker Blutung: fachärztliche Tamponate.

Ho.: Im akuten Fall: Natrium nitricum Dil.D4 oder
Millefolium Dil.D2 alle 5 – 10 Min. 5 – 10 Tr.
Wenn das Gesicht gerötet ist: Belladonna Dil.D4.

Bei Blutung nach Kopfdruck: Melilotus Dil.D3.
Hellrote Blutung nach dem Aufstehen: Bryonia Dil.D6.
Morgens Ausfluß von geronnenem Blut: Nux vomica Dil.D4.
Nasenbluten statt der Regel: Bryonia Dil.D4.
N. junger Mädchen: Crocus Dil.D3.
- wenn immer innerhalb der Regelzeit: Aconitum Dil.D6.
Bei Frauen in den Wechseljahren: Sepia Tbl.D6.
- mit Hitzewallungen und Schwindel: Lachesis Dil.D12.
Bei alten Leuten: Carbo vegetabilis Tbl.D12 (Nasentumor muß zuvor ausgeschlossen sein !).
Zugleich mit Obstipation und Hämorrhoiden: Sulfur Tbl.D6.
Wiederholt ohne ersichtl. Grund: Ferrum phosphoricum Tbl.D6.

Naseneingangs-Ekzem

Meist akut durch Fließschnupfen mit wässerigem Sekret oder chronisch durch Nasensalben, -tropfen und -sprays bedingt.

TH.: INNERL.: Antiallergika.
ÄUSSERL.:

Rp.: Zinci peroxydatum 10,0
Oleum Vaselini alb.
Lanolin. aa 20,0
M.D.S. ad us. ext. Mehrmals tägl. Nasenöffnung damit einstreichen

Nasenfurunkel

→ *Furunkel*

Nasengeschwür

TH.: Erst Ursachenabklärung, dann Beh. → Wunden.

Nasenkatarrh

→ *Rhinitis.*

Nasennebenhöhlenentzündung

→ *Sinusitis.*

Nasenpolypen

→ *Adenoide Wucherungen*

Nasenröte

→ *Rosacea.*

Nasenscheidewandverkrümmung

TH.: Bei Atembehinderung Op.

! Konservative Behandlung ist zwecklos.

Nebenhöhlenentzündung

→ *Sinusitis.*

Nebenhodenentzündung

= *Epididymitis.*

Nebennieren

1. **-hyperplasie**: daran denken bei zunächst anfallsweiser Hypertonie und bei Dauerhochdruck, der auch stark wirkenden Antihypertonika widersteht. Ferner bei "Mondgesicht" und Stammfettsucht.
   ! Klinische Abklärung und Behandlung.
2. **-insuffizienz** → ADDISON-Krankheit.

Nebenschilddrüsenerkrankungen

Daran denken bei Nierensteinen. Hier eine SULKOWITSCH- Probe des Urins machen (→ Nierensteine).
Daran denken auch bei chronisch-rezidivierender Pankreatitis!
Bei pos. SULKOWITSCH weitere Abklärung und Behandlung durch die Klinik.

Nephritis

= *Nierenentzündung.*

1. **Akut:** Fieber, Hämaturie und Hypertonie.

TH.: Überweisung ins Krankenhaus.

2. **Chron.:** Hypertonie, Proteinurie (Dg-Sicherung durch Nachweis von Zylindern im Sediment).

TH.: Therapieziele: Erhaltung der Nierenfunktion und das Wohlbefinden des Patienten.

Allg.: Geregelte Lebensweise: lange Mittagspause, reichlich Schlaf, vermeiden von Unterkühlung und Durchnässung, also immer "wettergerechte" Kleidung! Der Patient soll auch im Sommer eine Flanell-Leibbinde tragen!
- Körperliche Schonung: Keine Schwerarbeit, kein Sport, aber Gymnastik, vor allem auch Atemgymnastik.
- Sorgsame Hautpflege (→ Hydr.).
- Nephrotoxische Agentien meiden: Nikotin! Rauchen grundsätzlich verbieten! Demgegenüber kann ein Glas Wein erlaubt werden. Bei Medikation keine nierenschädigenden Medikamente (→ Rote Liste), bes. kein

Phenacetin.

• Routinemäßige Urinuntersuchung!! Dabei auf Azidose achten! pH-Wert unter 5, Azeton.

• Bei Fieberanstieg ist Antibiotikabehandlung nötig (**Rp**).

• Herzinsuffizienz und Hypertonie sind entsprechend zu behandeln!

Diät.: ist das wichtigste Therapiemittel.

Generell Kochsalz-, Flüssigkeits- und Eiweißbeschränkung.

Sie hat sich aber nach dem Zustand des Kranken zu richten!

• Die **Kochsalzgaben** richten sich vor allem nach Blutdruck und Ödembildung. Geht der Blutdruck nicht über $\frac{170}{100} mm\ Hg$, so kann man bis zu $5g\ NaCl$ pro Tag erlauben.

Steigt der Blutdruck über $\frac{180}{110} mm\ Hg$, sollte die Salzgabe gesenkt werden. Zeigt sich ein Ödemansatz, so ist das $NaCl$ auf $1 - 2g$ tägl. zu senken. Man sollte auch von Salzersatzmitteln abraten, dafür Gewürzkräuter empfehlen.

• Die *Flüssigkeitszufuhr* hat sich nach der Ausscheidung zu richten. Am besten wird die Harnmenge über 24 Std. gemessen und diese Diuresemenge plus $600ml$ für Schweißabsonderung und Ausatmung als Maß der erlaubten Trinkmenge genommen. Wenn keine Ödeme bestehen, kann man nach Durstgefühl trinken lassen. Als Getränke kommen in Frage: Fruchtsäfte, Tee, koffeinfreier Kaffee oder alkalische Wässer.

• *Eiweiß* muß eingeschränkt werden. Am besten richtet man sich nach dem Rest-Stickstoff- (Rest-N-)-Gehalt des Blutes, für das die Bestimmung des Bluthamstoffes mit einem Urastrat- oder Azostix-Stäbchen einen groben aber brauchbaren Anhaltspunkt bietet, weil der Harnstoff- Stickstoff ca. 60% des Rest-N ausmacht. Normal sind Werte untor $20mg\%$ Harn bzw. $10mg\%$ Harnstoff-N. In diesem Falle kann man bis $1\frac{g}{kg}$ Körpergew. tägl. Eiweiß erlauben.

Seine Zufuhr ist jedoch schon bei mäßiger Erhöhung und herabgesetzter Urinausscheidung zu senken. Bei Werten von mehr als $40mg\%$ Harnstoff-N auf $0,3\frac{g}{kg}$ Körpergew. bzw. höchstens $40g$ tägl. zu senken.

Am besten ist in diesem Fall eine Wechseldiät mit *Früchte- bzw. Obst- oder Rohkosttagen* mit der *Kartoffel-Ei-Diät* nach Giordano GIOVANETTI. Sie schränkt die Eiweißzufuhr auf $20g$ ein, ohne einen Eiweißmangel zu bewirken.

Verwendet wird ein Kartoffel-Eiereiweiß-Gemisch 60 : 40 bzw. 3 : 2. Die hierzu notwendigen *eiweißarmen Spezialnahrungsmittel*, wie eiweißarmes Brot, eiweißarmer Kuchen, eiweißarme Kekse, eiweißarme Teigwaren und spezielle Brotaufstrichpasten sind in Apotheken erhältlich. So auch eine Mehlmischung, mit der man geeignetes Brot selber herstellen kann.

Hydr.: Morgens Trockenbürsten und anschließend wechselwarme Waschung mit Essig- oder Zitronenwasser.
• Dreimal wöchentl. Lendenwickel.
• Zweimal wöchentl. Haferstrohvollbad.
• Bei Hypertonie auch ansteigende Armbäder. Zur Nachkur: Bad Wildungen oder Bad Brückenau.

Phys.: Kurzwellen-Durchwärmung der Nieren (steigert die Diurese und vermindert die Albuminurie).
Als Alternative warme Heusäcke.
• Bindegewebsmassage der Lenden- und Nackengegend.

Biol.: Blutegel auf die Nierengegend.
• Fokalsanierung.
• Tägl. eine Darmspülung mit Tier-, Kaffeekohle oder Heilerde.

Phyt.: Hauptmittel ist Solidago:

Rp.: Herb. Solidaginis aureae 50,0
Herb. Herniariae
Fol. Orthosiphonis stam. aa 25,0
M.f. spec. D.S. 2 Teel. auf 1 Tasse Wasser als Aufguß.

Neben Solidago auch: Fol. Betulae, Herb. Nasturtii, Sem. Lini, Lichen islandic., Herb. Equisetum, Rhiz. Tormentillae, Herb. Polygoni avicul.

Med.: Symptomatisch:
- bei Azotämie: neben der Kartoffel-Diät auch Vit. B_1.
- bei Hypertonie: neben der Kochsalzeinschränkung Antihypertoniebehandlung → Hypertonie.
- bei Azidose:

Rp.: Natrii bicarbonici 20,0
Elaeosaccheri Foeniculi 10,0
M.f. pulv. D. in scatula. S. mehrmals tägl. 1 Messersp.

• Vit. D, tägl.
• Stets Herz stützen und auf Rhythmusstörungen achten. Bei Auftreten solcher muß man an Hyperkaliämie denken (→ d.).
• Vit. D, um der Osteoporose entgegenzuwirken, tägl. 500 – 1000 E.

Ho.: → Urin.

Zell.: Niere, Nebenniere Hypothalamus, Placenta.

Neur.: Quaddeln im Bereich von D11-L2.

Akup.: Ni.3/t, Bl.47/d u. 58/d, sowie Ga.25/d.

O.Ak.: 95, 92, 51, 55, 97, 99 u. 13.

Nephroptose

Senk- bzw. Wanderniere (Ren mobilis).

Allg.: Selten und dann meist lange verkannt. Bei geringen Graden beschwerdelos, bei höheren Graden durch Allgemeinsymptome wie Appetitlosigkeit, Übelkeit, unklare Bauchbeschwerden usw. - oder lokalisierte Beschwerden wie Koliken gekennzeichnet. Diese lassen beim Hinliegen nach und es kommt zu einer Harnflut. Dabei enthält der Urin reichlich Eiweiß, Ery. usw. Dg. durch Palpation.

TH.: Wirkliche Hilfe bringt nur die Op. Vorübergehende Erfolge bringen:

- Hochstellung des Unterbettes.
- Spasmolytika und Sedativa.
- Quaddelung der hyperalgetischen Zonen.

! Keine Reiztherapie, Massage oder Bäder.

Nephrose

Allg.: Wegen den vielfältigen Ursachen spricht man besser vom **nephrotischen Syndrom.**

Hauptkennzeichen: Ödeme (Augen) und Eiweiß im Urin.

Wenn möglich: Ursachenklärung: Intoxikation (Blei u.a. Schwermetalle), Glumerulonephritis, diabetische Glumerulosklerose, Amyloidose usw. Dann Ursachen-Th.

Sonst:

Diät.: Kochsalzfrei bis auf Brot (das normal $1,5 - 3g$ $NaCl$ enthält). Keine Bananen!

- Flüssigkeitsarm: nur ca. $800 - 1300ml$ tägl.

Erhöhung nur bei Harnstofferhöhung!

- Eiweißreich. ca. $1,5g$ je $\frac{Grosse}{kg\ KG}$, also ca $100g$ täglich.

Zu bevorzugen sind Eier, Milch, Fisch, helles Fleisch.

Häufig steigt dadurch die Proteinurie. Das ist aber nicht so schlimm.

Bei Ansteigen des Blutharnstoffs muß die Eiweißzufuhr aber auf $0,5\frac{g}{kg}$ eingeschränkt werden!

Kontrolle wie bei Nephritis ($\rightarrow$ d.).

Bei Azetonämie!

- Wenig Fett!
- Strenge Rohkost, vor allem Obst, Tomaten, Gurken, kann die Diurese begünstigen. Jedoch höchstens 1 Tag pro Woche.

Am andern Tag dann Eiweißzulage mit Quark und Ei.

- Reichlich Kohlehydrate, um dem endogenen Eiweißabbau entgegen zu wirken (Honig, Malz usw.).

Hydr.: Wie bei der chron. Nephritis.

Bes.: Schwitzwickel, Schwitzbad u. Sauna entspr. der Kreislaufverhältnisse. Danach Abwaschung mit Franzbranntwein oder Arnikawasser (1 : 100). 1 – 2 x wö. ein Sauerstoff- oder Fichtennadelbad.

TH.: Sorgfältige Haut- und Mundpflege!
Bes. Lagerung bei Schwellungen. Häufiges Abwaschen des Schweißes!
Infektionen des ödematösen Gewebes sind prognostisch sehr ungünstig.
Für regelmäßigen Stuhl sorgen, evtl. Einläufe mit 1 – 2l Kamillentee.
Darmsanierung!
Blutegel auf die Nierengend.

Klin.: Corticoide oder ACTH, sowie Saluretika (**Rp**).

Sonst: Viel Vit. C und B-Komplex, aber ohne Mineralien.
Zur Ödembehandlung:

Rp.: Ammon. chlorat. 8,0
Succ. Liquir. 0,4
Aq. Petroselin. ad 200,0
M.D.S. Im Laufe des Tages die halbe Flasche trinken.

Phyt.: Wie Nephritis.

Zell.: Niere und Schilddrüse! Dazu Hypophyse u. Placenta.

Neur.: Quaddeln bei D11 - L2 und über der Blase.

Akup.: Ni.3 u. Bl.28/t, Bl.47 u 58/d.

O.Ak.: 95, 92, 51, 55, 97, dazu 13 u. 99.

Nephrolithiasis

→ *Nierensteine.*

Nephropathie

= *Nierenschwäche.*

Nervenkrankheiten

→ *Neuralgie, Neurasthenie, Hysterie, Migräne, Epilepsie, Paralysis agitans, Apoplexie, Lähmungen usw.*

Nervosität

TH.: Eingehende Aussprache mit dem Ziel der Ursachenermittlung und Beseitigung. Dazu Sedativa, wie bei der Neuritis.

Nesselsucht

→ *Urtikaria.*

Netzhauterkrankungen

→ *Sehschwäche.*

Neuralgie

→ *auch: Migräne, Trigeminusneuralgie, Intercostalneuralgie, Ischias*

Allg.: Ursachensuche und (wo möglich) -beseitigung (infektiös, toxisch, medikamentös, stoffwechselbedingt).
Zur DDg. → "Schmerz" von W.Vogt / Sommer Verlag.

Phys.: Je nach Verträglichkeit Wärmeapplikation in Form heißer Kompressen mit Leinsamen oder Heublumen, Fango, Sand, Wärmflasche, Heizkissen, Föhn, Rotlicht, Diathermie usw.
Bei Unverträglichkeit von Wärme: Blaulicht.

Hydr.: Schwitzmaßnahmen und anschließend abfrottieren.

Biol.: Ableitung über die Haut:

- Schröpfköpfe oder Blutegel.
- ABC-Pflaster, Canthariden-Pflaster, BAUNSCHEIDT, Moxa, oder entsprechende Einreibung:

Rp.: Camphor. 3,0
Chloroform 5,0
Acid. formic. 1,0
Ol. Pini silvest.
Ol. Eucalypti aa ad 50,0
M.f. linim. D.S. zum Einreiben.

- oder ein entspr. Fertigpräparat

Chir.: Soweit angezeigt.

Neur.: Quaddelung entlang dem Nerv oder paravertebral im entsprechenden Wurzelbereich.

Akup.: Je nach Neuralgie.

O.Ak.: 55, 13, 22 u. entspr. Stellen.

Med.: Antineuralgika bzw. Analgetika.
Dazu stets: Vit. B_1, B_6 und B_{12} in hoher Dosis.

Ho.: In akuten Fällen: Aconitum Dil.D4.
Schmerz klopfend, schneidend: Belladonna Dil.4.
- mit der Sonne steigend und fallend: Spigelia Dil.D3.
- krampfartig: Verbascum Dil.D1.
- kommt immer zur gleichen Zeit: Cedron Dil.D4.
- bes. nachts: Magnesium phosphoricum Tbl.D6.
- vor allem um Mitternacht: Sulfur Tbl.D1.

Schlimmer bei Bewegung: Colocynthis Dil.D4.

- nachmittags u. abends: Colocynthis Dil.D6.
- bei Berührung: Melilotus Dil.D2.
- durch Kälte: Cimicifuga Dil.D3.
- bei Geräuschen: Spigelia Dil.D6.

Besser bei Wärme: Magnesium phosphoricum Tbl.D4.
- bei Bewegung: Rhus tox.Dil.D4.

Neurasthenie

Allg.: Mattigkeit, Müdigkeit, schnelle Erschöpfung und vegetative Störungen, die meist auf psycho-soziale Konflikte, bes. Versagensängsten beruhen. Die Erschöpfung und Müdigkeit sind Abwehrmechanismen des neurasthenischen Rückzugs und der Resignation. Sie setzen bei einer Konfliktsituation akut ein und bessern sich bei Situationsbesserung. Der Pat. erlebt sie nicht als seelische Krise, sondern körperliche Symptomatik, auf die er die geistige Erschöpfung zurückführt. Also umgekehrt wie die Wirklichkeit ist.

TH.: Erst gründliche körperliche Untersuchung, um nichts zu übersehen (eine Anämie z.B.).
Man hüte sich vor der Diagnose: Einbildung. Damit verliert man das Vertrauen des Patienten.

Psych.: Ist von entscheidender Bedeutung. Da dem Neurastheniker die festgefügte Kraft fehlt, muß man einen Lebensplan mit ihm aufstellen, bei dessen Aufstellung sollte man auch auf Arbeit, Familienverhältnisse, Nachbarschaft eingehen, um evtl. bestehende Probleme aufzudecken. Es geht beim Gespräch darum, den Willen des Kranken wieder in normale Bahnen zu lenken und ihn durch vernünftigen Rat bei der Wiedergewinnung eines stabilen Verhältnisses zur Umgebung zu helfen.
Unterstützend wirken:

Hydr.: Morgens leichte Fuß-Unterschenkel-Güsse, Wassertreten, Taulaufen und anschließend trockenfrottieren.
- Abends feuchte Abreibung des ganzen Körpers oder der Brust und Arme, mit anschließend trockenem nachfrottieren. Dann ins Bett.
- Wöchentl. 2 Fichtennadel- oder CO_2-Bäder.

Phys.: Gymnastik, Luftbäder. Bei Sonne: Kopf in Schatten.

Akup.: KG.15 u. 6, GG.19, Bl.39, He.3 - alle t, Ma.36/d.

O.Ak.: 100, 95, 55, 29, evtl. auch 87 u. 34.

Phyt.: Rad. Valerianae, Flor. Lavandulae, Flor. Crataegi, Glandulae Lupuli oder Fol. Melissae als Tee.

Ho.: Bes. zur Behandlung der organ. Störungen:
Ängstlich und schlaflos: Kalium phosphoricum Tbl.D6.

Schwäche in den Beinen: Acidum phosphoricum Dil.D4.
Schwindel: Acidum picrinicum Dil.D4.
Rückenschmerzen: Zincum Tbl.D4.
- mit Zittrigkeit: Zincum valerianicum Tbl.D4.
Kopfschmerzen: Silicea Tbl.D6.
- bes. im Hinterkopf: Kalium phosphoricum Tbl.D6.
Taubheitsgefühl in den Händen: Silicea Tbl.D12.
Verdauungsstörungen: Nux vomica Dil.D6.
Herzklopfen bei geringer Anstrengung: Stannum Tbl.D6.
- auch ohne Anstrengung: Avena sativa Ø

Neuritis

= *Nervenentzündung.*
TH.: Wie Neuralgie, zusätzlich Versuch mit Eigenblut.

Neurodermitis

= *konstitutionelles bzw. endogenes Ekzem.*
Familiär meist Asthma oder Heuschnupfen.
Erstes Auftreten im 2. Säuglingsmonat als "Milchschorf" *(Crusta lactea)*, → Säuglingsekzem.
Zweite Phase im Spiel- und Schulalter: Ekzem an Gelenkbeugen (Handgelenk, Knie). Dabei ist Oberhautfelderung vergröbert.
Dritte Phase von der Pubertät bis zum 30. Lebensjahr:
Juckpapeln auf blasser Haut.
TH.: Aufklärung von Patient - oder Eltern, daß das Ekzem chronisch ist und zu Rezidiven neigt.

- Keine wollene Kleidung, da Wollempfindlichkeit besteht.
- Möglichst auf Kosmetika verzichten oder zuvor Empfindlichkeit testen.
- Günstig kann sich ein Aufenthalt am Meer oder im Hochgebirge auswirken. Jedoch nur auf Zeit.
- Zur *Hautpflege* sollen keine normalen (alkalihaltigen) Seifen, Wasch- und Desinfektionsmittel verwendet werden, sondern am besten alkalifreie Syndetika - oder einfach nur Wasser oder Kammillentee.
- *Hautpflege-Salben* sind vor Anwendung auszuprobieren. Am besten im *Halbseitenversuch*: Eine Hand mit einer, die andere mit einer anderen Salbe einreiben und nach 1 – 2 Wochen den Erfolg vergleichen.

INNERL.: Antiallergika, Sedativa und Vitamin A und E.
Keine Corticoide. Hat der Pat. solche, dann sollte man sie absetzen, ihn dabei aber darauf aufmerksam machen, daß es danach zu einer Exazerbation kommen kann.

ÄUSSERL. auf Ekzemherde:

Rp.: Tumenol-Ammon.
Resorcin aa 4,0
Vaselin. flav. ad 20
M.f. ung. D.S. morgens und abends dünn auftragen.

- oder ein entspr. Dermatika.

Diät: Lactovegetabil: *Verboten* sind Konserven aller Art, geräuchertes oder gepökeltes Fleisch, Wurst, Schinken, eingelegte oder geräucherte Fische.
Beschränkt erlaubt sind: frisches Fleisch, gekochter Fisch, Bier, Tee.
Unbegrenzt erlaubt sind Milch und Milchprodukte, frisches Gemüse, Salate, Obst und Teigwaren.
Die Patienten sollen reichlich trinken.

Phys.: Mindestens 3 mal wöchentl., in Fällen des floriden Ekzems tägl. ein warmes Vollbad von mindestens 30 Min. Dauer.
Danach feuchte Packung zum Schwitzen.
Nach der Packung abwaschen mit Wasser, dem etwas Zitronensäure zugesetzt ist.
Nach dem Abwaschen und Abtrocknen Rückfettung der Haut mit einer neutralen Fettcreme.

- Statt dessen nur *Ölbäder.*
- Unterstützung der Bäderbehandlung durch:

Phyt.: Schweißtreibende und ausleitende Tees, z.B.:

Rp.: Flor. Tiliiae
Flor. Verbasci aa 7,5
Flor. Sambuci 15,0
Herb. Equiseti
Fruct. Petroselini aa 10,0
M.f. spec. D.S. 1 Teel. mit 1 Tasse kochendem Wasser übergießen und 10 Min. ziehen lassen. 1 – 3 Tassen täglich.

Neuropathia infantum

Allg.: Zappelkinder mit verschiedenen "Angewohnheiten".
Häufigste Ursache Überbehütung, Überforderung des konstitutionell schwachen Kindes durch die Eltern. Die Kinder erweisen sich als unsicher oder altklug.

Psych.: Hauptproblem ist, daß die Mutter vom Behandler verlangt, daß er ihre Schwierigkeiten mit dem "nervösen" Kind durch irgendwelche Mittel aus der Welt schafft. Da dies nicht möglich ist, muß das *Gespräch im Vordergrund der Therapie stehen.*

Zunächst als Gespräch mit beiden Elternteilen, ohne Gegenwart des Kindes. Dann die mit dem Kind, ohne Eltern. In beiden geht es um Einzelheiten der Lebensweise, des Eltern-Kind-Verhältnisses und des Verhältnisses zu weiteren Familienmitgliedern (Geschwister, Großeltern). Die Schulverhältnisse, die Art des Schulweges und das Verhältnis zu den Schul-, Spielkameraden, Nachbarkinder usw.

Hier kann man Ansatzpunkte schaffen. Meist fehlt dem Kind der Freiraum. Dabei helfen *Märchen* - auch selbstgemachte - besser als jedes autogene Training. Die Kinderwelt ist meist eine Märchenwelt. Schnell dringt man in sie ein, wenn man die kleinen Patienten nach ihren Träumen und Wünschen befrägt. Man muß versuchen, die Phantasie der Kinder für eine Aufgabe zu fesseln und die Eltern dazu zu bringen, dies aktiv zu unterstützen. Je mehr die Eltern an den Spielen des Kindes Anteil nehmen, um so besser ist die Wirkung.

Es soll kein Essenszwang ausgeübt werden. Gewisse Hinweise geben auch die Formen des "Fehlverhaltens".

1. **Philippus oscillans** = Zappelphilipp (im Struwelpeter) = "kann sich nicht konzentrieren" (Schule), ist "noch so verspielt" (Eltern).

TH.: Wichtig sind Konzentrationsspiele, bes. Pussel-Spiel, Monopoli u. dgl. bei denen aber die Eltern mitspielen müssen und ihren Ärger nicht zeigen dürfen, wenn das Kind gewinnt. Je mehr es dies beim unverstellten Spielen tut, um so erfolgreicher ist das Ganze.

• Keine starken Sedativa, sondern:

Ho.: Allg.: Passiflora incarnata Ø.
Bei ängstlichen Kindern: Arsenicum album Tbl.D6.
Mit starkem Bewegungsdrang: Valeriana Ø.
und viel Reden: Hyoscyamus Dil.D4.
Mit häufigem Stuhldrang: Jalapa Dil.D4.
Mit Einschlafstörungen: Chamomilla Dil.D3.

2. **Pavor nocturnus** = das abends eingeschlafene Kind wacht mit einem Schreckschrei auf, ohne aber richtig zu sich zu kommen.

TH.: Zunächst nach adenoiden Behinderungen der Nasenatmung, Würmern, sowie Störungen des Harnapparates suchen und behandeln.

• Die Mutter und der Vater sollen sich mit dem Kind abwechselnd vor dem Schlafengehen unterhalten, den Kleinen ein beruhigendes Märchen erzählen, mit den Älteren verständnisvoll über das am Tag Erlebte sprechen. Das nützt schon, wenn sie es am Tage tun. Wichtig ist nur, daß das Kind den Eindruck bekommt: Meine Eltern verstehen mich - und Ängste damit abgebaut werden, die zu Schreckträumen führen.

Ho.: Passiflora Ø und Psorinum Dil.D6.

Nos.: Oxyuren.

3. Syndrom der unruhigen Füße: Kind schläft nicht ein, weil Beine kribbeln, daher ständiges Bewegen derselben (abgeschabte Leintücher).

TH.: Ein Eisenpräparat, Vit. B_{12} und Atemübungen bei offenem Fenster.

Ho.: Tarantula Dil.D6.

4. Somnambulismus = Schlafwandeln: Meist in der Präpubertät (mit 8 – 9). Es besteht familäre Disposition. Es kommt kaum zu gefährlichen Situationen.

TH.: Wie 2. Vergeht meist von selbst.

5. Jactatio capitis = Kopfwackeln (meist Vorschulalter).

TH.: Dem Kind die Möglichkeit geben, die Lust an der rhythmischen Bewegung am Tage abzureagieren, z.B. durch Schaukeln. Evtl. Hinwendung zur Musik, in einem dem Wackeln entsprechenden Takt.

Ho.: Calcium phosphoricum Tbl.D6.

6. Pseudo-Nachtschweiß = 1 – 2 Std. nach dem Einschlafen, nur Hals und Kopf, evtl. auch Beugen.

TH.: Kein Tbc-Hinweis. Der Phthisiker schwitzt gegen Morgen. Aufklärung der Eltern hierüber. Vielfach besteht auch orthostatische Albuminurie und Ohnmachtsneigung (Schwindel beim Hochgehen).

- Morgendliche Abwaschung und nachfrottieren (möglichst im Hochsommer beginnen und dann beibehalten).
- Bei leicht frierenden Kindern trockenes Hautbürsten.
- Leichter Sport aber kein Leistungssport. Sportbefreiung ist ein Fehler.
- Schwimmen.

Ho.: Acidum phosphoricum Dil.D4.

7. Nägelkauen = gilt als Lustneurose.

TH.: Lokale Maßnahmen bringen nichts. Erziehung zur Nagelschonung. *Bei Mädchen* durch Hinweis auf die Wichtigkeit der schönen Hand (Eitelkeit), *bei Knaben* durch Hinweis auf Wichtigkeit guter Nägel beim Spielen und Arbeiten. Man läßt sich die Nägel immer wieder zeigen, lobt und tadelt je nach Aussehen.

Ho.: Antimonium crudum Tbl.D.6.

Neurosen

Allg.: Neurotiker sind *introvertierte* Menschen, die Angst vor der Auseinandersetzung mit der Umwelt haben, oder *Extravertierte*, die ihre Auffassungen unkontrolliert und ohne Einsicht an die Umwelt herantragen, dabei scheitern und dann in eine Organsymptomatik flüchten.

TH.: Erst genaue körperliche Untersuchung, um tatsächliche Störung auszuschalten.

Psych. Ergibt die klinische Untersuchung nichts und man vermutet einen psychischen Hintergrund, dann läßt man sich die Symptome genauer schildern, vor allem ihren Beginn. Meist wird dieser exakt geschildert.

• Dann frägt man "was war unmittelbar vorher"? Man signalisiert damit, daß man für die Empfindungen des Patienten aufgeschlossen und gesprächsbereit ist.

Entscheidend ist, daß der Patient Vertrauen gewinnt, und dies ist nur möglich, wenn er das Empfinden bekommt, daß er sich aussprechen kann.

• Man lasse den Patienten stets ausreden aber achte darauf, daß die Aussprache nicht zu lange dauert, um keine zu starke Bindung aufkommen zu lassen.

• Bewährt hat sich:

a) IN DER PRAXIS EINE LAVIERTE SUGGESTION bzw. die Durchführung einer somatisch wirkenden Ordnungstherapie.

Akup.: KG.15 u. 6, Bl.39, He.3 u. GG.19, alle t, sowie: Bl.15 u. 60, sowie Ma.36/d.

O.Ak.: 100, 95 55, 29 u. 87.

Phys.: Bindegewebsmassage, Magnetfeld oder Magnetismus.

Neur.: Quaddeln mit $0,3-0,5ml$, sofern palpable Schmerzpunkte nachweisbar sind.

b) ZU HAUSE:

• Morgens Ganzwaschung mit nachfolgendem trockenfrottieren.

• Abends trockenreiben und nach dem Hinliegen: *autogenes Training*, das aber zunächst in der Praxis eingeübt werden muß. Begonnen wird mit dem Schwereerlebnis, beim Rechtshänder mit dem rechten, beim Linkshänder mit dem linken Bein. Dann "Wolligkeitsgefühl" mit Konzentration auf das Organ oder die Organfunktion, deren Fehlregulation am meisten fühlbar ist. Z.B. Patienten mit Herzklopfen beibringen, daß das Herz ihrem Einfluß folgt, wenn sie beide Hände auf die Herzgegend legen und ruhig, ohne sich ablenken zu lassen, 1, 2, 3, 4, ... usw. zählen.

Med.: Sedativa auf Baldrian oder Hopfenbasis, dazu Crataegus. z.B.:

Rp.: Flor. Arnicae
Herb. Borraginis
Fol. Melisae
Rad. Valerianae aa 25,0
M.f. sp. D.S. 1 Teel. auf 1 Tasse Wasser, heiß angießen,
15 Min. ziehen lassen, morgens und abends 1 Tasse.

Ho.: Je nach Symptomatik.

Neutropenie, chronische

→ *Agranulozytose*

Nierenbeckenkatarrh

→ *Pyelitis.*

Nierengeschwülste

Allg.: Sofort daran denken, wenn plötzl. eine schmerzlose Hämaturie auftritt oder eine Mikrohämaturie besteht.

TH.: Klinische Abklärung und Op. Begleittherapie: → Krebs.

Nierenentzündung

→ *Nephritis.*

Nierengrieß

→ *Nierensteine.*

Nierenschrumpfung

→ *Schrumpfniere.*

Nierensteine

= *Nephrolithiasis.*

Allg.: Typisch: ohne Vorboten Kolik, Brechreiz, Hämaturie. Nierenlager klopfempfindlich, Pat. unruhig (DDg. zu entzündl. ak. Bauch).

a) **Zur Koliklösung** bzw. Schmerzbeseitigung:

TH.: DICK-Quaddeln: in die entsprechende HEAD-Zone werden mit einer 18ner Nadel 2 – 3 intracutane Quaddeln mit Aqua destillata gesetzt, nachdem man den Pat. darauf aufmerksam gemacht hat, daß sie einen kurz anhaltenden heftigen Schmerz erzeugen.
Danach kommt es zu einer reflektorischen Spasmolyse mit Schmerzfreiheit.
Als Alternative: Analgetika oder:

Neur.: Quaddelung der entspr. HEAD-Zone.

Akup.: Bl.67/t, Ni.4/d, Ga.25/d und lokaler Schmerzpunkte d. Bei längerer Dauer auch: Bl.28/t, Ma.30/d u. Le.13/d.

O.Ak.: 95, 51, 55 u. 34.

Ho.: Atropinum sulfuricum Dil.D4 oder Nux vomica Dil.D30.

b) **Zur Steinabtreibung**

ba) *Wasserstoß*

TH.: 1 – 2*l* Säfte und Tee, z.B.:

Rp.I: Herb. Solidaginis
Fol. Betulae
Herb. Urticae
Fol. Orthosiphonis aa 25,0
M.f. spec. D.S. 1 Teel. auf 1 Tasse Wasser als Aufguß.

- dazu:

Rp.II: Convalaria Ø
Pareira brava Øaa 20,0
Tct. Cort. Aurantii 10,0
Glycerini pur. ad 125,0
M.D.S. 3 Tage im Abstand von 2 Std. 1 Eßl. in Tee.

bb) *Wärmeanwendung*

TH.: Heiße Kompressen, Heu- oder Kartoffelsack auf die Nieren, länger dauernde warme Sitzbäder.

Warme Einläufe.

• Steinabtreibebad: Pat. im Zeitraum von $\frac{3}{4}$ Std. $1l$ Lindenblütentee trinken lassen. Dann in warmes Haferstrohbad von 37^0C setzen, das in 40 Min. durch zugießen auf 42^0C erhöht wird. Dabei soll er den Urin im Bad so lange wie möglich halten, um mit Druck entleeren zu können.

• Bewegung: Treppensteigen, Seilspringen, Hüpfen.

Bei Schmerzfreiheit: Vibrationsmassage.

Neur.: Injektionen von jweils $0,3 - 0,5ml$ Procain in die druckempfindlichen Punkte der dorsalen und ventralen Regionen von $C4$, $D10 - D12$ und $L1 - L2$ können eine bestehende reflektorische Harnsperre schlagartig lösen.

Ho.: Cantharis Dil.D6.

c) **Steinprophylaxe:** Je nach Steinart und nicht ohne deren vorherige Abklärung.

Allg.: Reichlich Flüssigkeitszufuhr.

Mindestens $2\frac{1}{2} - 3l$ tägl. als Nierentee (→ Rp.I) oder Mineralwässer (je nach Steinart), auch Bier ist erlaubt.

• Fokalsanierung.

• Jede Woche an 1 – 2 Tagen morgens nüchtern 1 – 2 Tassen Tee vom Rp.I u. 1 Eßl. des Rp.II. Nach 3 Wo. wird eine Pause von 3 Wo. gemacht.

Nos.: Pulverisierter Stein in Alkohol-Verdünnungen von D30.

Ho.: Lithium citricum Tbl.D3 oder Lithium carbonicum Tbl.D3.

1. Calciumoxalatsteine: 65 % aller Steine.

Diät: Verboten: Spinat, Sauerampfer, Tomaten, Rhabarber, rote Rüben, grüne Erbsen und Bohnen, Kohlrabi, Porree, Kohl, Petersilie, Zwiebeln, Sellerie, Artischocken, Spargel, Aprikosen, Bananen, Birnen, Brombeeren, Erdbeeren, Feigen, Heidelbeeren, rote Johannisbeeren, Orangen, Stachelbeeren, schwarzer Tee, Kakao, Gemüsesäfte, Obstsäfte.

• In kleinen Mengen erlaubt: Kartoffeln, Rettich, Radieschen, Blumenkohl, Rosenkohl, Erbsen, Gurken, Lauch, Linsen, Blattsalate, Sauerkraut, Sojabohnen.

Milch und Milchprodukte. Sie sind wegen ihres Ca-Gehaltes einzuschränken. Ebenso Eier.

• Erlaubt: Alle mageren Fleisch- und Fischarten, alle Teigwaren und Brotsorten (ohne Rinde essen, da Röstung Oxalsäure bildet).

Med.: Hauptmittel der Prophylaxe ist Magnesium, z.B. als

Rp.: Magnesium phosphoric. puriss.
Natr. biphosphoric. puriss. aa 50,0
Magnesium carbonicum 5,0
M.f. pv. D.S. 3 x tägl. 1 Teel. in Flüssigkeit gelöst.

- oder ein Fertigpräparat.

Phyt.: Solidago wirkt hier günstig: → Tee-Rp.I.

Ho.: Natrium phosphoricum Tbl.D1 oder Acidum hydrochloricum Dil.D3.

2. Uratsteine = Harnsäuresteine.

! Die einzige Sorte die aufgelöst werden kann.

Diät: Verboten: Alle Innereien = Fleischbrühe, Fleischextrakt, Hirn, Bries, Leber, Milz, Nieren, Herz, Lunge, Wild, Geflügel, Heringe, Sprotten, Ölsardinen, Karpfen, Kabliau, Barsch, Heilbut, Hecht, sowie alle Räucherwaren. Ferner alle Hülsenfrüchte, Spinat Blumenkohl, Spargel, Pilze, Nüsse, Preiselbeeren, Alkohol, scharfe Gewürze, Vollkorn und Roggenbrot.

Erlaubt: Etwas Schinken, Hammelfleisch, Hähnchen und Boullion, Milch und alle Milchprodukte, Forellen, Aal, Salm, Hummer, Krebs, Artischocken, Eier, Obst und Gemüse (außer den verbotenen), Kartoffeln, Teigwaren, Reis, Grieß, Sago, tägl. etwa $80g$ Butter, wenig Zucker, Fruchtsäfte, Tee, Kaffee, Kakao.

Med.: Zitronensaft aus 2 Zitronen tägl. - oder:

Rp.: Acid. citricum pv. 140,0
Natrium citricum pv. ad 125,0
M.f. pulv. D.S. 3 x tägl. 1 Teel in $\frac{1}{4}l$ Wasser.

! Dabei laufende Kontrolle des pH-Wertes. Er soll zwischen 6,2 und 6,7 liegen. Liegt er unter 6, so läßt man alkalische Mineralwässer trinken oder gibt Natrium bicarbonicum, $1-3$ x tägl. 1 Teel. in Wasser gelöst. Sofort wieder Absetzen, wenn Urin bei $pH7$.

Ho.: Lithium benzoicum Tbl.D3.
Bei häufigem Harndrang: Lycopodium Dil.D3.
Bei gichtischer Diathese: Coccus cacti Dil.D3 und Berberis vulgaris Dil.D3.

3. Phosphatsteine: Rezidive zu 60% innerhalb von 3 Jahren.

Diät: Verboten: Alle Arten von Milch und Milchprodukten, Käse, Eier, Hefe, Mandeln, Hülsenfrüchte, Spargel, Bananen, Erdbeeren, Pflaumen, Birnen, Feigen, Obst- und Gemüsesäfte, alle alkalischen Wässer (Wildunger, Neuenahrer, Königssteiner, Teinacher, Godesberger usw.).
Eingeschränkt erlaubt sind: alle grünen Gemüse und Wurzel-Gemüse, Kartoffeln und Obst, Rosenkohl, Pilze, Nüsse.
Erlaubt sind alle Fleisch- und Fischarten in nicht scharfer Zubereitung; sämtliche Brotsorten, Teigwaren und Mehlspeisen, Butter, Sahne, Limonade, Tee. Mindestens 1*l* tägl. trinken, am besten stark verdünnte Aprikosen- oder Pfirsichsäfte oder Nieren- aber auch Leber-Gallen-Tee. Günstig sind reichlich Haferkost und Reis.

Med.: Rp.: Alumina hydrata pv. 2,5
Acid. citricum pv. 32,5
Natr. bicarbonici ad 40,0
M.f. pv. D.S. 2-3 x tägl. 1 Messersp. ca 15 Min. vor dem Essen in 1 Glas Wasser.

- oder ein entsprechendes Fertigpräparat.
! Bei der Therapie sollte man darauf achten, den Urin mehr im sauren Bereich um $pH6$ zu halten.

Ho.: Acidum phosphoricum Dil.D3.
Bei Blasenkatarrh: Acidum nitricum Dil.D6 oder Acidum benzoicum Dil.D4.

Nierentuberkulose

Daran denken, bei jeder chron. Cystitis von Männern bis 30. Bes. wenn zuvor eine Lungen-Tbc bestand.

Nierenversagen

→ *Urämie.*

Nicotinschäden

→ *Raucherentwöhnung.*

Nystagmus

→ *Schielen.*

O

Obstipation

Allg.: 85 % aller Obstipationen sind Rehtumstörungen, d.h. Störungen des Defäkationsreflexes.

• Verdächtig sind alle Verstopfungen die bei Erwachsenen (bes. im Alter ab 40) plötzlich auftreten.

Hier 1. Stuhl auf okkultes Blut untersuchen. 2. Rö. Unters. auf tumoröse Darmverengung veranlassen.

• Die *Anamnese* hat abzuklären, seit wann die Verstopfung besteht, ob bereits Abführmittel genommen werden und seit wann, ob vor dem Stuhlgang Schmerzen bestehen und wie der Kot aussieht (bleistiftförmig, harte Kugeln = Schafskot). Danach läßt sich unterscheiden zwischen: *atonischer und spastischer Obstipation.*

1. **Die atonische Verstopfung** geht meist in die frühe Jugend zurück und beruht auf dem Zusammenwirken mehrerer Faktoren: Der "Erziehung zur Stubenreinheit" (Unterdrückung des Defäkationsreflexes), ballaststoffarmer Ernährung (mangelnde Darmfüllung, daher zu geringer Innendruck), Fehlbehandlung durch jahrelangen Abführmittelmißbrauch, oft bewirkt auch durch falschen Glauben.

TH.: Zunächst Aufklärung über die physiologischen Zusammenhänge der Verdauung und vor allem darüber, daß 1 oder 2 stuhlfreie Tage noch im Bereich der Norm liegen, sofern der Pat. dabei keinerlei Beschwerden hat und auch nicht zur inneren Verschlackung oder Vergiftung führen. Auftretender Stuhldrang darf nie unterdrückt werden. Im übrigen soll der Patient seine Aufmerksamkeit völlig vom Darm abwenden.

• Training des gastrocolischen Reflexes: Der Patient soll nach dem Frühstück regelmäßig die Toilette aufsuchen, auch wenn er keinen Stuhldrang verspürt. Die einzunehmende Hockstellung erleichtert den Reflexeintritt, der sich manchmal erst nach Tagen solchen Übens einstellt.

• Umstellung der Ernährung auf eine schlackstoffreiche Kost: Reichlich Gemüse, Salate und Obst (außer Bananen die Stopfen). Als Brot am besten Vollkorn-, Graham- oder Schrotbrot. Günstig wirkt Sauerkraut (am besten roh, evtl. mit etwas Öl angemacht), ebenso Rhabarberkompott und Trockenfrüchte wie Backpflaumen, Feigen, Aprikosen, 3 – 5 davon über Nacht eingeweicht und morgens nüchtern gegessen. *Fette* unterstützen die Darmtätigkeit, *ungünstig* wirken dagegen feine Mehle, Reis, Zucker, Teigwaren, Schokolade. *Kaffee* kann anregend wirken, während *Schwarztee* eher stopft.

• Unterstützend wirken: *Gewürzkräuter*, vor allem Schnittlauch, Meerrettich, Fenchel, Kümmel und das hocharomatische Basilikumkraut.

• Möglichst keine Abführmittel (da der Pat. meist schon selbst welche seit längerem genommen hat). Höchstens zur Therapieeinleitung ein Quellmittel.

• Stets Kalium oder kalihaltige Wässer.

Phys.: Selbstmassage: Vor dem Aufstehen Bauchmassage im Uhrzeigersinn. Tagsüber öfters Bauchschnellen.

• Bindegewebsmassage evtl. im 2 tägigen Wechsel mit:

Hydr.: Ansteigende Sitzbäder (in 15 – 20 Min. von 37 auf $40^0 C$) und danach 30 Min. Ruhe.

• Wellenbäder: Der Pat. ruht entspannt im warmen Vollbad. Der Behandler sitzt neben der Wanne und schlägt unter dem Wasser Wellen die auf den Bauch gerichtet sind. Das kann die Peristaltig derart anregen, daß es im Bad zum Einsetzen des Defäkationsreizes kommt.

Akup.: Ma.25/t, Di.4/t, Di.11/t u.Bl.27/d.

Alternativ: Elektr. Zwei Elektroden über dem Unterbauch, eine über dem Steißbein 20 Min. mit Impulsströmen von $50Hz$ bei $25 - 30mA$ tonisieren.

O.Ak.: 91, 81, 34, evtl.auch 51.

2. **Spastische Obstipation:** Meist Teilsymptom einer allgemeinen Vagotonie (enge Pupille, Kontraktionsringe). Bei Frauen oft regelmäßig einige Tage vor der Menses auftretend. Bei Abführmittelmißbrauch meist Vorstufe der atonischen Obstipation.

TH.: Sofort Abführmittel verbieten!

Diät: Zunächst *Übergangsdiät:* Sauerkraut, rohe Obstsäfte, feinst gehackte oder sehr fein geschnittene Salate, Fleisch, Kartoffeln, pürierte, nicht blähende Gemüse. Bei guter Verträglichkeit und Wirkung werden die Speisen langsam grober gegeben. Dabei wirken wasserreiche Gemüse und Obst günstig.

Dauernd zu verbieten sind Kakao, Schokolade, Haferschleim, Geleespeisen, Heidelbeeren. Auch Vollkornbrot wird schlecht vertragen.

Der Pat. muß sich angewöhnen zum Essen ein Mineralwasser zu trinken.
• In schweren Fällen zunächst eine **MAYR-Kur** = Milch- Semmel-Diät. Ca. 1 Std. vor dem Frühstück 1 gestrichener Kaffeelöffel Magnesium sulfuricum siccatum in $\frac{1}{4}l$ lauwarmem Wasser trinken.
Als Frühstück und Mittagessen trockene Brötchen die in kleinen Bissen so lange gekaut werden, bis sie sich im Speichel aufgelöst haben, dann wird ein Teelöffel Milch hinzugefügt und nun erst alles geschluckt. Der Patient kann soviel nehmen, bis er sich satt fühlt (was bald der Fall ist).
Abends gibt es nur Lindenblütentee mit Honig und Zitrone. Dazu Bauchmassage (→ o.) und viel ruhen.
Bei Normalisierung der Verhältnisse fortfahren mit Übergangsdiät.
• Statt MAYR-Kur kann man in schweren Fällen auch mit der **2-Stunden-Diät** nach HAUFFE und SCHWENNINGER beginnen:
Keine feste Mahlzeit, sondern *regelmäßig* alle zwei Stunden Flüssigkeit (Obstsäfte, Sauermilch, ganz leichten Pfefferminztee) schluckweise bis der erste Stuhl kommt und wenn es 1 – 2 Tage geht.
Dann Beginn mit Übergangsdiät (→ o.), d.h. man gibt - unter Beibehaltung der Flüssigkeitsgaben, zunächst 3 x tägl. dann alle 2 Std. im Wechsel mit der Flüssigkeit pürierte Gemüse und etwas Kartoffelbrei. Bleibt der Stuhl aus, so zurück zur reinen Flüssigkeitskost, normalisiert er sich, dann langsame Steigerung, wie bei der Übergangsdiät angegeben.
• Sowohl bei der MAYR-Kur, wie auch bei der 2-Stunden-Diät *Stuhltraining* durch morgendlichen Toilettengang immer zur gleichen Zeit (ob zunächst erfolgreich oder nicht).

Phys.: Bauchgymnastik und Bauchmassage.

Hydr.: Wärme in Form warmer Sitzbäder, warme Auflagen auf den Bauch, heiße Wärmflasche oder Heizkissen.

Neur.: Quaddeln über dem Blinddarm und auf Höhe des Sigmoids, sowie in palpatorische Schmerzpunkte.

Akup.: Bl.21/t, Ma.25/d, Le.3/d, Dü.8/d.

O.Ak.: 91, 89, 51, 34 u. 55.

3. **Das Laxantienproblem** liegt bes. im Mißbrauch, der dann selbst zur Ursache der zunächst spastischen, oft pseudoenteritischen, dann atonischen Verstopfung wird.
Außerdem kommt es bei Laxantienmißbrauch vielfach zu Mineralverlust, bes. Kaliumverlust, was die Atonie des Darmes verstärkt. Die Kalkresorption wird gestört, was die Osteoporose begünstigt. Auch die Darmflora wird geschädigt und damit die Vit. B und Vit. K Umsetzung.
Ursache des Mißbrauchs ist die meist falsche Auffassung über die Stuhlentleerung, die nicht selten mit falschen Eßgewohnheiten einhergeht.

Es ist daran zu denken:
1. daß die Stuhlfrequenz individuell zwischen 2 x wö. bis mehrmals täglich schwanken kann. Der mehrmalige Stuhlabgang am Tag ist oft ein Nervositätszeichen. Entscheidend ist das "gute Bauchgefühl" bzw. das "nichts spüren" und nicht das Meinen.
2. daß die Ernährungsweise die Stuhlhäufigkeit beeinflußt. Der Darm braucht eine bestimmte Füllung die er bewegen kann. Daher ist daran zu denken:
• daß Fleisch bis auf die sehnigen Bestandteile abgebaut und resorbiert wird.
• daß Zucker völlig, ausgemahlene Mehle fast völlig resorbiert werden.
! Beide geben also kaum Stuhlsubstanz.

TH.: Der größte Teil der Darmfüllung und Stuhlsubstanz wird von Stoffen gebildet, welche von den Enzymen nicht gespalten werden können, also von der Zellulose. Deshalb sind Gemüse, Salate, Vollkornprodukte so wichtig. Sie bilden eine Masse (Balaststoffe), die der Darm bewegen kann.
Das natürlichste **Abführmittel** *ist Leinsamen.* Am besten ganz, über nacht 1 Eßl. in 1 Tasse Wasser eingeweicht und morgens vor dem Frühstück einnehmen.
Bei und nach jeder Obstipationsbehandlung, sowie bei Laxantiengaben immer Darmflora mitbehandeln bzw. sanieren!

Ödem

Allg.: ein Symptom mit breitem Hintergrund:

1. Als **Unterschenkelödem:**

1.1 Bei tiefen Varizen, praemenstruell verstärkt.

1.2 Cardial = bei Herzinsuffizienz (→ d.), mit nächtlicher Rückbildung.

1.3 Nieren-bedingt = bei Nephrose (→ d.), bildet sich über Nacht kaum zurück.

2. Als **Gesichts-**, bes. **Lidödem** = nephrogen.

3. Allgemein als **Hydrops**, cardial oder nephrogen, als: Bauchwassersucht (**Ascites**, → d.) meist Leber-bedingt.

4. *akut* als QUINCKE-Ödem = allergisch.

TH.: Ursachenermittlung und -behandlung!
→ auch Unterschenkelödem.

Ösophagitis

= *Speiseröhrenentzündung.*

Allg.: Selten, meist nach Verbrennung durch heiße Speisen oder absteigende Entzündung aus dem Mund (absteigenden Soor), Alkoholabusus und häufiges Regurgitieren von Magensäure.
Sy.: Brennen hinter dem Brustbein, bes. beim Schlucken.

TH.: Alkohol- und Nikotinverbot.
- Nur dünne Nahrung.
- Eisessen.

Rp.: Anaesthesin 0,25
D. tal. dos. Nr. XII.
S. vor der Mahlzeit 1 Pulver.

- Bei Soor → d.

Neur.: Quaddeln über palpablen Schmerzpunkten auf dem Brustbein.

Ösophagus-Blutungen

→ *Blutungen.*

TH.: ! schnellstmöglich Krankenhaus.

Ösophagus-Divertikel

Allg.: Zur Dg. → Ösophagus-Krankheiten

TH.: Wie Ösophagitis. Wenn erfolglos = Op.

Ösophagus-Krankheiten

Allg.: Kennzeichen Globusgefühl und Schluckstörungen *(Dysphagie)*, evtl. Regurgitation (Zurückgurgeln von Nahrung) und Schmerz hinter dem Brustbein, beim Schlucken zum Rücken ausstrahlend.

TH.: Bei Globusgefühl ohne Schluckbeschwerden liegt meist ein Globus-Syndrom (→ d.) vor.
- Bei Bestehen von Schluckbeschwerden: Abklärung durch Rö. → auch: *Cardiospasmus* und *Singultus.*

Ohnmacht

- Flachlagern,
- beengende Kleidung, bes. Kragen öffnen,
- mit kaltem oder Kölnisch Wasser bespritzen, Riechsalz od. 1 Tr. Salmiak unter die Nase und auf die Stirn.
- Bei längerer Dauer ein Analeptika.
- Bei Neigung zur Ohnmacht: Kreislaufprüfung (Hypotonie, Herz?) und entsprechende Behandlung. Ist keine Ursache auszumachen:

Ho.: Moschus Dil.D4.
Bei Nervösen auch: Ignatia Dil.D6.
Bei Schwächlichen: Arsenicum album Dil.D6.

Ohrabszeß

1) Akut: Verdacht des Entstehens, wenn das Ohr beim Kauen schmerzt und der Tragus druckempfindlich ist.

TH.: Heiße Ohrkompressen mit Leinsamen, Kartoffel usw.
Ins Ohr einen Streifen mit Jodoform oder einer "Zugsalbe".

Ho.: Bei unklaren Verdachtsfällen: Belladonna Dil.D4.
Wenn der Schmerz schon über 24 Std. besteht: Sulfur jodatum Tbl.D4
Bei deutlicher Schwellung: Myristica sebifera Tbl.D2.
Bei Eiterdurchbruch: Hepar sulfuris Tbl.D4.

! Bei unklaren Fällen oder größeren Abszessen: Facharzt.

2) Chron.:

• Weitere Fokalherde im Kopfbereich (Zähne, Mandeln, Nebenhöhlen) suchen und sanieren.
• Eigenblut oder umstimmende Maßnahmen.
ÄUSSERL.:

Rp.: Acid. acetici 1,0
Aethanoli ad 50,0
M.D.S. ad us. ext. 1 Woche lang morgens und abends 5 - 10 Tr. ins Ohr.

Nos.: Otitis media-Nosode, evtl. im Wechsel mit Osteomyelitis- Nosode.

Ho.: Sulfur Tbl.D4.
Bei Eiterabsonderung: Mercurius solubilis Tbl.D6.
Bei übelriechenden Absonderungen: Psorinum Dil.D30 oder Tellurium Tbl.D4.
! Jedes Mittel sollte mindestens 3 Wochen angewendet werden, bevor man zu einem anderen greift.
• Morgens 1 Tr. einer $\frac{1}{1}$-Mischung von Hydrastis Dil.D2 und Glycerin ins Ohr träufeln.
• Abends Plantago Ømit Milchzucker verreiben und ins Ohr geben.
• Bei zurückbleibendem Juckreiz: Calcium picrinicum Tbl.D6.

Ohrblutung

TH.: ! Ohrmuschel sofort steril abdecken.
! Keine Tamponade des Gehörganges versuchen.
! Sofort Facharzt oder Krankenhaus.

Ohrekzem

= durchweg allergisch. Jedoch auch an Ohrmykose denken. Bei pilzartigem Rasen daher Abstrich (→ Mycosen).

• Bei Mädchen und Frauen meist Nickelallergie durch Ohrringe (Modeschmuck).

Allg.: Günstig wirken sich Klimakuren an der See oder im Gebirge aus.

TH.: INNERL.: Antiallergika. Wenn keine allergische Ursache erkennbar: wie Ekzem (→ d.)

ÄUSSERL.:

- bei nässendem Ekzem:

feuchte Umschläge mit Kamillentee oder Eichenrinden-Abkochung bzw. -Extrakt. Danach abtrocknen und

Rp.: Ammonium tumenolicum 5,0
Aether sulfuris
Spiritus dil.
Aqua dest. aa ad 30.

M.D.S. ad us. ext. morgens und abends auftupfen.

- bei trockenem Ekzem:

Rp.: Acid. salicylicum 1,0
Zinci oxydati crud.
Bismut. subnitric. aa 1,5
Lanolin ad 30,0

M.f.ung. D.S. morgens und abends auftragen.

- bei Juckreiz:

Rp.: Tumenol-Ammonii 5,0
Spiritus dil.
Aetheris
Glycerini aa 15,0

M.D.S. ad us. ext. Ohr mit Wattebausch abtupfen.
Vor Gebrauch schütteln.
Nie bei offenem Feuer oder im heißen Zimmer verwenden.
Kühl aufbewahren.

! Der äußere Gehörgang muß wiederholt mit lauwarmem Wasser sorgfältig ausgespült und nachgetrocknet werden, um heilungsverzögernde Zersetzungen zu vermeiden.

Ho.: Akutes E.: 2 Tage Rhus Toxicodendron Dil.D6. Wenn dies erfolglos: Croton Dil.D6. Hilft auch das nicht: Mezerum Dil.D3.

Chronische E.: Bovista Dil.D4. Wenn das innerhalb von 3 Wo. nicht hilft: Arsenicum album Tbl.D6.

Bei trockenem Ekzem: Graphites Tbl.D4.
Bei nässendem Ekzem: Petroleum Dil.D4.
- mit übelriechender Absonderung: Oleander Dil.D3.
Bei Ekzem hinter dem Ohr: Mercurius bijodatus Tbl.D4.
Bei starkem Jucken: Scrophularia nodosa Dil.D2.

! **Frostbeulen am Ohr:**
Zu Beginn, bei hochroten, brennenden Ohrmuscheln: Belladonna Dil.D4.
Bei Bläschenbildung: Rhus toxicodendron Dil.D4.
Bei Nekrosen: Arsenicum album Tbl.D6.
Bei Schrundenbildung auf trockener roter Haut: Acidum nitricum Dil.D4-D6.
Wenn Ohrmuschel in der Kälte juckt: Agaricus Dil.D6.
- sticht: Abrotanum Dil.D2.
- brennt: Petroleum Dil.D3 - D6.

Ohrfurunkel

1) Akut: Facharzt wegen der damit verbundenen Gefahren.

2) Rezidivierend

TH.: wie Ohrabszess. Zudem Vit. B-Komplex oder Hefe. Ohr durch Tropfen dauernd feucht halten.
! Immer an Diabetes denken.

Ohrgeräusche

= *Ohrensausen, Tinnitus.*

Zunächst Ursachenklärung und fachärztliche Hörprüfung.

TH.: Mögliche Ursachen: Hypertonie usw. entsprechend behandeln.

Allg.: Darmtätigkeit regeln.
Nacken- und Hinterkopfmassage.
Bei Nervösen: Sedativa.
Vit. A und B-Komplex.

Chir.: Nach Dislokalisationen im oberen HWS-Bereich suchen und sie korrigieren. Dann:

Biol.: Blutegel am Mastoid - später:

Neur.: Injektionen am Mastoid.
• Wirksamer: Procainkur = jeden 2. Tag langsam (im Verl. von mindestens 3 Min.) 5*ml* 2%ige Procainlösung i.v. Insgesamt 10 Injektion. Nach 6 Wochen wird das ganze wiederholt.

Akup.: Di.4/t, GG.19/d 3E.23 u. 17/d, Ga.2 u. 3/d.

O.Ak.: 95, 29, 9, 20.

TH.: Vit. A und E.

Ho.: O. und Oberbauchdruck: Nux vomica Dil.D6.
- und Schwindelgefühl: Nicotinum Dil.D8.
- und Kopfdruck: Coffea Dil.D4 - D12.

Ohrensausen

→ *Ohrgeräusche*

Ohrpsoriasis

→ *Psoriasis.*

Ohrschmalzpfropf

= *Cerumen.*

TH.: Zuerst fragen nach Bestehen
- einer Perforation des Trommelfells,
- von Schwindel (Fistel!?).
- Ohrschmerzen heftiger Art (Furunkel!?).

Wenn ja: fachärztliche Abklärung.
Wenn nein:

- Zunächst verschreibt man dem Patienten:

  Rp.: Natrium carbonici 0,8
  Acidi borici 0,5
  Aqua dest. 30,0
  Glycerini ad 50,0
  M.D.S. einige Tropfen körperwarm ins Ohr träufeln und 15 Min. einwirken lassen.

- oder:
  Rp.: Hydrogen. peroxydati sol. 3% 50,0
  S. einige Tropfen körperwarm ins Ohr und 10 Min. einwirken lassen.

- Wenn Ohr danach nicht frei: Ohrspülung mit Wasser von $37^0 C$. Patient muß danach noch 10 Min. sitzenbleiben. Den Patienten mit Wattebausch im Ohr nach Hause gehen lassen.

Ohrschmerzen

→ *Otalgie.*

Ohrspeicheldrüsenentzündung

→ *Parotitis.*

Onchomycosen

→ *Handekzem.*

Onychosen

= *Nagelstörungen.*

Allg.: Zuerst Ursachensuche!

1. Hypertrophische Nagelveränderungen am Fuß sind meist durch falsches Schuhwerk bedingt (Druck auf den Nagel.).
Mangelhafte Fußpflege und Schmutz verschlimmern.

TH.: Abends Fußbad und Fußpflege (Nägel schneiden).

2. Die **Brüchigkeit von Nägeln** ist fast durchweg kosmetisch oder chemisch bedingt.

2.1 Allergische Reaktion auf Nagellack sind gekennzeichnet durch Kontakt-Dermatitis an den Fingern.
Stets auch nach beruflichem Umgang mit Chemikalien, Schmieröl usw. fragen.

TH.: Nach Ausschaltung des Lacks = Spontanheilung. Sonst wie bei:

2.2 Chronische Nagelverletzungen durch unsachgemäße Manikürmethoden, z.B. unsauberen Instrumenten bei der Nagelpflege.

TH.: Abends desinfizierendes Handbad mit einigen Kristallen Kalium permanganat.
Danach: Eintauchen der Finger in Olivenöl und Auftragen von:

Rp.: Lanolin.
Vaselin aa ad 50.
M.f. ung. D.S. nach dem Bad auftragen.

- oder bestreichen der Fingernägel mit Gelatine.

Bei *aufgerissenen Fingerspitzen:*

Rp.: Acid. salicylicum 2,0
Empla. Litharg.
Adeps benz. aa ad 100,0
M.f. ung. D.S. aufgerissene Finger damit einsalben.

INNERL.: Vitamin *A* über einige Zeit.

Orchitis

= *Nebenhodenentzündung.*

Orthostase-Syndrom

= *Schwindel beim Aufstehen bzw. bei Lagewechsel aus der Horizontalen in die Vertikale.*

TH.: → Hypotonie.

Osteitis pubis

Allg.: Heftiger Schmerz über der Symphyse bei Harninfekt oder nach Cystoscopie, Geburt usw.

TH.: Bekämpfung eines evtl. vorhandenen Harninfekts (→ Cystitis), dazu: Sedativa oder/und Spasmolytika.

Neur.: Quaddeln im Bereich der palpatorisch schmerzhaften Zone.

Osteo-Arthropathie

→ *Arthrose.*

Osteochondropathie

→ *PERTHES-Krankheit.*

Osteochondrosis

Zell.: Bandscheibe, Knorpel, Synovia, Bindegewebe, Knochenmark, Nebenschilddrüse, Ovar/Testis.

Osteodystrophie

= *PAGET-Krankheit.*

Allg.: O-Beine, Kopfschmerz, Seh- und Hörstörungen.

TH.: Vit. D und E, Rheuma- und Durchblutungsmittel, wie bei Arthrose (→ d.).

Phys.: Moor-, Schlamm-, Sandbäder.

Klin.: Calciotonin (ein von der Schilddrüse gebildetes Hormon, das den Knochenabbau verringert (Rp).

Zell.: Schilddrüse.

Osteom

TH.: klinische Abklärung und Th.

Osteomalazie

Allg.: Schmerzen in den Beinen beim Stehen, Watschelgang.
SULKOWITSCH-Probe machen ($5ml$ Frischharn mit $5ml$ SULKOWITSCH-Lösung im Reagenzglas umschütteln).

TH.: Nach Ausfall der Probe:

1) *Harn trübt sich nicht:*

- Vit. D (tägl. ca $3000mg$).
- Calcium (tägl. ca $1000mg$) 4 Wochen lang, dann 4 Wochen lang Strontium. (1. Messersp. in 1 Gl. Wasser tägl.).

ÄUSSERL.: Glieder mit Placentasalbe einreiben.

Zell.: Nebennierenmark und Hypophyse ant.

Phys.: Frische Luft, Höhensonne und Sonnenbäder, Gymnastik und Massage.

2) *Trübt sich der Harn*, dann ist zunächst klinische Abklärung erforderlich.

! Frauen mit Osteomalazie dürfen nicht schwanger werden.

Osteomyelitis

TH.: Krankenhaus.

Osteomyelosklerose

Allg.: Daran denken bei Milztumor und Schmerz in den langen Röhrenknochen.
Blutbild: leukämisch.

TH.: Klinik!
• Solange keine klinische Behandlung erfolgt:

Zell.: Testes.

Sonst: › Krebs.

Osteoporose

Allg.: Häufige Erkrankung bei Frauen im postklimakterischen Alter. Rheumatische Schmerzen, Kreuz- und Rückenschmerzen, verminderte Beweglichkeit der WS., Kyphose, Kleinerwerden. Gefahr: Spontanfrakturen ohne erkennbaren Anlaß.

TH.: *Keine chiropraktischen Manipulationen!*
Kein Strecken!

Phys.: Bei den ersten Anzeichen: Wandern, Radfahren, Schwimmen. Später: vorsichtige Massage und Bewegungsübungen.

• Harte Matratze.

• Lokale Wärmeapplikation (Am besten vor der Massage).

• Bei Bruchgefahr ein *Stützkorsett*, das jedoch nicht starr sein darf. Nötig ist allein eine Stützung der WS und eine Pelotte am Lumbosakralübergang. Sie sollen Extrembewegungen der WS verhindern und Frakturen vorbeugen. Sich bewegen ist das wichtigste!

• Ein Stock beim Gehen erhöht die Sicherheit.

• Sonnenbäder oder Quarzlampenbestrahlung (von 15 Min. an langsam, tägl. um 1 Min. steigern).

Diät.: Eiweißreiche Kost (wenn mögl.bis $90\frac{g}{Tag}$), bes. günstig Kalbsknochenabkochungen (Gallert) mit Haferflockeneinlage als Frühstück, viel Quark (der neben Eiweiß auch reichlich Kalk enthält).
Daneben reichlich Gemüse.
! Bei Adipositas Gesamtkalorienmenge beschränken.

Med.: Fluor (bis $50\frac{mg}{tgl}$) und Calcium (ca $500 - 1000\frac{mg}{tgl}$) in getrennten Gaben (ca. 2 Std. Unterschied, da sie sich in ihrer Resorption gegenseitig stören).
• Vit. $D3$ (ca $5 - 10.000\frac{E}{tgl}$).
• Geriatrika bzw. Durchblutungsmittel.
ÄUSSERL.: Einreiben mit Placentasalbe entlang der WS.
Klin.: Östrogene **(Rp)**, die unmittelbar mit der Menopause gesetzt werden, aber in ihrer prophylaktischen Wirkung noch umstritten sind, und Anabolika **Rp**, für die dasselbe gilt. Besser ist:
Zell.: Im Frühklimakterium: Ovar/Testis und Nebennierenmark
Stets: Osteoblasten u. Bindegewebe.
Neur.: Paravertebrale Quaddeln zur Schmerzbeseitigung.
Ho.: Calcium fluoratum Tbl.D6 oder:

Rp.: Calcium sulfuricum trit.D6
Calcium phosphoricum trit.D6
Calcium fluoratum trit.D6
Silicea trit.D6
Placenta trit.D2
Glandula parathyreoidea trit.D4
Glandula thymi sicc.trit.D2
Natrium fluoratum trit.D3 aa 10,0
M.f. pulv. D.S. 3 x tägl. 1 Messersp. im Munde zergehen lassen.

Osteosarkom

TH.: Klinik!

Ostitis deformans

→ *Osteodystrophie.*

Otalgie

= *Ohrschmerz.*
Allg.: Bei Otalgien die vom Ohr selbst ausgehen bestehen zugleich andere Ohrsymptome. Bei Fehlen von solchen:
• Kopf nach Fokalherden (Zähne, Nebenhöhlen, Mandeln) absuchen.
• HWS auf Veränderungen überprüfen (→ Cervicalsyndrom).
! Bei Heiserkeit oder Druckempfindungen im Hals- oder oberen Brustbereich an raumbeengende Prozesse denken!
Hier oft gleichseitige Pupillenverengung! Rö.
TH.: Ursachenbehandlung wo möglich.
Ho.: Nach Erkältung: Aconitum Dil.D6.
Schlimmer durch Wärme: Chamomilla Dil.D6.

- durch Kälte: Pulsatilla Dil.D6.
Dazu immer 3 – 6 x tägl. einige Tropfen Plantago Ø in Wasser 1 : 1 gemischt körperwarm in das schmerzende Ohr träufeln.

Otitis

= *Ohrentzündung.*

1. -externa

1.1 -cirpumscripta

TH.: zunächst Ohrfurunkel (→ d) ausschließen!
Bei einfacher Gehörgangentzündung:

Rp.: Rivanol 0,01
Acid. boric. 1,0
Aqua dest.
Glycerin aa ad 50.
M.D.S. ein damit getränkter Wattestreifen ins Ohr einführen.

Ho.: Zunächst: Belladonna Dil.D4, dann Mercurius solubilis Tbl.D4.
Bei chronischen Verlaufsformen: Sulfur Tbl.D4 und Calcium carbonicum Tbl.D4
ÄUSSERL.: Calendula-Tinktur.

1.2 - diffusa → Ohrekzem.

2. -interna

TH.: Facharzt.

3. -media

3a) Akut: bes. Kinder zw. 4 und 6 im Zusammenhang mit katarrhalischen Infekten. Ein Hinweis ist die Klopfempfindlichkeit des Mastoids und die Berührungsempfindlichkeit der Ohrmuschel.

TH.: Bei ersten Verdachtsmomenten
• heiße Kamillen- oder Leinsamen- oder Kartoffelsäckchen auflegen.
Wird Wärme nicht vertragen = Überweisen zum Facharzt und bis dahin kühlen.
• Obstsäfte, viel Vit. *C* und Echinacea Ø .

Ho.: Im ersten Stadium: Aconitum Dil.D6 im Wechsel mit Belladonna Dil.D6.
Dazu ständl. ins Ohr einige Tropfen: Plantago Ø / Wasser aa und mit Watte bedecken.
Bei Auftreten nach Durchnässung: Dulcamara Dil.D3.
- wenn neuralgische Schmerzen bestehen: Rhus toxicodendron Dil.D6.
Bei Klopfempfindlichkeit des Mastoid: Mercurius solubilis Tbl.D6 und Capsicum Tbl.D6.
Bei Auftreten im Zusammenhang mit einem Nasenkatarrh: Kalium chloratum Tbl.D6.

! Bei Beschwerdezunahme, z.B. Kopfschmerzsteigerung sind Antibiotika (**Rp**) nicht zu umgehen.
! Nach der Parazentese: Mercurius sulubilis Tbl.D4 zur Abheilung.

3b) **Chron.:** → Schwerhörigkeit.

Otomycosis

→ *Ohrekzem.*

Otosklerose

→ *Schwerhörigkeit.*

Ovarialtumoren

→ *Krebs*

Oxalatsteine

→ *Nierensteine.*

Oxyuren

→ *Würmer.*

Ozaena

= *Stinknase.*

P

PAGET-Krankheit

→ *Osteodystrophie.*

Palmaraponeurose

→ *DUPUYTREN-Kontraktur.*

Panaritium

Allg.: Formen eitriger Handinfektion, bes. an den Fingern nach Eindringen von Holz-, Glas- oder Metallsplittern. Typisch sind: Rötung, Schwellung und isolierte Druckschmerzhaftigkeit.

TH.: *Konservativ nur in den ersten Anfängen,* dann aber oft erfolgreich.

• Mit Pinzettenspitze wird der stärkste Druckpunkt aufgesucht.

! Ist der Schmerz:

1. auf den geröteten Nagelrandwulst (*P. periunguale* und *subunguale*) oder auf das erste Glied der Fingerbeugeseite (*P. cutaneum*) beschränkt, kann man einen *konservativen Behandlungsversuch* machen.

2. auf der Beugeseite weiter zurückreichend oder das folgende Gelenk druck- und bewegungsschmerzhaft (*P. articulare*) ist sofortige chirurgische Intervention nötig.

• **Bei 1.** sucht man zunächst den Entzündungsbereich, bes. an der Druckstelle, mit der Lupe auf einen Splitter ab und versucht ihn zu entfernen (evtl. in Chloräthylvereisung).

• Dann: ÄUSSERL.: Behandlungsversuch mit *heißem Tauchbad*: In 45 – 50°C-heißes Wasser wird der entzündete Finger sekundenschnell eingetaucht und sofort wieder herausgezogen. Nach Abklingen des dadurch ausgelösten kurzen Schmerzes wird das Eintauchen wiederholt. Das 5 – 10 Min. lang. Die Wassertemperatur muß dabei über 45°C gehalten werden!

Man macht mindestens 5 solcher Tauchbäder am Tage.
Zwischen den Tauchbädern wird die Hand ruhig gestellt und der vom Bad stark hyperämisierte (rote und verdickte) Finger mit Watte oder Zellstoff dicht eingehüllt, damit die Hyperämie möglichst lange erhalten bleibt.
Über Nacht wird die Hand ebenfalls ruhig gestellt und dick in eine Zugsalbe eingehüllt, z.B.:

Rp.: Ichthyoli 20,0
Vaselin. flav.
Lanolini aa ad 100,0
M.f. ung. D.S. nach Vorschrift.

! Unter dieser Behandlung klingt die Entzündung meist ab (bes. wenn ein Splitter gefunden und entfernt werden konnte) oder es entsteht eine *Eiterblase*, deren Deckhaut entfernt und die mit einer Zugsalbe weiterbehandelt wird.
! Konnte der Patient in der Nacht wegen Schmerzen und Klopfen im Finger nicht schlafen, ist sofortige Op. indiziert.
Hauptfehler ist das zu lange Warten!
! Hat der Patient es schon selbst mit Seifenbädern usw. versucht, sofort zum Chirurgen überweisen.
INNERL.: Echinacea Ø.

Ho.: Myristica sebifera Dil.D3 $\frac{1}{2}$ stündl.
Nach Durchbruch des Eiters: Hepar sulfuris Tbl.D3.
Zur Heilung: Silicea Tbl.D6.

Pankreatitis

1) **Akute:** akutes Abdomen (Schmerz, Schock, aber weicher Oberbauch). Meist plötzl. nach "Schlemmermahlzeit" mit Alkohol. Bes. bei adipösen Rheumatikern die unter Cortison stehen.

TH.: Kein Therapieversuch, sondern sofort NAW und Krankenhaus!
Zur Erleichterung des Schmerzzustandes - bis zum Eintreffen des NAW - evtl. Quaddelung der Pankreasgegend mit Procain.

2) **Chron. rezidivierende:**
- Leicht diagnostizierbar, wenn sie Folge einer ak. P. ist.
- Oft verkannt, wenn sie schleichend beginnt.

Immer daran denken: Wenn Alkoholiker zwischen 30 und 40 über anfallsweise Oberbauchschmerzen klagen, Nahrungsunverträglichkeit, Gewichtsverlust, Übelkeit und Stuhlstörungen klagen.

TH.: *Entscheidend ist zunächst der Schmerzverlauf.*
- Bei *Dauerschmerz* ist Krankenhaus, evtl. Op. anzuraten.

- Bei *rezidivierenden Schmerzen* kann abgewartet werden, da der Entzündungsprozeß mit den Jahren "ausbrennt". Er wird schmerzlos, es kommt aber zur Pankreasinsuffizienz.

Erstes Gebot ist die Ursachenbeseitigung:

- Eine bestehende Cholelithiasis muß behandelt werden.
- Absolutes *Alkoholverbot.*

Bei Schmerzen:

Neur.: Evtl. Inj. in die Magengrube oder Quaddelung im Bereich der Pankreas und paravertebral von D5-D10.

Diät: Solang Schmerzen fasten, evtl. mit Kamillentee (der schluckweise getrunken wird). Dann: *Pankreasdiät* = je nach Verträglichkeit. Vor allem fett- und fleischarm, ohne scharfe Gewürze (Pfeffer, Paprika, Muskat usw.), auch ohne industrielle Würzen, Zwiebeln und Schnittlauch.

Grundregel ist: langsam essen, gut kauen, mehrmals tägl. kleine Portionen. Die Kost muß dem Geschmack und den Eßgewohnheiten des Patienten angepaßt werden. Man muß die Eßgewohnheiten daher zunächst ermitteln. Alles was ihm Beschwerden macht, ist wegzulassen. Generell gelten dieselben Bestimmungen wie bei der Cholezystopathie.

Med.: Zum Essen hochdosierte Pankreasenzym-Präparate.

Bei *Steatorrhoe* bes. Lipase.:

Stetes Vitaminsubstitution, bes. Vit. *A*, *B*-Komplex und *E*.

Ho.: Kalium jodatum Dil.D4 und Atropinum sulfuricum Dil.D4.

Paradentopathie

Allg.: Beseitigung und Verhinderung von Reizzuständen durch regelmäßige Zahnpflege, Entfernung des Zahnsteins und von Zahnfleischtaschen.

Gutes Kauen. Der Pat. soll täglich einen Apfel essen und ihn gut kauen.

TH.: ÄUSSERL.: Nach dem Zähneputzen abtupfen des Zahnfleisches mit:

Rp.: Anaesthesin 0,5
Tinct. Catechu
Tinct. Myrrhae
Tinct. aromaticae aa 5,0
Olei Menthae piperitae
Olei Anisi aa 0,5
Spirit. dilut. ad 100,0

M.D.S. Zahnfleisch nach dem Zähneputzen damit abtupfen.

- oder einem entsprechenden Fertigpräparat.

! Mundwässer ersetzen die Zahnpflege nicht.

INNERL.: Vit. *C* und B_{12}.

! Auf Anazidität achten und sie behandeln (→ d.).

Paralysis

→ *Lähmungen.*

Paralysis agitans

→ *PARKINSON-Krankheit.*

Parametropathia spastica

Allg.: Vegetativ bedingte gynäkologische Beschwerden.
Daran denken bei Klagen über Druckgefühl im Unterleib, Harndrang u. glasigem Fluor.
Gynäkologisch ohne Befund. Nur "Schmerzhaftigkeit der Untersuchung" (Schiebeschmerz der Portio).

TH.: Aufklärung des Patienten, daß keine Entzündung vorliegt und es sich um nichts ernsthaftes handelt.
- Regelung des Stuhlganges.

Phys.: Wärmebehandlung in jeder Form.
- Bindegwebsmassage.

Neur.: Quaddelung über der Symphyse und den palpatorischen Druckpunkten auf der Bauchdecke (meist in der Gegend der linken Adnexe), sowie bei L3.

Akup.: Bl.64/d u. 49/d, N.11/t u. KG.2/t.

O.Ak.: 92, 28, 22, 95.

Med.: Sedativa und Spasmolytika.

Paranephritis

Daran Denken bei Schmerz, Temperaturerhöhung, Palpationsschmerz, evtl. Vorwölbung der Nierengegend.

TH.: Krankenhaus.

Paratyphus

→ *Anhang.*

PARKINSON-Krankheit

= *Schüttellähmung.*

Allg.: Frühdiagnose ist bes. wichtig.
Bei Pat. über 50 sind: Leistungsminderung, Scheu vor der Öffentlichkeit, Speichelfluß, allg. Steifigkeitsgefühl, Zittern bei emotionaler Belastung und Unfähigkeit zu feinmotorischen Leistungen wie Stricken, Klavierspielen und Schreiben (Kleinerwerden der Schrift!) Verdachtsmomente die den klassischen Symptomen: Rigor, Akinese und Tremor (Bewegungssteife, Bewegungsarmut, Zittern) vorauseilen.

TH.: Generell antiarteriosklerotische Behandlung.
Bes. Roberantien.

Klin.: Zunächst L-Dopa-Medikation (**Rp**), später evtl. Anticholinergika (**Rp**) und Amantadin (**Rp**). Bei starkem Rigor und Tremor evtl. stereotaktische Ausschaltung des Globus pallidum (was beide um 60 – 80% mindern kann).

Phys.: Frühzeitig Bewegungstherapie, Gymnastik die dem Rigor entgegenwirkt. Unterstützt durch wechselwarme Güsse und Einreibungen mit:

Rp.: Chloroformii 20,0
Spiritus camphorati ad 100,0
M.D.S. Äußerlich.

! Es sollte ein individuelles und gezielt ausgewähltes Übungsprogramm erstellt werden, das der Patient täglich durchführen muß.

Phyt.: Rad. Valeriana als Tee oder Tinktur.

Ho.: Belladonna Dil.D4 in häufigen Gaben.

Parodontose

→ *Paradentopathie.*

Paronychie

= *Eiterung am Nagelwall.*

Allg.: Chron. bei manchen Hausfrauen und Berufen, die immer wieder mit Laugen; Seifenwasser, Abwaschwasser usw. in Berührung kommen. Ferner bei Nagelmycose (daran denken bei weißlich-trüber Verfärbung der Nagelplatte).

TH.: Waschung nur mit Schwefelseifen und danach Auftragen von:

Rp.: Phenol. liquefact.
Acid. salicyli. aa 2,0
Spir. dil. ad 100,0
M.D.S. Äußerlich.

Sonst: → Panaritium

Parotitis

= *Mumps* → *Anhang.*

TH.: **- postoperativa:** Krankenhaus.

Paroxysmale Tachykardie

→ *Herzrhythmusstörungen.*

Pediculus

= Läuse: → Kopflausbefall.

Pelipathia vegetativa

= vegetative Beckenerkrankung.

Allg.: Typisch ist die Vielgestaltigkeit der Symptome. Meist Unterleibs-, Kreuz- und Blasenschmerzen mit entsprechenden palpatorischen Druckpunkten und in Verb. mit anderen vegetativ-nervösen Symptomen.

TH.: Zunächst gynäkologische Abklärung durch den Facharzt, um echte organische Momente auszuschließen.

- Wo Verstopfung besteht: Stuhlregelung → Obstipation
- Fokalherde ausschließen bzw. beseitigen.
- Rauchen verbieten!

! Entscheidend ist:

Psych.: Eheprobleme, Angst vor ungewollter Schwangerschaft oder vor dem Versagen gegenüber dem Partner und dem Leben spielen eine entscheidende Rolle und sollten im eingehenden Gespräch beseitigt werden.

- Zur Unterstützung: Spasmolytika oder Sedativa.

! Die medikamentöse TH. bleibt aber ohne Konfliktlösung erfolglos.

- Nur bei schwerwiegender Fehlhaltung: autogenes Training oder Hypnose-Behandlung.

Neur.: Quaddelung der palpatorischen Schmerzpunkte bei L1-3.

Akup.: LG.16/t und MP.6/t, Ga.26/d, Le.13/d, Bl.67/d u. Ni.11/d.

O.Ak.: 58, 28, 22, 97 und 13.

Phys.: Atemgymnastik, Entspannungs- und Lockerungsübungen.

- Sole- oder Kohlesäurebäder.
- KNEIPP-Güsse, evtl. als Wechselgüsse. Bes. Unterschenkel- und Oberschenkelgüsse.

Zell.: Thymus und Ovar.

Ho.: Allg.: Ignatia Dil.D6.
Bei Schlaflosigkeit: Actaea racemosa Dil.D6.
Starke Schweiße: Jaborandi Tbl.D12.
Kreuzschmerzen, bei brünetten: Sepia Tbl.D6.
- bei blonden: Pulsatilla Dil.D6.

Pemphigus

= plötzl. auftretende Hautblasen am ganzen Körper.

TH.: Klinik.

Pendelhoden

TH.: Op.

Perniziosa

→ *Anämie*

Periarteriitis

1. - humeroscapularis = Schulter-Arm-Syndrom.

TH.: Allg. und medikamentös wie bei Arthritis oder Arthrose (→ d.).

Neur.: Die im Schulter-Nackenbereich, sowie an Arm und Hand palpatorisch ermittelten Schmerzpunkte werden 1 – 2 mal wö. subcutan unterspritzt. Ebenso evtl. vorhandene Narben.

Phys.: In **akuten** Fällen, je nach Verträglichkeit: laufend Eis- oder heiße Packungen, bes. Heublumensack.

In **chronischen** Fällen stets Wärme und danach:

- Friktionsmassage der Schmerzpunkte.
- Aktive Übungen: Anheben vorwärts, evtl. als fixiertes Anheben = mit der Hand an der Wand hochkrabbeln.

Armrotationen in verschiedenen Höhen. Zusammenführen der Hände hinter dem Rücken usw.

Später: Sprossenwand, Übungen im Bad bzw. Schwimmen.

! Wo die Erkrankung bei Männern nach 40 oder Frauen nach 50 auftritt immer einen Herzinfarkt ausschließen (Ekg), denn 1 Woche bis 7 Monate nach Infarkt, entwickelt sich häufig eine akute oder subacute Periarthrose der li. Schulter mit schmerzhafter Schwellung der Hand. 6 Monate später erfolgt meist ein spontaner Rückgang. Doch in 7 von 10 Fällen entwickelt sich eine DUPUYTREN-Kontraktur.

2. - **nodosa** = Gefäßallergische Reaktion auf Medikamente (bes. Antibiotika).

TH.: Sofortiges Absetzen aller Medikamente.
Zur Klärung in die Klinik.
Prognose schlecht !

Pericarditis

= *Herzbeutelentzündung.*

Allg.: Daran denken, wenn es bei einem in Behandlung stehenden Tbc-Kranken oder auch unter Antikoagulantien-Therapie zu retrosternalen Schmerzen mit Ausstrahlung in den Rücken, Dyspnoe, Abschwächung der Herztöne und hervortreten der Halsvenen kommt.

TH.: Klinische Abklärung und Behandlung.

Periostitis

1) - Akute, nicht eitrige:

TH.: Laufend kalte Umschläge, evtl. mit salicylhaltigen Lösungen. Z.B.: Abkochung von Weidenrinde.

Ho.: Nach Verletzung: Arnica Dil.D3 oder Ruta Dil.D1 und Belladonna Dil.D4.
Bei Schwellung und Rötung: Mercurius solubilis Tbl.D4.

2) - Eitrige

TH.: Op.

3) - Bei chron. Eiterung nach Abszeßöffnung:

Ho.: Zunächst: Acidum phosphoricum Dil.D4.
Bei Sequesterbildung: nach operativer Entfernung zunächst Phosphorus Dil.D6.
Danach zur Abszeßheilung:: Silicea Tbl.D6 und Calcium sulfuricum Tbl.D6.
Zur allg. Stärkung Chininum arsenicosum Dil.D4 und Ferrum metallicum Tbl.D3.

Periphere Durchblutungsstörungen

→ *Durchblutungsstörungen*

Peritonitis

= *Bauchfellentzündung* = *akutes Abdomen.*

TH.: sofort Klinik!

Perniones

= *Frostbeulen (→ d.)*

PERTHES-Krankheit

= *Osteochondropathia deformans coxae juvenilis.*

Allg.: Daran denken, wenn ein Kind im Alter von 3 – 12 Jahren nach Anstrengungen (z.B. nach dem Springen) zu Hinken beginnt und über Schmerzen, zunächst im Knie, dann in der Leistengegend klagt. Typisch ist, daß das Becken beim Stand auf einem Bein nach der gesunden Seite absinkt (TRENDELENBURG-Zeichen) und ein Abduktions- (Außenrotations-)-Schmerz besteht.

TH.: Orthopädisch!
Zusätzlich wie Osteodystrophie (→ d.).

Pertussis

= *Keuchhusten.*

TH.: Viel frische Luft!

Immer wieder gründliche Durchlüftung des Zimmers.

Sorgfältige Pflege.

Kinder immer wieder (durch Spiel) ablenken.

Diät: Keine trockenen oder scharfen Speisen. Am besten ist eine breiige Kost in häufig kleinen Gaben, wobei man auf die Wünsche des Kindes eingeht.

Phys.: Feuchtwarme Abwaschungen mit anschließendem frottieren.

- U.U. Klimakammer oder Sauerstoffzelt.
- Als Sonderform: Höhenflüge in 3000m Höhe (bei klarer Sicht und Nachmittags).

Med.: Vit. C, D und K.

Echinacea Ø.

Phyt.: Bes. Drossera, Thymus vulg. und Castanea vesica.

Rp.: Herb. Thymii 20,0
Herb. Droserae
Flor. Primulae aa 15,0
Herb. Pulmonariae
Fol. Menthae pip.
Fol. Farfarae
Flor. Rhoead. aa 10,0
Herb. Polygalae amar.
Herb. Marrubi
Herb. Violae tricol.
Herb. Cardui benedicti
Rad. Saponariae
Fruct. Anisi
Fol. Castaneae
Flor. Verbasci aa 7,5

M.f. spec. S. 1 Teel. auf 1 Tasse Wasser. Heiß übergießen, kurz aufkochen und 10 Min.ziehen lassen. D. mehrmals täglich 1 Tasse.

ÄUSSERL.:

Rp.: Ol. Cupressi 15,0
Ol. Pini pumillion.
Ol. Eucalypti
Ol. Terebinthini aa 5,0

M.D.S. 3 mal tägl. 5 – 10 Tr. auf die Bettdecke oder ein Tuch zum Einatmen.

Ho.: Zu Beginn: Belladonna Dil.D4 und Cuprum aceticum Dil.D4 im Wechsel.
Im convulsiven Stadium: Magnesium phosphoricum Tbl.D6 und Mephitis Dil.D6.
Bei Würgen und Erbrechen: Mezereum Dil.D3.
- von zähem strähnigem Schleim: Coccus cacti Dil.D2.
- bes. nachts: Drosera Dil.D4.
Bei Bellhusten: Drosera Dil.D4.
- und Nasenbluten: Ipecacuanha Dil.D4.
Bei Erstickungsanfällen: Naphthalinum Dil.D4-6.
Im abklingenden Stadium: Pulsatilla Dil.D4 - D6.
In verschleppten Fällen: Veratrum album Tbl.D4.

Nos.: Pertussis (wirkt nur im Frühstadium voll). Später:

Biol.: Eigenblut bes. das vom (rhesuskompatiblen) Elternteil, der bereits einen Keuchhusten durchgemacht hat. 1*ml* tägl. unverändert. (! Bei Nichtübereinstimmen des Rhesusfaktors kann es zu ernsten Komplikationen kommen!

Akup.: 3E.3/t, Bl.13/d, KG.17/d und Ma.16/d.

O.Ak.: 51, 55,31, 13. Evtl. auch 101, 22 und 60.

Pes planus

= *Plattfuß.*

Allg.: **Der angeborene Plattfuß** ist meist schmerzlos und bedarf keiner besonderen Behandlung.
Der später auftretende Plattfuß ist eine schmerzhafte Kontraktur meist infolge von hohen Belastungsanforderungen.

TH.: Einlagen beheben den Plattfuß nicht. Entscheidend sind regelmäßige Fußübungen.

- *Zur Schmerzbehebung:*

a) Kühle Umschläge mit Arnikawasser (1 Teel. Arnikatinktur auf $\frac{1}{4}l$ Wasser).
c) Lymphdrainage des Fußes.

- *Nach Abklingen der akuten Reizerscheinungen:*

a) Wechselfußbäder und danach Einreiben einer Rheumasalbe.
b) Fußübungen: 2 – 3 mal tägl. Zunächst Lockerungsübungen am unbelasteten Fuß = Zehenkrallen, Zehenspreizen, Fußrotation, ein Handtuch wird mit den Zehen unter dem locker darauf gestellten Fuß hinweggekrabbelt.
Dann: Stehen bei aufgewölbtem Fuß und Gehen auf den Zehenspitzen.
! Jede Übung 5 mal wiederholen.

Phäochromozytom

= *Nebennieren-Mark-Tumor.*

Allg.: Daran denken:

a) wenn bei einem Jugendlichen eine Dauerhypertonie auftritt oder besteht.

b) wenn es nach Anstrengung (schon beim Stuhlpressen) zu einer hypertonen Krise mit Gesichtsrötung, Schwindel, Herzklopfen, Sehstörungen und Übelkeit kommt.

! Der Verdacht ist wahrscheinlich, wenn 1-Minuten-langes Eintauchen des Vorderarmes in eisgekühltes Wasser zu starkem Blutdruckanstieg führt.

! Dg.-Sicherung ist nur durch Katecholaminbestimmung aus Blut und Urin möglich.

TH.: Op.!

Pharyngitis

1) Akut: Meist Vorläufer eines Schnupfens.

TH.: Verbot von Rauchen und Alkoholgenuß.

Flüssige und breiige Kost.

Gurgeln mit Kamillen- oder Salbeitee.

Viel Vit. *C*.

2) Chron.: Meist im Zusammenhang mit chron. Schnupfen oder Nebenhöhleneiterung. Der eitrige Nasenschleim bedingt die Entzündung.

TH.: Behandlung und Beseitigung von nachweisbaren Herden im Nasen-Rachen-Mundbereich (chron. Schnupfen, Nebenhöhleneiterung, chron. Tonsilitis, Zahnkaries).

- Bei Schleimhautquellung auch an eine Stauung von Seiten des Herzens denken.
- Verbot von Rauchen und von größeren Alkoholmengen.
- Der Patient soll verräucherte, staubige und überfüllte Räume meiden.
- Bei Fußschweiß jeden Abend ein Salzwasser-Fußbad.
- Gurgeln mit Kamillen- oder Salbeitee (sie kommen kaum in den Rachen, steigern aber die Speichelsekretion und wirken dadurch).
- Inhalationen:

a) durch den Mund mit Kamillen- oder Salbeitee.

b) bei chron. Schnupfen durch die Nase mit Tormentill-Tee.

- Morgens Salzwasser schnupfen lassen.
- Viel Vit. *A*, *C* u. *E*.
- Trinkkuren mit alkalischen Wässern.

Phyt.: Aufguß von Fol. Castaneae, Herba Euphrasiae oder Flor. Malvae.

Ho.: Bei akuter Ph.: Arum triphyllum Dil.D3.
Bei chronischer Ph.: Tartarus emeticus Tbl.D4.
- wenn Trockenheitsgefühl besteht: Hepatica triloba Dil.D2.
- bei Rachenquellung: Capsicum Dil.D4.

Aku.: Lu.9/t, KG.15/d, 3E.3/d u. Ni.3/d.

O.Ak.: 102, 55, 31, 13 u. 29.

3) **Halshypochondrie:** Daran denken, wenn keine Rachenrötung und kein Schnupfen besteht aber die "Beschwerden" eindringlich geschildert werden. Ursache ist meist unkritische Selbstbeobachtung und Krebsfurcht.

TH.: Pat. nicht als gesund erklären, ihm aber beibringen, daß er an keiner unheilbaren Krankheit leidet.

Ho.: Hypericum Ø oder Asa foedita Dil.D4.

Akup.: Zur Lösung der Selbstverspannung im Rachenbereich:
Lu.9/t, GG.19/t, KG.15/d, 3E.3/d, Ni.3/d und Bl.15/d.

O.Ak.: 102, 55 u. 29.

Phenylketonurie

Allg.: Verdächtig sind sehr blasse, hell- bis rotblonde Kinder mit wasserblauen Augen. Urin riecht pferdestallähnlich!

• Einfachste Probe: $1 - 2ml$ frischgelassenem Harn werden $5 - 8$ Tropfen einer 10%igen Eisenchlorid-Lösung zugesetzt. Bei Ph. kommt es sofort zu einer grünen oder grünblauen Färbung (die aber nach wenigen Min. wieder abklingt!).

• Da die Phenylketonprobe heute zum Standard der Neugeborenen-Untersuchung zählt, kommen die Eltern meist mit einer fertigen Diagnose in die Allgemeinpraxis und wünschen hier nur eine Beratung über eine mögliche Diätlockerung. Sie ist ohne Schaden für das Kind leider nicht möglich!

Diät: Die Kost muß aus *eiweißarmen* Nahrungsmitteln bestehen, denen ein Eiweißhydrolysat zugefügt wird, dem das Phenylalanin entzogen ist. Da diese Hydrolysate einen strengen Eigengeschmack haben, ist das Durchhalten der Diät nicht leicht. Immerhin muß sie bis etwa zum 10. Lebensjahr durchgehalten werden.

Phlebitis

→ *Thrombophlebitis.*

Phlegmone

= *Flächenhaft fortschreitende Entzündung.*

TH.: *Konservativ nur im ersten Beginn und bei Phl. an einer Extremität.*
- Ruhigstellung durch schienen.
- Hochlagerung der Extremität.
- Salbenverband mit 10%iger Ichthiol-Vaseline, z.B.:

Rp.: Ichthyoli
Aqua dest. aa 10,0
Adipis suilli 30,0
Lanolini ad 100,0
M.f. ung. D.S. dick auftragen und locker einbinden.

Ho.: Bryonia Dil.D4 und Apis Dil.D4. Dazu:
- bei rotem Gesicht und Kopfkongestion: Belladonna Dil.D4.
- bei hohem Fieber zusätzlich: Pyrogenium Dil.D8.
- bei brennendem Schmerz: Arsenicum Tbl.D5.

Nach 12 Std. Mercurius solubilis Tbl.D4.

! Unter dieser Therapie gelingt es oft eine Ph., trotz stürmischer Anfangserscheinungen, zum Rückgang zu bringen. Dies zeigt sich daran, daß die bedeckende Haut sich zu kräuseln beginnt, das Fieber sinkt und der Pat.sich wohler fühlt.
Bildet sich innerhalb von 24 Std. eine Eiterblase, so:

Ho.: Myristica sebifera Dil.D3.

! Hält das Fieber und der beeinträchtigte Allgemeinzustand an, ist eine Inzision erforderlich.
Danach zur Wundheilung:

Ho.: Silicea Tbl.D6 oder Calcium sulfuricum Tbl.D6.

! **Immer Kreislaufstützung!**
Gesichtsphlegmone = Krankenhaus!

Phosphatsteine

→ *Nierensteine.*

Pigmentstörungen

1. Hyperpigmentierungen:

1.1 Naevus pigmentosus → Naevus

1.2 Epheliden = Sommersprossen → Epheliden.

1.3 Chloasma = Muttermal → Naevus.

1.4 Lentigines = Leberflecken → d.

1.5 Diffuse Pigmentierungen sind entweder durch innere Krankheiten (Morb. ADDISON, Bronzediabetes, Haemochromocytose, Leberzirrhose) oder Medikamenten bedingt.

TH.: Ursachentherapie.

2. Depigmentierungen → Vitiligo.

Pilzvergiftung

Sofort Krankenhaus!

Allg.: Immer daran denken, wenn es nach einem Pilzgericht zu Brechreiz und Erbrechen, heftiger Diarrhoe, Sinnestäuschungen, bes. Sehstörungen, Kreislaufversagen u.ä.m. kommt.

Bei den meisten Pilzen besteht nur eine relativ kurze **Latenzzeit** von 15 – 45 Min. Stehen die Sinnestäuschungen und Verwirrungszustände im Vordergrund, so hat man es wahrscheinlich mit einer **Fliegenpilz-** *(Amanita muscaria)* oder **Pantherpilz-** *(Am. pantharina)* -Vergiftung zu tun. Sonst ist an den **fleischroten Schirmling** *(Lepiota helveola)*, den **Tiegerritterling** *(Tricholoma tigrinum)*, den **ringbereiften** und den weißen **Feld-Trichterling** *(Clitocybe rivulosa* bzw. *-dealbata)*, den **Riesenrötling** *(Rhodophyllus lividus)* oder den *ziegelroten Risspilz (Inocybe Patouillardi)* u.a. Risspilze zu denken, die alle hochgiftig sind.

Beginn der Symptome nach 2 - 4 Std., so muß man an eine Vergiftung mit einer **Frühjahrs-** oder **Riesen-Lorchl** *(Helvella esculenta oder -gigas)* denken.

Beginnen die Vergiftungszeichen erst nach 5 Stunden oder noch später, so muß man an die Vergiftung mit einem **Knollenblätterpilz** *(Amanita phalloides)* denken, die nicht selten ist, weil der Knollenblätterpilz *häufig mit dem Wiesenchampignon verwechselt* wird.

E.H.: Keine Milch!, sondern ein Brechmittel

Wenn Durchfall besteht: 1 Essl. Rizinusöl.

Sonst: Tierkohlen-Aufschwemmung und Kreislaufstützung!

Wenn vorhanden: Sauerstoff.

! **Falsche Pilzvergiftung:** Als Folge der Schwerverdaulichkeit vieler Pilze kommt es nach Pilzgerichten oft zu Intestinalstörungen mit Brechreiz, aber ohne Erbrechen oder kurzfristiger Diarrhoe.

! Zu ähnlicher Symptomatik kann es nach einem Pilzgericht kommen, wenn plötzlich Unsicherheit aufkommt, ob darin vielleicht ein Giftpilz war (**Pilzpsychose**).

Vorb.: Es sollte niemand Pilze essen die er nicht kennt! Es sei denn solche aus garantierten Abpackungen.

- Keine Pilze roh essen! Auch die besten Pilze sind nur bei guter Zubereitung leicht verdaulich.
- Kein Pilzgericht aufwärmen! Immer nur frisch zubereitet essen.
- Niemand zum Pilzgenuß zwingen!

• Mit Alkohol bei Pilzen vorsichtig sein! Durch ihn kann eine Intoxikation mit dem Pilzgift gefördert werden.

Pityriasis

= *kleienförmige Schuppungen → Mykosen.*

Plasmozytom

= *Myelom, Myelomatose = Knochenkrebs → Krebs.*

Plattfuß

→ *Pes planus.*

Platzangst

→ *Angst.*

Pleuraempyem

= *eitriger Pleuraerguß → Pleuritis*

Pleuraschwarte

= *In der Anamnese Pleuritis. Schmerzhafte Atemeinengung.*
TH.: Atemgymnastik und Massage.

Pleuritis

= *Brustfellentzündung.*

Allg.: Daran denken bei Flachatmung, Hüsteln und Brustschmerzen beim Husten. Auskultatorisch: Pleurareiben.
Typisch = Auftreten nach oder bei Infektionskrankheit.
Als *Stauungspleuritis* bei Herzinsuffizienz.
Als seitentypische *Begleitpleuritis* bei Gallen- und Pankreaserkrankungen.
Bei älteren Menschen (nach 45): Ca!?

1) **Akute** Pleuritis sicca:
Bei plötzl. Auftreten immer auch an **Lungeninfarkt** → *Lungenembolie* denken!
Bes. bei Bestehen einer Thrombophlebitis!

TH.: Solange Fieber: Bettruhe!

Klin.: Antibiotika (**Rp**), sonst:

Diät: Bei Fieber: Obstfasten (außer Birnen und Kernobst). Als Getränk: Lindenblütentee (Flor. Tiliae) (→ u. Phyt.).

Hydr.: Bei Fieber über $40^0 C$ = PRIESSNITZ-Wickel (er beruhigt auch die Atmung),

- oder kühle Waden- bes. Lendenwickel.
• Bei weniger hohem Fieber: Heiße Ölauflagen, Heublumen- oder Kartoffelsack auf den Entzündungsbezirk.
• Mehrmals täglich Abwaschung des ganzen Körpers mit Essig- oder Arnikawasser (1 Essl. auf 1*l* Wasser).

Neur.: Bei starken Schmerzen: Quaddelung über dem Entzündungsbezirk.

Biol.: 3 – 7 Blutegel über dem Entzündungsbezirk, je nach Ausdehnung.
• Eigenblut: 5*ml* intrakutan und intramuskulär. Alle 3 Tage um 1*ml* steigend bis 10*ml*.

Ho.: Wenn nach Unterkühlung beginnend: Aconitum Dil.D6.
Wenn die Schmerzen bei Bewegung zunehmen: Bryonia Dil.D4.
Bei den ersten Anzeichen einer Exudation: Cantharis Dil.D4, wenn Harnbeschwerden (Albuminurie) bestehen.
- sonst: Apis Dil.D4.
Hustenschmerz rechts: Asclepias tuberosa Dil.D3.
- links: Ranunculus bulbosa Dil.D3.
Bei Abklingen der Symptome: Sulfur Tbl.D3.
In allen Fällen zusätzlich: Scilla Ø.

! Wenn das Fieber hoch bleibt oder in 12 Std. keine Besserung: Krankenhaus.
Ebenso bei Ergußbildung (Pleuritis exudativa).

2) **Chron.** Pleuritis: DDg. Intercostalneuralgie

Biol.: Hautreiztherapie: Senfwickel oder Kantharidenpflaster mit Reinjektion des Blaseninhaltes (nicht bei Albuminurie!), BAUNSCHEIDT.
• Blutegel (wie oben).

Phys.: Atemübungen (Tiefatemübungen).
• Heiße Ölauflagen, heiße Heublumen- und Kartoffelsäcke auf den Entzündungsbezirk.
• Bindegewebsmassage.
• Je nach Zustand: Gymnastik, Spaziergänge im Gebirge, Sport (bes. Rudern).

Akup.: Restzustände nach ak. Pl.: Bl.11/t u. 17/t, He.3 und 9/t, sowie Lu.5 u. 11/d, bei starkem Husten auch Lu.11/d

O.Ak.: 101, 42, 22, 13 und 34.

Phyt.: Rp.: Fol. Salviae
Herb. Spiraeae ulmariae
Fol. Rutae
Fol. Taraxaci aa 25,0
M.f. spec. D.S. mehrmals tägl. 1 Tasse als Aufguß.

Ho.: Bei schleppendem Verlauf: Kalium jodatum Dil.D2 und Abrotanum Ø.
Bei Hustenschmerzen rechts: Asclepias tuberosa Dil.D3.
- links: Ranunculus bulbosa Dil.D3.
Bei kachektischen Patienten: Antimonium arsenicosum Tbl.D4.

Pneumokoniose

→ *Staublunge.*

Pneumonie

= *Lungenentzündung.*

Allg.: Nicht übersehen. Bes. bei älteren Leuten ohne hohes Fieber als *Bronchopneumonie.*
Faustregel:
Akuter Beginn mit Schüttelfrost = Pneumo-, Strepto-, Staphylo-Coccen-Pneumonie. Bes. bei Jüngeren.
Chron. Beginn mit geringem Fieber: Tbc., Viren, Pilze (bes. bei langdauernder Corticoidtherapie).

TH.: Am besten sofort **Krankenhaus!**

Klin.: Antibiotika in hoher Dosierung (**Rp**).

Allg.: Bettruhe und Vermeidung unnötigen Lärms.
Offene Fenster.
Für guten Stuhlgang sorgen, aber keine treibenden, sondern salinische Abführmittel (Glaubersalz) oder Einlauf.

Diät: Bei Fieber Saftfasten mit Obstsäften und Honig oder Traubenzucker, sowie Vit. *C*. Daneben frisches Obst (außer Birnen und Kernobst).

Phys.: Wenn P. mit Schüttelfrost und schmerzhaftem Husten beginnt: Feuchtheißer Brustwickel – Tuch in Wasser mit ca. $60^0 C$, stark auswringen, rasch umlegen und mit dickem Wolltuch umgeben. Nach 5 Min. wechseln. 6 – 10 mal in solchem Abstand wiederholen. Anschließend kräftig trockenreiben.
! Bei Herzstörungen nicht angezeigt.
• Sonst: Für gleichmäßige Wärme sorgen = einpacken in trockene Wolltücher mit Wärmflasche.
• Rücken 2 – 3 mal tägl. mit nassem Handtuch abklatschen, danach einreiben mit Franzbranntwein oder Terpentinwasser (1 Eßl. Ol. Terebinthinae rectific. auf 1*l* Wasser).

Biol.: Auf dem erkrankten Lungengebiet 3 – 6 – 10 Blutegel ansetzen.
• Bei kräftigen, vollblütigen Menschen mit gespanntem Puls und hohem Blutdruck: Aderlaß von 300*ml*.

- Eigenblut = sofort bei Beginn 10*ml* unverändert i.clut. Nach 24 Std. wiederholen.

Med.: Zunächst keine Expectorantien sondern schleimlösende Mittel (Mukolytika), am besten als Tee, z.B.:

Rp.: Fruct. Anisi
Fruct. Foeniculi
Fol. Farfarae
Fucus crispus
Rad. Liquiritiae aa 20,0
M.f. spec. D.S. mehrm. tägl. 1 Teel. auf 1 Tasse als Abkochung.

- Im Stadium der Lösung Expectorantien, z.B.:

Rp.: Flor. Malvae
Flor. Rhoeados
Flor. Verbasci
Fruct. Anisi stel. aa 2,0
Fol. Farfarae
Fol. Althae
Herb. Tymi aa 20,0
Rad. Liquiritiae ad 100,0
M.f. spec. D.S. 2-5 x tägl.1 Teel. auf 1 Tasse als Abkochung.

- Stets auf den Kreislauf achten.

Für das Herz am besten ein standartisiertes Crataeguspräparat.
Laufende Blutdruckkontrolle und evtl. Behandlung.

- Evtl. ein Sedativum.

Pneumothorax

= *plötzl. Eindringen von Luft in den Pleuraraum.*

Allg.: Daran denken, wenn:

- bei einem Asthmatiker (meist zw. dem 30. und 40. Lebensjahr).
- nach Unfall mit Brustprellung oder Rippenbruch, plötzl. atemsynchroner, lokaler Brustschmerz, der sich schnell in Richtung Hals, Rücken, Arme und Bauch ausbreitet. Daneben zunehmende Tachypnoe und Tachykardie.

! **Schnellstens Krankenhaus!**
→ auch: Unfall, Verletzungen.

Pocken

→ *Anhang.*

Polyomyelitis

→ *Anhang*

Polyarthritis

1) -rheumatica acuta = rheumatisches Fieber

Allg.: Fieber, Gelenkschmerzen und -schwellungen (fast immer) im Anschluß an eine Angina tons.
80% bei Kindern um 10 Jahre.

TH.: Bei Kindern und Jugendlichen immer klinisch, wegen der Gefahr der rheumatischen Herzentzündung.

Klin.: Penicillin in hoher Dose (**Rp**) sind bes. bei Kindern unumgänglich! Dies wirkt nicht unmittelbar, sondern soll die hämolytischen Streptococcen im Hals vernichten, von denen die allergisierenden Toxine ausgehen.
Daneben wird meist Cortison (**Rp**) gegeben. Es ist jedoch umstritten, ob es die Herzschädigung verhindern kann.
Alternative bei Erwachsenen:
Salicylate als Acetylsalicylsäure = Zunächst $2g$, dann alle 2 – 3 Std. $1g$ (möglichst in magenresistenten Kapseln), so daß in den ersten 24 Std. $10g$ erreicht werden.
Voraussetzung: Das Fehlen von Herz-Klappengeräuschen und Extrasystolen.
Nach Entfieberung wird die Dosis bis zu 3 x tägl. $1g$ zurückgefahren.
Dadurch tritt in den meisten Fällen baldige Entfieberung und Abschwellung der entzündeten Gelenke ein. Ebenso eine Normalisierung der BSR.

Allg.: Strenge Bettruhe, bis 3 Wochen über die Entfieberung. Am besten bis zur Normalisierung der BSR.
• Wichtig ist die richtige Lagerung des Patienten! Sehr schmerzhafte Gelenke müssen in der für den Patienten am wenigsten schmerzhaften Stellung ruhig gestellt und in Watte gepackt werden. Sie sollen aber nie länger wie 2 Std. in der gleichen Stellung verbleiben.
• Im akut fieberhaften Stadium zunächst ausgiebige Darmreinigung mit Karlsbader Salz, später mit einem tägl. verabfolgten hohen Einlauf!

Phys.: Bei schmerzhaft entzündeten Gelenken: feuchtkühle Umschläge mit Lehm oder Heilerde. Nach antrocknen müssen sie gewechselt werden.
• Nach zurückgehen der Schmerzen: warme bis heiße Moor-, Schlamm-, Heublumen- oder Leinsamenpackungen.
! Entscheidend dabei ist immer das Empfinden des Patienten.

Diät: Zunächst einige Tage Obstsaftfasten, dann Rohkost und als Abschluß über einige Zeit leichte, vegetarische Kost.

Biol.: Sofort bei Beginn: Aderlaß, je nach Alter und Konstitution von 500 – 200*ml*. Er kann das akute Stadium wesentlich abkürzen.
• Jeden 2. oder 3. Tag 5 – 8*ml* unverändertes Eigenblut i.m.
Wenn möglich vor der Inj. 2 – 3 Quaddeln in die Nähe der befallenen Gelenke.
• 2 – 3 mal tägl. gurgeln mit Salbeitee oder Heilerde.
• Jeden 2. Tag Mandelabsaugung und anschließend auftupfen einer Mischung von Kaffeekohle und Puderzucker (1 : 1).
! Im akuten Stadium **keine** Tonsillektomie und keine Entfernung ermittelter oder angenommener Streuherde, da es hierdurch zu Komplikationen kommen kann!!

Phyt.: Phytolacca decandra Ø–5 x 5 – 10 Tr. in den rezeptierten Tee, und dies mindestens 30 Tage oder bis zur Entfieberung.

Rp.: Herb. Centaurii
Fol. Trifoii fibr.
Cort. Salicis
Herb. Urticae
Flor. Cratagei aa 20.
M.f. spec. D.S. 3 – 5 x 1 Tasse als Aufguß von 1 Teel. Tee.

2) **Chron.**

2a) *Im Alter bis zu 4 Jahren* = Gelenke multipel entzündlich geschwollen, sept. Fieberschübe, Lymphknotenschwellungen, Sehstörungen (Iridocyclitis) = **STILL-Krankheit.**

TH.: Klinisch! = Corticoide (**Rp**).

2b) *Im Alter von* 8 – 10 *Jahren* = Beg. meist als ak. P. mit Entzündung eines Gelenkes und schubweises Fortschreiten auf andere Gelenke.

TH.: Im akuten Schub wie ak. P. (→ o.), sonst wie bei Arthritis.

2c) *Bei Erwachsenen* → Arthritis.

Polymyalgia rheumatica

Allg.: Wenig bekannt und oft verkannt: Typisch sind nächtliche Muskelschmerzen nach Unterkühlung und dadurch bedingten Katarrh. Morgensteifigkeit.
! Hohe Blutsenkung aber keine Rheumafaktoren.

TH.: wie bei Myalgie.

Polyneuritis

Allg.: Neuralgie und meist Abschwächung des Achillessehnenreflexes.
1. Im Anschluß an Infekte (entzündlich).

2. *Exogen toxisch:* bei Metallarbeitern (Metallösungen), bei Malern (Lösungsmittel), bei Landwirten (Insektizide), oder im Zuge einer Medikation, bes. mit Antibiotika, Zytostatika, Schlafmittel, Antiepileptika. Vor allem aber bei Alkoholismus!

3. Endogen toxisch: bei Diabetes, bes. Altersdiabetes und bei Gicht.

TH.: Ursachen ausschließen bzw. absetzen oder behandeln.
Strenge Alkoholkarenz!! Ohne sie keinen Erfolg!!
Vit. B_1, B_6 u. B_{12} in hoher Dosierung.
Bei Anzeichen einer Lähmung: Klinik.

Polypen

Allg.: Nasenpolypen → Adenoide Wucherungen.

- Polypen in der Speiseröhre: Schluckstörungen bes. bei festen Speisen.
- Magenpolypen werden meist nur zufällig bei einer Gastroskopie als Ursache von Magenbeschwerden entdeckt.
- Dündarmpolypen sind meist Zufallsbefund bei Rö.
- Dickdarmpolypen machen schaumig-blutige Durchfälle und Tenesmen.
- Blasenpolypen: Blut im Urin.

TH.: Operative Entfernung, wegen der Entartungsgefahr.
Besonders wenn Polypen in der Familie bekannt.

Ho.: Thuja Dil.D4 oder Conium Dil.D4.

Polyzythämie

= *pathol. Erytrozytenvermehrung.*

Allg.: Daran denken bei: Rotem Gesicht, geröteten Conjunctiven, blauroter Zunge, Kopfdruck bis Kopfschmerzen und hoher Blutdruck. Klärung bringt Blutuntersuchung.

TH.: In allen Fällen:

Diät: Zu Beginn evtl eine Fastenkur.
Allg.: vorwiegend Obst, Gemüse und KH.
Günstig: Ziegen- oder Pferdemilch, sowie: *Kalbs-Milz* in jeder Form.
Erlaubt sind Weißbrot, Rüben, Gurken, Spargel, Blumenkohl, Obst, bes. Äpfel, Kirschen, Heidelbeeren. Teigwaren, Zucker, Fische und Schweinefleisch.
Verboten ist alles Fleisch (außer Schweinefleisch), bes. Innereien (außer Kalbsmilz), Schwarz- und Vollkornbrot, Kartoffeln, Spinat, Weißkraut, Tomaten, Erbsen, Linsen, grüne Salate.

Sonst: *Bei leichten Formen* älterer Menschen: Petroleum Dil.D1.
Bei mittelschweren Fällen (bis 7 Mill. Ery.):

- Blutegel in Nacken über Brustbein und entlang des Beckenkamms.

Jeweils 4 – 8 Stück. Alle 8 Tage.
• Petroleum Dil.D1, dazu Aurum jodatum Tbl.D4 im Wechsel mit Cobaltum nitricum Tbl.D4.
In schweren Fällen: Klinik.

Porphyrie

Daran denken, wenn plötzlich krampfartig ziehende Bauchschmerzen auftreten und ein weinrötlich schimmernder Urin ausgeschieden wird.
Feststellen, welche Medikamente genommen werden. → hierzu Rote Liste.
TH.: Sofort absetzen und zur Abklärung und TH. ins Krankenhaus.

Postcholezystektomie-Syndrom

= *Bauchbeschwerden nach Gallenblasenentfernung.*
Zunächst nach übersehenen Krankheiten: Pankreasstörung, Hepatopathie, Magenfermentmangel usw. suchen und sie behandeln.
Meist funktionell und verschwindet bei Stuhlregelung.

Präcordialschmerz

→ *Angina pectoris.*

Präeklampsie

→ *Urämie.*

Prämenstruelles Syndrom

Allg.: Bei 20% der Frauen.
8 Tage vor der Menses treten vegetative Symptome (Tachykardie, Kopfschmerzen usw.) Stimmungsstörungen, Völle- und Schweregefühl im Becken und Schwellung der Brüste auf, die mit Einsetzen der Regel schlagartig verschwinden.

TH.: Organische Störungen vom Facharzt ausschließen lassen.

Psych.: steht an erster Stelle. Man hört die Frau geduldig an und redet ihr die Angst, daß etwas "schlimmeres" vorliege aus.
Wichtig ist die Regelung von Erholung und Tätigkeit.
Oft hilft Urlaub und wandern im Mittelgebirge.

Allg.: Moor-, Kohlensäure-, Rosmarin- oder KUHNE-Bäder. Gymnastik.

TH.: Sedativa und Diuretika.

Ho.: Auftreten von Mundgeschmack: Natrium chloratum Tbl.D6.
Brustschwellung: Calcium carbonicum Tbl.D6.
- wenn die Brust dabei schmerzhaft: Conium Dil.D6.
- mit Empfindlichkeit der Brustwarzen: Sanguinaria Dil.D3.

Sehr reizbar = mehrere Tage davor: Kreosotum Dil.D6.
- am Tag vor Regelbeginn: Magnesium chloratum Tbl.D12.
Depressiv gestimmt: Sepia Tbl.D12.
Jucken im Genitalbereich: Graphites Tbl.D6.

Proktitis

= *Afterschmerz mit Schleimabsonderumg.*

Selten: anfallsweise nachts als **Proctalgia fugax**.

1) **Akut** = allergisch (durch Nahrungsmittel), bei Klimawechsel, Alkoholabusus, psych. Schock, Pilzvergiftung oder Antibiotika-Therapie.

TH.: Entsprechend der Ursache.

2) **Chron.** = Vielfältige Ursachen aber meist unter psychischer Mitbeteiligung (Angst).

TH.: Erst körperliche Ursachen durch eingehende Untersuchung ausschließen.

Psych.: steht im Vordergrund, vor allem bei Patienten mit sehr ausgiebiger Symptomendarlegung **(Analneurotiker)**.
Man erklärt ihnen, daß es sich um einen Krampf handle.

Diät.: Speisen die der Pat. nicht gern ißt oder von denen er behauptet, Beschwerden zu bekommen, müssen ausgeschlossen werden.

Phys.: KUHNE-Bäder.

Akup.: Dü.4 u. 8/d, Ma.25 u. 36/d, Bl.39, KG.15 u. GG.19 alle t.

O.Ak.: 89, 97, 51 u. 55. Evtl. auch 110 od. 109.

Prolapsus ani

= *Darmvorfall*

Allg.: Den scheinbaren Darmvorfall bzw. Hämorrhoidalvorfall, vom echten Aftervorfall (→ d.) und Mastdarmvorfall unterscheiden.

Prolapsus genitalis

= *Gebärmuttervorfall.*

Allg.: Für die Praxis kommen nur einfache Vorfälle in Frage, die keine funktionellen Beschwerden machen und keine spezielle Behandlung durch den Facharzt erfordern. Dann:

TH.: Kräftigung des Bindegewebes durch Moor-, Lehm- oder Heilerde Bäder, Gymnastik und THURE-BRANDT-Massage.

Phyt.: Rp.: Herb. Galeopsidis
Herb. Equiseti
Herb. Polygoni avicul. aa 20,0
Fol. Fragariae
Fol. Farfarae aa 15,0

M.f. spec. D.S. 3 x tägl. 1 Tasse als Decoct.

Ho.: Ziehen und Druck im Unterleib: Tilia europaea Dil.D2.
Bei pressen Druck auf die Scheide und Blasenreiz: Lilium tigrinum Dil.D4.
Gefühl des nach- unten-Drängens: Sepia Tbl.D6 oder Fraxinus americana Dil.D2.
Bei Dysmenorrhoe: Aletris Dil.D4.

Prostatahypertrophie

TH.: Konservativ in Anfangsstadien.

Diät: Möglichst auf Alkohol und reizende Gewürze verzichten.
Wenig Fleisch, viel Gemüse.
Günstig sind Getreidekeime und SCHROTH-Kuren.
Für geregelten Stuhl sorgen!

Phys.: Jeden Morgen: Trockenbürsten des ganzen Körpers oder kalte Ganzwaschung unmittelbar nach dem Aufstehen.

- Jeden 2. Tag ein ansteigendes Fußbad von 15 – 20 Min. vor dem Schlafengehen. Bei Herzkranken besser ein anst. Armbad.
- 2 x wö. ein ansteigendes, 15 Min. dauerndes Sitz- oder Halbbad mit Zinnkraut-, Haferstroh- oder Heublumenzusatz. Am besten abends vor dem Schlafengehen; wird der Schlaf dadurch beeinträchtigt, dann vormittags. Danach Trockenpackung (innen Leinen, darüber ein Wolltuch) für 30 Min.
- Evtl. Sitzdampfbad mit Zinnkraut (bes. bei Miktionsbeschwerden).
- Vorsichtige Periostmassage mit den Knöcheln an den Querfortsätzen D10 - S4 und entlang des Beckenkamms.
- Infrarot bzw. trockene Wärme auf die Dammgegend.

Akup.: KG.4, LG.1, 2 u. 3, sowie Ga.28, alle d.

O.Ak.: 93, 22, 95 und 29.

Phyt.: Günstig wirken: die Früchte der Sägepalme (Fruct. Sabal serrulatae), welche die Blase und Prostata tonisieren; die Kürbissamen (Sem. Cucurbitae pep.), die eine weitere Hypertrophie verlangsamen; das in Getreidekeimen vorkommende Beta-Sitosterin, das die Miktionsintervalle, den Restharn und das Nachträufeln mindert.
Weiter kommen in Frage: Brennessel-Kraut und -Wurzel (Herb. et Rad. Uricae), die Blätter der Espe (Flor. Papuli tremulae) und Echinacea, eventuell als:

Rp.: Fol. Betulae
Herb. Urticae
Gemmae Populi
Flor. Sambuci aa 25.0

M.f. spec. D.S. 3 x tägl. 1 Tasse als Aufguß.

Ho.: Sabal serrulatum Dil.D2 und Ferrum picrinicum Dil.D3, 3 – 5 x tägl. 5 Tr. auf die Zunge träufeln. Bei Druckgefühl auch: Conium Dil.4 und Aurum jodatum Tbl.D4.

Prostatitis

1) Akut:

TH.: Krankenhaus.

2) Chron.: Oft schwer zu erkennen, wegen der Vielfalt der Symptomatik. Hinweis geben Spannungs- und Druckgefühl im After und über dem Kreuzbein, die sich aber auch beim vegetativen Urogenitalsyndrom finden.

Für eine chr. Pr. spricht eine durchgemachte ak. Pr. und erhöhte Druckempfindlichkeit eines Nebenhodens.

Für das **vegetative Urogenitalsyndrom** sprechen geklagte Symptomenvielfalt und Krebsangst.

TH.: Bei chr. infektiöser Pr. = klinisch.

Sonst wie bei der Prostatahypertrophie.

Therapieeinleitung durch eine SCHROTH-Kur ist hier bes. wirksam!

! Wichtig ist die Beseitigung chron. Herde und die Gabe von Umstimmungsmitteln. Gegebenenfalls Fieberkur mit Echinacin.

• Bei vegetativem Urogenitalsyndrom: Aufklärung über die Heilbarkeit des Leidens und Akup: Ni 7/6, Bl.65 u. Ga.25/d

Ho.: Hauptmittel: Pulsatilla Dil.D4.

Bei Schmerzen: Belladonna Dil.D6.

Bei Druck im Symphysenbereich: Bryonia Dil.D6.

Wo das Leiden schon lange besteht: Selenium Tbl.D12 oder Clematis Dil.D3.

Pruritus

= *Hautjucken.*

1. Teilbild von Dermatosen → Haut und Dermatitis.

! Hier stets auch an Auslösung durch Medikamente denken.

2. Hinweis auf innere Erkrankungen (Diabetes!, Hepatopathie, Magen-Darmstörungen usw.).

3. Lokal: an den Beinen = Durchblutungsstörungen, sowie als Pr. ani oder Pr. vulvae.

TH.: Zunächst Ursachenklärung und Behandlung. Sonst:

Allg.: Verbot von heißen und scharfen Getränken, Gewürzen und Alkohol.

• Sorge für geregelten Stuhlgang.

• Viel Gemüse, wenig Fleisch, Teigwaren und Süßigkeiten.
In hartnäckigen Fällen auch Obst- oder Rohkosttage.
• Ausreichend Schlaf, möglichst in kühlen Räumen (mit offenem Fenster).
• Keine allzu warme Kleidung. Keine Wollsachen unmittelbar auf der Haut. Am besten Baumwollkleidung.
• Morgens kühle Ganzwaschungen.
• Heublumen-, Kleie- oder Schwefelbäder.
• Urlaub im Hochgebirge oder an der See.
INNERL.: Antiallergika (Antihistaminika) und Calcium.
• Vit. *B*-Komplex.
• Umstimmungstherapie mit Eigenblut (= wö. 1 mal. beg. mit 1*ml* i.m. Wö. um 1*ml* bis auf 5*ml* steigern und wieder zurück).
ÄUSSERL.: Juckreizstillende Salben, z.B.:

Rp.: Menthol 1,0
Anaesthesin 5,0
Lanolin ad 50.0
M.f. ung. D.S. mehrmals tägl. auftragen.

• Bei unreiner Haut:

Rp.: Phenol. liquefact 0,7
Novocain
Anaesthesin aa 0,2
Vaselin. flav.
Lanolin aa ad 30.0
M.f. ung. D.S. mehrmals tägl. auftragen.

- oder entsprechende Fertigpräparate bzw. juckreizstillende Salben (Antipruriginosa).
• Bei größerflächigem Jucken = kühlende Einreibung mit:

Rp.: Menthol 2,0 - 5,0
Spirit.dilut ad 100,0
M.D.S. ad us. ext.

Ho.: Sulfur Tbl.D3 oder Psorinum Dil.D6.

3.1 Pruritus ani → Afterjucken.

3.2 Pruritus vulvae → Scheidenjucken

3.3 Pruritus des Ohres (Ohrjucken) → Ohrekzem.

Pseudarthrosen

= *unvollständige Bruchheilungen.*

Pseudokrupp

Allg.: Daran denken, wenn bei Kindern immer wieder nachts Anfälle von Atemnot mit inspiratorischem Stridor auftreten.

TH.: → Laryngitis.

Psittakose

→ *Anhang.*

Psoas-Syndrom

Allg.: Psoas-Gelose: Schmerz in Kreuz, Unterbauch und zur Hüfte.
Oft verkannt! Der Pat. wurde meist schon massiert, bestrahlt, mit Bädern behandelt, mit Cortison gespritzt oder sogar appendektomiert. Alles ohne Erfolg.
Typisch ist die Schmerzhaftigkeit der aktiven Außenrotation des im Knie gebeugten Beines (bei Hüftarthritis auch der passiven).

TH.: Wie bei Myalgie.

Neur.: Der Psoas-Ansatz wird am kleinen Trochanter *(Trochanter minor)*, ca. 2-Fingerbreit unterhalb des Beinansatzes am Schenkelinneren, im Abstand von 1 Woche mit 1*ml* Novocain infiltriert. Der Schmerz wird danach ein bis zwei Tage stärker, läßt dann aber nach. Drei Sitzungen sind nötig um einen andauernden Erfolg zu erzielen.

! *Bei Therapieversagen:* op. Durchtrennung des Psoasansatzes.

Psoriasis

= *Schuppenflechte.*

TH.: Keine Heilversprechen machen!, sondern den Patienten darauf hinweisen, daß bestenfalls eine "Erscheinungsfreiheit" erreicht werden kann und immer wieder Rückfälle möglich sind.
• Jede durchgreifende Änderung der Lebens- und vor allem der Ernährungsweise führt zu Remission, aber die Neigung zu Rückfällen läßt sich durch keine Behandlung ändern.

Diät: Bei erhöhtem Serumcholesterin ist eine entsprechende Ernährung vielfach wirksam. Überhaupt ist eine fettarme Kost bei Psoriasis ratsam.
• Bei Fleischessern oder Gemischtköstlern kann eine Rohkostkur von 3 Wochen eine Remission bewirken.
! Ist dies nicht der Fall, bringt die Kostumstellung nichts.
Hilft es, so sollten wö. 1 – 2 Rohkosttage beibehalten werden.
• Ein schnelle Remission wird häufig durch eine SCHROTH- Kur bewirkt.
INNERL.: Vit. *C* und *P* (Rutin), sowie vor allem Vit. *D*, tägl. 1000 E

und 2 x wö. Vit. B_{12}, 1000y i.m. Insges. 10 Inj.
Außerdem: rechtsdrehende Milchsäure.

Biol.: Fokalsanierung.
• *Eigenblut* evtl. als HTO. Stets mit kleinen Dosen beginnen, um keine Reaktion auszulösen. Jede Woche 1 Inj. Mit $0,5ml$ beginnen, wö. um $0,5ml$ bis $5ml$ steigern. Insgeamt 10 Injektionen.

Phys.: Morgens Trockenbürsten.
• Sonnenbäder. Mit 5 Min. beginnen. Tägl. um 5 Min. bis 30 Min steigern.
• Sauna.
ÄUSSERL.: Bei entzündlichen Herden:

Rp.: Anaesthesin
Acidi salcyli aa 2,5
Vasel. flava ad 50,0

M.f. ung. D.S. morgens und abends nach dem Waschen auftragen.

Sonst:

Rp.: Sulfuris praecipitat
Acidi salicylici
Resorcini aa 5,0
Vaselini flavi ad. 100

M.f.ung. D.S. morgens und abends nach dem Waschen auftragen.
- oder ein entspr. Fertigpräparat.

Ho.: Zunächst: Sulfur Tbl.D4 zur Umstimmung, dann:
Bei allg. trockener Schuppung: Graphites Tbl.D6-D12.
Bei feinschuppigen geröteten Herden: Arsenicum album Dil.D5-D12.
Bei Leuten die leicht frieren: Thyreoidinum Dil.D6.
Bei jungen Mädchen: Cuprum metallicum Tbl.D6.
Bei Pastösen: Aethiops antimonialis Tbl.D10.
Kälte verschlimmert: Petroleum Dil.D6.
Nach einer Impfung auftretend: Thuja Dil.D6-D12.
Bes. an den Händen: Graphites Tbl.D6-D12.
An den Ohren: Cicuta virosa Dil.D6.

Psychopathie

Allg.: Psychopathen sind Menschen mit Normabweichungen, die durch das bes. Hervortreten bestimmter Verhaltensweisen gekennzeichnet sind. So durch:

1. **Lästige Betriebsamkeit** ohne wirkliche Leistung, bei mangelnder Selbstkritik und häufig querulatorischer Haltung (= Hyperthymiker).
2. **Selbstzweifler.**
3. **Fanatiker**, die keinem sachlichen Argument zugänglich sind.

4. **Depressive Typen**, die zu Resignation und Angst neigen.
Manche suchen das durch Arbeitssucht zu kompensieren.
Manche sind mißgestimmte Nörgler und Sonderlinge.
5. **Geltungssüchtige**, oft attraktiv und aktiv, aber ohne innere Stetigkeit und nicht verläßlich. Ausgeprägte Form: Hochstapler.
6. **Explosive**, die wegen Kleinigkeiten in Rage geraten.
7. **Stimmungslabile**, launische und stark von Milieueinflüssen abhängige Menschen, die heute das Gegenteil von gestern behaupten.

! **Praktisch wichtig ist die Psychopathie:**
a) **von der echten Psychose** (→ d.) **abzutrennen** und:
b) **zu erkennen, wieweit eine Psychopathie in einer scheinbaren Organkrankheit Ausdruck findet** → Psychosomatik.

TH.: Gesprächstherapie!
Der Erfolg hängt vom Einfühlungsvermögen in die besondere Art des psychopathischen Verhaltens ab, vom Verständnis für den Kranken und seine Probleme und von der Autorität die man beim Gespräch ausstrahlt. Behandlungsziel ist die Anleitung zu richtiger Lebensführung.

Psychosen

Allg.: = Seelische Störungen als Folge körperl. Krankheit.
• Keine leichte Erkrankung!
! Das rechtzeitige Erkennen ist für den weiteren Verlauf entscheidend.
- Bei Kindern meist nach Infekten.
- Bei Erwachsenen meist nach Unfall mit Kopfverletzung.
• Typisch für eine Psychose ist, daß der Betroffene eine Wesensveränderung erfährt, die zunächst von seiner "normalen" Umgebung bemerkt wird. Es kommt zu Klagen über Müdigkeit, zur Arbeitsunlust, Abnahme von Interesse und Schlafstörungen (= **Depressionen**), seltener zu unverständlichen, heiter-gereizten Verstimmungen (Manie), zu unverständlichen Handlungen und merkwürdigen (wirren) Äußerungen (= **Schizophrenie**) oder psychotischen Dämmerattacken (Tumor ?).
= Im Alter: Sklerotisch.

TH.: Ursachenklärung und entsprechende Behandlung.
Fachkundige Psychotherapie.

Psychosomatik

Allg.: Ein außerordentlich komplexes Problem, da die Zahl der psychosomatischen Zustände heute 30 – 50% der Praxisfälle ausmachen. Dabei ist wichtig zu wissen:

• Jedes Organ kann Sitz psychosomatischer Beschwerden sein. Das gilt vor allem für:
- Globusgefühl im Hals,
- Atmungsbeschwerden mit Neigung zu emotional auslösbarer Hyperventilation.
- Herzklopfen ohne auskultatorisch erkennbare Normabweichung.
- Stark schwankende Blutdruckwerte, ohne Beschwerden.
- Magendruck und häufiges leeres Aufstoßen (Aerophagie) als Folge von Luftschlucken.
- Appetitlosigkeit.

Wichtig ist Abgrenzung gegen echte, organ. Krankheit. Sie ergibt sich aus drei Momenten:
1. Der Patient schildert seine Beschwerden dramatisch.
2. Die objektiven Befunde entsprechen dem nicht.
3. Der Pat. hat bereits zahlreiche Behandler wegen den geklagten Beschwerden "erfolglos" konsultiert.

TH.: Erfolgsentscheidend ist das richtige Vorgehen: das Anhören des Pat. und vor allem die Art seiner Untersuchung, die ihm den Eindruck vermitteln muß, richtig und gründlich untersucht zu sein.

• Der Patient muß angehört werden. Er will verstanden und ernst genommen werden.

• Man beginnt mit neutralen Fragen, wie: "Was führt Sie zu mir?" und läßt den Pat. dann frei erzählen. Nur wenn er abschweift, versucht man ihn wieder auf die eigentlichen Beschwerden zurückzuführen. Man hüte sich davor, durch wertende Aussagen, Bemerkungen über Diagnosen oder Befunde bei Patienten konkrete Krankheitsvorstellungen zu erzeugen! Man kann auch durch falsche Vorstellungen krank werden. Es geht letztlich darum zu erkennen, was sich im "Organsymptom" ausdrückt.

• Besonders anfällig gegen psychosomatische Erkrankungen sind Alleinstehende in Positionen mit starker Anforderung oder Gastarbeiter, die ihre Familie nicht hier haben.

Ferner "Gesundheitsbewußte", die den Begriff "Gesundheit" mit einer bestimmten Lebensweise verbinden und dann nicht verstehen können, daß sie trotzdem Beschwerden bekommen. Da sie ja so "gesund" leben, muß es "etwas schlimmeres", vielleicht "Krebs" sein.

• Der Patient darf nicht nur passiv behandelt werden, sondern muß vor allem selbst zum Handeln angeregt werden. Eine akt. "Behandlung" bietet die Möglichkeit ihre Fortführung durch Zusatzmaßnahmen und Verhaltensweisen anzuregen.

• Man gibt dem Pat. keine starken Pharmaka, sondern erklärt ihm, daß seine Krankheit nicht durch Medikamente beseitigt werden kann. Es handle sich vielmehr um Regulationsstörungen die ins Gleichgewicht gebracht werden müßten. Dies sei aber nur möglich, wenn er die Anweisungen genau befolge.

• Man empfiehlt dem Patienten einen geregelten Tagesablauf, der mit morgendlicher Waschung, Gymnastik, Atemübungen usw. beginnt und mit abendlichen, wechselwarmen Güssen endet.

• Als aktive Th. in der Praxis bewährt sich:

Akup.: GG.19, KG.15, Bl.39 u. He.3, alle t; sowie Ma.36, KG.13 und Bl.15, alle d.

O.Ak.: 95, 55, 29, 100, sowie 34.

Ho.: Je nach Symptomatik und verbunden mit einer Erklärung der dadurch zu erreichenden Regulationsnormalisierung und entsprechender Symptomenanpassung.

Ptosis

= *hängendes Augenlid → Augenmuskellähmung.*

Ptyalismus

= *Speichelfluß.*

1. dauernd = **Sialadenitis:** Wenn keine entzündlichen Erscheinungen vorliegen und die Parotis nicht druckempfindlich ist, kann es sich um ein Frühsymptom von Speiseröhrenkrebs handeln!
Besteht zugleich Lymphknotenschwellung: Leukämiverdacht!
Bei Knochenschmerzen: Rheuma.

2. Vermehrter Speichelfluß = eigent. **Ptyalismus:** Wenn keine entzündl. Mundsymptome, dafür aber psych. Veränderungen, an org. Nervenleiden denken.

TH.: Ursachentherapie und:

• Mundpflege mit

Rp.: Tinct. Myrrhae
Tinct. Ratanhiae aa 5,0
Spir. ad 25,0
M.D.S. 10 – 20 Tr. auf 1 Glas lauwarmes Wasser zum Mund spülen.

• Vit. *A*, *B*-Komplex und *C*.

Pubertätsfettsucht

TH.: Allg. → Pubertätsstörungen.

Psych.: Abklärung der Gründe. Sie sind meist ähnlich wie bei der Magersucht (→ d.).

INNERL.: Zunächst alle 2 Std. dann vor jedem Essen:
Natrium carbonicum pv. 1 Messerp. in 1 Glas Wasser gelöst.

Ho.: Fucus Ø und Sanguinaria Dil.D3.

Pubertätsstörungen

Allg.: Treten bei Mädchen meist zwischen 13 und 15, bei Knaben zwischen 14 und 16 auf und sind geprägt durch eine neuro-vegetative Labilität mit scheinbar unmotivierten Agressionen und Abwehrhaltungen (Autoritätsprotest).

TH.: Je nach Zustand! Im Vordergrund steht die:

Psych.: Sie hat primär eine Beratung der *Eltern* zu sein (am besten ohne das betroffene Kind). Dabei sollte man den Eltern 7 Ratschläge geben:

1. Dem Jugendlichen Raum lassen, am besten ein eigenes Zimmer in dem er machen kann, was er will.
2. Er muß auch die Möglichkeit haben Freunde und Freundinnen einzuladen, mit denen man sich ebenfalls unterhalten sollte - und über die man sich mit ihm unterhalten sollte, ohne dabei direkt Verbote auszusprechen.
3. Jede Einschränkung mit einer Erlaubnis verbinden. Muß der Jugendliche abends "rechtzeitig" zu Hause sein, wird ihm gleichzeitig gestattet, mit seinen Freunden oder seiner Freundin am Sonntag zum Baden zu gehen.
4. Jede Freiheit mit einer Verantwortung verbinden: Bei Einladungen von Freunden, müssen Zimmer und Küche danach wieder in Ordnung und das Geschirr gespült sein.
5. Man muß sich für die Neigungen der Jugendlichen interessieren und ihre Leistungen auch als solche anerkennen und loben. Kritik mit Gegenvorschlägen verbinden, ohne sie dem Jugendlichen aufzuzwingen.
6. Gewisse Ansprüche und Wünsche muß er aus seinem Taschengeld selbst finanzieren.
7. Den Jugendlichen in familiäre Vorhaben mit einbeziehen und ihn daran mitwirken zu lassen.

! Schlecht ist es, den Jugendlichen nicht voll zu nehmen oder gar lächerlich zu machen! Dadurch kann er in eine Krise gelangen, die es zu verhindern gilt, nämlich:

- bei *Knaben* zu Agressionssteigerung,
- bei *Mädchen* zu Pubertätsfettsucht (Freßsucht) oder Magersucht (→ d.)
- Mit den *Jugendlichen selbst versucht man einen Lebensplan zu erstellen, der die Eltern mit einbezieht.*

(Natürlich müssen diese mitmachen und die 7 Regeln akzeptieren.)

INNERL.: Je nach Zustand.

! **Sonderformen der Pubertätsstörung sind:**

1. **Pubertas praecox** = Frühreife, Regel schon im 8. – 9. Lebensjahr.

TH.: Zunächst abklären lassen, ob kein Tumor der Zirbeldrüse, der Nebennierenrinde oder Ovarien, vorliegt.
Wenn dies nicht der Fall ist:

Zell.: *Bei Knaben:* Zwischenhirn, Hypothalamus und Ovar.
- *Bei Mädchen:* Zwischenhirn, Hypothalamus und Testes.

2. **Pubertas tarda** = zu späte Regel und Samenbildung.

TH.: Zunächst Abklärung der Unterentwicklung.

Zell.: *Bei Knaben:* Hypophyse ant., Zwischenhirn und Testes.
- *Bei Mädchen:* Hypophyse ant., Zwischenhirn u. Ovar.

! **Im Zusammenhang mit der Pubertät können endogene Psychosen zum Ausdruck kommen! Bes. Schizophrenien.**
Daran denken bei Auftreten psychosomatischer Auffälligkeiten (→ Psychosomatik), von Denkstörungen und Größenwahnideen.

Psych.: Keine vorschnelle diagnostische Einordnung, um nicht zu früh einen therapielähmenden Endogenitätsfaktor zu bewirken.
Aktivierung der Betätigungssphäre und zukunftsbezogenen Orientierung bewirken oft Heilung.

Purpura

= *Hautblutungen.*

Allg.: Als erstes diagnostische Abklärung:

1. **Wenn plötzl. auftretend:**

1.1 Immer an Medikamente denken und danach fragen **(Allergische Purpura)**

1.2 Wenn außerdem schon die Blutung kleinster Wunden kaum gestillt werden kann.
- *Bei Knaben* = **Hämophilie** (→ d.).
- *Bei Erwachsenen* = **Morb. WERLHOF** (→ d.).

2. **Punktförmige Hautblutungen** bes. der Streckseiten der Beine und am Gesäß:

2.1 Mit Gelenkschwellungen (**Purpura rheumatica** = SCHOENLEIN).

2.2 - und mit kolikartigen Bauchschmerzen und blutigen Durchfällen (**Purpura abdominalis** = HENOCH).

3. **Purpura an den Streckseiten von Vorderarm und Händen:**

3.1 Bei Frauen: **Purpura simplex.**

3.2 Intermittierend: **Morb. WERLHOF** (→ d.)

3.3 Im Alter: **Purpura senilis.**

TH.: Zuerst Blutuntersuchung (Thrombopenie, Mangel eines Gerinnungsfaktors).
Bei pos. Ergebnis: Klin. Substitution.
Bei negativem Ergebnis:
- An erster Stelle Eliminierung möglicher Allergene:
= Medikamente: bes. Sulfonamide.
= Nahrungsmittel wie Milch, Eier, Erdbeeren usw.
Ihre Ausschaltung bringt oft schon eine Remission.
- Sanierung von Fokalherden (sie wirken sensibilisierend).
- Calcium und Rutin-Präparate (zur Gefäßabdichtung).
- **Im akuten Fall von 1. oder 2. = Krankenhaus!**

Ho.: Bei allen Formen: Phosphor Dil.D8-D5 tägl. 3 x 5 Tr.
Evtl. zusätzlich: Acidum sulfuricum Dil.D6 oder D4.
Bei *Purpura rheumatica:* Bryonia Dil.D4
Bei *Purpura abdominalis:* Colocynthis Dil.D4 oder D6 und jeden 2. Tag 1*ml* Crotalus D8-D12 als i.m.-Injektion.
Bei *Morb. WERLHOF* → d.

Pyelitis

= *Nierenbeckenentzündung.*

1) Ohne Fieber → Cystitis.
2) Mit Fieber → Pyelonephritis
2a) Akut bei Schwangeren = **Pyelitis gravidarum**:

TH.: *In schweren Fällen:* Krankenhaus.
In leichten Fällen:
- Strenge Bettruhe und Lagerung auf die schmerzfreie Seite.
- Verbot von Nikotin und Alkohol.
- Schaukeldiät (→ Pyelonephritis).

Für guten Stuhlgang sorgen, evtl. durch tägl.Einlauf mit Zusatz von 20 Tr. Echinacea-Tinktur auf $\frac{1}{2}l$ Wasser.

Phys.: Wärmeanwendung: Heublumen-, Leinsamen-Sack.

Neur.: Paravertebral beiderseits zwischen L1 und L2, nach vorheriger Quaddelung.

Phyt.: Fol. Uvae Ursi-Tee, oder:

Rp.: Fol. Uvae-Ursi
Herb. Herniariae
Fol. Betulae
Rhiz. Caricia aa 25,0
M.f. spec. D.S. mehrmals tägl. 1 Tasse als Dec.

Pyelonephritis

Allg.: Bes. häufig bei Frauen: fast durchweg Coliinfektion (pos. Nitrit-Test)

- Ist nur der Nitrit-Test pos. (bei 40% der Frauen), besteht Bakteriurie aber noch keine P.
- Wenn Nitrit, Eiweiß u. Blut pos., besteht P.
- Besteht zus. Fieber, Rückenschmerz u. Dysurie, so besteht **akute P.**

! Eiweiß, evtl. Blut und Rückenschmerz *beim Mann* kann ebenfalls auf P. deuten. Bes. bei Diabetes!
Hier ist genauere Untersuchung nötig.

Proph. Wichtig bei jeder Bakteriurie ohne sonstige Symptomatik.

- Zunächst Suche und evtl. Beseitigung von Abflußstörungen.
- Reichlich diuretische Tees!
- Keine Antibiotika (**Rp**) (die bei Coli wenig wirken), aber Maßnahmen zu Abwehrsteigerung (→ **2**).
- Laufende Urinkontrolle. Ca. alle $\frac{1}{4}$ Jahr.
- Den Pat. darauf hinweisen, daß er sich bei Auftreten von Fiebergefühl, Müdigkeit und Rückenschmerzen sofort melden soll.

TH.: **1) akute P.:** → Krankenhaus.

! Häufig als Grippe verkannt, verschwindet die ak.P.- Symptomatik von selbst, geht aber dann unbemerkt in die chronische Form mit gelegentlichen Fieberschüben über.

2) chronische P.:

Diät: *Schaukelkost:* Jeweils 3 – 8 Tage saure und alkalische Kost.
An "*sauren*" Tagen: Fleisch, Fisch, Geflügel, Eier, Quark, Käse, Brot, Mehl, Reis, Teigwaren, Haferflocken. Wenig Getränke.
An "*alkalischen*" Tagen: Milch, Gemüse, Gemüsesäfte, Kartoffeln, Obst, Obstsäfte, alles fettlos zubereitet.
Der Pat. darf reichlich trinken, bes. alkalische Wässer (Fachinger, Wildunger, Neuenahr) und harntreibende Tees, z.B.:

Rp.: Fol. Uvae-Ursi
Herb. Sarothamni scoparii
Herb. Polygini avicul.
Herb. Equiseti
Bulbus Scillae aa 10,0
Fruct. Petroselinie
Fruct. Juniperi aa 25,0
M.f. spec. D.S. 1 – 3 x tägl. 1 Tasse als Dec.

! Die ansäuernde bzw. alkalisierende Wirkung der Diät ist durch 2 – 3 mal tägl. pH-Wert-Bestimmung zu überprüfen.

Reicht die Diät nicht aus, so erfolgt *zusätzliche Ansäuerung* mit Ammonium chloratum, z.B.:

Rp.: Ammonii chlorati 5,0
Succi Liquiritae dep. 2,0
Aqua Foeniculi ad 150,0
M.D.S. Zweistündl. bis 3 mal tägl. 1 Essl.

- und eine zusätzliche *Alkalisierung* durch: Natrium bicarbonicum z.B.:

Rp.: Natrii bicarbonici 20,0
Elaeosacchari Foeniculi 10,0
M.f. pv. D. in scatula. S. Nach der Mahlzeit eine Messerspitze.

Diese Medikation kann u.U. die Diät ersetzen.

Zu meiden sind: Starke Gewürze wie: Paprika, Curry, Pfeffer, Meerrettich, Senf, Alkohol, Kaffee und Schwarztee.

! Kein Kochsalzentzug!

Sinn der Schaukeldiät ist die Schwächung der Erreger, die hierdurch oft einfachen Harnantiseptika (→ u.) zugänglich werden.

Phys.: Tägl. heiße Packungen auf die Nieren.

Med.: Harnantiseptika wie Methenaminhippurat.

Biol.: Abwehrsteigerung durch Eigenblut, Echinacea Ø oder Umstimmungsmittel.

Phyt.: Uva ursi bzw. diuretische Tees (→ Rp. oben).

Ho.: Hauptmittel: Cantharis Tbl. D6-D4, zunächst 1 – 2 stündl. 1 Tbl., später seltener über sehr lange Zeit (ho. Urin-Antiseptikum).
Bei Hämaturie: Terebithina Dil.D4-D6 im Wechsel mit Acidum nitricum Dil.D4.

Zell.: Niere, Bindegewebe, Hypothalamus, Placenta.

Akup.: Ga.25-28/t und Le.13/t. Ni.2/d u. Bl.26/d.

O.Ak.: 55, 13 u. 22.

Pyknolepsie

= *Epilepsie (→ d.).*

Pylorusspasmus

= *Nach dem Essen plötzl. Übelkeit und Erbrechen in hohem Bogen.*

Bei Säuglingen: → Säuglingstoxikose.

Bei Erwachsenen: Ursachenklärung (Gastritis, Cholecystopathie, nach Alkoholabusus, Tumor).

TH.: Wo ein Grundleiden vorhanden, Behandlung desselben.

Sonst:
- Heiße Auflagen.
- Nur kleine Portionen beim Essen.

Neur.: Quaddelung über dem Sternum und bei D4-6.
Akup.: Le.3/t, KG.12/d u. Ma.14/d.
O.Ak.: 87, 55, 51, 29 u. 110.
Med.: Rp.: Anaesthesin 0,3
D. tal. dos. Nr.XII, S. vor der Mahlzeit 1 pulv.
Ho.: → Erbrechen.

Pylorusstenose

→ *Pylorusspasmus.*

Pyodermien

= *Eitrige Hauterkrankungen.*
TH.: Zunächst stets auf Diabetes untersuchen!
INNERL.: Vit. *B*-Komplex, Hefe, sowie Vit. *C*.
Eigenblutinjektionen zur Umstimmung.
ÄUSSERL.: Bäder oder Umschläge mit Kaliumpermanganat (soviel in Wasser bis dieses bläulich). Danach:

Rp.: Vioform 1,0
Vaselin. flavi ad 100,0
M.f. ung. D.S. nach dem Bad auftragen.

→ auch: Akne vulg., Furunkel, Impedigo.

Pyonephrose

= *Einschmelzung von Nierengewebe bei Pyelonephritis.*

Pyrosis

→ *Sodbrennen.*

Pyurie

= *Eiterurin.*

Q

Quaddelsucht

→ *Allergie.*

Quecksilbervergiftung

→ *Vergiftungen.*

Quetschungen

= *Kontusionen.*

E.H.: *Geschlossene Quetschungen:* Ruhigstellen und kühle Umschläge mit Arnikawasser (1 Teel. Arnikatinktur auf $\frac{1}{2}l$ Wasser).

Bei Verdacht stärkerer innerer Verletzung (Bluterguß) *und bei offenen Quetschungen:* Steriler Verband und sofort Krankenhaus. → auch Verletzungen und Unfälle.

QUINCKE-Ödem

→ *Allergie.*

R

Rachenkatarrh

→ *Pharyngitis.*

Rachenmandelhyperplasie

→ *Adenoide Wucherungen.*

Rachitis

heute durch Vit. *D*-Prophylaxe praktisch ohne Bedeutung.

Radialislähmung

TH.: Allg. → Lähmungen.
Zur Verhinderung von Kontrakturen der Antagonisten:
Übungsbehandlung im warmen Bad, Kneten und passive Überstreckung der Hand und Finger.

Rattenbißfieber

= *Schüttelfrost, Fieber und masernähnlicher Ausschlag nach Biß durch Nagetiere, bes. Ratten. Dieser liegt oft Tage oder Wochen zurück.*

TH.: Klinik.

Rauch

Ho.: Überempfindlichkeit gegen Rauch: Ignatia Dil.D4.
Raucherbein: Secale cornutum Dil.D4.
Raucherkatarrh: Quebracho Tbl.D4.

Raucherentwöhnung

O.Ak.: 82, 45, 72, 7 und die aktiven Punkte am Ohrmuschelrand (= der Helix).

Med.: Rp.: Tartarus natronatum pv.
Kalium bitartaricum pv. aa 30.0

M.f. plv. D.S. 1 Teel. in ein Glas Apfel- oder Orangensaft gelöst, nach dem Mittagessen. 7 Tage lang nehmen.

Dazu sind erlaubt: am 1. Kurtag vier Zigaretten, am 2. drei, am 3. zwei und danach eine.

Psych. Hypnotherapie: Stärkung der Willenskraft.

• In einem Vorgespräch wird ermittelt, warum der Pat. vom Rauchen nicht läßt. Meist guter Willen ohne Willenskraft. In der Regel gibt der Pat. mehrere erfolglose Versuche an. Aus dem was er dabei erzählt kann man seine Schwachstellen erfahren.

• Keine Angst machen mit Folgen des Rauchens! Die kennt der Patient.

• In der (leichten Hypnose): nicht suggerieren, daß der Pat. aufhören soll zu rauchen! Suggeriert wird, daß der Rauchverzicht seine eigene Entscheidung ist und eine Bestätigung seiner allgemeinen Willenskraft und persönlichen Stärke. Das zeige sich darin, daß er dem Griff nach der Zigarette distanziert gegenübersteht, sich von ihm nicht "aus der Fassung bringen" läßt.

Neur.: Quaddeln im Bereich des Magens.

Ho.: Tabacum Dil.D20 oder Nicotinum Dil.D30 und Robinia Dil.D6.

Zell.: Hypophyse ant. und Lunge.

RAYNAUD-Krankheit

Allg.: Typisch: Schon bei milder Kälteeinwirkung werden die Finger blutleer, weiß und gefühllos. Nach einiger Zeit blaurot und schmerzen.

! *Bei Frauen* oft Folge einer Unverträglichkeit von Ovulationshemmern.

Proph.: Schutz vor Kälte: Warme Kleidung, bes. Wollhandschuhe. Sie und auch die Schuhe dürfen nicht zu eng sein.

• Bei Kälte und Nässe keine Arbeit im Freien.

• Rauchverbot.

TH.: *Im Anfall:* Faustschlußübungen = Arm hochheben und die Faust 20 – 30 mal langsam schließen und öffnen. Dann 1 Min. Pause und danach Wiederholung. Insgesamt 3 mal.

! Günstig auch als regelmäßige Übung.

• Durchblutungsfördernde Mittel (Vasodilatantien).

• Sedativa.

• Günstig auch HOT.

Phys.: Trockene Wärme, am besten Diathermie.

Bindegewebsmassage, großer Aufbau mit Beginn im Kreuzbein-Bereich.

Ho.: Allg.: Rauwolfia Dil.D4 und Abrotanum Ø.

Bei älteren Patienten auch Convallaria Ø.

Bei hellhäutigen Frauen die leicht frieren: Pulsatilla Dil.4.
Bei klimakterischen Frauen: Sepia Tbl.D4-D6.
Bei Neigung zu Gangrän: Kreosotum Dil.D4 und Cuprum arsenicosum Tbl.D4 im stündlichen Wechsel.
Bei blauroter Verfärbung und starken Schmerzen: Lachesis-Injektionen im Abstand von 1 bis 3 Tagen 1 Amp. D12-D10.

Zell.: Hypophyse ant. und Placenta.
Bei klimakterischen Frauen auch Ovar.

Refluxkrankheit

= saures Aufstoßen mit Brennen hinter dem Brustbein
(**Refluxösophagitis**).

TH.: **1)** Bei gelegentlichem Reflux (saurem Aufstoßen):
• 1 – 2 Eßlöffel eines flüssigen Antazidums.
• Verbot von Nikotin und Alkohol. Evtl. auch von Kaffee, Orangen-, Zitronen-, Bananen- und Tomatensaft.

Diät: Keine großen, sondern 4 – 5 kleine Mahlzeiten am Tag.
• Faser- und eiweißreiche, aber fettarme Kost. *KH* je nach Arbeit. Mageres Fleisch, Fisch, entrahmte Milch und Milchprodukte dienen zur Eiweißdeckung. Auf Wurst sollte verzichtet werden, stattdessen Schinken.
• Der Pat. soll auf Zwiebeln, Knoblauch, scharfe Gewürze, Aperitifs und Pfefferminzprodukte verzichten.
• Bei nächtlichem Reflux: sehr frühes Abendessen und Spaziergang nach dem Essen. Keine Kekse beim Fernsehen.
! Dem Patient aufgeben, daß er die Nahrungsmittel, die Beschwerden verursachen, meidet.
2) Bei Ösophagitis – Brennen hinter dem Brustbein.
• Wie oben, jedoch sollte die letzte Mahlzeit mindestens 3 Stunden vor dem Schlafengehen eingenommen werden.
• Das Kopfende des Bettes muß zur halbsitzenden Haltung hochgestellt werden. (Ausnahme: Veneninsuffizienz).
• Jeweils $\frac{1}{2}$ – 1 Std. nach dem Essen und beim Zubettgehen 2 – 3 Eßl. eines flüssigen Antacidums.
In schlimmeren Fällen auch vor dem Essen.

Neur.: Quaddelung über dem unteren Brustbein und paravertebrale Inj. in Höhe von D5-D7
Evtl. Injektion in die Magengrube.

Akup.: Ma.27/d und KG.13/d.

O.Ak.: 87, 51, 55, 91, 104, 110.

Ho.: Saures Aufstoßen nach Bier: Kalium bichromicum Tbl.D6.
- nach dem Essen: Graphites Tbl.D4.
- schon bei Geruch von Speisen: Colchicum Dil.D6.
- nach Fett: Nux vomica Dil.D6.
- durch Kaffee: Chamomilla Dil.D1.
- durch Rauchen: Ipecacuanha Dil.D4.
- nach Speiseeis: Arsenicum Dil.D6.
- durch Süßigkeiten: Graphites Tbl.D4.
- morgens beim Aufwachen: Sepia Tbl.D6 oder Graphites Tbl.D4.

Mit Kopfschmerz: Aloe Dil.D4.
Während der Menses: Cocculus Dil.D4.
Durch Aufregung: Ignatia Dil.D4.
Dabei Speichelfluß: Ipecacuanha Dil.D6.
Ein Schluck Wasser erleichtert: Cuprum metallicum Tbl.D6.

Reisediarrhoe

Häufig: meist in der ersten Woche des Aufenthalts.
Länder mit hohem Risiko sind Aegypten, Afrika, mittlerer Osten und Asien.
Allg.: *Am wichtigsten ist die Prophylaxe:*

- Kein frisches Wasser, keine eiskalten Getränke, Salate, ungekochte oder nur halbgekochte Speisen zu sich nehmen.
- Wasser nur gekocht trinken. Wenn das nicht möglich: dem Wasser 30 Min. vor dem Trinken 8 Tropfen 2%ige Jodtinktur pro 1*l* zusetzen.
- Zum Zähneputzen entsprechend zubereitetes Wasser nehmen.
- Vorsicht bei Eis. Am besten darauf verzichten.
- Relativ *sicher* sind frisch gekochte und sogleich warm oder auch kalt servierte Speisen.
- Relativ *unbedenklich* sind auch rohe, selbstgeschälte Früchte.

TH.: Bettruhe und warme Auflagen auf den Bauch.
Ein Getränk von:

Rp.: Natrium chlorat. 3,5
Natrium carbonic. 2,5
Kalium chloratum 1,5
Acid. gallic. 2,5
Saccharum amylaceum ad 30,0
M.f. pulv. D.S. Bei Bedarf ganze Menge in 1*l* abgekochtes Wasser schluckweise über den Tag.

(Am besten mehrere Portionen bereithalten).
- oder als (wirkungsmäßig nicht so guter) Ersatz: Cola, dem man etwas Salz zusetzt.

• Wenn der Stuhl schleim- und bluthaltig ist und Tenesmen hinzutreten sind Antibiotika (**Rp**) nicht zu umgehen. Sonst sind sie nicht erforderlich.

Reisekrankheiten

Proph. Urlausbreisen bieten vielfache Gefahren. Zur Vermeidung dienen folgende Ratschläge.

• Menschen mit Herz- u. Kreislaufstörungen, bes. mit Hypertonie und Herzschrittmacher, sollten nicht in ferne Länder reisen. Diabetiker müssen vor Reisebeginn prüfen, ob sie mit der fremdartigen Küche zurecht kommen.

• Man muß sich rechtzeitig (mindestens $\frac{1}{4}$ Jahr vor Reiseantritt) über die im Zielland geltenden Impfbestimmungen informieren und entsprechend vorbereiten. Schutzimpfungen müssen in den orangefarbenen internationalen Impfausweis der WHO eingetragen und vom Gesundheitsamt gesiegelt sein. Sie haben sonst keine Gültigkeit.

• Beim *Klima* sind weniger die Mittel- und Extremwerte ausschlaggebend als die Größe der Schwankungen und das Zusammenspiel der meteorologischen Faktoren (Luft-druck, - feuchtigkeit, -temperatur usw.).

• *Die Kleidung* sei leicht und luftig. Vorzuziehen sind Hemden und Unterwäsche aus Baumwolle. Keine Freizeithemden aus Kunstfasern (sie saugen keinen Schweiß auf). Wäsche und Socken möglichst täglich wechseln. Sonnenhut und Sonnenbrille tragen.

• Feste Schuhe mit perforiertem oder geflochtenem Oberleder. Keine offenen Sandalen! Nie barfuß Laufen.

• Nie rohe Speisen *essen.* Alles nur frisch gekocht oder durchgebraten (→ dazu auch Reisediarrhoe).

• Essen stets gut salzen (um den Salzverlust des Schwitzens auszugleichen).

! Zum Essen gibt man ein Magen-Pankreas Enzympräparat.

! Scharfes Würzen begünstigt in den Tropen die Verträglichkeit der Speisen.

• Reichlich *trinken,* aber keine offenen Getränke. Am besten Coca Cola, Tee oder Kaffee.

! Ist die Harnmenge gering und die Harnfarbe dunkel, muß man mehr trinken. Der Urin muß hellgelblich sein.

! Vorsicht mit nordafrikanischem Rotwein. Er ist nicht selten mit Ricin versetzt und daher Durchfallsursache.

• In den ersten Tagen keine *Sonnenbäder* nehmen, sondern sich schrittweise akklimatisieren.

! Beim Sonnenbaden: Sonnenbrille und Kopf in den Schatten oder Son-

nenhut!
• Wegen der Bilharziose nur im Swimmingpool des Hotels baden.
Am Meer mindestens 3*km* von Flußmündungen entfernt baden.
• Beim Hinsetzen im Freien die Umgebung nach Skorpionen, Schlangen usw. absuchen.
• Nach Ausflügen immer Füße für 1 – 2 Std. hochlegen. Wenn möglich in klimatisiertem Raum.
In die Reiseapotheke gehören:
• Eine Schere, etwas Verbandsstoff, ein Dreiecktuch, eine elastische Binde, Hansaplast, 3 sterile Verbandspäckchen, Leukoplast, Sicherheitsnadeln, sowie Sepso- oder Jodtinktur.
• Genügend Papiertaschentücher.
• Ein innerliches und äußeres Antiallergikum.
• Ein Antiemetikum,
• Ausreichend Magen-Pankreas-Ferment.
• Fußpilzpuder (den man am besten vor Anziehen der Strümpfe aufpudert).
• Mittel gegen Insektenstich.
Tabl. oder Drag. sind auf Reisen vorzuziehen! Gelees oder Tinkturen sind besser als Salben. → auch *Urlaubsschäden* und Fahrkrankheit.

REITER-Krankheit

Daran denken, wenn es im Anschluß an eine Durchfallerkrankung zu einer Urethritis, Conjunctivitis und schmerzhaften Gelenkschwellungen kommt.
TH.: Krankenhaus.

Reizblase

TH.: Magnesium und Sedativa.
Phyto.: Tee aus Fol.Betulae oder Fol.Uvae ursi.

Rp.: Rad. Ononidis
Rad. Levistici
Herb. Violae tricoloris
Herb. Equiseti
Herb. Ephedrae aa 2,0
M.f. spec. D.S. 1 Eßl. mit 1 Tasse kochendem Wasser übergießen, 10 Min. ziehen lassen und warm trinken.

Hydr.: Ganzwaschungen sofort nach dem Aufstehen.
• Ansteigende Fuß- oder Sitzbäder mit Zinnkraut.
• Wechselgüsse, beg. mit Unterschenkel-, dann Schenkel- und Unterkörpergüsse.

Phys.: Bindegewebsmassage: In Rückenlage Beckenkammassage bis zur Symphyse.
• Beckenbodengymnastik: Einziehen des Anus und ca. $\frac{1}{2}$ Min. halten. Dies tägl. 5 – 10 mal hintereinander.
Zell.: Bei älteren Menschen: Hypophyse ant., Zwischenhirn und Ovar (Frauen) oder Testes (Männer).

Reizhusten

→ *Husten.*

Reizleitungsstörungen

→ *Herzrhythmusstörungen.*

Retentio urinae

= *Plötzl. akute Harnverhaltung durch Verengung, meist bei Prostatahypertrophie oder Steineinklemmung → Anurie.*

Rhagaden

TH.: Bei *Mundrhagaden* daran denken, daß es häufig Kosmetika mit etherischen Ölen sind, welche rhagadierte, periorale Veränderungen (Ekzeme) provozieren. Daher immer danach fragen und sie absetzen lassen.
Nach dem Waschen immer sofort eine Fettsalbe aufstreichen
→ auch Hände, aufgesprungene; Lippen-ekzem, Analfissur.

Rheuma

→ *Polyarthritis, Arthritis, Arthrose, Myalgie.*

Rhinitis

= *Schnupfen.*
Proph. Für warme Füße sorgen.
• Nicht im warmen Zimmer schlafen.
• Durchnässung vermeiden. Nach Durchnässung sofort ein warmes Fuß- oder Ganzbad.
• Abhärtung durch morgendliche kühle Ganzwaschung und Wechselfußbäder.
• Die Nase immer einseitig und stets nach vorne schneutzen. Dadurch wird der Gefahr einer Otitis media durch Infektverschleppung über die Tube entgegengewirkt.

A) Schnupfen von Kleinkindern:

A1) Mit Fieber, oft hoch aber ohne Störung des Allgemeinbefindens. Virusinfekt.

• Reichlich Vit. *C* in Form von Fruchtsäften, evtl. mit Zugabe von Vit. *C*-Brause-Tabletten.

• Calcium oder ein Antiallergikum.

! Keine Einreibungen mit Mentholsalben vornehmen.

Ho.: → unter B1).

A2) Ohne Fieber: Ho. → unten.

A3) CHRONISCH: häufigste Ursache ist eine Entz.der Rachenmandel.

TH.: Wie bei Adenoiden Wucherungen.

B) Schnupfen bei Erwachsenen:

B1) AKUT: als "Erkältungsschnupfen":

TH.: Bei den ersten Anzeichen (Niesen, Kratzen im Hals, Unwohlsein) = Versuch der Kupierung mit 1 Tr. Jodtinktur in 1 Glas Wasser, tagsüber schluckweise. Daneben nichts trinken. Bei Durst nur den Mund spülen oder eine Orange essen. = Nach Ausbruch:

• Bei starkem Schnupfen: Austrocknen der Nase mit dem Föhn.

• Bei starker Behinderung der Nasenatmung: kalte Gesichtsbäder oder Gesichtsduschen.

• Bei Stirn- oder Kieferschmerz: Nasendampf mit Kamillentee.

• Bei Krusten und Borkenbildung: Nasenspülung mit Kamillen- oder Zinnkrauttee.

• Geriebener Meerrettich essen.

• Reichlich Vit. *C*.

• Einreiben von Brust und Stirn mit einer Mentholsalbe,

Rp.: Mentholi 3,0
Ol. Olivarum 1,5
Lanolini ad 30,0
M.f. ung. D.S. auf Brust und Schläfe einreiben.

Phyt.: Rp.: Fol.Salviae 20,0
Fruct. Cynosbat
Fruct. Petroselini aa 15,0
M.f. spec. D.S. Mehrmals tägl. 1 Tasse als Decoct.

Ho.: Bei wässerigem Sekret: Euphorbium Dil.D3.
Bei gelblichem Sekret: Pulsatilla Dil.D4.
Bei Rachenrötung und Schluckschmerz: Phytolacca Dil.D2.
Bei trockenem Husten: Bryonia Dil.D4.
Bei Lockerung des Hustens: Pulsatilla Dil.D4.

B2) ANFALLSWEISE = saison-bedingt, allergische *Rhinopathia allergica.*
• Antiallergika und antiallergische Nasentropfen, jedoch nicht auf Dauer!
! Weiteres → Allergie.

B3) JAHRES-SCHNUPFEN = *Rhinitis vasomotorica:* Typisch ist der saisonabhängige, oft flüchtige, wässerige Schnupfen mit wechselseitig "verstopfter" Nase und vegetativen Symptomen (feucht-kalte Hände, Kopfweh usw.).
• Morgens Nasendusche mit Salzwasser (etwas Salz in 1 Glas Wasser lösen, lauwarm hochschnupfen und auslaufen lassen).
• Keine abschwellenden Salben, sondern:

Rp.: Ol. Eucalypti gtt. II
Teucrium marum verum Ø8,0
Eucerinum anhydricum ad 20,0
M.f. ung. D.S. morgens und abends in die Nase auftragen.

• Behandlung der vegetativen Dystonie (→ d.).

B4) TROCKENE *Rhinitis sicca:*
= bei *akutem* Auftreten:
• morgens und abends Nasenspülung mit lauwarmem Wasser mit FRÄNKEL-Spülglocke.

Rp.: Tct. Jodi 0,1
Mentholi 0,25
Paraff. subliquid. ad 50.0
M.D.S. Vor Gebrauch kräftig schütteln, dann mit Wattestäbchen in die Nase einbringen.

= bei *chronisch* trockener *Schrumpfnase* und *Ozaena.*
• Abhärtungsmaßnahmen, Spazierengehen an der frischen Luft, evtl. Klimakur.
• Reizspülung mit:

Rp.: Natrium carbonicum 20,0
Natrium bicarbonicum 80,0
M.f. pulv. adde eine Nasenspülglocke. D.S. $\frac{1}{2}$ – 1 Teel. in $\frac{1}{2}l$ lauwarmem Wasser lösen, 1 Teel. Glycerin pur. hinzugeben und damit die Nase spülen.

• In der Praxis: Reizmassage der Nasenschleimhaut mit einem im Jod-Menthol-Paraffin-Rp. (→ o.) getränkten Wattestäbchen.
! Die lokalen Reizmaßnahmen nicht mehr als 14 Tage. Bleibt der Erfolg aus, versucht man es mit einer Autovakzine aus dem Nasensekret.
• Stets Vit. *A* und *E*.
• Letzter Ausweg Op.

Ho.: Ammonium chloratum Dil.D2, 1 – 4 x tägl. 10 Tr. in 1 Gl. Wasser.

B5) KÄLTE-RHINITIS DER ALTEN LEUTE, mit dem typischen Wassertropfen an der Nase bei plötzlicher Abkühlung.

TH.: Nicht möglich.
! Wichtig Durchblutungsmittel, je nach Zustand.

Rhythmusstörungen

→ *Herzrhythmusstörungen.*

Rippenbruch

→ *Knochenbruch.*

Rippenfellentzündung

→ *Pleuritis.*

ROEMHELD-Symptomenkomplex

→ *Meteorismus.*

Röntgenkater

TH.: Leicht verdauliche, aber schmackhafte Kost in kleinen Portionen.

- Magen-Darm-(Pankreas)-Fermente zu jedem Essen.
- Darmsanierung durch Acidophilus-Präparate.
- Vit. *A*, *C* und *E*.
- Blutreinigungstee, z.B.:

Rp.: Flor. Calendulae
Herb. Urticae
Herb. Taraxaci
Rhiz. Caricia
Flor. Chamomillae aa 20,0
M.f. spec. D.S. 1 Teel. auf 1 Tasse Wasser als Aufguß.

Rosacea

TH.: Zunächst abklären ob Magen-Darmstörungen (Dyspepsie) oder eine Hepatopathie vorliegt.
Wenn ja = behandeln

- Starke Sonneneinstrahlung auf das Gesicht und Unterkühlung möglichst meiden.
- Keine engen Kragen.
- Regelung des Stuhlgangs.
- Fokalherde suchen und sanieren.

INNERL.: Vit. *B*-Komplex und Ichthyol, z.B.:

Rp.: Ichthyoli
Aqua Melissae
Aqua dest. aa 10,0
M.D.S. 3 x tägl. 15 – 20 Tr. in Wasser.

Wenn der Hautbefund von Tag zu Tag wechselt: Versuch mit Antiallergikum (Antihistaminikum).
ÄUSSERL.: Gesichtsgüsse.
• Heiße Umschläge mit:

Rp.: Cupri sulfurici 1,0
Zinc. sulfur. 4,0
Aqua Camphorata ad 100,0
M.D.S. 1 zu 10 mit heißem Wasser verdünnen.

• Über Nacht:

Rp.: Zinc.oxydat.
Talc.veneti
Glycerini aa 20,0
Spiritus 10,0
Aqua dest. ad 100,0
M.f. Mixt. agitanda. D.S. Abends vor dem Schlafengehen auftragen. Vor Gebrauch kräftig schütteln.

• Gesichtsmassage: mit beiden Händen gleichmäßig und gleichzeitig auf beiden Seiten. Die Haut muß durch kreisende Bewegung und mit an- und abschwellendem Druck auf der Unterhaut verschoben werden. Jeden Punkt $\frac{1}{2}$ Minute massieren. Die Massage nützt nur, wenn sie täglich durchgeführt wird. Vor 2 – 3 Monaten ist kein Erfolg zu erwarten. Unterstützend wirkt mimisches Gesichtstraining: Nasenrümpfen, anheben der Augenbrauen usw.

Diät: Kein Alkohol, kein Schwarztee, kein starker Kaffee, bes. wenn es danach zu Hitzegefühl im Gesicht kommt.
Möglichst auch kein Geräuchertes, keine fetten oder blähenden Mahlzeiten.
Keine scharfen Gewürze, wie Pfeffer, Senf, Paprika.
Am besten mehrere kleine Mahlzeiten.

Röteln

= *Rubeola.*

Allg.: Bettruhe solange Fieber.
Viel Fruchtsäfte.

Ho.: Aconitum Dil.D4.

Bei Hitzegefühl: Belladonna Dil.D4.

Proph.: Schutzimpfung bei Mädchen zwischen 12 und 14, sofern sie noch keine Röteln durchgemacht haben, sollte zumindest in allen Fällen erwogen werden, in denen in der Familie schon Fehlgeburten oder Fehlbildungen bekannt sind.

Nos.: Rubeola (als Alternative).

Rose

= *Wundrose* → *Erysipel.*

Rotz

→ *Anhang.*

Rückenmarkerkrankungen

→ *Lähmungen.*

Rückenschmerzen

Proph.: Warme und schweißaufsaugende Kleidung (Baumwoll- Unterwäsche und -Hemden).

- Schuhe mit flachen Absätzen.
- Beim Autofahren alle 2 Std. aussteigen und herumgehen.
- Vorsicht mit Reiten, Skifahren u.dgl.
- Übergewicht vermeiden oder reduzieren.

TH.: Zunächst eingehend Abklärung der Diagnose.

Chir.: Bei entsprechender Indikation:
Morgens und abends Extension der WS durch "Sich- Hängenlassen" an einer Teppichstange oder Türe.

Neur.: Paravertebrale Injektion im Bereich der Schmerzen.

Phys.: Wärme-Anwendung in jeder Form und danach Lockerungsmassage.

Sonst: Wie Myalgie.

! Wichtig ist die Aufklärung des Patienten. Man sei vorsichtig mit Diagnosen wie: "Wirbelverschiebung", "Bandscheibenvorfall" usw., da bei psycholabilen Patienten die Rückenschmerzen durch Fehlvorstellungen, Ängste und Konfliktsituationen verstärkt werden und leicht der Gedanke der Unheilbarkeit aufkommen kann. Richtiger ist:
a) Von einem Spasmus zu reden, der durch die Mitarbeit des Patienten gelockert werden kann. Dazu muß eine tägliche Rückengymnastik (ohne Belastung) durchgeführt werden.
b) Dem Pat. eine richtige Hebetechnik beibringen. Ein Gewicht darf nicht

ruckartig angehoben und in Dreh- bzw. Torsionsbewegung hochgerissen werden.

Ho.: Schmerz nach Überanstrengung: Arnica Dil.D6.
- neuralgisch bohrend: Glonoinum Dil.D4.
- besser beim nach hinten beugen: Bismutum subnitricum Tbl.D4.
- mit Schwächegefühl: Berberis Dil.D4.
- stärker bei Bewegung: Adonis vernalis Dil.D3.

Rückfallfieber

→ *Anhang.*

Rückgratverkrümmung

→ *Kyphose.*

Ruhr

= *Dysenterie* → *Anhang.*

Runder Rücken

→ *Kyphose.*

S

Salpingitis

→ *Adnexitis.*

Säuglingsdiarrhoe

= *Diarrhoae infantum* = *Durchfall von Säuglingen und Kleinkindern (bis 3 J.).*

1) Akute Diarrhoe:

Allg.: Stets eine ernste Sache. Hauptgefahr: Dehydration.
Bei Säuglingen unter 3 Monaten stets: Klinik.
Danach:

- In Fällen mit *Fieber* + Erbrechen: Antibiotika (**Rp.**)
- In Fällen ohne Fieber:

Diät.: Zunächst zur Darmentlastung 6 stündige *Teepause* mit einem dünnen Tee aus Heidelbeerblättern (Fol. Myrtilli), dem 1 – 2*g* Kochsalz und 5*g* Traubenzucker pro Tasse Tee zugesetzt sind.
Dann: für 24 – 48 Stunden *Karotten-* oder *Apfelsuppe.* Man verwendet hierzu am besten tröpfchenfein homogenisierte Fertigpräparate.
Die Suppe wird 5 – 8 mal am Tage gereicht. Der Säugling soll soviel trinken wie er will, aber nicht gedrängt werden. Entscheidend ist, daß er 1 Tag lang *nichts anderes* erhält. Er verhungert nicht.
Ab 2. Tag wird 3% Reisschleim zugesetzt. Bei Besserung auch wieder schrittweise *Milch.* Pro Tag $\frac{1}{5}$ der Trinkmenge, so daß in 5 Tagen die normale Milchnahrung wieder erreicht ist.
In schlimmeren Fällen erfolgt die Steigerung nur jeden 2. Tag.
Man nimmt am besten dieselbe Milch, die das Kind vor dem Durchfall bekommen hat, oder eine halbfette Buttermilch.

TH.: Zusätzlich Diätbehandlung Vit. *B*-Komplex in Tropfenform und:

Rp.: Fol. Myrtilli
Fol. Menthae pip.

Fruct. Foeniculi aa 10,0
Flor Chamomillae ad 50,0
M.f. spec. D.S. 1 Teel. auf $\frac{1}{4}l$ Wasser als heiß. Aufguß.
Bis zu 3 x tägl. 1 Eßl. trinken lassen.

2) **Chronisch rezidivierende Diarrhoe** erfordert immer eine Abklärung der Enzym-Zustände.

• Fortbestehen oder Wiederauftreten der Diarrhoe nach einem Darminfekt deutet auf eine *Disaccherid-Intolleranz* (Rohrzucker, Milchzucker, Malzzucker).

Ebenso Auftreten von Durchfall nach Verabreichung von Rohrzucker.

TH.: Umsteigen auf Trauben- oder Fruchtzucker.

• Milchunverträglichkeit ist seltener eine *Kuhmilch-Intolleranz* als ein *Lactase-Mangel.*

Abklärung durch Milchwechsel.

TH.: Lactose-freie Milch.

• Massive, übelriechende, fettige Stühle deuten:
- bei *gutem* Appetit auf **Mukoviszidose** (→ d.),
- bei schlechtem Appetit auf: **Zöliakie** (→ d.).

Säuglingsekzem

→ *Milchschorf.*

Säuglingsschnupfen

TH.: Nase vor dem Anlegen an die Brust mittels Wattetampon vorsichtig reinigen und etwas mentholfreie Nasensalbe einstreichen.

Ho.: Calcium carbonicum Tbl.D4.

Säuglingstoxikose

TH.: sofort Krankenhaus.

Säureverätzung des Auges

E.H.: Sofort Spülung des Auges mit:

Rp.: Natr. bicarbonici 0,5
Natr. biborac. 0.3
Aqua dest. ad 100,0
M.D.S. Zur Augenspülung bei Säureverätzung.

- Sofern in der Eigenapotheke nicht vorhanden, einfach eine Messerspitze Natron in 1 Gl. Wasser auflösen, damit Auge gut ausspülen und zum Facharzt.

Säurevergiftung

→ *Vergiftungen.*

Salmonellose

→ *Anhang.*

Salmonellenausscheider

Allg.: Von der Salmonellose geheilte Menschen können "Ausscheider" bleiben, die vom Gesundheitsamt überwacht (und entsprechend gemeldet) werden müssen, ohne als krank oder krankheitsverdächtig zu gelten.

TH.: Ein Lactulose-Präparat nach entspr. Vorschrift.

Sarkoidose

= *Morbus BOECK.* = *Systemerkrankung des Mesenchyms mit einer granulomatösen, epitheloidzelligen Entzündung, vor allem in der Lunge.*

Die Ursache ist unbekannt, hat aber eine gewisse Verwandtschaft zur Tbc.

Da symptomarm, oft beim Rö. zufällig entdeckt.

TH.: Klinisch: Corticoide (**Rp**), jedoch ist die Erfolgsbeurteilung schwierig, weil über 50% der Fälle spontan ausheilen.

Biol.: Calcium und Silicea, am besten als silicathaltiger Tee:

Rp.: Herb. Galeopsidis
Herb. Equiseti
Herb. Polygoni avicularis
Herb. Pulmonariae
Fol. Farfarae aa 20,0
M.f. spec. D.S. tägl. 3 Tassen auf Decoct.

Ho.: Calcium fluoratum Tbl.D4 und Silicea Tbl.D6.

Sarkom

→ *Krebs.*

Scabies

= *Krätze.*

Allg.: Daran Denken, wenn starker Juckreiz in der Bettwärme und ein Ekzem in den Interdigitalfalten der Finger, den Beugeseiten der Handgelenke, den Streckseiten der Ellenbogen besteht. Dg.-Sicherung durch Milbennachweis.

TH.: Zunächst Schwefel- oder Seifenbad, dann Auftragen von:

Rp.: Sulfuris. depurati 100,0

Kalii carbonici 30,0
Ol. Lavendulae
Ol. Citri
Ol. Menthae piperitae aa 2,0
Glycerini 200,0
M.f. linimentum. D.S. An 3 aufeinanderfolgenden Abenden kräftig mit der Hand den ganzen Körper einreiben.
Am 4. Tag ein Seifenvollbad.

- oder ein Fertigpräparat.

Scarlatina

= Scharlach → Anhang.

Schädel-Verletzungen

E.H.: Eine genaue Diagnose am Unfallort ist nicht möglich und nötig! Wichtiger ist die richtige Vorbereitung zum Transport.

• Verletzten sofort flach lagern (auch wenn er bei Bewußtsein ist).,

• Bei *offenen* Schädelverletzungen: Wunde mit steriler Gaze abdecken und vorsichtig verbinden. Die Wunde nicht desinfizieren wollen, also keine Desinfektionsmittel verwenden.

! Offene Schädelverletzungen machen nicht immer ein schweres klinisches Bild. Der Patient kann selbst bei Austritt des Gehirns ansprechbar sein und braucht keine Ausfälle zu haben.

• Wo *Schock* besteht: Schockbehandlung (→ Schock).

! Um einen Schock zu vermeiden, so wenig Manipulationen wie möglich.

• Bei *Bewußtlosigkeit:* Atemwege frei halten, Kopf des liegenden Patienten vorsichtig nach der Seite drehen, damit Sekrete abfließen können. Jedes Ziehen am Kopf vermeiden!! Evtl. Schleim absaugen.

• Wenn der Pat. bei Bewußtsein RTW, bei Bewußtlosem NAW anfordern.

! Immer auch an **Schädel-Basis-Bruch** denken, bei Blutaustritt aus Nase, Mund, Ohr oder Brillenhämatom.

! In manchen Fällen fließt nur wässerige Flüssigkeit (Liquor) aus der Nase! Dazu starker Kopfschmerz

! → auch Gehirnerschütterung.

Schallschädigung

→ Schwerhörigkeit

Schanker, weicher

= *Ulcus molle.*

Allg.: Daran denken, wenn ein Pat. über eine schmerzhafte Ulceration an den Geschlechtsteilen klagt.
! Geschlechtskrankheit! (→ d.)

Scharlach

→ *Anhang.*

Scheidenjucken

Sofern fachärztliche Untersuchung keinen organischen Befund ergibt:

Ho.: Mit starker geschl. Reizbarkeit: Caladium seguinum Dil.D2.
- und eiweißartigem Fluor: Platinum Tbl.D6.
Schlimmer im Winter: Agaricus muscarius Dil.D4.
Stärker im Sommer: Urtica urens Tbl.D2.
Verbunden mit depress. Stimmung: Kalium bromatum Tbl.D4.
Mit Harnträufeln: Cantharis Dil.D4.
Bes. während der Regel: Agaricus muscarius Dil.D6.
Bes. nach der Regel: Kreosotum Dil.D4.

Scheidenkrampf

Sofern fachärztl. keine Indikation erkennbar:

Ho.: Bei Vollblütigen: Belladonna Dil.D4.
Bei überempfindlich-reizbaren jungen Frauen: Platinum Tbl.D4.
Bei brünetten Frauen: Sepia Tbl.D6-D10.

Schenkelhalsfraktur

= *Schenkelhalsbruch.*

Allg.: Bei alten Leuten nach Sturz auf die Hüfte gar nicht so selten.
Bei Frauen häufiger als bei Männern!
Dg.: einfach bei gestörter Funktion (kann nicht stehen, nicht gehen, das Bein nicht heben).
Nicht einfach beim sog. *eingekeilten Bruch.*

TH.: Normalerweise Nagelung im Krankenhaus.
Bei eingekeilten Brüchen, bei denen das Bein funktionsfähig ist, kommen häufig Spontanheilungen vor.
Man kann sie durch Calcium u. Vit.D unterstützen.

Ho.: Symphytum Dil.D2.

Schenkelhernie

→ *Brüche.*

SCHEUERMANN-Krankheit

= *Adoleszentenkyphose.*

Allg.: Unter Schmerzen zunehmende Buckelbildung, Klopfempfindlichkeit und Bewegungseinschränkung der Brust-WS. im Jugendalter.

TH.: Schonung der WS. Keine schweren Lasten tragen, keine schwere, anstrengende körperliche Arbeit.
- Täglich nach dem Mittagessen $\frac{1}{2} - 1$ Std. ins Bett.
- Harte Matratze mit Brettunterlage (keine Sprungfedern).
- In schlimmen Fällen ist Liegekur in Gipsschale und Korsett erforderlich.

Diät: Bei Übergewicht: Gewichtsreduktion (zur WS-Entlastung).
- Generell vitaminreiche Kost, bes. Vit. *A*-reich (Milch, Butter, Karotten, Spinat, Mangold, Salate, Leber).

Phys.: Wärmetherapie! Am besten in Form von Fangopackungen, heiße Solewickel, warme Sole-, Moor- oder Schwefelbäder.
- Tägl. 1 – 2 mal an die Sprossenwand (oder Türe) hängen.
- Schwimmen!
- Unterwassermassage oder Vibrationsmassage der WS-Muskulatur.
- Training der WS-Muskulatur.

Med.: Reichlich Vit. *A*. Dazu Vit. *D* und Calcium.

Schiefhals

1. angeborener

TH.: Kopf muß durch SCHANZ-Watteverband gerade gehalten werden. Dazu frühzeitig Übungen und Massage.
Bei Erfolglosigkeit im 2. – 3. Lebensjahr Op.

2. spastischer

TH.: Injektion der Verspannungszonen bzw. Narben mit Novocain. Dazu Wärme, Massage und Gymnastik. Evtl. ein Sedativa.

3. Narbenschiefhals

TH.: wie bei 2.

Schielen

= *Strabismus.*

Allg.: In der Allgemeinpraxis daran denken, wenn ein Kind beim Betrachten eines hellen Bildes ein Auge zukneift, wenn es darüber klagt, in der Schule nicht recht zu sehen usw.

TH.: Fachärztlich.

Schilddrüse

Allg.: Als Stoffwechseldirigent ist ihre Unter- oder Überfunktion von therapeutischer Bedeutung. In beiden Fällen kann es zur Vergrößerung der Drüse (= Kropfbildung) kommen.
Ein (wenn auch grobes) Funktionsmaß ist das Messen des Grundumsatzes nach der READ-Formel.
Leicht übersehene Funktionsabweichungen finden sich in der Pubertät und in der Klimax, wobei das serumgebundene Jod vielfach normal erscheint.

1. -unterfunktion = HYPOTHYREOSE:

1.1 *angeboren:* Im Extrem als Kretinismus.

1.2 *bei Erwachsenen:* postoperativ, nach Schilddrüsentzündung oder nach antithyreoidal wirksamen Substanzen oder Jodiden.

TH.: Wichtig ist eine gute Hautpflege. Wechselwarme Waschungen.
Fettbehandlung der Haut.

Klin.: Mit Präparaten aus getrockneter Schilddrüse (Thyroidea sicca - **Rp**).
Sonst:

Zell.: Hypophyse ant. und Schilddrüse.

Ho.: Fucus vesiculosus Ø oder Phytolacca Tbl.D3.

O.Ak.: 45, 22, 55, 28.

! Bei gleichzeitiger *Adipositas* entspr. Diät (→ Adipositas).

2. -überfunktion = HYPERTHYREOSE:

TH.: Schwere Fälle von BASEDOW mit rapidem Gewichtsverlust und hochgradigen Herzbeschwerden (Tachykardie) erfordert klin. Behandlung.

Sonst: Zunächst: Fokalsanierung.

- Belastende Arbeiten und vor allem psychischen Streß möglichst ausschalten.
- Nach dem Mittagessen 1 – 2 Std. Ruhen. Auf reichlich Schlaf achten.
- Reichl. Vit. *A* (rund 100 000 E. pro Tag als Tyroxin- Antidot). Dazu evtl. Vit. *C* u. *D*.
- Sedativa.

Phyt.: Rp.: Cort. Quercus
Lich. islandicus
Rad. Sarsaparillae
Fruct. vesiculosi aa 25,0
Herb. Veronicae off. ad 150,0
M.f. spec. D.S. 1 Eßl. auf 1 Tasse Wasser, abkochen und
tägl. 1 – 2 Tassen schluckweise trinken.

Diät.: Am besten BIRCHER-BENNER-Kost mit Eiweißeinschränkung, oder hochkalorische, eiweißarme, fett- und kohlehydratreiche Ernährung mit viel Obst und (gekochtem) Gemüse, Salaten, Mehlspeisen, Kartoffeln und auch Süßigkeiten. Als Fett vor allem kaltgepresstes Maiskeim-, Sonnenblumen-, Weizenkeim- und Erdnuß-Öl; jedoch keine tierischen Fette (außer Butter). Am besten kein Fleisch, nur in geringem Maße Süßwasserfische oder Ei.

Biol.: Umstimmungsbehandlung mit Eigenblut, am besten als HOT.
Insgesamt 6 bis 8 Injektionen.
• 2 – 4 Blutegel an den seitl. Rändern der Thyreoidea. Das läßt die Schilddrüse in wenigen Stunden beträchtlich abschwellen. (Evtl. Wiederholung im Abstand von 3 Tagen).

Neur. nach HUNEKE: Es werden mit einer 20ger Nadel auf beiden Seiten $1 - 2cm$ tief eingestochen, durch Aspiration gesichert, daß kein Gefäß getroffen wurde, und je $0,5ml$ Procain in das Parenchym injiziert.
Die Inj. muß zunächst wöchentlich wiederholt werden. Bei Erfolg werden die Abstände verlängert.
Tritt nach der ersten Injektion keine Besserung ein, ist eine Wiederholung nicht sinnvoll.

O.Ak.: 45, 22, 28, 27, 55.

Zell.: Hypophyse ant., Schilddrüse, Nebennierenrinde, Herz.

Phys.: Lokal kühle Heilerde-, Lehm- oder Essigwasserwickel, die bis zur Erwärmung liegen bleiben.
• 2 mal wö. ein Baldrian- oder Kalmusbad. Nur lauwarm bis warm (nie heiß!) und höchstens 10 Min.
• Luft- aber keine Sonnenbäder!
• Urlaub im mittleren Hochgebirge ($1000 - 1200m$) aber *nicht* am Meer oder in Jod- oder Solebädern. Als Badeorte kommen: Badenweiler, Brückenau, Hersfeld, Homburg oder Kissingen in Frage.
• Periostmassage am Sternbeinoberrand, sowie an den Sternbein- und Wirbelansätzen der beiden obersten Rippen.

3. Kropf → Struma.

Schistosomiasis

→ *Tropenkrankheiten.*

Schizophrenie

= *Spaltungsirrsinn.*

Häufigste Geisteskrankheit. Man sollte an sie denken, wenn bei jemand eine plötzl. Veränderung des Persönlichkeitsbildes eintritt und der Pat. im Gespräch

immer wieder eigene, uneinfühlbare Zusammenhänge konstruiert.
Näheres → Psychosen.

Schlafmittelvergiftung

→ *Vergiftungen.*

Schlafstörungen

Allg.: Ein Problem das durch die unterschiedliche Bewertung von Pat. u. Behandler nicht immer einfach ist. Die Art, die Situation des Auftretens und die Bewertung durch den Pat. sind von großer Bedeutung.

• Kommt der Patient nur wegen Schlafstörungen in die Praxis, so besteht meist ein psychischer Hintergrund. Besonders wenn der Pat. schon einen oder mehrere Behandler konsultierte.

• Bei *alten Menschen* ist immer daran zu denken, daß die geklagten Schlafstörungen kreislaufbedingt sein können.

• Bei *Nacht- und Schichtarbeitern* wird vor allem, wenn Nacht- und Tagschicht immer wieder wechseln, der Schlafrhytmus gestört. Ansonsten ist daran zu denken, daß der erzwungene Tagschlaf weniger erholsam ist als der Nachtschlaf.

• *Echte Schlaflosigkeit* ist ein Hinweis auf organische Erkrankungen oder Psychosen (→ d.).
Das ergibt sich aus den Begleitsymptomen, erfordert aber eine eingehende Diagnose.

• *Einschlafstörungen* sind meist Folge von Unruhe im Alltag, die bes. bei Nervösen anhält und weiterwirkt.

• Frühaufwachen kann auf Erwartungsängste zurückgehen.

• *Durchschlafstörungen* beruhen vielfach auf einer Inkongruenz des Schlaftypus (KRAEPELIN), die entweder angeboren ist und dann schon im Kindesalter auftritt, oder *erworben* als Folge von Schichtarbeit u. dgl.

TH.: Als erstes Ursachen-Suche und -Behandlung.

• Ausschaltung schlafstörender Momente (Matratze?!, Geräusche, warme Zimmer, fehlen frischer Luft usw.).

• Ermitteln falscher Selbstsuggestionen. Die meisten Pat. die über Schlafstörungen klagen, sind immer nervös, unruhig, manche echte Neurotiker. Wo den *Nervösen* die rechte Einstellung zur Nachtruhe fehlt, reden sich die *Neurotiker* die Schlafstörung geradezu ein. An eine solch *neurotische Schlafstörung* ist bei Pat. zu denken, die wegen ihrer Schlafstörung kommen, sie ausgiebig darlegen, evtl. schon zuvor bei anderen Behandlern waren und dennoch einen ganz munteren Eindruck machen.

Deshalb immer die Frage: warum sich ein Schlafgestörter durch die Schlafstörung beeinträchtigt fühlt.
Nervösen gilt es beizubringen, daß Aufwachen in der Nacht und einige Zeit Wachsein eine harmlose natürliche Folge des Wechsels von Leicht-tiefschlaf-Rhythmus ist. Entscheidend ist nicht der ununterbrochene Schlaf, sondern das morgendliche Ausgeruhtsein.
Bei Neurotikern nützt das allerdings meist wenig. Hier ist evtl. Hypnose erforderlich.
• *Müde Augen* am Morgen können auf Träume zurückgehen, die in der REM-Phase bzw. in der Phase der raschen Augenbewegungen ablaufen. Sie sind kurz vor dem Erwachen besonders stark. Hier helfen am ehesten *Sedativa.*
• Lebensgewohnheiten, die den individuellen Schlafrhytmus beeinträchtigen, sollten ausgeschaltet werden. Hierzu muß man die Schlafgewohnheiten des Betreffenden ermitteln und feststellen, ob es sich bei ihm um einen *Kurz- oder Langschläfer* handelt. Der *Kurzschläfer* braucht eine Schlafpause am Mittag.
• Bei *älteren Leuten* mit Cerebralsklerose gilt es vor allem den Blutdruck zu beachten, der nachts sinken kann.
Bei *niederem* Blutdruck daher: Abends ein kurzes kühles Armbad mit nachfrottieren, Flachlagerung und evtl. ein Herzmittel oder eine Tasse Kaffee vor dem Schlafengehen hilft hier meistens.
Bei *Herzinsuffizienz:* → d.
• *Bei Einschlafstörungen:*
Der Pat. soll jeden Abend dasselbe "Einschlafritual" befolgen:
a) Keine schwere Mahlzeit auf die Nacht.
b) Nach dem Abendessen ein kleiner Spaziergang (von mindestens 15 – 20 Min.).
c) Vor dem Schlafengehen ein, in 15 Min. von 36 auf 42^0C ansteigendes Fußbad (bes. bei Pat. die unter kalten Füßen leiden).
! Bei Varizen dagegen ein ansteigendes Armbad.
Evtl. auch ein $36 - 37^0C$ warmes Lavendelblüten-, Melisse-, Rosmarin- oder Baldrian-Vollbad.
d) Im Bett einige Atem- und Entspannungsübungen im Sinne eines autogenen Trainings.
• Beim *Frühaufwachen:* Wenn der Pat. munter ist soll er aufstehen und etwas tun oder gehen. Dafür soll er aber Ermüdungserscheinungen, die im Laufe des Tages auftreten, nicht überspielen, sondern ihnen (wenn möglich) nachgeben (z.B. in Form eines kurzen Mittagsschlafes).
! Bei unbefriedigendem Schlaf bringt der Versuch es durch morgendliches

"Nachdämmern" einzuholen meist nicht viel, da es selten gut gelingt.

Med.: Starke Schlafmittel sollten möglichst vermieden oder ihre Absetzung angestrebt werden:

• Sie erzeugen keinen physiologischen Schlaf, sondern reduzieren meist nur die REM-Phase (der raschen Augenbewegungen).

• Sie verlieren meist nach rel. kurzer Zeit die gewünschte Wirkung und machen dadurch "süchtig".

• Der Glaube an die schlafbringende Wirkung hilft oft mehr als das Mittel selbst.

Phyt.: Baldrian und Hopfen, am besten als Kombinationsmittel, oder in einem Tee:

Rp.: Flor. Aurantii 20,0
Gladul. Lupuli 15,0
Herb. Eschscholtziae 10,0
Flor. Lamii albi 5,0
Herb. Callunae vulgar. 10,0
Flor. Rhoeados 15,0
Rad. Valerianae 25,0
M.f. spec. D.S. 1 Teel. pro Tasse Wasser tagsüber ansetzen, abends kurz aufkochen, 10 Min. ziehen lassen und:

-bei Einschlafstörungen 1 – 2 Std vor dem Schlafengehen.
-bei Durchschlafstörungen unmittelbar vor dem Schlafengehen 1 – 3 Tassen trinken.

Ho.: Kann nicht Einschlafen wegen:
- Herzklopfen: Aconitum Dil.D10.
- Geschäftssorgen: Ambra grisea Dil.D3.
- Gefühl des pulsierens im Kopf: Sulfur Tbl.D6.
- Gefühl innerer Hitze: Belladonna Dil.D4-D6.
- Gedankenfluß: Coffea Tbl.D6.
- nervöser Unruhe: Camphora Ø.
- - infolge von Aufregung: Gelsemium Dil.D6.
- Versagensangst bei Streß: Avena sativa Ø.
Schlaflosigkeit = nach Mitternacht: Nux vomica Dil.D6.
- ab 3 Uhr morgens: Bellis perennis Dil.D2.
- bei schweren Krankheiten: China Tbl.D2-D4.
- bei klimakterischen Frauen: Sepia Tbl.D6.
- - mit depressiver Stimmung: Actaea racemosa Dil.D6.
- bei vegetativer Dystonie: Zincum valerianicum Tbl.D4.
- bei Kindern: Passiflora incarnata Ø.

- bei älteren Menschen: Aconitum Dil.D4.
- und starker, schneller Puls (über 80/Min): Veratrum album Tbl.D6.
Aufschrecken kurz nach dem Einschlafen mit dem Gefühl wie "ausgerutscht": Belladonna Dil.D6.
Erwacht plötzlich = schweißgebadet: Hyoscyamus niger Dil.D3.
- mit Wadenkrampf: Cuprum arsenicosum Dil.D4.
Schläft leicht, hört alles: Ignatia Dil.D6.
- unruhig: Aconitum Dil.D6.
Schläfrig am Tag, schlaflos bei Nacht: Phosphorus Dil.D6.
- nach dem Mittagessen: Lycopodium Dil.D6.
- dauernd: Nux moschata Dil.D6.
Träume = unangenehme: Aconitum Dil.D4.
- erschreckende, beängstigende: Belladonna Dil.D4.
- - von Ereignissen des Tages: Bryonia Dil.6.
- von großen Wassern: Veratrum viride Tbl.D6.
- erotische: Phosphorus Dil.D12.
Erwacht aus dem Traum mit Herzklopfen: Rhus toxicodendron Dil.D6.
Stöhnt im Schlaf: Carbo vegetabilis Tbl.D4.

Akup.: Allg.: Ni.6/t, GG.19/d u. Bl.62/d. Dazu:
bei innerer Unruhe: Lu.9/t,
bei körperl. Erschöpfung: KG.6/t u. Ma.36/d,
bei Angstgefühlen: He.7/d.

O.Ak.: 55,100, 95, 29.

! → auch: Alpdrücken, Angst, Aufschreien, Gähnen, Somnambulismus.

Schlaganfall

→ *Apoplexie.*

Schleimbeutelentzündung

→ *Bursitis.*

Schleimhaut

1. **-Blutung** → Blutungen.
2. **-Eiterung** → Otitis media und Sinusitis.
3. **-Papeln** = Knötchen: Luesverdacht!!

Schleudertrauma

→ *Unfall.*

Schluck-Beschwerden

Allg.: Zunächst diagnostische Abklärung durch HNO-Facharzt.

TH.: Ursachentherapie → auch: Ösophagus-Krankheiten, Singultus und Cardiospasmus.

Schmerz

Allg.: Der Schmerz ist das wichtigste und zugleich vielfältigste Symptom. Wenn er, unabhängig von irgendwelchen anderen Befunden, im Vordergrund des Krankheitserlebens steht, spricht man vom **Schmerz-Syndrom**.

TH.: Die Therapie von chronischen Schmerzzuständen ist ein schwieriges Problem, vor allem wenn der Schmerz sich als psychisches Moment verselbständigt hat und auf diese Weise nahezu therapieresistent wird.
Es kann sich dabei handeln um:

- chron. Kopfschmerz (→ d.),
- Phantomschmerzen nach Amputation,
- rheumatische Schmerzen (→ Myalgie),
- chron. Ischialgie (→ Ischias),
- Tumorschmerzen (→ Krebs).

Akup.: Schmerz ohne bestimmte Lokalisation: Bl.60/t, Ga.36 u. 43/d.
- plötzlich auftretend mit Zerschlagenheitsgefühl: 3E.15/t, Bl.58/t, Bl.60/d und Di.4/d.
- mit wechselnder Lokalisation: Bl.60/d, L.8/t und die aktuellen palpatorischen Schmerzpunkte.

Ho.: Schmerz mit Zerschlagenheitsgefühl: Arnica Dil.2.
- brennend: Capsicum Dil.D6.
- - mit Angst: Arsenicum Dil.D.
- mit Kopfdruck: Aurum Tbl.D4.
- mit Pulsationsgefühl: Belladonna Dil.D6.
- wenn Bewegung verschlimmert: Bryonia Dil.D4.
- wenn Bewegung bessert: Pulsatilla Dil.D4.
- mit krampfhaftem Ziehen in den Gliedern: Cactus Dil.D3.
- Druck bessert: Colocynthis Dil.D6.
- schlimmer bei Ruhe: Kalium carbonicum Tbl.D4.
- rechts schlimmer als links: Lycopodium Dil.D4.
- - Wärme besssert: Magnesium phosphoricum Tbl.D4.
- links schlimmer als rechts: Lachesis Dil.D6.
Schmerz tritt morgens gegen 3 Uhr auf: Kalium carbonicum Tbl.D4.
- schlimmer zwischen 16 u. 18 Uhr: Lycopodium Dil.D6.

- nimmt mit der Sonne zu und ab: Stannum Tbl.D6.
- tritt abwechselnd an lokalen Stellen auf: Kalium bichromicum Tbl.D4.

Schnarchen

Allg.: Ursachen sind:

1. Rückenlage evtl. mit Seitenlage des Kopfes (85% der Fälle). Dadurch kommt es zum Absinken des Unterkiefers und Zurückfallen der Zunge.
2. Behinderung der Nasenatmung.
3. Lähmungsfolge (nach Apoplexie).

TH.: Schlafen in Bauchlage. Wird jedoch durch das Drehen im Schlaf meist aufgehoben.

• Bandagen die den Unterkiefer vor dem Absinken bewahren. Sie werden jedoch vielfach als unbequem empfunden und setzen eine einigermaßen intakte Nasenatmung voraus.

! Bei Lähmungsschnarchen ist u.U. Tracheotomie erforderlich (so bei Stridor), um Lebensgefahr (Erstickung) zu verhindern.

Schnellender Finger

TH.: In Frühfällen warme Handbäder und danach Krallbewegungen der Hand in Vogelsand.

Bei Erfolglosigkeit: Op.

Schnupfen

→ *Rhinitis.*

Schock

Allg.: Hauptursache ist eine akute Verminderung des zirkulierenden Blutvolumens.

Meist traumatisch bedingt durch hohen Blutverlust *(hypovolämischer Schock)*. Ferner bei Herzinfarkt (→ d.) (= als *kardiogener Schock*). Hier ist mangelnde Blutbewegung die Ursache. Zum - *anaphylaktischen* - Schock kann es auch im Zuge einer allergischen Reaktion (→ Allergie), im Zuge einer Apoplexie *(neurogen)* oder im Zuge einer Allgemeininfektion kommen. Hier als *septischer Schock* durch Blutversacken in gelähmten Gefäßen.

! **Typisch:**

- Blasses, verfallenes, schweißbedecktes Gesicht.
- Feuchtkühle Stirn, kalte Hände und Füße.
- Übelkeit und Durst.
- Extrem niederer Blutdruck, kaum noch Amplitude.

- Starke Tachykardie bzw. “fliegender Puls”
- Oligurie bis Anurie.
- Angst, Zittern und langsames Eindämmern.

E.H.: Bei Beginn der Schocksymptomatik sofort:

- Patient flach lagern mit seitwärts gedrehtem und zurückgebeugtem Kopf.
- Beine hochlagern (zur Autoinfusion).

Sofern eine Hilfe vorhanden, soll sie die Extremitäten herzwärts ausstreichen.

! **Ausnahme kardiogener Schock:** Hier Oberkörper hoch, Beine tief.

- Pat. durch Decken gegen Abkühlung schützen.
- Atemwege freihalten, wenn nötig durch Absaugen des Schleimes.
- Puls (P) fühlen und sofort (am rechten Arm) Blutdruckmanschette anlegen und RR messen um Schockindex zu ermitteln.

= P. unter 100 u. RR syst. über 100 = Schockindex 0,5.

= P. bis 110, RR syst. 80 – 100 = Schockindex 1.

Hier schnell Venenstau zum einführen einer BRAUN-Kanüle ausnützen und (wo möglich) Infusion mit einem Plasmaexpanter (Gelafundin, Haemaccel 35 oder Thomaegelin 4% in Ringeracet).

P. über 140, RR syst. unter 70 = Infusion dringend erforderlich, da lebensrettend.

- Wo vorhanden Sauerstoffzufuhr.

! Bei Atemstillstand Mund-zu-Mund-Beatmung, wo möglich mit Tubus.

- Nebenher stets beruhigend auf den Patienten einreden.
- NAW anfordern

! Der Erfolg einer eingeleiteten Schockbehandlung zeigt sich an der Rückkehr der rötl. Nagel- und Gesichts- bes. Lippen-Färbung, sowie an einer einsetzenden Diurese.

! **Nie darf auch die Versorgung von Verletzungen vergessen werden.**

! → auch: Blutung, Unfall, Allergie, Herzinfarkt. Apoplexie, Ohnmacht.

Schreibkrampf,

oder Klavierspielkrampf.

= Stets eine psychische Angelegenheit: Abwehrhaltung.

TH.: Keine Lokalbehandlung, da diese die Meinung des Patienten stärkt, es handle sich um eine Störung der Hand.

- Bei Klavierspielkrampf: längeres Einstellen des Spiels.

Bei Schreibkrampf: ablenkende Maßnahmen, den Patienten zum Zeichnen, Basteln oder zur Handarbeit veranlassen, nachdem man zunächst

festgestellt hat, was ihm Freude machen würde.
- Sport, Gymnastik, Schwimmen.
- Wechselgüsse.
- Leichte Sedativa, Vit. B-Komplex- und Magnesium-Präparate.

Akup.: Ma.36/t, Dü.4/d, 3E.5/d, KS.6/d und Di.11/d.

O.Ak.: 34, 55, 67 und 100.

Schrumpfniere

= *Nephrosklerose.*

Folge einer Gefäßsklerose der Nieren. Wenn bei einem Arteriosklerotiker der Blutdruck ansteigt, der Urin hell und das spez. Harngewicht 1000 oder weniger ist, muß man an das Vorliegen einer Schrumpfniere denken.

TH.: wie bei Arteriosklerose.

Diät: Salzarme Kost, Obsttage, wenig Eiweiß aber keine Flüssigkeitsbeschränkung.

! Auf Urämie-Symptome achten und dann Th. wie Urämie (→ d.).

Schulter-Arm-Syndrom

= *unteres Cervicalsyndrom, auch Paraesthesia nocturna*

1) Akut von der HWS ausgehend.

TH.: Ursachenklärung!

1) Besteht a) nur Schmerz oder b) auch Parästhesien?

2) Bewirkt ein Anheben des Kopfes (der NÄGELI- Kopfstützgriff):

a) Erleichterung oder b) Verschlimmerung, evtl. sogar einen Brechreiz?

! Bei b) vor allen Manipulationen eingehende klin. Untersuchung!

Bei a):

Chir.: HWS-entlastende Manipulationen wie die Halsdehnung oder die Unterkiefer-Dornfortsatz-Technik usw. bringen oft sofortige Besserung.
Alternative: NÄGELI-Kopfstütztgriff.

Neur.: Quaddelung ca. $1cm$ neben den Dornfortsätzen C3-D2, Stichtiefe bis ca. $1cm$, nicht mehr wie $0,5ml$ injizieren.

Med.: Wie **2)**.

2) Chron. durch Arthrose der HWS oder des Schultergelenks.

TH.: Zunächst Wärme durch Watte- oder Moor-, Fango- oder Schlamm-Packungen, Heublumensäcke.

Hydr.: Trockenbürsten, ansteigende Arm- oder Vollbäder.

Phys.: Im Anschluß an die Wärmebehandlung: Bindegewebsmassage, am besten mit einer Heparinsalbe.
- Bewegungsübungen: Vor allem aktive, langsam über die Schmerzgrenze

hinaus. Kopf nicht rollen, sondern in Nein- Bewegung hin-und-her-bewegen. Armbewegungen am besten im warmen Bad.

Neur.: Wo der Schmerz von der HWS ausgeht: wie **1**).
Bei Arthrose des Schultergelenks werden am sitzenden Patient die palpablen Schmerzpunkte mit jeweils $0,5-1ml$ Novocain $0,5-1\%$ infiltriert.

Nos.: Tuberkulinum 1 : 1000 oder D30 - D8 absteigend s.c.

Med.: → Arthritis bzw. Arthrosis.

Ho.: Schmerz auf der rechten Seite: Juglans cinerea Dil.D3.
- auf der linken Seite: Cactus Dil.D6.

! **Bei chron. Schmerz der li. Schulter, ohne bes. Bewegungseinschränkung immer an Coronarinsuffizienz denken.**

Schulschwierigkeiten

Allg.: Unter den Kindern zwischen 7 und 14 Jahren gibt es zahlreiche mit *Schulschwierigkeiten.* Diese können verschiedene Gründe haben. Seh- und Hörstörungen können dem zugrunde liegen und sind auszuschließen. Ist dies erfolgt, so stellt sich die Frage, ob es sich nicht um ein "Spielkind" handelt, das den Unterordnugsanforderungen der Schule nicht gerecht wird, weil es im Unterricht "dauernd abgelenkt" und damit "unkonzentriert" ist.

TH.: Zunächst muß der Konfliktsituation vorgebeugt werden, die im Elternhaus entstehen kann. Den Eltern muß beigebracht werden, daß es sich nicht um einen Intelligenzmangel des Kindes handelt, sondern um eine Fluchtreaktion des Kindes. Das ist besonders schwer, wenn die Eltern hohe Leistungsanforderungen an das Kind stellen. Sie müssen dem Kind genügend Zeit zum Spielen lassen, seine Spielneigung nicht unterdrücken, eher einmal mit ihm spielen, jedoch unter der Voraussetzung: "Wenn du das oder das tust, dann mache ich mit dir dies und das."
Sie sollen ihm seine "Aufgaben" nicht abnehmen, aber auch nicht zusätzliche Aufgaben aufdrängen, sondern die Aufgaben kontrollieren.
• Es muß ermittelt werden, ob in der Schule "Lehrerangst" besteht, warum und ob sie nicht ausgeräumt werden kann.
• Das Kind ist nach den Träumen zu fragen: Angstträume sind ebenso wie Hemmungen ein Hinweis darauf, daß eine Lehrer- oder Elternangst besteht.

Med.: Ein Glutaminsäure- und Vit. B-Eisenpräparat. Dies kann aber nur unterstützen, ist kein Ersatz für die Situationsklärung.

Ho.: Allg.: Phosphorus Dil.D8.
Bei rasch wachsenden Kindern: Acidum phosphoricum Dil.D6.
Bei pastösen Kindern: Calcium phosphoricum Tbl.D4.

Schuppenflechte

→ *Psoriasis.*

Schwäche, allgemeine

Allg.: Ursachenermittlung und Behandlung, sonst:

TH.: Tonika.

Ho.: Im Gefolge einer Infektion: Psorinum Dil.D30.
- speziell nach Grippe: Scutellaria Ø.
Nach einer Überanstrengung: Calcium phosphoricum Tbl.D6.
Mit Ohnmachtsneigung: Arsenicum jodatum Dil.D4.
- blaßcyanotisch kalten Händen: Carbo vegetabilis Tbl.D12.
- Kopfdruck oder -weh: Ferrum phosphoricum Tbl.D6.
- Depression: Helonias dioica Dil.D2.
- Verstopfung: Natrium muriaticum Dil.D4.
- - und Appetitlosigkeit: Nux vomica Dil.D4.
- Herzklopfen: China Ø.
- Mutlosigkeit: Piper methysticum Dil.D2.
- Unruhe und Nervosität: Ignatia Dil.D6.
- - dazu empfindlich: Anacardium orientale Dil.D4.
- - und Neigung zu Schweißausbruch: Acidum phosphoricum Dil.D4.
- Schläfrigkeit nach dem Essen: Nux moschata Dil.D6.
- Gefühl der Muskelschwäche: Veratrum album Tbl.D6.
Bei überarbeiteten Frauen: Magnesium carbonicum Tbl.D12.
- blassen pastösen Kindern: Calcium carbonicum Tbl.D12.
- - dünnen Lymphatikern: Silicea Tbl.D12.
→ auch Anämie, Neurasthenis.

Schwachsinn

Allg.: Schwachsinn bzw. Geistesschwäche ist keine Krankheit, sondern ein Zustand.
Rel. offensichtlich ist der Mongolismus (DOWN-Syndrom) (→ d.).
Er ist Folge einer chromosomalen Störung (die Mongoloiden haben nicht 46, sondern 47 Chromosomen). Sie beruht darauf, daß ein Chromosomenpaar in der Eizelle nicht auseinanderweicht. Die Ursache ist unbekannt.
Zu Schwachsinn führt auch die Phenylketonurie u.a.
Heute gelten 50% der Fälle als vererbt, 50% als durch äußere Faktoren bedingt. Dies ist therapeutisch wichtig.

TH.: Hat man die Geistesschwäche nicht schon in der Geburtsklinik erkannt, wird sie im Laufe des 2. – 3. Lebensjahres merkbar. Dies ist für die Eltern erschütternd! Schuldgefühle belasten fortan selbst die Eltern.

Diese Schuldgefühle (z.B. Rauchen, Alkohol - auch begrenzt - in der Schwangerschaft, Medikamente, Lebensumstände) dürfen im Gespräch nicht verschärft werden. Die Eltern müssen den wahren Zustand des Kindes erkennen und, in einer "Trotzdem-Haltung", als eine Aufgabe annehmen, in der ihre Liebe auf die Probe gestellt ist und der sie in Liebe zueinander und zum Kind auch gewachsen sind. Entscheidend für das Kind ist die geduldige und liebevolle Hinwendung von Eltern und Geschwistern und das unermüdlich Üben alltäglicher Handgriffe und des Wortschatzes. Dabei nie verstümmelt reden, sondern langsam.

Zell.: Versuch eine Nachreifung mit Großhirn, Mittelhirn, Zwischenhirn, Hypophyse ant., Schilddrüse, Epiphyse und Placenta.
! Die Erfolge sind sehr unterschiedlich. Man kann also nur probieren, darf aber nichts versprechen.

Schwangerschaft

Allg.: Keine Krankheit aber ein Beratungsthema.

1) Besteht Schwangerschaft?
Abklärbar durch entsprechenden Test.

2) Wirkung von Medikamenten in der Schwangerschaft?
Entscheidend hierfür ist die Durchgängigkeit der Placenta und die Teilchengröße des Medikaments. Dazu kommt, daß die Placenta in den einzelnen Stadien der Schwangerschaft verschieden durchlässig ist und das Gewebe des werdenden Kindes im Laufe der Entwicklung ebenfalls unterschiedlich reagiert. Allerdings praktisch immer stärker als der mütterliche Körper.

• Generell gilt die Regel: Je näher eine Einwirkung dem Konzeptionszeitpunkt liegt, um so stärker ist ein etwaiger Schaden.
In der 3. bis 9. Schwangerschaftswoche werden die wichtigsten Organe und die Extremitäten angelegt, im 3. und 4. Monat erfolgt ihre feinere Differenzierung.

• Am besten in den ersten drei Monaten möglichst keine Medikamente, in den folgenden nur auf kurze Zeit und in gerade ausreichender Dosis.

• Schwangere sollten auch auf die Risiken der Selbstmedikation hingewiesen werden.

• Die rote Liste gibt in ihrer Nebenwirkungsliste, durch die Chiffren $A-G$ gewisse Hinweise auf die bisher bekannten Gefährdungen, die allerdings alle weitgehend auf Tierversuchen beruhen und daher für die Therapie am Menschen nur bedingte Gültigkeit besitzen.
Die Problematik liegt auch darin, daß die Mißbildungsrate auch ohne Arzneitherapie bei 3% liegt.

• Unproblematisch sind *Homöopatika* ab D4.

3) Wie soll man sich in der Schwangerschaft ernähren?

! Ernährungsberatung ist wichtig!

• Falsch ist die Annahme, die werdende Mutter müsse nun "für zwei essen". Der Mehrbedarf ist gering.
Das Wachstum der Frucht ist weitgehend unabhängig vom Ernährungsbedarf der Mutter!!
Daher regelmäßige Gewichtskontrolle!

• *Im Grundsatz können Schwangere die üblichen Ernährungsgewohnheiten beibehalten, nur die prozentualen Anteile der Grundnährstoffe sind zu ändern und der erhöhte Bedarf an Vitaminen, Calcium und Eisen ist zu decken.*

• Empfehlenswert ist eine abwechslungsreiche, gemischte salz- und fettarme Kost, mit Zulage von $\frac{1}{4} - \frac{1}{2}$ Liter Milch (aber nicht mehr) als normale Trinkmilch, Sauermilch oder Buttermilch.
Wo Milch abgelehnt wird muß Calcium in Tablettenform gegeben werden.

• Als Eiweiß ca. $80 - 100g$ pro Tag. Wichtig ist dabei die Abdeckung des Bedarfs an essentiellen Aminosäuren. Sie sollte zu $\frac{1}{3}$ mit pflanzlichem, zu $\frac{2}{3}$ mit tierschem Eiweiß erfolgen. Hier vor allem mit Milchprodukten wie Quark, Käse, Joghurt, in geringerem Maß mit mageren Fleischsorten, Fisch oder Eierspeisen. Hochwertige pflanzliche Eiweißträger sind: Vollgetreide, Pellkartoffel, Blatt- und Knollengemüse.
Fleisch und Fisch sollten möglichst nicht gebraten, sondern gegrillt oder gekocht genossen werden.

• Die Suppen ersetzt man am besten durch eine Rohkostvorspeise. Auf Bratensoßen und Geräuchertes sollte verzichtet werden.

• Bevorzugte *Kohlehydrate* sind Brot, Haferflocken, Pellkartoffeln, Obst, Honig und Gemüse. Dagegen sollte sich die Schwangere mit Zucker und Süßigkeiten zurückhalten.

• Fett nicht mehr wie $60 - 80g$ pro Tag, unter Berücksichtigung der verborgenen Fette in Milch, Wurst, Eiern, Käse usw. Zu reichliche Zufuhr begünstigt Komplikationen. Als Koch- und Streichfett daher nicht mehr als 3 Essl. Öl und $40g$ Butter.

• Kochsalz wird in der 1. Hälfte der Schwangerschaft leicht, auf höchstens $10g$, in der 2. Hälfte stark, auf ca. $5g$ reduziert, vor allem beim Bestehen von Beinödemen. Vor der Geburt am besten 2 Wochen nahezu salzlos, um eine Entwässerung und Entquellung zu erreichen.

• Ein bewährter Speisevorschlag ist:
Morgens: Vollkornbrot mit Butter, Honig, Marmelade, oder Müsli. Dazu Hagenbuttentee mit Milch und Zucker.

Mittags: Frisches gedämpftes oder gedünstetes Gemüse, das der Jahreszeit entspricht, etwas Fleisch oder Fisch, möglichst gegrillt oder gekocht, jedenfalls nicht "krustig" gebraten, dazu abwechselnd: Pellkartoffel, Reis oder Nudeln, Eierspeisen und Salat.
Abends: etwa wie mittags (keine blose "Brotzeit").
Als *Zwischenmahlzeiten:* rohes Obst.
Als *Getränke:* Fruchttee, Kaffee (nicht zu stark) oder Kakao, vor allem aber *Milch*. Sie ist wichtig, weil sie den Eiweißgehalt deckt.
• Die *Trinkmenge* sollte 1 Liter pro Tag nicht übersteigen.
Auch bei Durstgefühl sollte die Schwangere nicht unbesehen trinken.
Suppen sind in die Flüssigkeitsmenge einzurechnen.
Kein Alkohol, zumindest nicht in den ersten 4 Monaten und dann möglichst wenig.
Kein Tabak während der ganzen Schwangerschaft und auch nicht solange gestillt wird!!
• *Vitamine und Mineralien* werden am besten substituiert.
Nötig sind vor allen *Vit.-B-Komplex* über die ganze Zeit.
Vit. D, Calcium und Eisen in der 2. Schwangerschaftshälfte.
Der Vit. *D* Bedarf - er liegt hierbei zwischen 800 u. 1000 I.E. pro Tag - sollte beachtet, aber nicht überschritten werden.
! Am besten ist es, ab 4. Monat ein Vit.-Mineral-Mischpräparat zu geben.

4) Was tun bei Beschwerden?

4a) *Bei morgendlicher Übelkeit und Erbrechen:*

TH.: Vormittags nur trockene Speisen, dafür etwas mehr Mittagessen und Flüssigkeit erst nach dem Essen.

Ho.: Ist die Zunge feucht weiß: Pulsatilla Dil.D6.
- eher bräunlich: Nux vomica Dil.D4.
Werden die Speisen sofort erbrochen: Ipecacuanha Dil.D4.

4b) *Erbrechen mehrfach am Tage* = **Hyperemesis gravidarum** ist mehr eine psychische als somatische Angelegenheit. Häufig handelt es sich um eine "Ablehnungsneurose" die aus der von der Schwangerschaft bewirkten Freiheitseinschränkung und Störung des Wohlbefindens entsteht.

TH.: Gespräch mit beiden zukünftigen Eltern: Sie sollten sich auf ihre Elternschaft freuen. Die Schwangerschaft ist nur eine vorübergehende, das Verhalten in ihr aber eine für die Entwicklung des Kindes wichtige Sache.
• Zusätzlich günstig: Vit. B_{12}, jeden 2. – 3. Tag 200 y i.m.

Ho.: Schon der Speisegruch bewirkt Übelkeit: Symphoricarpus racemosus Dil.D12.
Starke Blähungen: Calcium fluoratum Tbl.D4.

Bei Raucherinnen: Tabacum Dil.D6.
! Wenn innerhalb von 4 Wo. keine Besserung: Krankenhaus.

4c) *Sodbrennen:* ist Folge der Hochdrängung des Magens.

TH.: Nur kleine Nahrungsmengen und diese öfters. Keinen Kaffee.

Ho.: Reines Sodbrennen (bei nervösen Frauen): Pulsatilla Dil.D4.
- sonst: Capsicum Dil.D6.
Zugleich saures Aufstoßen: Calcium carbonicum Tbl.D6.

4d) *Obstipation:* Folge der schwangerschaftsbedingten Ruhigstellung der ges. glatten Muskulatur und des Druckes auf den Mastdarm.

TH.: Erhöhung der Flüssigkeitszufuhr, bes. in Form von Milch, Buttermilch und Obstsäften, rohes Obst, Dörrobst, Feigen, viel grüner Salat, Vollkornbrot und körperliche Bewegung. Jedoch *keine Abführmittel.*

Ho.: Collinsonia Dil.D4.

4e) *Verhütung von Gallensteinen:* Wenig Fett und Cholesterin, also kein Schweineschmalz, keinen Speck, keine Wurst usw.

4f) *Sonst:*
Bei Speichelfluß: Jaborandi Dil.D4.
Rückenschmerzen: Kalium carbonicum Tbl.D12.
- mit Ziehen in den Beinen: Arnica Dil.D4.
- mit Zerschlagenheitsgefühl: Bellis perennis Dil.D4.
Blasenbeschwerden = bei Nervösen: Pulsatilla Dil.D6.
- mit Brennen: Cantharis Tbl.D6.
- Urin geht bei Husten und Bewegung ab: Causticum Tbl.D6.
- mit Tenesmen beim Urinlassen: Belladonna Dil.D6.
Brüste schmerzen: Bryonia Dil.D6.
Husten mit Schweratmigkeit: Nux vomica Dil.D6.
- morgens beim Aufstehen: Bryonia Dil.D6.
Bauchkrämpfe = nach dem Essen: Nux vomica Dil.D6.
- bei Blasenfüllung: Veratum album Tbl.D6.
Zahnschmerzen = bei Karies: Kreosotum Dil.D6.
- ohne Karies: Magnesium carbonicum Tbl.D6.
Schwangerschaftsflecken: Sepia Tbl.D12.
Scheidenjucken: Ambra Tbl.D12.
Reizbarkeit: Actaea racemosa Dil.D6.
Schlaflosigkeit: Aconitum Dil.D6.
Nervosität, Zappeligkeit: Chamomilla Dil.D6.

5) Wie ist es mit Sport?

Empfehlenswert sind tägliche Spaziergänge, Luftbäder, Atem- und Körper-Gymnastik, leichte Haus- und Gartenarbeit, da sie zu einer guten Entbindung beitragen.

Zu *vermeiden* sind fordernde oder ungewohnte Sport- und Turnübungen, Springen, schweres Heben.
! Keine Schuhe mit hohen Absätzen.
Sich um eine aufrechte Körperhaltung bemühen.

6) **Schwangerschaftsdauer?**
Vom 1. Tag der letzten Regel an gerechnet durchschnittlich 280 Tage = 40 Wo. Ist der erste Tag der letzten Periode bekannt, so kann der Tag der Geburt mit ziemlicher Sicherheit angegeben werden.
Man zählt vom Tage der letzten Menses 3 Monate zurück und zählt dann wieder 7 Tage hinzu. Beispiel: Letzte Menses am 5. Juni, minus 3 Monate = 5. März, plus 7 Tage = Geburt am 12. März (plus/minus 5 Tage).
• Geburten vor der 38. Woche gelten als Frühgeburten.
• Ist das Kind in der 42.Woche noch nicht geboren, so ist es "übertragen" und, wenn die Geburt nicht eingeleitet wird, gefährdet.

7) **Wie ist es mit dem ehelichen Verkehr?**
Er sollte vom 5. Monat an stark eingeschränkt und von der 35. Woche an, also 5 Wochen vor der Geburt ganz eingestellt werden.

8) **Überwachung der Schwangerschaft:**
Wichtig sind regelmäßige Kontrollen von:
1. Blutdruck,
2. Urin, speziell auf Eiweiß.
3. Gewicht.
Bei:
• Ansteigen des diastolischen Wertes über $85 - 90 \frac{mm}{Hg}$,
• 1% Eiweiß im 24-Stundenharn - und:
• In den letzten 3 Monaten ist eine Gewichtszunahme von mehr als $500g$ pro Woche Hinweis auf eine **Gestose** bzw. Schwangerschaftsintoxikation mit der Gefahr des Übergangs in eine lebensgefährdende Eklampsie.
VORBOTEN derselben sind: Kopfschmerzen, Übelkeit, Unruhe (Finger können nicht mehr ruhig gehalten werden), Nebel- und Doppeltsehen.

TH.: Krankenhaus!

9) **Striae gravidarum**
Sie können nach der Geburt nicht mehr rückgängig gemacht werden. Daher:

Vorb.: Durch Selbstmassage der Bauchdecke ab 3. Schwangerschaftsmonat. Man streicht morgens und abends, lang ausgestreckt und unbekleidet im Bette liegend, mit den Fingerspitzen der beiden nebeneinander liegenden Hände 5 – 10 Min. mit mäßigem Druck von der Symphyse an bis zu den Rippen nach oben. Es darf keine Hautpartie ausgelassen werden. Die Striche sollten in Richtung der Hautspaltlinien erfolgen.

• Breiumschläge mit Efeubrei.
• Auflegen von Kompressen, die mit Absud von Frauenmantel (Herba Alchemilla) oder Ackerschachtelhalm (Herb. Equiseti) getränkt sind.
• Einreiben mit Striatridin.

10) Geburtsvorbereitungen:
• Schon während der Schwangerschaft sollte eine gute Brustpflege erfolgen. Regelmäßige Brustgüsse sind von Vorteil. Danach die Brustwarze und den Warzenhof mit verdünntem Akohol oder Kölnisch Wasser abtupfen und mit einer guten Fettcreme einfetten. Dadurch wird eine Geschmeidigkeit erzielt und der ungünstigen Schrundenbildung vorgebeugt.

Ho.: Sie hilft Ängste abzubauen.
Allg. durch: Actaea racemosa Tbl.D6.
Bei Angst vor der Entbindung: Calcium fluoratum Tbl.D6.
In den letzten Wo. vor der Geburt = nervös: Actaea racemosa Tbl.D6.
- Unbehaglichkeitsgefühle: Bellis perennis Tbl.D4.
- Schwierigkeiten bcim Gehen: Bellis perennis Tbl.D4.
- Verstopft: Collinsonia Tbl.D6.
- - und dadurch Bauchschmerz: Pulsatilla Tbl.D6.
→ **auch Stillen.**

Schweiß

Allg.: Vielfältiges Symptom das Folge einer Reizung des Hypothalamus oder vegetativer Nerven ist: Bei infektiösem Fieber, vegetativer Dystonie u.a.m. (→ Hyperhidrosis).
*Plötzlich*bei Angst- und Schockzuständen.
Lokalisiert als → Achselschweiß oder → Fußschweiß.

Ho.: Schweißneigung: Calcium carbonicum Tbl.D6.
- im Klimakterium: Sepia Tbl.D6.
- - mit Hitzewallungen: Jaborandi Dil.D3.
- - die einander schnell folgen: Veratrum album Tbl.D6.
- umschrieben zwischen den Schenkeln: Acidum fumaricum Dil.D6.
- an den Geschlechtsteilen: Calcium carbonicum Tbl.D6.
- bei Nacht: Acidum phosphoricum Dil.D6.
- - gleich mit dem Einschlafen: Conium Tbl.D6.
- - - mit Hautjucken: Cimex lectularius Dil.D8.
- nach dem Mittagessen: Niccolum Tbl.D8.
- morgens: Stannum Tbl.D6.
Bei fieberhaften Erkrankungen: Castoreum sibiricum Dil.D6.
- heftig und profus: Acidum salicylicum Dil.D6.
- wenn schwächend: Millefolium Dil.D2.

- bes. nachts: Kalium carbonicum Tbl.D4.
- - dabei schlaflos: Acidum phosphoricum Dil.D6.
- wenn der Kranke Tag und Nacht schwitzt ohne Linderung: Hepar sulfuris Tbl.D4.
Bei geistiger Anstrengung: Berberis Dil.D4.
Bei Kachektikern: Selen Tbl.D4 und Acid.sulfuricum Dil.D6.
Dabei Kältegefühl: Veratrum album Tbl.D6.
- bes. an den Gliedern: Carbo vegetabilis Tbl.D4.
Halsschweiß, bei Kindern: Calcium carbonicum Tbl.D6.
Bei Einwirkung von schlechtem Geruch: Psorinum Dil.D8.
- bei Frauen: Lachesis Dil.D8.
Achselschweiß: → d.
Handschweiß: Calcium fluoratum Tbl.D6.
Fußschweiß: → d.
Partielle Schweiße: Chamomilla Dil.D4,
- schnell wechselnd: Veratrum album Tbl.D6.
Kalter Schweiß: Veratrum album Tbl.D6.
- an den Handflächen: Nux vomica Dil.D4.
- dabei kalte Glieder: Tabacum Dil.D4.
- bes. auf der Stirn: Veratrum album Tbl.D6.
- mit Übelkeit und Schwindel: Lobelia inflata Dil.D6.
Unangenehm riechender Schweiß: Acidum nitricum Dil.D6.
- bes. an den Geschlechtsteilen: Petroleum Dil.D6.
- Pat.empfindet das selbst so: Acidum sulfuricum Dil.D6.
- nur andere empfinden es so: Baptisia DilD2.
Scharfer Schweiß: Acidum nitricum Dil.D6.
Sauer riechender Schweiß: Nux vomica Dil.D4.
Klebriger Schweiß: Psorinum Dil.D6.
Schweiß halbseitig: Pulsatilla Dil.D6.
- plötzlich ausbrechend: Veratrum album Tbl.D6.

Schweißdrüsenabszeß unter der Achsel.

TH.: Wie Furunkel (→ d.), jedoch frühe Inzision.

Schwerhörigkeit

Allg.: Man unterscheidet: Innenohr- und Mittelohrschwerhörigkeit.
Erste Unterscheidung ist in der Praxis möglich.
Zuerst prüfen ob kein Ohrpfropf vorliegt.
• Man verschließt das nicht zu prüfende Ohr mit einem salbengetränkten Wattepfropf.

• Man setzt sich mindestes $1m$ entfernt vom Patienten weg.
• Der Patient soll die Augen schließen und sich auf das Hören konzentrieren.
• Man dreht sich von ihm weg und flüstert zunächst die hell- bzw. hochtönenden Zahlen 77, 37, 72, 76, dann die dunkeltönigen: 89, 98 und 100.
• Dann dreht man sich dem Patienten zu und wiederholt die Zahlenfolge im Flüsterton.
• Anschließend wiederholt man das ganze in normallauter Sprache.
• Der Patient soll das Vorgegebene jeweils wiederholen.
• Man notiert, was er gehört hat und was nicht.
! Normal ist, daß der Patient die Zahlen bei abgewendetem Flüstern hört.
Liegt die Hörbarkeitsgrenze bei Normalsprache unter $1m$, besteht eindeutig Schwerhörigkeit.
Werden die in Normalstärke gesprochenen Worte erst unter $25cm$ wahrgenommen, so besteht eine an Taubheit grenzende Schwerhörigkeit.
Werden alle Zahlen gleich schlecht gehört, besteht *Mittelohr-Schwerhörigkeit.*
Hört der Pat. die dunklen Zahlen besser als die hohen, so besteht *Innenohr-Schwerhörigkeit.*
Hört der Patient die gesprochenen Zahlen zwar, aber gibt er sie nicht richtig wieder, macht man die *Wortprobe.*
= Mit *vokalischen* Worten, wie: Reihe, Risse, Rasse, Russe. Und mit *konsonantischen* Worten, wie: Sand, Hand, Wand, Rand, Land, Tand.
! Die Worte werden in normallauter Sprache gesprochen. Hört der Pat. Konsonanten und Vokale unterschiedlich, so spricht das für das *Innenohr* bzw. *Altersschwerhörigkeit.*
! Jedes Ohr wird für sich geprüft!!
Die genaue Abklärung sollte durch den Facharzt erfolgen. Therapeutisch wichtig ist die Unterscheidung:

1. **Hörsturz** = akuter Hörverlust.

1.1 Durch Ceralpfropf (→ Ohrschmalzpfropf).

1.2 Bei Schnupfen (Verschluß der EUSTACHIO-Röhre).

TH.: Schnupfenbehandlung (→ Rhinitis).
! Bei Auftreten von Ohrschmerzen an Otitis media denken.

Ho: Eine Woche: Mercurius solubilis Tbl.D4.
Hat dies nicht geholfen: 8 Tage Hydrastis Dil.D2.
Hat auch das nicht geholfen: Mezereum Dil.D3.

1.3 Nach einem Schlag auf das Ohr durch Trommelfellverletzung.

TH.: Facharzt.

Ho.: Wenn Trommelfell unverletzt: Chininum sulfuricum Dil.D3.

1.4 Nach Detonation durch Schallschädigung des Innenohrs.

TH.: Kaum möglich. Am ehesten hilft:

Neur.: Inj. am Mastoid. - Oder:

Akup.: Di.4/t, GG.19/d, 3E.23 u. 17/d, Ga.2 u. 3/d.

Ho.: Verbascum Dil.D2.

1.5 "**Akute Ertaubung**" (eigentlicher Hörsturz) ohne äußeren Anlaß. Die Ursache ist nicht immer zu klären. In den meisten Fällen: streßbedingter Gefäßspasmus im Zusammenhang mit psychischer Spannung (Leistungskrise).

Meist bekommt der Pat. morgens beim Aufstehen: Schwindel, Ohrensausen und bemerkt Hörverlust.

TH.: Sofort ein Nicotinsäure- sowie ein Aescin-Präparat und ein Diuretikum in hoher Dosierung. Dazu:

Neur.: Inj. am Mastoid. Oder:

Procain (2%), $2ml$ langsam i.v.

Bei technischer Beherrschung: Grenzstrangblockade mit 1%iger Novocain- oder Xylocain-Lösung.

! *Entscheidend ist der schnelle Behandlungsbeginn.* Je später die Therapie einsetzt, um so höher ist die Gefahr bleibenden Gehörverlustes.

Zur Nachbehandlung Vit. B_1, B_2 und B_{12}.

2. **Altersschwerhörigkeit** beginnt im Hochtonbereich (→ o.).

Allg.: Zunächst genaue Untersuchung auf: Herzinsuffizienz, Gefäßkrankheiten (bes.Arteriosklerose) und Anämie.

TH.: Behandlung gefundener Störungen.

- Nimmt der Patient Medikamente, so ist zu prüfen, ob es sich um *ototoxische* handelt. Solche sind abzusetzen und zu meiden.
- Verbot von Genußgiften, bes. Nicotin.
- Regelung der Lebensweise wie bei Arteriosklerose (→ d.).
- Durchblutungsmittel.
- Geriatrika (sie bessern nicht das Tongehör, aber vielleicht das Wortverständnis).
- Alle 2 Monate 1 mal eine Kur mit:

Rp.: Lithii citrici 10,0
Calcii glycerinophosphorici 10,0
Kalii biphosphorici 20,0
Kalii chlorati 40,0
Magnesii citrici siccati 40,0
Natrium bicarb. pulv. 30,0
M.f. pulv. D.S. morg. u. abends 1 Teel. in 1 Glas Wasser.

• Hörtraining durch Radiohören oder Fernsehen mit gutem Kopfhörer und leiser Einstellung.
! Keine Trommelfellmassage!

Neur.: Procain-Kur: Jeden 2. Tag langsame i.v.-Injektion von $5ml$ 2%iges Procain (Inj. mindestens über 3. Min. ausdehnen).
Insgesamt 10 Injektionen.
Kur nach 6 Wochen wiederholen.
! Vor der ersten Injektion ist durch eine Quaddel zu prüfen, ob der Patient allergisch reagiert.
Besserung ist bei ca. 30% der Patienten zu erwarten.
Alternative:
a) Procain per os, mit unsicherem Erfolg.
b) Injektion über dem Mastoid.

Ho.: Ferrum phosphoricum Tbl.D6 im 8-Stunden-Wechsel mit Ferrum picrinicum jodatum Tbl.D3.
Bei Empfindlichkeit gegen Musik: Ambra Dil.D6.

3. Otosklerose:

Allg.: Daran denken bei einer zwischen dem 20. und 30. Lebensjahr beginnenden langsam zunehmenden Hörverschlechterung mit Ohrgeräusch.
Typisch: hört besser in lärmreicher Umgebung.

TH.: Zunächst wie bei Altersschwerhörigkeit.
Der Urlaub sollte im Gebirge aber nicht am Meer verbracht werden.
Erkältungen sind zu meiden! Daher im Winter Ohrenschützer.

Akup.: GG.19, 3E.23 u. 17, Ga.2 u. 3/t, Di.4/d
Bei Verschlimmerung durch Feuchtigkeit zus.: 3E.15/t.

! Bei starkem Absinken des Gehörs: Operation.

! **Hörgerät:** Die Verordnung setzt fachärztliche Hörprüfung voraus. In der Praxis taucht aber manchmal die Frage nach der Notwendigkeit auf. Allg. gelten folgende Regeln:

• Das Hörgerät bessert nur Innenohrschwerhörigkeit. Bei Mittelohrschwerhörigkeit ist Op. indiziert.
• Standardindikation ist, wenn die Hörweite für normale Unterhaltungssprache weniger als $2m$ beträgt.
• Berufe mit erhöhter Anforderung ans Hören (Lehrer, Schülern, Studenten, Verkäufern, Schalterbeamten) ist ein Gerät eher anzuraten als anderen.
• Der Hörgeräteträger sollte zu Hörübungen angeregt werden.
• Sinnlos ist das Gerät bei Cerebralsklerose.

Schwermetallvergiftung

→ *Vergiftungen.*

Schwimmbadconjunctivitis

→ *Conjunctivitis.*

Schwindel

→ *Vertigo*

Sclerodermie

→ *Sklerodermie.*

Sclerosis multiplex

→ *Multiple Sklerose.*

Seborrhoe

Allg.: → Ekzem u. Exudative Diathese.
= **capitis** = Kopfhautseborrhoe, Kopfschuppen.

TH.: Zunächst muß festgestellt werden, ob es sich um eine "fette" oder "trockene" Schuppung handelt!

1. **Bei der fettigen Schuppung** rät man dem Patienten:
• Lassen Sie sich die Haare kurz schneiden (Grund: je länger die Haare getragen werden, um so schneller fettet die Kopfhaut nach).
• Waschen Sie die Haare im Abstand von 2 – 3 Tagen (Grund: bereits 3 Tage nach dem Waschen ist die schuppende Lipidmenge in der Kopfhaut und den Haaren wieder erreicht).
• Benützen Sie zum Kopfwaschen eine flüssige Teer- oder Schwefelseife (sie vermindern die Fettbildung), z.B.:

Rp.: Saponis kalini
Olei cadini aa 20,0
Ichthyoli 10,0
M.D.S. Äußerlich, zum Haare waschen.

- oder ein entsprechendes Fertigpräparat.
• Verwenden Sie keinen Föhn zum Haartrocknen (Grund: das Föhnen beschleunigt das erneute Auftreten von Fetten).
• Benützen Sie nach dem Haarwaschen ein Haarwasser, z.B.:

Rp.: Acid. salci.
Mentholi
Camph. trit. aa 0,5

Sulf. praecipit. 5,0
Resorcini alb. 1,0
Spirit. dilut. ad 50,0
M.D.S. Äußerl. Nach dem Waschen einige Tropfen auf der Kopfhaut verreiben.

- oder ein entsprechendes Fertigpräparat.

2. Bei der trockenen Schuppung:

• Als erstes eine Kopfkappe aus 3%igem Salizyl-Öl.

Rp.: Acid. salicyl.
Sulf. praecipit. aa 3.0
Ol. Ricini 20,0
Ol. olivar. ad 100,0
M.D.S. Kopf damit einreiben und mit Tuch über Nacht einbinden.

• Morgens das Öl durch eine heiße Kopfwäsche mit Teerseife (→ Rp. 1) abwaschen.

• Danach wird der Kopf jeden abend mit einem Teer-Haarspiritus (zur Bremsung der Schuppenbildung) eingerieben, z.B. mit:

Rp.: Olei cadini 8,0
Ol. Ricini 0,1
Spirit. dilut. ad 100,0
M.D.S. Haarspiritus.

! In beiden Fällen zusätzlich:

Phys.: Massage der Kopfhaut (= mit den Fingern Kopfhaut unter Druck erschüttern - nicht streichen).

Med.: Vit. B-Komplex, Vit. A und Vit. E.

Ho.: Bei fettiger Seborrhoe: Gratiola Dil.D3.
Bei trockener Schuppung: Dulcamara Dil.D3.

Seekrankheit

Allg.: Kabine im mittleren Schiffteil (in Schwerpunktnähe) buchen, da hier die Schwankungen am geringsten sind.

• Viel frische Luft, offene Kabinenfenster.

• Bei starker Schiffsbewegung auf die Seite liegen, was Auswirkung der Schwankung auf das Gleichgewichtsorgan verringert.

• Sich geistig ablenken durch Lesen oder Unterhaltung.

• Nicht viel auf einmal essen, aber öfters.

• Wenig zum Essen trinken. Bei Brechneigung: Trockenkost.

• Bei Eintreten von Übelkeit können ein kühler Apfelsinensaft, Kognak, Whisky oder Pfefferminztabletten den Ausbruch der Krankheit

hinausschieben.
• Gegen krampfartiges Würgen: schluckweis kalter Tee oder ein Eisstückchen.
• Bei Sodbrennen: Antacida.
• Stets für geregelten Stuhlgang sorgen. Am besten mit einem Gleitmittel.

TH.: → Fahrkrankheit.

Ho.: Cocculus Tbl.D6

Seelische Störungen

→ *Psychopathie und Psychosen.*

Sehnenscheiden-Entzündung

→ *Tendovaginitis.*

Sehnenzerrung

→ *Distorsion.*

Sehnervenentzündung

Allg.: Foci (bes. der Nasennebenhöhlen) und Diabetes ausschließen.
Stets auch an Alkohol- und Nicotinabusus denken.
Bei Ausschluß dieser Dinge evtl. Frühsymptom von MS.

TH.: Fachärztlich! Sonst:
• Fiebertherapie mit Echinacin.
• Vit. B_1, B_6 und B_{12} in hoher Dosierung (evtl. als Inj.), sowie Vit. C.
Prognose immer obsolet!

Seh-Schwäche

= *Augenärztliche Abklärung.*

Seifendyspepsie

Nach Überfütterung mit Fetten.

TH.: 1 – 3 Tage lang nur Bananen. Dann Diät und Therapie wie bei Enteritis (→ d.).

Sekundär-chronische Polyarthritis

→ *Polyarthritis 2.*

Sekundäre Schrumpfniere

= *Endstadium bei Nephritis oder Pyelonephritis.*

TH.: → Nephritis 2. Aber:

Diät: Hier Eiweißeinschränkung wegen der Urämiegefahr. Auch Salzeinschränkung.
Dagegen ist Flüßigkeitseinschränkung kontraindiziert!
! Herz-Kreislauf-Stützung!
Für geregelten Stuhlgang sorgen.

Selbstmordneigung

= *Suizidität.*

Allg.: Das Problem der Allgemeinpraxis ist das frühzeitige Erkennen einer Selbsmordneigung.
• Jede psychoreaktive Krise kann in einen präsuizialen Zustand übergehen.
• Häufige Krisenanlässe sind: plötzliche Arbeitslosigkeit, Pensionierung, Invalidität, erzwungener Wohnungswechsel, Trennung, Tod eines Nahestehenden, Glaube an - oder Bestehen einer unheilbaren Krankheit u. dgl. sind Einschnitte in den gewohnten Lebensablauf.
• Meist besteht eine Ambivalenz, die im Gespräch deutlich wird. Einerseits wird dabei das Suizid als Lösungsmöglichkeit der Probleme angekündigt, andereseits besteht Hoffnung und Wunsch, daß man hilft.
• Drei Symptome sind besonders hinweisend:
1. Eine zunehmende Einengung auf sich selbst.
2. Eine agressive Haltung gegen sich selbst bzw. gegen den eigenen Körper.
3. Selbstmordphantasien und Fragen nach Giften, Versuche sich solche zu beschaffen, das Verfassen von Abschiedsbriefen und Testamenten.

TH.: Zunächst muß durch eine ausführliche Aussprache die Situation geklärt werden.
Man muß versuchen, den Patient zur Einsicht zu bringen, daß der Selbstmord keine Lösung ist.
Bei Gefahr muß der Pat. in eine psychiatrische Klinik eingewiesen werden.

Seminom

= *Hodenkrebs → Krebs.*

Senilität

→ *Arteriosklerose u. ALZHEIMER-Krankheit.*

Senkfuß

→ *Pes planus.*

Sepsis

Allg.: Immer daran denken, wenn es im Zuge einer Angina, einer Sinusitis, einer Otitis oder Nephritis plötzl. zu Schüttelfrost, hohem Fiebaranstieg (über $40^0 C$) und Tachykardie kommt.

TH.: Sofort Klinik.

Septumdefekt

Allg.: Daran denken, wenn ein Kind unter "Blausucht" *(Morbus caeruleus)* leidet, d.h. bei geringer Anstrengung blaue (cyanotische) Lippen und Atemnot bekommt; Trommelschlegelfinger hat und Unterentwicklung zeigt. Auskultatorisch besteht meist ein Herzgeräusch (Preßtrahlgeräusch) im unteren Brustbeindrittel.

TH.: Op.

Serumhepatitis

→ *Hepatitis.*

Sexualmedizin

Allg.: Sexualitätsbezogene Fragen in der Praxis sind meist ein heikles Problem. Sie betreffen vor allem:

- Schmerzen bes. der Frau beim Verkehr (*Dyspareunie*).
- Frigidität oder Orgasmusschwierigkeiten bei der Frau.
- Probleme der Alterssexualität.
- Probleme im Zusammenhang mit Ovulationshemmern.
- Sexuelle Probleme bei oder nach Erkrankungen wie Herzinfarkt oder bei Operationen wie Prostektomie oder Hysterektomie.
- Probleme des Nachlassens der Sexualität in der Ehe.
- Erektionsstörungen beim Mann, bes. Ejaculatio praecox.

TH.: Vor allem eine gründliche beratende Aussprache.

Die Einstellung des Behandlers zur Sexualität ist entscheidend dafür, inwieweit er dem Patienten helfen kann.

- Ursachen für die *Frigidität* sind meist anerzogene Moralschemen oder Kindheitserlebnisse (Vergewaltigung), die zu einer - oft unbewußten - psychogenen Abwehrhaltung gegenüber dem Partner und damit zu einer Verkrampfung führen.
- Ursache für Orgasmusschwierigkeiten ist, wenn nicht eine psychogene Abwehrhaltung vorliegt, mangelhafte Technik (unterlassenes Vorspiel).
- Bei der Alterssexualität geht es meist um die Frage, ob Verkehr im Alter noch gut sei, was zu bejahen ist, oder um Durchblutungsstörungen, die zu behandeln sind.

• Analog hierzu sind die Probleme der Sexualität nach Herzinfarkt oder Operationen.
Beim *Herzinfarkt* ist zu bedenken, daß der Verkehr einer Anstrengung entpsricht, die mit dem Ersteigen einer Treppe von mindestens 30 Stufen zu vergleichen ist.
Bei der *Prostatektomie* hilft am ehesten Zell-Th. mit Hypophyse und Zwischenhirn.
Bei der *Hysterectomie* gilt es nur die Angst der Frau zu beheben, nicht mehr vollständig zu sein.
• Probleme des Nachlassens der Sexualität in der Ehe sind meist Folge der Gewöhnung und des Abschleifens aneinander, sowie vielfach der Arbeitsbelastung.
Wo die Arbeitsbelastung der Grund ist, muß eine neue Zeiteinteilung mit entsprechendem Urlaub diskutiert werden. Wo es um das Gewöhnen und Abschleifen geht, sind Kontaktverfahren zur Wiedergewinnung der Freude an der Berührung zu erwägen.

SHEEHAN-Syndrom

Allg.: Daran denken, wenn bei einer Frau nach der Geburt die Regel nicht mehr wiederkehrt und sie über allgemeine Müdigkeit, Antriebslosigkeit und ständiges Kältegefühl klagt.

Klin.: Cortison (**Rp**), Thyreoidea sicca (**Rp**). Als Alternative:

Zell.: Nebennieren-Rinde, Hypothalamus und Schilddrüse. Evtl. auch Hypophyse total. und Ovar.

Sialadenitis

→ *Parotitis.*

Sialorrhoe

= *Speichelfluß.*

Sialosen

→ *Speichelfluß-Störungen.*

Siderosis

= *durch Eisen- bz. Roststaub bewirkte Form der Silikose (→ d).*

Silikose

= *Staublunge.*

Allg.: Berufskrankheit von Stein-, Eisen- u.a. Staubformen.

TH.: Atemgymnastik, wie bei Asthma (→ d.).
Bekämpfung der Bronchitis (→ d.).
Überwachung und Stützung des Herzens (→ Herzinsuffizienz).

SIMMONDS-Krankheit

→ *Abmagerung.*

Singultus

= *Schluckauf.*

Allg.: Zwerchfellkrampf der durch einen Phrenicus- bzw. Vagusreiz ausgelöst wird.

1) Anhaltender Singultus: immer *organisch.*

TH.: Zuerst diagnostische Abklärung.

2) Akuter, vorübergehender Schluckauf: durch Zufallsreizung, bei vegetativ-labiler Anlage aber häufig auftretend.

TH.: Bei 2) generell, bei 1) bis zur Dg. Abklärung und möglichen Ursachenbehandlung:

a) *Ratschläge an den Patienten:*

- Anhalten des Atems im tiefen Inspirium.
- Schluckweises Trinken von Flüssigkeiten, z.B. von heißem Kaffee.
- Mit den Fingern = bei geschloßenem Lid ca. 1 Min. auf die Augen drücken.
- Man drückt auf den am Seitenrand des Musk. sternoclaidomastoideus liegenden Phrenikus - oder auf den im Kieferdreieck liegenden Vagus.

b) *In der Praxis:*

- Ein mit etwas Chloroform beträufelten Würfelzucker geben.
- Nasenschleimhaut mit 2%iger Novocainlösung bepinseln.
- Durch Kitzeln in der Nase oder Druck im Rachen einen Nies- oder Würgereflex auslösen.
- Bei häufig wiederkehrendem oder länger anhaltendem S.:

Akup.: Bl.17/t, KG.17/d und Bl.39/d.

O.Ak.: 82, 55, 34.

Neur.: Infiltrationen am Ursprung des Kopfnickers am Hinterhaupthöcker und in den reflektorischen Zonen, bes. im Bereich von C4/5, C6/7, und D8, sowie neben dem Sternum.

Chir.: Lösung etwaiger Spasmen in den Bereichen der HWS und der oberen Brustwirbelsäule.

Allg.: Sedativa oder:

Rp.: Anaesthesin 0,25

D. tal. dos. Nr. XII.
S. Bei bedarf ein Pulver.

Ho.: Bei Sodbrennen: Acidum sulfuricum Dil.D3.
Bei nervösen Typen: Magnesium phosphoricum Tbl.D3.
Wenn zugleich Gähnen auftritt: Cyclamen Dil.D6.
Bei Auftreten nach Erschöpfung: Phosphorus Dil.D6.
Bei Auftreten im Zuge einer “Grippe” oder einer anderen Infektion: Belladonna Dil.D4.
In hartnäckigen Fällen: Hyoscyamus Dil.D4.

Sinusbradykardie

→ *Herzrhytmusstörungen.*

Sinusrhythmus

→ *Herzrhythmusstörungen.*

Sinusitis

Allg.: Meist: infektiös-allergisch.
Verdächtig sind: verstopfte Nase und einseitiger Schnupfen, Müdigkeit, Kopdruck und Unlust.

1) **Akut** als “Bade-Sinusitis” meist bei jüngeren Männern. Als Frühsymptom Ödem des gleichseitigen Oberlides.

TH.: Lokale Wärme in Form von heißen Kompressen, Rotlicht, Kurz-, Ultra- oder Mikrowellen, sowie abschwellende Nasentropfen.
INNERL.: Antiallergika.

2) **Chronisch** als Focus bedeutsam.
! Wo sie im mittleren und höheren Alter primär-chronisch auftritt muß immer zunächst ein Nebenhöhlentumor durch Rö. ausgeschlossen werden.

TH.: Zahnherde und Tonsillen sanieren.
• 4 – 6 Blutegel ins Genick.
• Abwehrsteigerung durch Echinacea Ø oder/und Eigenblut.
• Bei Entzündung der Kieferhöhle = fachärztliche Spülung.
• Luft-Kur (Urlaub) = Bei starker Sekretion im Hochgebirge. Bei trockener Nase an der See.
INNERL.: Bei feuchter Nase: Antiallergika.
Bei trockener Nase: sekretolytisch wirkende Enzyme.

Nos.: Sinusitis (bes. günstig sind: Autonosoden).

Ho.: Bei morgendl. Kopfdruck: Cinnabaris Tbl.D4 und Hydrastis Dil.D2.
Bei Kieferhöhlen S.: Kalium bichromicum Tbl.D4 und Arnica Dil.D6.
Sonst (bei anderen N-Höhlen): Silicea Tbl.D30.

Bei verstärkter Sekretion in der Wärme: Dulcamara Dil.D3.
Bei Nasenverstopfung: Medorrhinum Tbl.D6.
Bei riechendem Sekret: Mercurius solubilis Tbl.D4.
! Op. nur wenn konservative Methoden versagen.
→ auch Rhinitis.

Sinustachykardie

→ *Herzrhythmusstörungen.*

SJÖRGREN-Syndrom

Allg.: Daran denken, wenn eine Frau mit chron. Rheuma im postklimakterischen Alter über Brennen, Jucken, Fremdkörpergefühl im Auge und Lichtscheu, sowie über Mundtrockenheit klagt. Die *Tränenbildung* fehlt. Ein kleiner, in den seitl. Bindehautbereich gehaltener (steriler) Fließpapier-Streifen bleibt trocken. Kein Bissen geht mehr ohne gleichzeitiges Trinken hinunter, die Zunge brennt (bes. bei Gebißträgerinnen) und die Pat. befürchtet meist einen "Zungenkrebs".

TH.: Hohe Dosen Vit. B_{12}, Folsäure und Eisen.
In die Augen: filmbildende Tropfen.

Sitzkyphose

→ *Kyphose.*

Skabies

→ *Scabies.*

Skleritis

= *Lederhautentzündung.*

Allg.: Daran denken bei gemischter Injektion des Auges.

TH.: Fachärztlich.

Sklerodermie

= *Hautverhärtung.*

Allg.: Bei RAYNAUD-Krankheit (→ d.) muß man immer an das Auftreten einer Sklerodermie denken, da die RAYNAUD-Krankheit der Sklerodermie meist Monate vorauseilt. Die Krankheit selbst zeigt sich dann durch wurstartig anquellende Finger und Quellungen im Gesicht, die später atrophisch hart wird.
! Immer wieder einen Fingerabdruck machen. Es zeigt sich ein Schwinden des Hautfaltenrelief.

TH.: Solange keine Zeichen von Sklerodermie bestehen wie bei der RAYNAUD-Krankheit angegeben.
Nach erstem Verdacht von Hautverhärtung sogleich:

Phys.: Kälte und Druck auf die Haut (enge Kleidung) meiden.
- Warme Bäder mit durchblutungsfördernden Zusätzen.
- Heiße Packungen.
- Knetübungen (mit Plastikmasse) und Massage nach vorheriger Wärmebehandlung.
- Manuelle Lymphdrainage.

Med.: Vit. A, D_2 und E.
Durchblutungsmittel.
Salizylate, evtl als Tee, z.B.:

Rp.: Cortex Salicis 20.0
Flor. Calendulae
Radix Primulae
Rhiz. Violae aa 10,0
M.f. spec. D.S. mehrere Tassen tägl. als Dec.

ÄUSSERL.: Versuch der Herderweichung mit auftragen einer Pepsinsalbe nach vorheriger feucht-warmer Packung.

Rp.: Acid. boric. 3,0
Pepsini Witte 7,5
Vaselin flav. ad 100,0
M.f. ung. D.S. Nach heißem Umschlag dünn auftragen.

Neur.: Novovacin 0,5% i.v. Von $2ml$ tägl. um $1ml$ mehr bis $10ml$.
Injektion im Bett und danach jeweils 3 Std. Bettruhe. Bei Hypotonie kontraindiziert!

Sklerose

→ *Arteriosklerose.*

Skoliose

= *seitliche Verbiegung der Wirbelsäule.*

Allg.: Tritt zu 80% ohne erkennbaren Grund auf. Dabei wird, je nach dem Alter des Auftretens, unterschieden zwischen:
1. *frühkindlicher Skoliose,*
2. *juveniler*, d.h. vor der Pubertät auftretender *Skoliose*,
3. *Adoleszenten-Skoliose*, die mit der Pubertät, bes. bei Mädchen auftritt - und
4. *Erwachsenen-Skoliose*, die meist auf Rheuma zurückgeht.

TH.: Für den Patienten ist die Skoliose vor allem eine kosmetische (Schönheits-beeinträchtigende) Deformität. Für den Behandler eine funktionelle Beeinträchtigung, die kaum zu korrigieren ist und deren Progredienz nur aufgehalten werden kann, wenn die Behandlung so früh wie möglich beginnt.

Generell gilt als Regel:

• Zunächst muß festgestellt werden, ob es sich überhaupt um eine echte Skoliose handelt. Vielfach bestehen unterschiedlich lange Beine. Daher zunächst Beinlängenmessung und Korrektur bestehender Längendifferenzen durch entsprechende Absatzerhöhung.

Prophylaktisch: stets Schulranzen statt Mappe!!

• Bei der *echten* Skoliose ist eine Behandlung nur im Kindesalter erfolgreich und in Wachstumszeiten bes. nötig.

Sie soll hier eine Verschlechterung verhindern. Sie besteht in gymnastischen Übungen, Massage und Muskelstimulation.

Gymn.: Der Patient soll viel Hangeln. In der Praxis Extensionen.

• Redressierende (berichtigende) Bewegungen unter Widerstand. Sie bezwecken eine Stärkung der konkavseitigen Muskulatur und eine Korrekturwirkung auf die WS-Rotation.

• KLAPP-Kriechverfahren: Im Kriechgang werden symmetrische und asymmetrische Bewegungen ausgeführt. Sie dienen zur Kräftigung der Rückenmuskulatur und erreichen eine behutsame Lockerung.

Mass.: Lockerungs- bzw. Knetmassage der konvexen, Straffungs- bzw. Bindegewebsmassage auf der konkaven Seite.

Neur.: Großflächige Quaddelung auf der konvexen, einreiben mit einer Reizsalbe auf der konkaven Seite.

! *Ziel* der Behandlung ist es, die Wirbelsäule durch eine gut trainierte Muskulatur stabil zu halten. Dies gelingt bei Kindern, wenn die Krümmung nicht mehr als 15^0 beträgt und die Behandlung über Jahre fortgesetzt wird.

In allen anderen Fällen gilt es, eine Verschlechterung zu verhindern.

Bei Krümmungen von $15^0 - 45^0$ ist ein Korsett erforderlich, das durch die ganze Wachstumszeit zu tragen ist.

• Bei Krümmungen von über 45^0 hilft nur Operation.

! Die Behandlung ist meist undankbar, weil der Patient sie auf Dauer nur annimmt, wenn ihm die Skoliose Beschwerden macht.

Skorbut

= *Zahnfleischbluten → Paradentopathie.*

Skrophuloderm

→ *Tuberkulose.*

Skrophulose

→ *Exudative Diathese.*

Sodbrennen

= *Syn.: Pyrosis.*

TH.: Ursache klären (Gastritis, Ulcus ventriculi!?) und behandeln.
Sonst: ein Antacida.

Ho.: Sodbrennen mit Blähungen: Lycopodium Dil.D6.
- mit Magendruck: Bryonia Dil.D6.
- mit schlechtem Geschmack im Munde: Pulsatilla Dil.D6.
- mit Brennen "bis zum Hals": Manganum Tbl.D6.

Bei Leuten mit kalten Händen und Füßen: Veratrum album Tbl.D6.
Sonst: Nux vomica Dil.D4 oder Argentum nitricum Dil.D6.

Sommerdiarrhoe

Allg.: Multifaktoriell verursacht. Hitze, Kost- und Klimawechsel können zur Pathogenisierung von an sich normalen Darmbewohnern führen. Ein solcher ist auch die Entamoeba histolytica, die überall verbreitet ist, jedoch nur im bereits andersweitig gereizten Darm aggressiv wird. Z.B. bei zuviel trinken in der Hitze.

TH.: Wie Reisediarrhoe.

Sommersprossen

→ *Epheliden.*

Somnambulismus

= *Schlafwandeln.*

Allg.: Wecken und ins Bett zurückbringen.

Ho.: Bei ängstlichen Personen: Aconitum Dil.D6 - D30.
Mit nächtlichem Aufschrecken: Kalium bromatum Tbl.D3.
In Zeiten der Überarbeitung: Artemisia vulgaris Dil.D3.
Mit Schreckträumen: Natrium chloratum Tbl.D12.
Mit sexueller Erregung: Conium Dil.D12.

Sonnenbrand

→ *Hitzeschäden.*

Sonnenstich

→ *Hitzeschäden.*

Soor

= *Candidose.*

Allg.: Heute eine nicht seltene Folge der Antibiotika-Therapie.
Klassisches Bild ist:

1. **Mundsoor** = Stomatomykosis.
Sie findet sich bei Säuglingen und kachektischen Kranken.

TH.: Ein Nystatin- und Vit. B-Komplex-Präparat, sowie sorgfältige Mundpflege.

Ho.: Borax Tbl.D2.
Bei marantischen Personen auch: Arsenicum Tbl.D6.
Bei Schnupfen und Katarrh: Kalium chloratum Tbl.D4.

2. **Hautsoor** = durch Kratzinfektion bes. an Stellen mit steter Feuchtigkeit, also in der Analgegend und in Gelenkbeugen.
Erst als Bläschen, dann als scharfbegrenztes Erythem mit weißem Rand.

TH.: *Am Abend:* zunächst Bad mit Stiefmütterchen-Abkochung (Herb. Violae tricoloris) oder Kamillentee. Dann Pinselungen mit Borglycerin:

Rp.: Boracis 2,5
Glycerini 10,0
M.D.S. 4 x tägl. aufpinseln.

In ausgebreiteten Fällen Pinselung mit:

Rp.: Saccharin 1,0
Spirit. Vini ad 50,0
M.D.S. 1 Teel. voll in $\frac{1}{2}$ Glas Wasser lösen und aufpinseln.

Am Morgen: Eine Nystatin-haltige Salbe auftragen, im täglichen Wechsel mit einer Lebertransalbe.

3. **Generalisierte Candidiasis** nach langdauernder Antibiotikatherapie, bes. als:

3.1 SOOR-ENTERITIS.

TH.: Nystatin-Tabletten.

3.2 SOOR-PNEUMONIE:
Immer daran denken bei einem erneuten Temperaturanstieg nach Entfieberung und scheinbarer Heilung einer mit Antibiotka (**Rp**) behandelten Erkrankung der Luftwege.

TH.: Benzylsenföl-Kapseln.
! Wenn nicht bald Besserung: Klinik.

! In Beiden Fällen hohe Vit. B-Komplex- und Vit. C-Gaben.

Spasmen

= Bauchkrämpfe.

Allg.: Erst Ursachen (Magen, Galle usw.) abklären und behandeln.
Auch nach Würmern suchen! Bes.bei Kindern.
Wenn kein organ. Befund:

TH.: Für geregelten Stuhlgang sorgen und Spasmolytika.

Phyt.: Krampfstillende Tees, z.B.:

Rp.: Rad. Valerianae
Fol. Menthae pip.
Rad. Angelicae
Herb. Hyperici
Fol. Melissae aa 20,0
M.f. spec. D.S. Morgens u. abends 1 Tasse als Dec.

Chir.: Brustwirbelsäule auf bestehende W-Spasmen überprüfen und dieselben korrigieren.

Neur.: Quaddeln in die palpatorisch hyperalgetischen Zonen und im Bereich der Brustwirbelsäule.
Gegebenenfalls: Injektion in die Magengrube.

Akup.: In allen Fällen Ma.36/d.
Bei Magenspasmen zusätzlich: Ma.27/d und KG.13/d.
Bei Gallenkrämpfen: Ga.40/t, Bl.19/t, Le.12 u 2/d.
Bei Darmspasmen: Le.3, Ga.40 3E.5 u.Dü.4 u.8, alle d.
Bei Stauungen zusätzlich Le.2, 6 u. 9/s.

O.Ak.: Stets 87, 51, 55.
Bei Magenkrämpfen zus. 110 oder 109.
Bei Darmkrämpfen zus. 97 od. 98 u. 88 od. 89.

Ho.: Foeniculum Dil.2.
Bei Kollern in den Därmen: Guajacum Tbl.D3.

Spasmophilie

= Krampfanfälle von Säuglingen zw. 6. Wo. u. 12. Mon.

Allg.: Auslösungsmoment sind meist fieberhafte Infekte.
70% der Fälle treten in sonnenarmen Monaten zwi. Dez. und April auf.
Knaben sind doppelt so häufig betroffen wie Mädchen.

TH.: Calcium und Vit. *D*.

Diät: 12 Std.Teepause ohne Zuckerzusatz mit 200*mg* Vit. *C*; dann Zitronensäure-Zweidrittelmilch.

Spastische Lähmung

→ *Lähmungen.*

Spätsyndrom nach Magenresektion

→ *Malabsorptions-Syndrom.*

Speicheldrüsenerkrankungen

Allg.: Sie betreffen vor allem die Ohrspeicheldrüse (Parotis).
In allen Fällen: Anschwellung (geschwollene Backe) und Abnahme des Mundspeichels.

1. Mit Druckschmerzhaftigkeit und Fieber = **Parotitis**.
Akut:

1.1 Virös als: Parotitis epidemica = **Mumps**
→ Anhang.

1.2 Bakteriogen als: postoperative oder septische **eitrige Parotitis.**

1.3 Chronisch als **Sialadenitis:** Meist Folge von Speichelsteinen.

TH.: Feuchtwarme Auflagen auf die Backe.
• Versuch den Stein heraus zu massieren. Man streicht vom Ohr dem Jochbogen entlang nach vorne.
• Man gibt tägl. 1 Tasse Fol. jaborandi (1 Teel. auf 1 Tasse) als Aufguß bereitet.

Ho.: Mercurius solubilis Tbl.D4 und Dulcamara Dil.D3.

! Wenn keine Besserung innerhalb von 10 Tagen: Krankenhaus.

2. Keine Druckschmerzhaftigkeit, kein Fieber: **Tumor:**

TH.: Krankenhaus.

Speichelfluß-Störungen

1. Verminderter Speichelfluß = **Sialosen**.

1.1 Primär bei postklimakterischen Frauen mit rheumatischen Schmerzen = **SJÖRGREN-Syndrom** (→ d.).

1.2 Mit Tränendrüsenschwellung = **MIKULICZ-Syndrom.**

1.3 Sekundär bei Altersdiabetes, Alkoholismus oder Schilddrüsenstörungen.

TH.: Ursachentherapie.

Ho.: Wenn im Anschluß an eine Parotitis auftretend: Bryonia Dil.D4.
Wenn Wärme bessert: Nux moschata Tbl.D4.
Bei häufigem Völlegefühl: Myrica cerifera Tbl.D4.
Zugl. chron. Conjunctivitis: Senega Dil.D2.

2. Vermehrter Speichelfluß =**Salivatio**.

2.1 Mit Druck hinter dem Brustbein und (evtl.) Schluckstörungen = **Sialorrhoe**: Immer an beginnendes Speiseröhren-Ca. denken und Rö. veranlassen.

2.2 Bei Schwangeren = **Ptyalismus gravidarum**: Frühzeichen einer Gestose: → Schwangerschaft.

2.3 Mit Merkstörungen = Zeichen für ZNS-Abbau.

2.4 Mit süß-papigem Speichel: An **Amyloidose** (→ d.) denken.

2.5 Ohne erkennbaren Grund:

Ho.: - mit nervösem Kopfschmerz u.Brechreiz: Iris Dil.D2.
- bes. nach dem Essen auftretend: Allium sativum Dil.D3.
- - verbunden mit Magendruck: Nux vomica Dil.D4.
- verbunden mit Druck in der Lebergegend: Natrium sulfuricum Tbl.D4,
- mit Empfindlichkeit der Mundschleimhaut: Mercurius solubilis Tbl.D4.
- bei Nervenkrankheiten: Phosphorus Dil.D6.
- - mit Lähmungen (z.B.nach Apoplexie): Plumbum Tbl.D6.
- - mit Paraesthesien: Argentum nitricum Dil.D4.

Speichel = salzig: Sepia Tbl.D4.
- süßlich: Jodum Dil.D4 und Allium sat.Dil.D3.
- seifenartig: Dulcamara Dil.D3.
- scharf: Ammonium carbonicum Tbl.D3.
- übelriechend: Acidum nitricum Dil.D4.

Speicherkrankheiten

= *Thesaurismosen.*

Allg.: Krankheiten die durch pathogene Einlagerung von:

- Kohlehydraten (Glykogenosen): → Amyloidose.
- Fett (Lipidosen) = angeborene Lipoideinlagerungen, bes. typisch sind hellgelbe *Xanthelasmen* an den Augenlidern. → Hyperlipidämie.
- *Hämatochromatose* (→ d.).

Speiseröhren-

1. **-Entzündung** → Ösophagitis.
2. **-verätzung** = Notfall!!

TH.: *Bei Laugen:* sofort Zitronensaft trinken lassen.
Bei Säuren: Milch oder Magnesia usta, 1 Messersp. in Wasser gelöst. In beiden Fällen ein schnellwirkendes Antihypotonicum zur Schockbekämpfung und sofort: Krankenhaus.

3. **-verengung** = Druck hinter dem Brustbein und Schluckschwierigkeiten bei festen Speisen!

! Vor jeder TH. Abklärung durch Rö.

TH.: Bei spastischer Verengung: wie bei Cardiospasmus (→ d.).
• Bei Narbenstrikturen: Krankenhaus zur Abklärung ob eine Erweiterung durch Sondendehnung oder Op. nötig ist.
Wenn dies nicht erforderlich ist: wie bei Cardiospasmus.
• Bei Ösophagus-Divertikel: → d.

4. -krebs = Sy. wie Verengung + Speichelfluß.

TH.: Klinik! Bei Inoperabilität: vor jedem Essen =

Rp.: Anaesthesin 0,5
D. tal. dos. Nr. XII.
S. vor jedem Essen 1 Pulver und danach 1 Eßl.
Olivenöl.

→ Krebs.

Sphincterkrampf

→ *Analschmerz.*

Spinale progressive Muskelatrophie

→ *Muskelatrophie.*

Spinalparalyse

→ *Lähmungen.*

Spitzfuß

Allg.: Angeboren oder Lähmungsfolge (Kinderlähmung).

TH.: Nach warmem Fußbad Massage, Fußgymnastik und fußanhebenden Verband.

Spitzpocken

= *Windpocken:* → *Anhang.*

Splenomegalie

= *Milzvergrößerung.*

TH.: Genaue Diagnose und Ursachentherapie.

Spondyl-

-arthritis → Arthritis.

-arthrosis → Arthrose.

Spondylitis

= *Wirbelentzündung.*

Allg.: Selten und schwer zu diagnostizieren.
Aufgabe der Praxis ist die Frühdiagnose!
! Daran denken, wenn nach einer Infektionskrankheit oder einer Staphylococcen-Krankheit (Angina, Furunkel, Blinddarmentzündung usw.) ein streng umschriebener Bezirk der WS klopf- und stauchempfindlich, und das Vorbeugen der WS an dieser Stelle Schmerzen macht.

TH.: Klinik.

Spondylolisthesis

= *Wirbelgleiten.*

Allg.: Schwer zu diagnostizieren. Verdächtig sind Verspannungen der Muskulatur oberhalb des Gleitwirbels und Paraesthesien unterhalb desselben, sowie Steifhaltung.

TH.: Zunächst Klärung durch Rö.
Stärkung des Muskelskeletts durch:
- Wärmebehandlung des Rückens und anschließende Bindegewebsmassage.
- Übungsbehandlung der Gesäß-, Rücken- und Brustmuskulatur.
- Wassergymnastik und Schwimmen.
- Vit. B_{12} in hohen Dosen, evtl. paravertebral in Mischung mit Procain injiziert.

! In schweren Fällen: Op.

Spondylosis

= *Spondylarthrose.*

! Typisch = Schmerzen beim Zurückbiegen der WS.

TH.: in **akuten** Fällen:

Neur.: Procain- bzw. Lidocain-Infiltration der schmerzhaften Bezirke.
Sonst: wie bei Lumbago (→ d.).

TH.: in **chronischen** Fällen je nach Ort:

1) *Im HWS-Bereich* = NÄGELI-Kopfstützgriff, pro Sitzung 3 – 5 mal hintereinander.
Bei Blockierungen Chiropraktik (möglichst erst nach Rö- Abklärung der Verhältnisse).

2) *Im Brustwirbel-Bereich:* Bindegewebsmassage, Rückenblitz oder Unterwasserdruckstrahlbehandlung. Hyperämisierende Maßnahmen und dosierte Bewegungsübungen.

3) *Im LWS-Bereich:* Paravertebrale Injektionen.

Allg.: Entlastung der WS durch Schlafen auf harter Matratze.
• Bei Frauen keine hohen Absätze!
• Wärmetherapie (warme Bäder, Heublumensäcke usw.).
• Bewegungstherapie, die aber in allen Fällen dosiert werden muß. Am besten sind rhythmische be- und entlastende Übungen ohne vermehrte WS-Belastung. Hangeln an der Sprossenwand (oder Türe), Bewegungsübungen im warmen Bad.
• Massage zur Lockerung der Rückenmuskulatur und zum Geloseabbau. Am besten Vibrationen, Bindegewebsmassage mit langen Strichen. Bei tiefsitzenden Schmerzen Periostmassage.

Med.: Antirheumatika innerl. und als Salben,

Akup.: 3E.15/t u. Ga.30/t, Bl.39 und alle palpatorischen Schmerzpunkte d.

O.Ak.: Bei HWS: 37, 41, 55.

Ho.: → Rückenschmerzen.

Spontanpneumothorax

→ *Pneumothorax.*

Sporotrichose

= *Pilzinfektion.*

Allg.: Daran denken, wenn sich in der Haut in strangförmigem Hintereinander schmerzlose harte Knoten bilden und sich in der Anamnese eine Verletzung durch Dornen oder Holzsplitter findet. Die Knoten werden durch das Wachstum des Sporotrichon-Pilzes in den Lymphbahnen verursacht.

TH.: Klinik.

Sportschäden

= *meist Quetschungen (→ d.) und Distorsionen (→ d.).*

TH.: In frischen Fällen kalte Umschläge oder Chlorethylvereisung (es darf beim Aufsprühen keine Eisschicht entstehen) und elastische Binde.
• Nach Abklingen der akuten Symptome Einreibungen mit einer heparinhaltigen Rheumasalbe, Wechselbäder oder Wechselgüsse und Massage.

Sprachstörungen

Allg.: Etwa im 2. Lebensmonat beginnt ein Neugeborenes zu “lallen”, ungefähr im 13. – 15. Lebensmonat die ersten Worte zu sprechen. In der Folgezeit werden bestehende Sprachstörungen zunehmend erkennbar. Dabei erfordert das *Ausbleiben des Sprechens*, das auf Hörstörungen zurückgehen kann, sowie das *Näseln* eine genaue Abklärung im HNO-Bereich, da es sich meist nicht um eine echte Sprachstörung, sondern um pathogene Prozesse im Bereich der Nase (Resonanzhöhlen) handelt.

Echte Sprachstörungen sind: Stammeln, Poltern, Stottern und Legasthenie.

1. Von **Stammeln** (Dyslalie) spricht man bei der Unfähigkeit bestimmte Laute (vor allem: G, K, R und S), sowie schwierige Worte richtig auszusprechen. Laute werden falsch ausgesprochen, weggelassen oder ersetzt. Wenn das Gehör in Ordnung ist, ist in der Regel eine mangelnde Aufmerksamkeit die Ursache. Bis zum 4. Lebensjahr ist dies aber physiologisch.

2. Beim **Poltern** können die Laute und Worte zwar richtig ausgesprochen werden, doch der Redefluß ist überhastet und wird immer wieder durch verschlucken, verstellen und verstümmeln von Lauten, Silben oder Worten gestört. "Die Gedanken eilen den Worten voraus."

3. **Stottern** ist die Folge einer Störung der Koordination von Atmung, Stimmgebung und Sprechen. Es entwickelt sich meist im 2. – 5. Lebensjahr, bes. wenn eine familiäre Disposition besteht. Meist wird es dann durch das Fehlverhalten der Eltern verfestigt.

4. Als **Legasthenie** bezeichnet man die Lese- und Rechtschreibschwäche, die sich erst im Schulalter richtig zeigt.

TH.: Der *Legasthenie* → d.

• Beim *Stammeln, Poltern* und *Stottern* braucht das Kind im *Vorschulalter* noch keine spezielle Behandlung, sondern die Eltern müssen entsprechend beraten werden. Sie sollen sich eingehend mit ihrem Kind beschäftigen und müssen sich bemühen selbst deutlich und nicht hastig zu sprechen. Sie sollen das Kind ebenfalls anhalten langsam und deutlich zu sprechen. Einzelne Laute und Worte mit ihm üben. Sie dem Kind immer wieder sagen. "ich habe das nicht recht verstanden, wiederhole es einmal schön langsam und deutlich." Jedesmal, wenn das Kind dies tut, sollte man es loben mit dem Hinweis: "Siehst du, wenn du nicht so hastig, sondern langsam und deutlich sprichst, dann verstehe ich dich auch richtig."

• Von Vorteil sind zusätzlich: *Atemübungen* auf Laute sowie Auswendiglernen und Aufsagen kleiner Gedichte.

• Im *Schulalter* = ist logopädische Behandlung anzuraten.

• Bei nervösen Kindern evtl. Sedativa.

Ho.: Sprechen = zögernd: Kalium bromatum Tbl.D4.

- stoßhaft: Bovista Dil.D4.
- undeutlich: Cocculus Dil.D4 oder Causticum Dil.D6.
- läßt manche Worte aus: Chamomilla Dil.D6.
- Kind läßt auch Silben aus: Nux vomica Dil.D4.

Ist beim Sprechen stark nervös: Kalium bromatum Tbl.D6.
Benutzt falsche Worte oder Silben: Lycopodium Dil.D12.
Stottert: Stramonium Tbl.D6 und Hyoscyamus Dil.D6.

! **Im Erwachsenen- oder höheren Alter auftretende Sprachstörungen** wie *Aphasie* (→ d.) oder *Logoklonie* (mehrfaches Wiederholen von Worten) haben durchweg organische Ursachen: Sklerose im Bereich der li. Hirnrinde, Apoplexie, Tumor usw.

Ho.: Sprachstörung nach Apoplexie: Coccus cacti Dil.D3.

Spreizfuß

TH.: Vorderfuß mit elastischer Binde stramm binden, dazu Fußwechselbäder und -massage. Evtl. Einlage mit Anhebung des Quergewölbes.

Spritzenhämatom

= *Hämatom nach i.v.-Injektion. Vom Patienten meist auf die schlechte Technik des Behandlers zurückgeführt.*

Vorb.: Den Alkoholtupfer nicht ausgefaltet verwenden, sondern gefaltet. Man drückt ihn vor dem Herausziehen der Nadel auf die Stichstelle, zieht die Nadel langsam hervor und drückt den Tupfer dann 2 – 3 Min. fest an.

Sprue

= *Fettstühle, Meteorismus und Gewichtsverlust*

TH.: Zunächst klären ob eine Gluten-Allergie vorliegt.

Diät: *Glutenfreie Ernährung* über lange Zeit ist unerläßliches Therapiemittel. *Verboten* sind: Weizen-, Roggen- oder Gerstenerzeugnisse in jeder Form! *Erlaubt* sind: Reis, Mais und Kartoffel, glutenfreies Brot, Obst und Gemüse, eingeschränkt auch Fette, Fleisch, Fisch und Milcherzeugnisse. *Bei Durchfall* beginnt man am besten mit Rohkost oder Rohfrüchten.

Med.: Eisen, Kalium, Calcium, Magnesium, Folsäure, Vit. *A*, *B*-Komplex, *D* und *K*.

Zell.: Hypophyse ant. und Nebennieren-Rinde.

Spulwürmer

→ *Würmer.*

Star

→ *Cataracta*

Starrkrampf

→ *Wundstarrkrampf.*

Status asthmaticus

= Dauerasthma: → Asthma.

Staublunge

= Pneumokoniose

Allg.: Schwer zu diagnostizieren und nachzuweisen.

TH.: → Silikosen.

Stauungs-

-bronchitis → Bronchitis

-gallenblase → Cholezystopathie.

-gastritis = Gastritis bei Herzinsuffizienz.

-hochdruck = nephrogene Hypertonie.

-leber = durch Rechtsinsuffizienz des Herzens bedingte Leberschwellung und Hepatopathie (→ Hepatitis).

-lunge → Asthma cardiale.

-papille = Hirndruckzeichen.

Steinerkrankungen

→ Cholezystopathie, Nierensteine und Speicheldrüsenerkrankungen 1.3

Steinverschluß

→ Cholezystopathie u. Nierensteine.

Steißbeinschmerz

= Coccygodynie.

Allg.: Meist durch Entzündung nach fallartigem Aufsetzen auf das Steißbein.

Neur.: Man verteilt über dem Steißbein ein Depot von $2 - 5ml$ Procain im subcutanen Bereich.

Als Alternative kommt eine Vereisung mit Chloräthylspray in Frage. Dabei wird die Umgebung mit einem Pappkarton abgedeckt, bei dem die Steißbeinzone ausgeschnitten ist. Man sprüht aus ca. $25cm$ Entfernung und hört damit sofort auf, wenn sich die ersten Eiskristalle bilden.

In beiden Fällen ist eine mehrfache Wiederholung im Abstand von 3 Tagen möglich.

Tritt nach 3 Wiederholungen keine Besserung ein, so ist eine solche nicht mehr zu erwarten.

Ho.: Infolge von Stoß oder Schlag: Arnica Dil.D3 oder Ruta Dil.D2.

Ziehend, reißend: Causticum Dil.D4.

- mit Verschlimmerung bei Naßkälte: Cimicifuga Dil.D2.

Gefühl als ob eine Last am Steißbein hänge: Antimonium tartaricum Tbl.D12.
Zuckender Schmerz: Cicuta virosa Dil.D2
Schmerz beim Pressen: Silicea Tbl.D12.
Gehen verschlimmert: Hypericum Dil.D6.
Steißbein druckempfindlich: Xanthoxylon Dil.D3.

Stellungsfehler der Lider

1. **Ptosis** = Herabhängen des Oberlides = Muskellähmung. Bei Auftreten immer genaue Dg. Abklärung.
2. **Ektropium** = Herabhängen des Unterlides = im Alter häufig als Schwächezeichen.
3. **Entropium** = Einwärtsdrehen des Lidrandes und *Trichiasis* = Einwärtsdrehen einer oder mehrerer Wimpern.

TH.: Sollte unbedingt korrigiert werden, um eine Beschädigung der Hornhaut durch die harten Wimpern zu verhindern.
Zusätzlich Vit. *A* zur Hornhautstabilisierung.

4. **Lidkrämpfe** = zwanghaft vermehrtes Blinzeln *(Nictatio)* oder krampfhafte Verengung der Lidspalte *(Blepharospasmus)*.

TH.: Wo nicht durch Augenkrankheit (z.B. Conjunctivitis) bedingt, sondern nervös: Sedativa und Magnesium.

Stenokardie

→ *Angina pectoris.*

Stenose

= *Verengung, bes. der Speiseröhre.*

Sterilität

Allg.: Etwa 10 – 15% aller Ehen sind kinderlos (steril), davon 30 – 50% durch die Infertilität des Mannes, 40 – 60% durch diejenige der Frau.
(Der Begriff Sterilität bezieht sich immer auf die Ehegemeinschaft, der Begriff der Infertilität auf den einzelnen Partner).
• Erst müssen bei der Frau fachärztlich anatomische Hindernisse ausgeschlossen und beim Mann die Zeugungsfähigkeit durch eine Spermaprüfung festgestellt sein.
In Fällen die sonst keinen Befund ergeben:
Bei der Frau:
= Zunächst Prüfung des Verlaufs der Basaltemperatur am besten über 3 Monate mit Eintragung der Menstruation.

• Die Messung muß morgens unmittelbar nach dem Aufwachen, möglichst immer zur gleichen Zeit, rektal erfolgen.
• Es genügt hierzu ein einfacher Fieberthermometer.
• Eine Messung nach dem Aufstehen ist sinnlos.
• Ziel ist 1. die Feststellung ob überhaupt eine regelmäßige Ovulation erfolgt. 2. die Berechnung des günstigsten Konzeptionszeitpunktes.
Normal ist eine Temperatur von $36,4^0C - 36,8^0C$. Sie steigt in der Mitte des Cyclus (unmittelbar nach der Ovolution) auf $36.9^0C - 37,4^0C$. Bleibt dann ca. 10 Tage konstant und fällt unmittlbar vor der Menstruation wieder auf die Grundtemperatur.
Pathologisch ist:
a) das Fehlen der Temperaturerhöhung = keine Ovulation.
b) die Verkürzung des hyperthermen Plateaus und
c) ein treppenförmiger Themperaturanstieg.
= mehr oder weniger schwache Lutealfunktion.

TH.: 3 Wochen vor dem errechneten Konzeptionsdatum sollte kein Verkehr stattfinden und in dieser Zeit:
• *Bei der Frau:* Wärmebehandlung des Unterleibes, am besten mit Moorbädern.
Dazu: Agnus castus Ø, tägl. 3 x 25 Tr.
Unmittelbar vor dem Verkehr evtl. Scheidenspülung mit:

Rp.: Natrii bicarbonici 5,0
Saccherum amyl. 8,0
Sol. Ringeri ad 200,0
M.D.S. nach Vorschrift.

- Hiermit soll die vaginale Azidität vermindert und die Lebensfähigkeit der Spermien erhoht werden.
! Voraussetzung ist das Freisein der Scheide von Entzündung.
! Die Spülung nur im Bedarfsfall verwenden!
• *Bei beiden Partnern* = Vit. *E*, tägl. 1000 E., Vit. *A* 25.000 I.E. und:

Rp.: Ferri oxydati c. Saccher.
Saccher. lactis aa 5,0
M.f. pil. Nr 100. D.S. 3 x tägl. 1 Pille 4 Wochen lang.

Zell.: *Bei der Frau:* Ovar total, Uterus, Hypophyse ant. fem.
Beim Mann: Testis, Hypophyse ant. mascul., Prostata.
Bei beiden zusätzlich: Hypothalamus, Schilddrüse, Nebenniere und Placenta.

Ho.: *Bei Frauen* in allen Fällen: Agnus castus Ø und:
bei Blonden u. Hellhäutigen: Pulsatilla Dil.D4.

bei Brünetten: Sepia Tbl.D6-D4.
Außerdem:
Wenn die Menses spärlich: Aurum Tbl.D6.
- und Brüste schmerzhaft: Conium Dil.D6.
Wenn die Menses sehr stark: Calcium carbonicum Tbl.D12.
Bei starker Libido: Phosphorus Dil.D30.
Bei Depressivität: Natrium muriaticum Tbl.D12.
- begleitet von Leukorrhoe: Borax Tbl.D12.
Bei Männern: Selenium Tbl.D12.

Akup.: *Bei der Frau:* KG.3/t, Ni.11/t u. GG.4/d.
Beim Mann: KG.6/t, KS.7/t, Ni.11/t u. GG.3/d.

Stillgegenanzeigen

Infektionskrankheiten, Tbc, schwere Krankheiten, bes. Nephritis, Schilddrüsenstörungen, Diabetes und Psychosen.

Stillen

Allg.: Beim Stillen müssen sich Mutter und Kind aufeinander einstellen. Daher braucht die Mutter Ruhe. Niemand weiß vor der Geburt ob und wie lange sie stillen kann. Wer ihr schon vorher Stillunfähigkeit prophezeit, wird recht behalten, weil die Milchsekretion bei Nervosität und Angst versagen kann. Daher:

- Stets Ermutigung und Zuspruch, schon vor der Geburt.
- In jedem Fall muß der Versuch gewagt werden. Die Natur hat für das Neugeborene nichts besseres bereit als die Muttermilch.
- Der Säugling wird erst 24 Std. nach der Geburt erstmals angelegt.
- Wichtig ist, daß ihm nicht nur die Brustwarze, sondern der ganze Warzenhof in den Mund gedrückt wird. Nur so kann er richtig saugen.
- Auf Freihaltung der Nase ist zu achten, da die Atmung während des Saugens beeinträchtigt ist.
- Nach 5 Minuten ist bereits mehr als 50% der Nahrung aufgenommen. Saugschwache Kinder daher nicht zu lange anlegen.
- *Man muß die Frauen auch vor Mengenangst warnen.*
- Wenn möglich soll das Stillen auf natürliche Weise durch Anlegen des Säuglings geschehen! Daher ist es:
- Falsch die Milch zwecks genauer Mengenkontrolle abzupumpen.
- Den Säugling nach jedem Ansetzen zu wiegen, um die Milchmenge zu messen.
- Die achtstündige Nachtpause (von 22 Uhr bis 6 Uhr morgens) nicht zu beachten.

• Das Kind bei jedem Schrei anzulegen oder aber zu wenig anzulegen (Normal ist 5 Mal am Tage).

• Die mütterliche Brust sondert um so mehr Milch ab, je gründlicher sie entleert wird. Erstes Gebot ist daher das systematische Anlegen, unabhängig von der Menge und die vollständige Entleerung der Brust.
Die Brüste im Wechsel geben, damit sie sich erholen können.
Entscheidend ist die Entwicklung des Kindes.

Diät.: Am besten lactovegetabil, wie bei der Schwangerschaft. Nicotin- und Alkoholverbot.

! *Medikamente in der Stillzeit:*
Viele Pharmaka treten in die Muttermilch über. Daher ist es ratsam, daß die Mutter in der Stillzeit auf Medikamente verzichtet.
Die rote Liste gibt entsprechende Hinweise.
Eine Ausnahme sind Homöopathika über D3 und Diätetika.

Stillhindernisse

1. Rhagaden der Brustwarze.

Vorb.: Korrektes Stillen.
• Größte Sauberkeit vor und nach dem Stillen. Die Brust jedoch nicht mit mazerierenden Essenzen, sondern am besten mit Kamillentee (Flor. Chamomillae) reinigen.

TH.: Wie bei Mammaekzem (→ d.).
Kind bis zur Heilung nur mit glattem Gummisauger anlegen, der sich zum Ende verjüngt.

2. Mastitis (→ d.).

3. Schwergehende Brust

TH.: Vor dem Anlegen ein wenig abpumpen.

4. Flach oder Hohlwarze

TH.: Kind mit Gummisauger saugen lassen.
Wenn das nicht geht muß man abpumpen.

5. Trinkschwäche oder -unlust des Kindes

TH.: 1 – 2 mal mehr aber zeitlich nicht länger anlegen.

6. Säuglingsschnupfen

TH.: Nase vor dem Anlegen mit Wattetampon reinigen und zur Abschwellung 1 Tr. Otriven in jedes Nasenloch. Darauf achten, daß die Nase nicht an die Brust angedrückt wird.

STILL-Krankheit

= Polyarthritis bei Kindern

TH.: Klinik!

Stillschwäche

Allg.: Sich nicht gleich entmutigen lassen (→ Stillen).

- Immer wieder Stillversuche.
- Warme Auflagen auf die Brust. Aber: nicht zu heiß, keine trockene Erwärmung (Bestrahlung).
- Tee von Herb. Galegae - oder:

Rp.: Fruct. Anisis
Fruct. Anethi aa 5,0
Fol. Melissae 10,0
Herb. Galegae ad 50,0
M.f. spec. D.S. 1 Teel. auf 1 Tasse Wasser als Aufguß.
2 – 3 x tägl. 1 Tasse

- Eiweiß-Malzpräparate.
- Ein Vitamin-Mineral-Mischpräparat.

Ho.: Bei einer wegen der Stillschwäche gedrückten Stimmung: Agnus castus Dil.D2, 3 x 5 Tr.
Bei Nachlassen nach Aufregung: Chamomilla Dil.D3.
Bei blassen Frauen: Calcium carbonicum Tbl.D12.

Zell.: Placenta und dazu ein Vitamin-Mineral-Misch-Pulver in Milch.

Stimmstörungen

TH.: Zunächst muß Laryngitis (→ d.) ausgeschlossen werden.
Bei funktionellen Störungen: Atemübungen =

- Tägl. bis zu 5 mal tief einatmen und langsam ausatmen.
- Auf einzelne Töne ausatmen.
- Galvanisation

! In schweren Fällen fachliche Stimmschulung vorschlagen.

Akup.: Ma.10/t u. Di.4/d

Ho.: Nach Überanstrengung: Arnica Dil.D6.
Bei Verschleimung: Ipecacuanha Dil.4.
Mit Husten: Cuprum aceticum Dil.D4-D6.
Nach Apoplexie: Arnica Dil.D2.
Während der Regel: Gelsemium Dil.D6.
Nach oder bei Katarrh: Causticum Dil.D6.
Bei Nervösen: Ignatia Dil.D6.

Jedesmal, wenn der Pat. Hitze ausgesetzt ist: Antimonium crudum Tbl.D6.
Bei heiserer Stimme: Acidum oxalicum Tbl.D6.
- die schon länger besteht (und wenn ein org.Befund ausgeschlossen ist): Barium carbonicum Tbl.D12-D30.

Stirnekzem

An Hutbänder und Stoffe denken mit denen Hüte präpariert werden: Cromate, Lorbeeröl, Kunststoffe.
TH.: Keine Hüte tragen. Lokal:

Rp.: Acid. tannicum 5,0
Bismutum subgallicum 10,0
Zincum oxydatum 20,0
Talcum ab 50,0
M.f. pulv. D.S. Mehrmals täglich mit Wattebausch auftupfen.

INN.: → Ekzem

Stirnhöhleneiterung

→ *Sinusitis.*

Stomatitis

1. **-allergica** = durch Medikamente, Prothesenkunststoffe, Mundwässer, Zahnpasten usw.
TH.: Allergen herausfinden und beseitigen.
Bis dahin: Antiallergika.
2. **-aphthosa** → Aphthen.
3. **-catarrhalis** bzw. *-simplex.*
= unkomplizierte Mundschleimhautentzündung:
TH.: Mögliche Ursachen ausschalten (schlechtsitzende Zahnprothesen, Unsauberkeit in der Zahnpflege, Konservierungs- oder Zahnputzmittel, Blut- oder Leberkrankheiten).
• Für geregelten Stuhlgang sorgen.
• Mundspülungen mit Kamillentee (Flor. Chamomillae), Salbeitee (Fol. Salviae), Heidelbeertee (Fruct. Myrtili) oder mit Verdünnungen von Tinct. Arnicae, Tinct. Ratanhiae oder Echinacea Ø.
• Pinselung des Zahnfleisches, mit unverdünnter Tinct. Tormentilllae, Tinct. Ratanhiae, evtl.als:

Rp.: Tinct. Tormentillae
Tinct. Ratanhiae aa 15,0

Tinct. Myrhhae 5.0
Tinct. Arnicae 1,0
Anaesthesin 3,0
Ol. Menthae pip. gtt.III
Spir. dil. ad 50,0
M.D.S. zum Pinseln der Mundschleimhaut. Vor Gebrauch schütteln.

- oder mit einem entsprechenden Fertigpräparat.
• Vit. B-Komplex, sowie Vit. A und C.
Bei starken Fällen evtl. zunächst B_{12}-Injektionen.

Ho.: Allg.: Mercurius solubilis Tbl.D4.
Bei Frauen: Pulsatilla Dil.D4.
Bei starker Rötung: Belladonna Dil.D4.
Bei stechenden Schmerzen: Apis Dil.D4.
Bei Trockenheitsgefühl: Natrium chloratum Tbl.D3.

4. -ulcerosa = Mundfäule: Meist durch Fortentwicklung einer unbehandelten St. simplex.
! Wenn Zunge mitbetroffen: immer Blutuntersuchung! Leukämie!?

TH.: Mundspülung mit einer 1%igen Kaliumpermanganat-Lösung, oder mit einer 10%igem Wasserstoffsuperoxyd-Lösung, die man in der Apotheke anfertigen läßt.
• Danach einpinseln mit Rp.-Lösung (→ o.).
• Der Patient soll ab und zu eine Zitronenscheibe über längere Zeit im Mund behalten.
• Vit. B_{12}-Injektionen 2 – 3 x wö.1000y.

Ho.: Mercurius solublimat. corossiv. Dil.D4 unverdünnt und im Mund halten.
Bei weiß-grauem Belag der Schleimhäute: Kalium chloratum Tbl.D4.
Bei gelblich-eitrigem Belag: Kalium bichromicum Tbl.D4.

5. Sonderformen:

5.1 Soor = → d.

5.2 Mund-Hand-Fußkrankheit: plötzl. etwas Fieber und Bläschen auf gerötetem Grund, zunächst im Mund, dann auf Hand- und Fuß-Rücken und -Fläche. Meist bei kranken Kindern oder epidemisch in den Sommermonaten.
= harmlose Virusinfektion.

TH.: Wie Herpes simplex.

Stottern

→ *Sprachstörungen.*

Strabismus

→ *Schielen.*

Strahlenpilzerkrankung

= *Aktinomykose.*

Allg.: Die Erkrankung ist selten, aber man sollte daran denken, wenn am Hals oder auf der Haut blaurote, bretttharte, wulstförmige Infiltrate auftreten, oder ein Husten mit blutigem Auswurf auftritt und der Pat. auf Befragung angibt, daß er bei einem Spaziergang über das Feld an einem trockenen Gras- oder Getreidehalm gekaut hat.

TH.: Klinik!

Strahlenschäden

1. - lokal als Erythem

TH.: kühlende Wundsalbe.

2. - am Arm = ca. 6 Monate bis Jahre nach Mamma-Ca-Bestrahlung kann es zu bohrenden Schmerzen und Sensibilitätsstörungen infolge einer Schädigung des Armplexus kommen.

TH.: Hohe Dosen Vit. B_1 und B_6, sowie Sedativa.

3. - an der Blase = Strahlencystitis.

TH.: Wie Cystitis. Dazu

Neur.: Quaddelung über der Blase und über dem Kreuzbein. Wo die Technik beherrscht wird: Versuch mit praesakraler Anaesthesie nach PENDL.

Akup.: Wie bei der Cystitis.

4. - Enterocolitis *(Strahlenkater):*

Diät: Bis zu 5 oder 6 kleine Mahlzeiten

- Speisen nicht zu kalt und nicht zu warm.
- Es soll stets in Ruhe und nie in Eile gegessen und gut gekaut werden.
- Verboten sind alle stark gewürzte, scharfe, saure, geräucherte und panierte Speisen.
- Auf frische und beste Qualität der Nahrungsmittel ist Wert zu legen. Also: keine faserigen Fleischsorten und nur frische, aber keine "holzigen" Gemüse.
- Alles sollte frisch zubereitet werden.
- Nur wenig Fett. Zur Speisebereitung hochwertige Öle oder wenig Butter. Als Brotaufstrich etwas Butter.

Med.: Je nach Bedarf: Amara, Stomachika oder Verdauungsfermente und Vit. B_1.

Strangulationsileus

= *Eingeklemmter Bruch (→ Ileus).*

Strictura

-ösophagi = Speiseröhren-verengung.
-recti = Afterverengung, meist Ca.

Strikturen

= *Verengungen.*

Streß

= *Alarmbereitschaft.*

Allg.: Heute Modewort zur Bezeichnung einer psycho-sozialen Belastung.
Man spricht von *Eustreß*, d.h. einem angenehmen, ja erstrebten Streß (von Streßtypen), und einem *Disstreß*, d.h. einer unangenehm empfundenen Reaktion auf Belastung.
Praktisch bedeutungsvoll ist nur der *Disstreß*. Er kann sich verschieden äußern in:
1. Schlafstörungen,
2. Veränderungen des Hunger- und Sättigungsgefühls,
3. Verdauungsstörungen,
4. Störungen des Sexualempfindens - und häufig in:
5. Hypertonie, zunächst mit schwankenden, dann mit rel. fixiert hohen RR-Werten.

! Rauchen (Kettenrauchen), Alkohol- oder Kaffeeabusus und Ruhelosigkeit sind sowohl Zeichen für Streß als auch Momente die ihn komplizieren.

TH.: Sedativa, jedoch nur zur Therapieeinleitung.

Psych.: Erkennen und ändern der streß-verursachenden Lebensverhältnisse.
• Dem Patient muß beigebracht werden, daß die allzugroße Hektik im täglichen Leben und im Beruf nicht nur zu einem Verlust an Entspannung führt, sondern auch zu einer Gefährdung der Kreislaufregulation. Streß ist deshalb ein erheblicher Risikofaktor für das Herz.
• Neue Prioritäten sollten gesetzt werden. Der Pat. muß lernen zwischen dem zu unterscheiden, was real möglich und was nicht erreichbar ist. Er soll sich mehr der Familie widmen, und "das Geschäft nicht mit nach Hause nehmen." Man kann ihm raten, alles was nicht unmittelbar erledigt werden muß, ein paar Tage liegen zu lassen, um dadurch die Erfahrung zu sammeln, daß nicht alles gleich gemacht sein muß. Man sollte ihm auch beibringen "eines nach dem andern" zu erledigen und nicht mehrere Dinge gleichzeitig machen zu wollen.

Phys.: Wichtig ist es einfache Techniken zur täglichen Entspannung zu lernen, wie: Hinliegen, die Arme auflegen und tief ein- und auf einen bestimmten Ton auszuatmen.

• Viel Bewegung an der frischen Luft. Bes. ein Spaziergang nach der Tagesarbeit.

Strophulus

= *Urtikaria (→ d.) im Kleinkindalter.*

Allg.: Meist Folge einer Milchallergie. → auch: Exudative Diathese.

Struma

= *Kropf.*

Allg.: Als Strumna wird jede Vergrößerung der Schilddrüse bezeichnet.

! Vor jeder Therapie muß die Art der Struma geklärt werden.

1. **Struma und** Bradykardie, trockene Haut, Knotenkropf = Hypothyreose.
2. **Struma und** Tachykardic, Hypertonie, Tremor, Struma pulsiert = Hyperthyreose.
3. Struma ohne andere Zeichen: **Autonomes Adenom**.

! Fragen ob seit längerem Antirheumatika oder gar Thyreostatika genommen werden, deren Folge eine **iatrogene Struma** sein kann.

TH.: Keine Kropftherapie, bei entsprechender Größe und Behinderung durch den Kropf = Op.

Ho.: Calcium carbonicum Tbl.D6.
Wenn der Kropf rel. hart ist: Calcium fluoratum Tbl.D6.

4. **Endemischer Kropf**, bes. in Gebirgsgegenden.

Allg.: Kalkreiches Wasser fördert die Entstehung.
Der Pat. soll nicht viel Kohl essen, da das in diesem vorkommende Vinylthio-Oxazolidin die Kropfbildung begünstigt.

TH.: Jod, $0,1mg$ tägl., z.B. als:

Rp.: Kalii jodati 0,02
Aqua dest. ad 20,0
M.D.S. 2 – 3 x tägl. 2 Tropfen in etwas Wasser.

dazu Vit. A, tägl. 30 – 40.000 I.E.

Ho.: Spongia Tbl.D2-D4 oder Fucus vesiculosus Øbis Dil.D1.
Bei kalkreichem Wasser: Lapis albus Tbl.D4-D6.
Bei schwangeren Frauen mit Kropf auch: Calcium phosphoricum Tbl.D6.

5. **Schulkropf** = meist im Zusammenhang mit der Pubertät.

TH.: Nach Foci im Kopfbereich suchen und ausschalten.
- Vit. *A*
- bei Müdigkeit: Jod wie oben.
- bei Nervosität: Sedativa.

Ho.: Bei den ersten Anzeichen: Thalattin Dil.D3.
Bei unruhigen, leicht schwitzenden Kindern: Thyreoidinum Tbl.D6.
Kommt es hierbei schnell zur Besserung oder tritt umgekehrt eine Verschlimmerung ein, geht man auf Tbl.D12 über.
Tritt bei D6 innerhalb von 8 Tagen keine Besserung ein, geht man auf D4 herunter.
Nützt auch das nichts dann gibt man:
- bei dunklen Typen mit Heißhunger: Jodum Dil.D6-D4.
- bei mehr pastösen Kindern: Calcium jodatum Tbl.D4-D6.

6. **Struma maligna** = stets daran denken, wenn ein einseitiger, rel. umschriebener Kropfknoten sich schnell vergrößert.

TH.: Op. und Nachbehandlung wie bei Krebs.

Ho.: Bis zur Klärung: Conium Dil.D4 und Apis Dil.D4.

Stuhl

Ho.: -blutig: Arnica Dil.D2.
- - schleimig: Ipecacuanha Dil.D4.
-bröckelnd: Magnesium carbonicum Tbl.D4.
-wie gehacktes Ei: Chamomilla Dil.D2.
-wie Grütze: Magnesium carbonicum Tbl.D4.
-faserig: Acidum sulfuricum Dil.D6.
-froschleichartig: Phosphor Dil.D12.
-grünlich, gallig: Aconitum Dil.D6 und Chamomilla Dil.D2.
-hart: Bryonia Dil.D4 oder Natrium chloratum Tbl.D6.
-hellgelb: Nux moschata Dil.D4.
-klumpig, knollig: Graphites Tbl.D4.
-wie gehackte Kräuter: Aconitum Dil.D6.
-kreideähnliche Klümpchen: Calcium carbonicum Tbl.D4.
-lang und dünn: Phosphorus Dil.D8.
-milchig: Jodum Tbl.D6 oder Cuprum aceticum Dil.D3.
-wie gekochter Sago: Camphora Dil.D4.
-schafkotartig: Chelidonium Dil.D3.
-schleimig: Graphites Tbl.D4 oder Ipecacuanha Dil.D6.
- - klumpig: Aloe Dil.D6.
-wie Seifenlauge: Acid.benzoicum e resina Dil.D3.

Subarachnoidalblutung

! **Notfall!** Daran denken, wenn jemand im Verlauf einer körperlichen Belastung plötzlich zum Kopf greift, das Gesicht schmerzhaft verzieht und zusammenbricht.
Sofern der Betroffene noch bei Bewußtsein ist, ist seine Aussage vom blitzartig einsetzenden, heftigen Kopfschmerz Leitsymptom.
In der Vorgeschichte oft Migräne-Attacken.

TH.: **! Sofort nächste Klinik,** wenn möglich: Neurochirurgie.

Subduralhämaton

! **Notfall!**
Daran Denken, wenn bei Fußballspieler 3 – 4 Wochen nach einem von ihm ausgeführten Kopfball, oder sonst nach einem Schlag auf den Kopf, plötzlich zunehmende und kaum beeinflußbare Kopfschmerzen auftreten.

TH.: ! Klinische Abklärung und Behandlung!

Sucht

= *Drogenabhängigkeit.*

Allg.: Klassische Suchtdrogen sind:

• Haschisch und Marihuana, im Szenenjargon: Joint, Gras, Shit, Heu oder Stoff genannt.

• Das aus Mutterkorn *(Secale cornutmu)* hergestellte Lysergsäurediäthylamid (LSD) wird meist in Form von Pulver, Tabletten oder auf Löschpapier vetrieben.

• Das aus einem Kaktusgewächs gewonnene Mescalin, das Cocain und die Opiade: Morphin und Heroin, die heute häufiger entdeckt werden.

• *Schnuffelstoffe* zu denen vor allem organische Loser wie Aceton, Ether, Dichloethan u.a. gehören, die sich in Lackverdünnungsmitteln, Fleckenentfernern, Klebstoffen u. dergl. befinden und deshalb leicht zugänglich sind.

TH.: Erste Aufgabe des Allgemeinpraktikers besteht darin, zu erkennen, daß "Sucht" vorliegt. Das ist nicht einfach, denn der Pat. kommt nicht wegen seiner Sucht in die Praxis, sondern immer wegen deren Folgen.

a) *primäre Folgen* sind: Konzentrationsstörungen, Appetitlosigkeit, Übelkeit, Oberbauchdruck usw.

b) *sekundäre Folgen* sind: Antriebslosigkeit, Depressivität, aber auch Hepatitis, Kreislaufstörungen u.a.

• Hauptmoment der Auseinandersetzung mit dem Süchtigen ist das Gespräch. In ihm fällt der Drogensüchtige oft auf durch seine sprunghafte und alogische, zugleich übersensible und ängstliche Reaktion auf gestellte

Fragen. Nie mit Fragen nach Drogenkontakt beginnen, denn damit fühlt er sich "erkannt" und bricht den Kontakt sofort ab. Er wehrt sich nämlich bewußt oder unbewußt gegen die Einsicht, daß seine Abhängigkeit das eigentliche Problem ist. Von ihm lenkt er ab durch den Hinweis auf seine Probleme mit Eltern, Schule, Arbeitsplatz usw. Meist sind sie aber nicht Ursache, sondern Folge des Drogenkonsums. Deshalb ist es gefährlich dies gegenüber dem Patienten voreilig festzustellen. Man muß vielmehr die Darstellung seiner Probleme anhören und danach fragen, wie er darauf reagiert hat und reagiert. In diesem Zusammenhang läßt sich dann die Frage nach dem Drogenkonsum einflechten. Aus dem für ihn gezeigten Verständnis erwächst dann auch die Bereitschaft die ganze Problematik zu bekennen.

• Entscheidend ist es, den Pat. zur Einsicht zu bringen, daß er sich in eine fachgerechte Suchtbehandlung begibt.

Ambulant ist sie kaum möglich - und wegen der geringen Erfolgsaussichten auch problematisch, da die Grundsituation meist sehr komplex ist. Meist handelt es sich um eine Krise der gesamten Entwicklung, mit Selbstwertproblemen die sich aus Forderungen ergaben, denen der Pat. nicht gewachsen ist. Entweder weil sie von den Eltern gestellt sind oder nur bei einem Jungendlichen auftauchen, der mit materiellen Gütern überfüttert wurde, ohne daß man ihm ideelle Werte vermittelt hat und der nun aus seiner Bequemlichkeit in eine fordernde Wirklichkeit entlassen wurde, der er zu entfliehen versucht. Dann wieder kann Zugehörigkeitsverlust durch eine Scheidung der Eltern die Ursache sein, bes. wenn es zu einem neuen Verhältnis des Elternteils, bei dem sich der Jungendliche befindet, zu einem anderen Partner kommt, der das Gefühl des "Störens" aufkommen läßt usw. Da sich diese Dinge mit der Entziehung meist nicht ändern, ist ihr Erfolg durchweg begrenzt.

• Es empfiehlt sich dem Pat. schon in der ersten Begegnung zur sportlichen Betätigung, möglichst in einem Verein zu raten. Das lenkt ab und gibt ihm die Möglichkeit sich zu fassen. Die körperliche Ermüdung bringt außerdem eine vegetativ-nervale Entspannung und Beruhigung.

SUDECK-Syndrom

Allg.: Periphere Durchblutungsstörung an Händen oder Beinen, die dadurch gekennzeichnet sind, daß es nach einer Quetschung zu Entzündungserscheinungen der Haut über Gelenken kommt, die nun aus Schmerzangst nicht mehr bewegt werden. Schon nach 8 Tagen klingen die Entzündungserscheinungen ab, die Haut wird trocken, kühl und dünn; die Schmerzen bleiben.

Proph.: Nach Quetschung keine Massage oder Hitzeanwendungen, sondern Kühlung mit Arnikaumschlägen und Ruhigstellung. Dazu ein Aesculus-Rutin-Präparat.

TH.: Nach Abklingen der ak. Entzündung: ca. 10 Tage nach Beginn:

• Anregung der (nunmehr) herabgesetzten Durchblutung

a) zunächst durch warme (aber nicht heiße) Teilbäder, warme Umschläge und Packungen, oder natürliche Sonnenbestrahlung.

Bei Verträglichkeit dann Fango- oder Moorparaffin- Packungen von 30 – 60 Minuten.

Dazu Wechselbäder auf der gesunden Seite.

b) durch Bindegewebsmassage und manuelle Lymphdrainage.

c) durch gefäßerweiternde Mittel.

Neur.: Schmerzbekämpfung durch Novocain-Blockaden.

a) $5ml$ 2%iges Novocain über dem Condylus ulnaris humeri bzw. (für den Fuß) über dem Wadenköpfchen.

b) In schweren Fällen: Stellatum-Anästhesie an 3 – 5 aufeinanderfolgenden Tagen.

Phys.: Bewegungsübungen: zunächst an Hüft- und Schultergelenk, dann von Kniegelenk und Ellenbogen, zuletzt von Hand- und Finger-, bzw. Fuß- und Zehengelenken. Nie passiv überdehnen! Immer an der Schmerzgrenze aufhören! Die aktive Bewegung darf nur langsam gesteigert werden, zunächst in Form freier Übungen, bes. im Bewegungsbad, dann als Übungen gegen langsam zunehmenden Widerstand.

Med.: Calcium und Vit. *D*.

Suizid

→ *Selbstmordneigung*.

Superazidität

→ *Sodbrennen*.

Sycosis

= *Bartflechte*.

1. -parasitaria = pilzbedingt, meist durch Trichophyten.

TH.: Haare kurzschneiden aber nicht rasieren!

• Heiße Seifenwaschung und danach Versuch die Krusten zu entfernen. Jedoch nicht reißen! Keine Blutung bewirken!

• Danach Bart-Umgebung mit Zinkpaste abdecken und Bart durchtränken mit:

Rp.: Tumenol-Ammon. 8,0

Anthrarobin. 2,0
Tct. Benzoes 30,0
Spir. 70% ad 50,0
M.D.S. äußerlich auftragen.

- Erkrankte Haare entfernen.
- Unspezifische Reiztherapie mit:

Rp.: Ol. Terebinth. 1,0
Ol. Olivar. ad 20,0
M.D. Steril in Stechampulle zur Inj.
S. Alle 2 – 3 Tage i.m. steigend von $0,1 - 1,0$.

- Nach Abklingen der Erscheinungen lange Nachbehandlung mit Seifenwaschung und nachfolgender Bartbefeuchtung mit 70%igem Alkohol.

2. **-simplex** = meist von Staphylococcen verursacht.
TH.: = wie S. parasitaria, zum Durchtränken des Bartes aber:

Rp.: Acid. salicylic. 1,0
Sulf. praecipitat. 8,0
Tct. Jodi 0,2
Ichthyol 1,0
Chloroform
Spirit. dilut. aa ad 100.
M.D.S. Bart stündl. befeuchten und trocknen lassen.

Inn.: Vit. B-Komplex und Vit. C.
Ho.: Sulfur Tbl.D3 und Mercurius solubilis Tbl.D4 im Wechsel.
In hartnäckigen Fällen auch Hydrocotyle asiatica Dil.D2.
! In schlimmeren Fällen sind Antibiotika (**Rp**) innerl. und äußerl. nicht zu umgehen.

Synkope

= *Cerebrale Ausfälle cardio-vaskulärer Genese.*
Am häufigsten = Ohmacht (→ d.).
Extremer als Kollaps (→ Schock).

Syphilis

= *Lues.*
Allg.: Heute zwar selten, aber nicht ausgestorben.
Daran denken:
1. Bei kaum schmerzhaftem Panaritium an den Fingerspitzen.
2. Bei afebrilen Anginen, die nicht abheilen wollen.
3. Bei plötzlichem Haarausfall mit kleinen krustösen Herdchen auf dem

behaarten Kopf.
4. Bei plötzl. auftretenden Roseolen die nicht jucken.
! Klärung durch Labor.

TH.: Klinik! Meldepflichtig schon bei Verdacht!

Syringomyelie

Allg.: Selten! Daran denken, wenn jemand mit Verbrennungen an Hand und Arm kommt, dabei aber kaum Schmerzen empfindet, obwohl die Berührungssensibilität erhalten ist.

TH.: Klinik.

T

Tabes dorsalis

Allg.: Auch heute nicht selten, aber meist übersehen oder mit MS verwechselt. Daran denken bei lanzierenden Schmerzen in den Beinen, gastrischen Krisen, Ataxie, Sehstörungen und reflektorischer Pupillenstarre.

TH.: Klinik!, da Luesverdacht, auch wenn der Patient diese unbeachtet überstand.

Tachykardie

→ *Herzrhythmusstörungen.*

Taenia

→ *Würmer.*

Talgdrüsenerkrankungen

= *Sebostase = Hauttrockenheit.*

Seborrhoe → d.

Akne vulgaris → d.

Rosacea → d.

Tarsaltunnelsyndrom

= *Mißempfindungen und Belastungsstörungen im Bereich der Fußsohle unter dem Innenknöchel.*

Meist nach "Fußverdrehen" oder bei stehenden Berufen durch schlechtes Schuhwerk. Typisch ist: Druckempfindlichkeit unterhalb des Knöchels.

TH.: Kühle Umschläge.

- Am Tag = Binden des Fußes.
- Nachts = Umschlag mit Heparinsalbe.

Neur.: Injektion von $0,5 - 1ml$ Novocain 1%, subcutan in Grube zwischen Innenknöchel und Achillessehne.

Höchstens 6 Inj. im Abstand von 5 Tagen.
Wenn erfolglos Op. (Neurolyse).

Tätowierungen

TH.: Beseitigung ist durch fachkundiges Abschleifen möglich.

Taubheit

→ *Schwerhörigkeit.*

Taucherunfall

Allg.: Verdächtig ist jede ungewöhnliche Müdigkeit nach Tieftauchen, bes. wenn sie von Parästhesien und Schmerzen begleitet ist.

E.H.: ! Lebensgefahr.

- Sofort NAW und nächste Klinik zur Dekompression.

! Die nötige Re- und anschließende Dekompression erfordert viel Erfahrung.

- Bis zum Eintreffen des NAW.: Kreislauf- und Schmerzmittel.
- Wenn möglich Sauerstoffatmung unter Druck.
- Bei Brustschmerzen = Brust mit breiten elastischen Binden fest umwickeln.

24 Std. vor einer Flugreise nicht tieftauchen!!

Teerstuhl

→ *Ulcus duodeni.*

Teleangiektasien

Allg.: Im Gesicht = nach Erfrierungen oder bei Rosacea.
Am Oberschenkel meist inf. Mikrovaricen.
Sonst durch Erfrierung oder Hitzeschaden.

TH.: Im *Gesicht:* fachkundige Koagulation mittels Diathermie oder Kurzwellengerät. Die Nadel muß senkrecht über dem Gefäß angesetzt werden. Dann wird der Strom für 1 Sec.(!) eingeschaltet. Das Gefäß verschwindet auf 2 – 3mm. Danach wird die Nadel an der nächsten sichtbaren Stelle eingesetzt usw. Präzises Stechen ist erforderlich.
Nach der Koagulation einpudern - nicht einsalben.
Zum Erfolg sind mehrere Sitzungen erforderlich.

- Am *Oberschenkel* wird das Zuflußgefäßchen durch Injektion einer hypertonischen Zuckerlösung verödet.

Tendovaginitis

Allg.: Daran denken bei Weichteilschmerzen während der Bewegung.
Typisch: Druckpunkte über Sehnenansätzen.
Bei Frauen 10 mal häufiger als bei Männern.

TH.: Foci suchen und sanieren.
• Antirheumatika und hohe Vit. E-Gaben (tägl. $800mg$).

Psych.: Aufklärung der Patientin, daß es sich um eine zwar schmerzbereitende aber keine schwere oder verkrüppelnde Krankheit handelt. Das nimmt bestehende Sorgen. Wichtig ist es auch, ein offenes Ohr für die Nöte und Probleme der Patientin zu haben. Das lindert psychogen bedingte Verspannungen.

Phys.: Bewegungsübungen im warmen Wasser.
• Lokale Wärme oder Kälte, je nach Besserungsempfinden.

Neur.: Injektion in palpatorisch ermittelte Schmerzpunkte. Die Nadelspitze muß bis zum Schmerzpunkt vordringen. Bei seiner Berührung mit der Nadelspitze gibt der Pat. einen kurzen heftigen Schmerz an. Man zieht die Nadel dann um einige mm zurück, damit das Depot außerhalb des Periost kommt. Dann werden $1 - 3ml$ injiziert.
! Injektionen direkt in das Periost sind derart schmerzhaft, daß der Erfolg ausbleibt.

Akup.: Ni.2/d

O.Ak.: 55, 95, 22,29 und entsprechende Stelle.

Ho.: Verschlimmerung durch Wärme: Bryonia Dil.D4.
- durch Kälte: Rhus Toxicodendron Dil.D4.

Tenesmus

= Stuhlzwang: → Enteritis, Colitis u. Obstipation.

TH.: Je nach Ursache.

Neur.: Wie bei der Obstipation.

Ho.: Ständiger Stuhlzwang: Mercurius sublim.coross.Tbl.D6.
- danach Afterbrennen: Aloe Dil.D6.
Stuhldrang ohne Erfolg: Ignatia Dil.D6.
- von Tenesmen der Blase begleitet: Nux vomica Dil.D6.
- mit hartem Stuhl: Hepar sulfuris Tbl.D12.
- mit schleimigem Stuhl: Silicea Tbl.D12.
- mit Kloßgefühl im Hals: Ignatia Tbl.D4.
- mit Meteorismus: Carbo vegetabilis Tbl.D6-D4.
- dazu viel rülpsendes Aufstoßen: Nux moschata Dil.D6.

Tetanie

1) **Akut** als *Hyperventilationssyndrom* = Plötzl. Paraesthesie der Finger und Zehen, Herzklopfen, Angst, Tachypnoe und dann Krämpfe mit "Pfötchenstellung".

E.H.: Beruhigend auf den Pat. einreden.

• Dem Pat. einen undurchlässigen Plastikbeutel dicht über Nase und Mund stülpen, so daß er in diesen ein- und ausatmet. (Folge: CO_2-Anstieg im Blut, dadurch Kompensation der Blutalkalose und aufhören des Anfalls).

• 10 – 20ml 10%iges Calcium langsam i.v. (beendet den Anfall sofort).

TH.: **Im Intervall:** Blut auf Hypo- oder Normocalciämie untersuchen.

• Bei *Hypocalciämie:* ein Calcium- oder Calcium-Magnesium- Präparat, evtl. Vit. D tägl. 500 I.E., jedoch kein phosphathaltiges Präparat!

• *Bei Normocalciämie:* Sedativa

• *In beiden Fällen:*

Diät: Milch und Milchprodukte (Käse), Salat, Lauch, Grünkohl, Blumenkohl, Selleri, Kohlrabi, Vollreis, Haferflocken, Apfelsinen, Zitronen, Rosinen u.a. calciumreiche Nahrungsmittel.

Inn.: Zur Anfallsprophylaxe (Blutansäuerung):

Rp.: Ammonii chlorati 5,0
Succi Liquiritae dep. 2,0
Aqua destill. ad 200,0
M.D.S. 1 – 3 x tägl. 1 Teel.

= Beachtung der Nierenfunktion, evtl:

Phyt.: Rp.: Herb. Hyperici 40,0
Herb. Thymi
Fruct. Cynobasti
Herb. Equiseti aa 20,0
M.f. spec. D.S. zum Frühstück 1 Tasse als Decoct.

Phys.: Atemübungen: Der Pat. muß lernen langsam und nicht zu tief atmen.

Zell.: Nebenschilddrüse, Zwischenhirn, Hypophyse ant.

Psych.: Aufklärendes Gespräch. Gerade bei der normocalciämischen Tetanie ist Angst das auslösende Moment.

Wer einmal einen Anfall hatte, lebt in Angst vor einem neuen, die sich mit jedem neuen Anfall vertieft, so daß es allein schon durch die Erwartungsangst zur Auslösung kommt.

Diese Angst muß dem Patienten genommen werden.

2) **Latente**-Tetanie = Schwer zu diagnostizieren, da sie sich hinter vegetativ-dystonischen Symptomen verbergen kann, die mit migräneartigen Kopfschmerzen, diffusen Bauchschmerzen, anginösen Herzschmerzen u.dgl. einhergehen.
Wenn es bei Beklopfen des Facialisaustritts vor dem Ohr zu Gesichtszuckungen kommt, besteht der Verdacht auf eine (meist normocalciämische) Tetanie.

TH.: Wie Intervall-Behandlung → 1).

Ho.: In allen Fällen: Ammonium muriaticum Tbl.D3 und Calcium carbonicum Tbl.D3.

Akup.: Di.4/t, 3E.23/d u.Silbernadel am Kieferwinkel und Kinngrübchen.

O.Ak.: 11, 34, 55 u. 100.

Tetanus

→ *Wundstarrkrampf.*

Thoraxverletzungen

! Sofort NAW - und Krankenhaus.

E.H.: Offene Wunden durch sterilen Druckverband dicht schließen.
- Evtl. im Brustkorb steckendes Messer u.dgl. nicht herausziehen, sondern steril umwickeln und so fixieren, daß es sich nicht verschieben kann.
- Atemfunktion beachten und wo nötig Mund-zu-Mund- bzw. Mund-Tubus-Mund-Beatmung.

Thrombangiitis

→ *Endangitis.*

Thrombozythämie

→ *Purpura.*

Thrombopathie

= *Thrombozytenschwäche* → *Hämorrhagische Diathese*

Thrombopenie

= *Thrombozytenmangel.* Angeboren oder allergisch durch Arzneimittel, Blutgifte (bes. Benzol) oder Infekte.

TH.: → Hämorrhagische Diathese.

Thrombophlebitis

Proph.: Ein Acetylsalicylsäurepräparat = tägl. 2 x 250*mg*.
! Entweder in magenresistenter Kapsel oder in Verbindung mit einem Antacidum.
Ein Venentherapeutikum.
Lokal eine Heparinsalbe.

1. oberflächliche:

TH.: Für geregelten Stuhlgang sorgen.
! Keine Massage.

Biol.: Bes. bei oberflächlicher Lage: 4 – 8 Blutegel entlang der entzündeten Vene, aber nicht auf ihr. Bis 6 Std. nachbluten lassen.

Phys.: Bei tieferliegender und ausgedehnter Th. des Unterschenkels = je nach Verlauf und Konstitution des Kranken 3 – 8 mal tägl. kalte Heilerde-Umschläge von 1 Std. Dauer. Den Lehmbrei fingerrückendick auftragen, mit einem feuchten, gut ausgewundenen Leinentuch einschlagen.
Um dieses ein trockenes Zwischen- und äußeres Wolltuch.
Dazu evtl.: Ableitung durch Cantharidenpflaster 5 x 5*cm* am Oberschenkel, dicht unterhalb der Leistenbeuge.
Pflaster nach 24 Std. vorsichtig ablösen, Blase öffnen und entleeren. Danach ein asept. Puderverband für 3 – 4 Tage.

! Pat. soll mit gut sitzendem Kompressionsverband herumlaufen (zur Verhinderung einer tiefen Thrombose).

Inn.: Am achten Tag nach Blutegel, sonst sofort Acetylsalicylsäure.

2. tiefe → Thrombose.

3. Rezidivierende Thrombophlebitis *(Phlebitis migrans)* = es entzünden sich kurze Venenstücke.

TH.: → Prophylaxe als Dauertherapie. Dazu:
- Herdsanierung.
- Bes. wichtig: viel laufen (mit Kompressionsverband oder -strumpf), Radfahren (evtl. Heimtrainer) und Atemgymnastik, bes. Bauchatmung.
- Blutegel in Abständen von 4 – 6 Monaten.

! Gefahr: Lungenembolie und Bildung eines Ulcus cruris (→ d.).

Ho.: Hamamelis Ø 2 stdl. 10 – 20 Tr. in Wasser.

Thrombose

Wichtig ist vor allem die Früherkenntnis!

Verdächtig ist plötzl. einseitiger Wadenschmerz oder einseitiges Unterschenkelödem. Beim Stehen kommt es am kranken Bein zu livider (rot-bläulicher) Verfärbung von Fuß und Unterschenkel.

TH.: Krankenhaus zur Abklärung und evtl. TH., schon wegen der Gefahr einer Lungenembolie.
Prophylaxe und Nachbehandlung wie bei Thrombophlebitis.

Thyreoiditis

= *Schilddrüsenentzündung.*

1) Akute: Daran denken, wenn im Zusammenhang mit einer "Grippe" plötzl. ein einseitiger sehr starker Zahn- oder Ohrschmerz auftritt, der sich beim Schlucken verschlimmert.
Der Druck auf die gleichseitige Schilddrüsengegend ist sehr schmerzhaft.

TH.: Krankenhaus.

2) Chronische: meist kleiner gummiartiger Kropf (Thyr. HASHIMOTO) oder "eisenharte Struma" (RIEDEL) ohne bes. Strumasymptomatik.

TH.: Beobachtung! Bei Anzeichen des Wachstums = Op.

Thyreotoxikose

→ *BASEDOW-Krankheit u. Schilddrüse.*

Tic

= *nervöse Muskelzuckung, z.B. Kopfruck, Lidzuckung, Schulterzucken u. dgl.*

TH.: Foci (bes. im Kopfbereich) suchen und beseitigen.

- Unzweckmäßige Kleidungsstücke (z.B. enge Kragen) sind zu meiden.
- Aussprache mit dem Patienten. Er muß begreifen, daß keine Erkrankung, sondern eine Angewohnheit, bzw. ein von ihm eingeübter Reflex vorliegt.
- Der Pat. soll durch bewußte Muskelübungen die Tic- Bewegung unterdrücken lernen. Am besten vor dem Spiegel und tägl.
- Schüttel- oder Vibrationsmassage im entspr. Gebiet.
- Allgemeine Entspannungsübungen: autogenes Training. Evtl. Hypnose.
- Sedativa, Magnesium und gefäßerweiternde Durchblutungs-Mittel.

Neur.: Quaddelung im Bereich des Tic, vor allem wenn angegeben wird, daß es im Tic-Bereich zu "Empfindungen" komme, "wie wenn etwas abgeschüttelt werden müsse".

Akup.: Wie bei Trismus.

Ho.: Agaricus Dil.D6.

Tic convulsif

→ *Facialiskrampf.*

Tic douloureux

→ *Trigeminusneuralgie.*

TIETZE-Syndrom

= *Druckempfindliche Schwellung der oberen Rippen am Sternalansatz. Meist bei Frauen, einseitig, vowiegend links.*

TH.: Antirheumatika und Heparinsalbe.

Neur.: Subcutan über der Schwellung Novocain 2%, 1*ml* im Wechsel mit Heparin-Quaddeln.

Tinnitus

→ *Ohrgeräusche.*

Tollwut

(= *Lyssa, Rabies*).

Allg.: Alle nicht provozierten Bisse in Tollwutgebieten sind verdächtig (auch die von Katzen).
• Erkrankte Tiere und Kadaver nur mit Einweghandschuhen anfassen und alle mit seinem Speichel in Berührung kommenden Gegenstände beseitigen.
• Verdächtige Tiere nicht töten, sondern unter Beobachtung stellen lassen. Bleibt es 10 Tage symptomlos am Leben, besteht keine Gefahr mehr.

E.H.: Wunde des Gebissenen sofort mit Seife und Wasser, mindestens aber mit Wasser auswaschen.
• Nach dem Auswaschen Verband mit 40 – 70%igem Alkohol und Krankenhaus.

! **Meldepflicht schon bei Verdacht!**

! Infektiös ist nur der Speichel! Daher kann das Belecken von Kratz- oder Schürfwunden oder auch durch bedeckte Körperstellen erfolgte leichte Bissanritzung zur Tollwut führen.

Tonsillarabszeß

= *Komplikation einer Angina tonsillaris (→ d.).*

Tonsillenhyperplasie

= *große Tonsillen.*

Keine Krankheit, sondern Ausdruck von Lymphatismus.

TH.: Bei Symptomenfreiheit keine.
Zur Konstitutionsbesserung:

Diät: Viel Obst, Rohkost, grüne Blattgemüse, Fruchtsäfte.
Wenig tierische Fette (mit Ausnahme von etwas Butter), wenig Fleisch, Wurst, Eier, Milch, Pfannengerichte oder Hülsenfrüchte.
Kein Nikotin.

Inn.: Umstimmungsmittel.

Tonsillenkarzinom

Daran denken, wenn bei älteren Pat. plötzlich ein Geschwür auf einer Tonsille auftritt, diese sich vergrößert und hart anfühlt.

Tonsillitis

→ *Angina tonsillaris.*

Torsio testis

= *plötzl. heftiger Schmerz und Anschwellung des Hodens.*

TH.: Krankenhaus.

Torticollis

→ *Schiefhals.*

Toxoplasmose

Allg.: Weltweit verbreitet, aber kaum diagnostiziert.
Meist Symptome einer "Kopfgrippe" mit Lymphknotenschwellung und Parästhesien.

TH.: Im akuten Stadium ist eine Chemotherapie (**Rp**) mit einem Pyrimethamin-Präparat und einem Antibiotikum erforderlich.
- Nachbehandlung Umstimmungsmittel.

Trachealstenose

= *Luftröhrenverengung*

TH.: Klinik.

Tracheitis

→ *Bronchitis.*

Trachom

= *Ägyptische Augenkrankheit.* = *Conjunctivits granulose* = *Körnerkrankheit.*

TH.: Bei Verdacht sofort Augenarzt. *Meldepflichtig!*

Traktionsdivertikel

→ *Ösophagusdivertikel.*

Tränensackentzündung

→ *Dakryocystitis.*

Tränenträufeln

Ho.: Dauernd: Acidum nitricum Dil.D6.
Bes. bei Sonnenlicht: Amylium nitrosum Tbl.D6
Bei Fließschnupfen: Euphrasia Dil.D2.
Zugleich unklares Sehen: Castoreum Dil.D4.

Träume

Allg.: Sind ein bis heute ungeklärtes Phänomen. Für die Psychotherapie ein Weg ins Unter- und Unbewußte, wobei die Deutung dem Deuter jedoch viele Möglichkeiten läßt. → auch Aufschrecken.

Tremor

= *Zittern.*

Allg.: Grobschlägiger Ruhetremor ist verdächtig auf PARKINSON-Krankheit (→ d.).
• Feinschlägiger Tremor der frei gehaltenen Hand, weist auf Hyperthyreose hin (→ Schilddrüse).
• **Alterstremor:**

TH.: Sedativa, Magnesium, jedoch meist mit geringem Erfolg.

Akup.: Di.17/d

Ho.: Wenn bei feuchtkaltem Wetter schlimmer: Aranea diadema Tbl.D4.
Bei depressiven Typen: Conium Dil.D6.
Bei Alkoholikern: Phosphorus Dil.D6.
mit aggressiver Stimmung: Para-Benzochinonum Dil.D.6.

Trichinose

Allg.: Weltweit verbreitet. **Meldepflichtig!**
Bei uns durch Fleischbeschau selten. Aber daran denken, wenn jemand nach einer Reise in ein Entwicklungsland ein Gesichtsödem, Schluckbeschwerden und Muskelschmerzen bekommt, und in der Anamnese einen Durchfall hatte (der nun ca. 14 Tage zurückliegt).

Trichocephalus

→ *Würmer.*

Trichomonas

= *Verursacher von Fluor (→ d.).*

Trichophytie

= Hautpilzerkrankung → Mycosen.

Trichuriasis

→ Würmer.

Trigeminusneuralgie

TH.: Zunächst nach behebbaren Ursachen suchen, bes.: Foci wie Zahnfleischtaschen, tote Zähne, Wurzelentzündungen, Zahnwurzelzysten, Sinusitis, Prothesen, Tonsillitiden.
= Vorhandene sind möglichst auszuschalten.
- Sind keine vorhanden, besteht wahrscheinlich eine *idiopathische Trigeminusneuralgie* = hier:
• Stoffwechselstörungen (Diabetes, Gicht) ausschließen - oder behandeln.
• Nach auslösendenden Momenten suchen:
- Sprechen,
- Rasieren,
- Witterungseinflüsse: Kälte, Wärme
Patient entsprechend beraten.

Diät: Die Speisen müssen so zubereitet sein, daß der Pat. möglichst wenig kauen muß.
• Für regelmäßigen Stuhlgang ist zu sorgen. Bei häufiger und länger anhaltender Neuralgie u.U. mit starkem Abführmittel (Ausleitung auf den Darm nach ASCHNER).

Phys.: Ableitung durch ansteigende oder heiße Fuß- und Unterschenkelbäder. Evtl. Wechselgüsse.

Biol.: Örtl. Cantharidenpflaster 2 x 2*cm* über dem stärksten Schmerzpunkt für 36 Stunden. Nach 8 Tagen wiederholen.
• Alternativ Blutegel über dem Schmerzpunkt oder Schröpfen hinter dem Ohr.
• Evtl. auch alle 2 – 4 Tage Ol. Sinapis (Senföl) hinter dem Ohr aufpinseln lassen. Die Aufpinselung sollte 2*cm* im Durchmesser nicht übersteigen. Zwischen den Tagen mit dem Aufpinseln eine Wund- oder Zinksalbe (Ung. Zinci) auftragen lassen.
• Versuch mit Umstimmungsmitteln.

Klin.: Früher: Aconitum, heute meist Antiepileptika (**Rp**).

Vit.: Vit. B_1, B_6 und B_{12} in hohen Dosen.

Zell.: Nebenschilddrüse.

Ho.: Zunächst stets: Verbascum Dil.D1 und Lithium carbonicum Tbl.D3.
Wenn Druck und Wärme bessert: Magnesium phosphoricum Tbl.D3-D4

= 2 – 3 stündl. 1 Tbl.
Betroffenheit des ersten Astes: Iris Dil.D3.
- des zweiten Astes: Kreosotum Dil.D6.
- des dritten Astes: Hekla Lava Tbl.D3.

Akup.: Di.4/t, 3E.23/d, eine Silbernadel am Kieferwinkel, im Kinngrübchen und am Hauptschmerzpunkt.

O.Ak.: 11, 5, 6, 55, 29 und 20.

! **Bei alten Menschen** ist immer an eine sklerotische Genese zu denken. Hier ist die Jodtherapie (→ Arteriosklerose) manchmal erfolgreich.

Tripper

→ *Geschlechtskrankheiten.*

Trismus

= *Kieferklemme bzw. Kieferkrampf.*

Allg.: Häufig erstes Symptom von → Tetanus. Sonst bei → Tetanie, sowie im epileptischen Anfall. Selten als isolierte Erscheinung bei Erkrankungen des Kiefergelenks oder in dessen Umgebung.

TH.: Je nach Ursache.

Tropenkrankheiten

Allg.: Mit der Zunahme des Reiseverkehrs muß in der Praxis immer wieder daran gedacht werden, wenn der Patient in den Tropen war.
• Treten danach immer wieder 1 – 3 tägiges Fieber mit Oberbauchbeschwerden und Schweißausbrüchen auf, muß man auch an eine **Malaria** denken, auch wenn die Reise bis zu einem Jahr zurück liegt. Häufigste Fehldiagnose sind hier: Grippe und Gastroenteritis.
• Bringt der Patient von seiner Reise eine chronische Cystitis mit die von Durchfall begleitet ist, kann eine **Bilharziose** (Schistosomiasis) vorliegen.
• Hatte der Patient auf der Reise einen kurzen Durchfall der sich zu Hause wiederholt, so spricht dies für eine *rezidivierende Enterocolitis.* Sie kann ausgelöst sein durch: *Salmonellen, Shigellen, Amöben* oder *Schistosoma,* manchmal auch durch hier unbekannte *Coliarten.*
! In jedem Fall ist genaue Abklärung erforderlich.
Spätfolgen sind manchmal bleibende **funktionelle Magen-Darmbeschwerden.**

TH.: Zunächst Vit. B-Mischspritzen und Vit. C per os.
• Dann über längere Zeit Multivitamin-Mineral-Präparate.
• Lebermittel.

Psych.: wie bei Angst.

Trunksucht

→ *Alkoholismus.*

Tuben-Katarrh

= *Verschluß der EUSTACHIO-Röhre.*

TH.: Wie Rhinitis (→ d.).

Ho.: Allg.: Pulsatilla Dil.D4 im Wechsel mit Cinnabaris Tbl.D4.
Bei verstopfter Nase: Euphorbium Tbl.D4.
Bei Blässe: Ferrum metallicum Tbl.D4.
Bei Taubheitsgefühl: Kalium chloratum Tbl.D4.
- und eitrigem Nasensekret: Kalium sulfuricum Tbl.D6.

Nos.: Otitis media.

Tuberkulide

= *auf dem Blutwege entstehende Hauttuberkulosen. Sie treten schubweise auf, meist unter dem Bild einer Flechte (→ Lichen).*

Inwieweit es sich um eine wirkliche Tuberkulose handelt ist jedoch umstritten, da die tuberkulstatische Therapie meist wirkungslos bleibt.

TH.: Klinisch.
Als Begleitmaßnahmen: Roberantien, Vitamine und Mineralkomplexe.

Tuberkulose

→ *Anhang.*

Tularämie

→ *Anhang.*

Tumor

→ *Krebs.*

Typhus

→ *Anhang.*

U

Übelkeit

Allg.: Ursachensuche und Behandlung: an Magen-, Darm-, Galle-,Leber-, Nieren-Krankheiten denken!

Ho.: Symptomatisch:

Übelkeit in der Frühe: Anacardium Dil.D4.
- nach dem Frühstück: Selenium Tbl.D6
- vom Kopf ausgehend: Cocculus Dil.D4.
- mit Aufstoßen: Cactus Dil.D6.
- - das hohl klingt: Asa foetida Dil.D4.
- und trockenem Mund bzw. klebrigem Speichel: Gentiana lutea Dil.D3.
- und Magendruck: Acidum sulfuricum Dil.D6.
- und Blähbeschwerden: Glonoinum Dil.D4.
- mit Ohnmachtsanwandlungen: Gutti Dil.D6.
- mit Gallendruck: Boletus laricis Dil.D3.
beim Husten: Ipecacuanha Dil.D6.
- beim Geruch von Speisen: Sepia Tbl.D6.
- - die gekocht sind: Colchicum Dil.D4.
- mit Widerwillen gegen Fleisch: Graphites Tbl.D4.
- dabei Obstipation: Ferrum metallicum Tbl.D4.
- mit Brechwürgen: Hyoscyamus Dil.D6.
- - und Frostschauder: Asarum Dil.D4.
- mit Erbrechen: Apomorphinum Dil.D4.
- - galliger bzw. bitterer Massen: Chelidonium Dil.D4.
- - saurer Massen: Carbo vegetabilis Tbl.D3.
- beim Fahren: Cocculus Dil.D4.
- - dabei schwindelig: Petroleum Dil.D6.
- - mit Ohnmachtsneigung: Cocculus Dil.D4.
- - mit Angstgefühl: Lobelia inflata Dil.D6.

- mit Unruhe: Ipecacuanha Dil.D4.
- mit Kollern im Bauch: Mercurialis perennis Dil.D3.
- mit Schleimerbrechen nach dem Essen: Convallaria Dil.D3.
- mit Kloßgefühl im Hals: Ignatia Dil.D6.

Kühle Getränke verschlimmern: Antimonium crudum Tbl.D4.
- bessern: Gratiola Dil.D4.

Überanstrengung

Allg.: Ruhe und je nach Lage: Sedativa oder Tonika.

Ho.: Ü. durch Sport: Rhus tox. Dil.D6.
- durch körperliche Arbeit: Arsenicum album Tbl.D4.
- geistige Erschöpfung: Kalium phosphoricum Dil.D4.
- - bei Unruhe: Zincum valerianicum Tbl.D4.
- der Stimme: Argentum nitricum Dil.D6.

Überempfindlichkeit

Ho.: Gegen Berührung: Apis Dil.D4-D6.
- Fett: Chelidonium Dil.D4 oder Nux vomica Dil.D4.
- Bohnenkaffee: Chamomilla Dil.D2.
- Geräusche: Zincum metallicum Tbl.D6.
- Gerüche: Selenium Tbl.D6.
- Licht: Phosphorus Dil.D6.
- kalte Luft: Belladonna Dil.D4.
- Wärme: Avena sativa Ø.
- Wind: Natrium oxalaceticum Tbl.D4.
- alle Arten äußerer Einwirkung: Natrium muriaticum Tbl.D4.

Ulcus cruris

= *Unterschenkelgeschwür.*

TH.: Zunächst muß man sich über die *Art* des Ulcus klar werden.

Zu 85% handelt es sich um ein *Ulcus venosum* bei primärer Varicosis oder (als *U. c. postthromboticum*) um die Folge der Thrombose einer tiefen Vene.

Ca. 10% der Ulcera sind Folge arterieller Durchblutungsstörungen (*Ulcus arteriosum*) an Raucherbeinen, manchmal kombiniert mit Hypertonie (*U. hypertensiva*) oder als Ausdruck einer *diabetischen Angiopathie.*

Der Rest hat andere Ursachen.

Im Alter kann zur venösen eine *arterielle* Komponente hinzutreten. Das erkennt man leicht daran, daß ein *fester* Verband nicht vertragen, und die Heilung daher schwieriger wird.

Allg.: Bei Ulcustherapie erreicht man fast immer eine Heilung, wenn man nach folgendem Schema vorgeht.

1. Reinigung des Ulcus und Entzündungsbehandlung.
2. Erzielung frischer Granulation und fester Narben.
3. Behebung der Durchblutungsstörungen.
4. Beseitigung der vegetativen Fehlregulation.
5. Prophylaxe gegen Rezidive.

ad 1.: Zunächst Bettruhe für 3 – 4 Tage und Reinigung des Geschwürs durch ein Kaliumpermanganatbad:

Rp.: Kalii permanganici 10,0
Aqua dest. ad 200,0
M.D.S. 2 Teelöffel auf $\frac{1}{2}$ Liter Wasser.

• Anschließend 2 Tage lang feuchte Umschläge mit Eichenrinden- oder Kamillentee (Cort. Quercus bzw. Flor. Chamomillae) mit Zusatz von:

Rp.: Argenti nitrici 1,5
Sacchari albi 30,0
M.D.S. 1 Teel. in ein Glas des Umschlagwassers.

! Nur zum äußerlichen Gebrauch. Nicht länger als 4 Wochen haltbar.

• *Bei nekrotischen und speckigen Belägen* wird über Nacht eine Mullkompresse aufgebunden, die mit Campherschleim durchtränkt ist.

Rp.: Camphora 2,0
Mucilag. Gummi arab. 20,0
Aqua font. ad 100,0
M.f. mucil. S. ad man med.

Am anderen Tag erfolgt die vorsichtige Abtragung der Beläge.

• *Entzündete Ulcusränder* werden mit Gentianaviolett touchiert:

Rp.: Pyoctanium coeruleum 1,5
Aqua dest. ad 100,0
M.D.S. ad man med.

ad 2.: Die *Granulationsanregung* erfolgt:

• bei *schmerzendem* Ulcus = mit Weizenkeimöl oder:

Rp.: Anaesthesin
Rivanol aa 2,0
Ol. Jecoris aselli 30,0
Vaselin flav. ad 100,0
M.f.ung. D.S. tägl. 1 x auftragen.

• Bei *nässendem* aber sonst sauberen Ulcera mit einem Wundpuder, z.B. mit:

Rp.: Anästhesin
Dermatol aa 10,0
Amylum ad 100,0
M.f. pulv. D.S. tägl. 1 x aufstreuen.

Klebenden Verband zuvor mit Kamillentee aufweichen, nicht abreißen, sondern vorsichtig abziehen.

• Bei *schlechtheilendem* Ulcus = lokale Reizkörpertherapie mit *Eigenblutverband:* Zunächst wird die Umgebung mit Zinkpaste (Pasta Zinci) abgedeckt. Dann wird Eigenblut auf das Ulcus geträufelt, bis ein kleiner Blutsee entsteht.

Darauf legt man eine sterile Gaze, die ebenfalls noch mit Blut getränkt wird. Das Ganze wird dann mit einer trockenen Gaze und einer Plastikfolie luftdicht abgeschlossen und mit einer Binde festgebunden.

! Der Verband muß 3 Tage liegen bleiben. Er wirkt durch eine Änderung des Redoxpotentials der Wunde und durch den starken Granulationseffekt den die zerfallenden Erythrozyten entwickeln.

Nach Abnahme des Verbandes werden über 12 Stunden Umschläge mit Kochsalzwasser oder Ringer-Lösung (Rp.: Sol. Ringeri) gemacht.

Zeigen sich nach dem ersten Blutverband keine Granulationen und Epithelisierungen, so ist kein Erfolg zu erwarten. Ist das Ergebnis pos. so erfolgt nach den Umschlägen ein neuer Blutverband - usw.

• *Harte Wundränder* erschweren die Granulation erheblich.

Hier ergibt *Novocainunterspritzung* gute Ergebnisse. Das ist allerdings nicht einfach, sowie äußerst schmerzhaft und zeitaufwendig, weshalb die Prozedour in Narkose vorgenommen werden muß und für die Praxis weniger geeignet ist.

Eine Alternative bildet das Einritzen. Dazu deckt man das Ulcus ab und vereist die Umgebung kurz mit einem Chloräthylspray.

ad 3.: Die *Behebung der Durchblutungsstörungen* erfolgt durch Kompressionsverband und Übungstherapie, sowie durch entsprechende Medikation.

ad 3a.: Der Kompressionsverband ist der wichtigste Therapieteil.

Der Verband ist möglich:

• als *einfacher* Verband mit elastischen Binden: Nötig sind 2–3 elastische Binden. Sie werden vom Fuß her in straffen Touren zur Wade hin übereinander gewickelt.

Die erste, 8*cm* breite Binde reicht nur bis zum Wadenansatz und wird an den Knöcheln evtl. mit Schaumgummi unterpolstert.

Die zweite, 10*cm* breite Binde wird unter gleichmäßigem Zug bis zum Knie angelegt.

Der Oberschenkel wird dann mit einer 2 – 3*mm* dicken Schaumgummi-

schicht umlegt, wobei das Knie frei bleibt.
Dann wird vom Knöchel an eine dritte, 10*cm* breite Binde gewickelt.
Man muß das Anlegen den Patienten zeigen.
Sie müssen sich den Verband **vor** dem Aufstehen anlegen oder von einem Angehörigen anlegen lassen.

• als *Kreuzverband* mit zwei elastischen Binden: Sie werden in gegenläufigen Touren, nie am gestreckten Bein, sondern immer in Beugesetellung von Knie und Fuß angelegt. Man beginnt mit der ersten (unteren) Binde über dem Fußgelenk und wickelt von innen nach außen, so daß der innere Fußrand angehoben wird. Da der Unterschenkel nach oben an Umfang zunimmt, legt man die Bindetouren eng. Die zweite Binde wird in umgekehrter Richtung gewickelt.

• als *Schaumgummi-Verband:* Der Fußrücken, beide Knöchel, die Ferse und der Unterschenkel werden nach Versorgung des Ulcus, bis zur Kniekehle mit einem 5*mm* dicken, weichen Zellstoff, lücken- und faltenlos umhüllt. Darüber werden nacheinander zwei 10*cm* breite und 5*mm* dicke Schaumgummibinden angelegt, die am Außenknöchel beginnen und spiralig unter leichtem Zug so nach oben angelegt werden, daß die Bindenränder sich berühren, aber nicht überlagern.
Über das Ganze kommen dann zwei, 10*cm* breite elastische Binden von 4*m* Länge, die straff anglegt werden und zwar von der Zehenspitze bis zur Kniekehle.

! Folgendes ist wichtig:

• Der Verband wird nach vorheriger Wundversorgung über den Ulcus hinweg angelegt.

• Der Verband muß, solange bis der Ulcus abgeheilt ist, jeweils 2 Tage - auch nachts - anbehalten werden.

• Bei Verbandsabnahme wird ein Kochsalzwasser- oder Heilerdeumschlag von einigen Stunden gemacht. Danach wird der Verband erneuert.

! Man muß die Patienten darauf hinweisen, daß es durch die Sezernierungsprozesse bei allen Verbänden zu unangenehmen Ausdünstungen kommen kann, die unvermeidlich sind.

ad 3b.: Die Übungstherapie im Verband ist ebenfalls von größter Bedeutung. Der Pat. soll im Verband viel gehen und fußgymnastische Übungen machen. Nur langes Stehen oder ruhiges Sitzen vermeiden. Das kranke Bein braucht nicht geschont zu werden. Nachts wird es hoch gelegt.

ad 3c.: Die Medikation richtet sich nach der Art der Durchblutungsstörung.

• Bei rein *venösen Ulcera* kommen Venenmittel, vor allem Roßkastanienextrakte oder Aesculusprodukte in Frage.
Evtl. als langsame i.v.-Injektion der Mischung von 2*ml* eines injizierbaren

Aesculuspräparates mit $2ml$ 1%igem Novocain. Dies 1 – 2 x wö. führt bes. bei schmerzhaftem Ulcus zur Schmerzbefreiung und Heilungsförderung.
• Bei *arteriellen Durchblutungsstörungen* die Kombination von Venen- und Durchblutungsmitteln.
• Ein bestehender Diabetes und Hochdruck ist immer ausreichend zu behandeln, da sonst kein Erfolg gewährleistet ist.

ad.4.: *Die Beseitigung der vegetativen Fehlregulation* erfolgt durch:
Diät: Salz- und polysaccheridarme, vorwiegend lactovegetabile Kost.
Phys.: Bindegewebsmassage, bes im Bereich des Beckengürtels.
Neur.: Quaddelung über dem Kreuzbein und in Höhe von C3 bis C7.
Akup.: MP.5/t, 3E.4/d und L.5/d.
Nos.: Ulcus-cruris.
Ho.: Allg.: Sulfur jodatum Tbl.D6.
Bei nächtlichen Schmerzen: Mercurius solubilis Tbl.D6.
- wenn Wärme bessert: Arsenicum album Tbl.D5.
- wenn Kühle bessert: Acidum hydrofluoricum Dil.D6.
Wo schon die Berührung schmerzt: Lachesis Dil.D8.
- und das Bein bläulich bis blau ist: Vipera Berus Dil.D8.
Bei juckendem und schuppenden Ekzem: Clematis Dil.D3.
Bei schmerzhaft eitrigem Geschwür: Silicea Tbl.D3-D6.
Bei Verschlimmerung durch Bewegung: Arnica Dil.D6.
Wenn die Fußhaut kalt ist: Carbo vegetabilis Tbl.D6
Bei leicht blutenden Geschwüren: Hepar sulfuris Tbl.D3.
Bei verhärteten Wundrändern: Arsenicum sulfuratum Tbl.D6.
Wenn Gallenbeschwerden bestehen: Carduus marianus Ø.

! **Es ist unerläßlich** dem Patienten klar zu machen,
• daß die völlige Heilung Wochen bis Monate dauern kann und entscheidend von seiner Mitarbeit abhängt,
• daß mit der Abheilung des Ulcus die ihn verursachende Durchblutungsstörung nicht behoben ist und fortdauernde Behandlung erfordert.

ad.5.: *Der Prophylaxe gegen Rezidive* dienen:
• Das Tragen von Stützstrümpfen (die alle $\frac{1}{2}$ Jahre zu erneuern sind) oder das weitere "Wickeln" der Beine.
• Die konsequente Fortführung der Medikation.

! **Bei Erfolglosigkeit** muß Op. in Erwägung gezogen werden.

Ulcus duodeni

= *Zwölffingerdarmgeschwür*
TH.: wie bei Ulcus ventriculi (→ d.)

Ulcus ventriculi

= *Magengeschwür.*

Allg.: Typisch für ein *Ulcus ventriculi* sind Schmerzen die bald nach den Mahlzeiten auftreten; typisch für das *Ulcus duodeni* der Nüchtern- bzw. Nacht-Schmerz.

1) *In der akuten Geschwürphase.*

TH.: Zunächst Aufklärung des Patienten über die Tendenz zur Remission und Rezidiv.

• Man läßt sich alle Medikamente zeigen und setzt alle nicht unbedingt erforderlichen ab. Begünstigend wirken Phenylbutazon, Corticoide, Atophan, Reserpin, ACTH, Salicylate.

• Völlige Nikotin- und Alkoholabstinenz mit dem Hinweis der Unheilbarkeit des Leidens ohne deren Einhaltung.

• Hemmung der Säuresekretion durch Vermeidung säurelockender Speisen mittels entsprechender:

Diät.: Die Diät muß schmackhaft und abwechslungsreich sein.

• Die Eß- und Trinkgewohnheiten müssen so geändert werden, daß die Diät über die Jahre durchgehalten wird.

• Keine voluminösen Mahlzeiten, sondern 5 – 6 kleine.

• Die Speisen dürfen weder zu heiß noch zu kalt sein.

• Keine kalten Getränke zu den Mahlzeiten!, da sie die Magenarbeit um mindestens $\frac{1}{2}$ Stunde verlängern.

• Als *Getränke* am besten, weil reizlos, sind Tees (→ Rp.). Günstig ist es, 3 Std. nach dem Abendessen noch 1 Tasse Pfefferminztee zu reichen, um den Magen leer zu spülen. Milch ist gut, sofern keine Überempfindlichkeit besteht. Noch leichter bekömmlich ist Quark und Schlagsahne. Dagegen werden Obstsäfte mit Zucker nicht gut vertragen und sollten gemieden werden.

Auf *Alkohol* ist zunächst ganz zu verzichten. Nach Abheilung der Geschwüre ist 1 Glas herber Rotwein gestattet.

• *Fleisch* muß fett- und bindegewebsarm sein. Ungeeignet sind fettreiche Geflügel wie Ente und Gans. Gebratenes Fleisch ist ein stärkerer Säurelocker als gekochtes. Paniertes Fleisch ist ganz zu meiden. Zu meiden sind auch Wurstwaren, Pöckelwaren und Rauchfleisch.

Erlaubt sind magerer gekochter Schinken, Zunge, kaltes Rostbeaf als Brotbelag.

• *Fische* sind günstiger als Fleisch, aber nur magere: wie Schellfisch, Schleie, Hecht, Forelle, Heilbut, Dorsch.

Verboten sind dagegen fette Fische wie Aal, Lachs, Hering, Bückling, Sprotten usw., sowie marinierte oder gebratene Fische.

- *Käse* sind alle erlaubt, wenn sie nicht mehr als 20% Fett enthalten.
- *Eier* sind als wachsweiche und Rührei mit wenig Butter erlaubt.
- Als *Brot* kommen Weißbrot, Zwieback, Kekse in Frage.

Dabei ist altbackenes Weißbrot besser als frisches, feingemahlenes besser als Vollkornbrot.

- *Teigwaren* müssen fettarm zubereitet sein,da sie eine erhöhte Anforderung an die Magenverdauung stellen.
- *Puddings* sind günstig, wenn sie ohne Zucker zubereitet sind und keine Rosinen oder Nüsse enthalten.
- *Zarte Gemüse* wie Möhren, Spargel, Karotten, Spinat, Blumenkohl und Tomaten sind günstig.

Nüsse und *Pilze* sind dagegen zu meiden.

Obst sollte gekocht werden und ohne oder mit nur wenig Zuckerzusatz genossen werden.

Äpfel bilden eine Ausnahme, wenn sie ganz reif sind und gut gekaut werden.

- *Entscheidend* ist immer auch die Verträglichkeit.

Med.: Neutralisation der Säure durch *Antacida* wie:
Calcium carbonicum ($CaCO_3$), Natriumbicarbonat ($NaHCO_3$), Magnesiumoxyd (MgO), Aluminiumhydroxyd ($A(OH)_3$) oder Mischungen wie:

Rp.: Bismuti subnitrici 40,0
Calcii carbonici aa 40,0
Magnes. peroxydati
Semen Lini pv. aa 20,0
M.f.pulv. S. 3 x tägl. 1 Teel. zu Beginn der Mahlzeiten.
Außerdem vor dem Schlafengehen und jederzeit beim Auftreten von Beschwerden.
Gut einspeicheln und dann mit Wasser hinabspülen.

- Bei *Obstipation* erhöht man die Magnesium-Dosis gegenüber dem Calcium carbonicum um 10 Teile, bei *Durchfall* umgekehrt.
- Der Patient muß darauf aufmerksam gemacht werden, daß der Stuhl durch das Bismut *schwarz* wird!

- Inaktivierung des Pepsins und des Kathepsins durch Rollkuren mit Extract. Chamomillae fluidum, 1 Teel. in 1 Tasse warmen Kamillentee früh nüchtern. Danach je 10 Min. auf den Rücken, die rechte und linke Seite und abschließend den Bauch. Dann noch $\frac{1}{2}$ Std. Bettruhe mit feuchtwarmem Umschlag.

2) *Nach Abklingen der Schmerzphase.*

TH.: Hebung der Resistenz der Magenschleimhaut:

Mittels frischem Pressaft roher Kartoffeln (an ungeschälten Kartoffeln werden die Augen ausgeschnitten, die Kartoffeln unter fließendem Wasser gut gereinigt und ausgepreßt). Davon soll der Pat. nüchtern 1 Glas trinken.
Durch einen Tee von Beinwell-Wurzeln (Rad. Consolidae) von Süßholz (Rad. Liquiridiae), oder:

Rp.: Herb. Centaurii
Rhiz. Calami
Rad. Pimpinellae
Rad. Liquiritiae
Fol. Melissae aa 20,0
M.f. spec. D.S. Jeweils vor dem Essen 1 Tasse als
Abkochung von 1 Teel. auf 1 Tasse Wasser.

- Behebung der psychischen Spannung durch:

Psych.: 80% der Geschwüre gehen auf verdrängte Konflikte zurück. Danach sollte man aber nicht schon bei der ersten Konsultation, sondern erst nach Abklingen der akuten Schmerzphase fragen. Am häufigsten sind beruflicher Streß, das Arbeitsklima oder die Arbeitsbedingungen, seltener die familiären Verhältnisse die Ursache.

Phys.: Abends zunächst ansteigende Fußbäder (in 20 Min. auf 45°C). Später absteigende Bürstenbäder nach vorherigem warmem Fußbad. Dann wechselwarme Fußbäder, wechselwarme Unterschenkelgüsse.
- Sonnenbäder.
- Atemgymnastik.
- Bindegewebsmassagen.

Akup.: KG.12/d, Ma.12, 29 u. 31/d, Di.4/t u. H.9/d, Gu.37/t u. Le.9/t.

O.Ak.: Bei Ulcus ventriculi: 87, 51, 55 u. 34. Bei Ulcus duodeni: 88, 51, 55 u. 34.

3) *Zur Rezidiv-Vermeidung.*
- Vitamin C in magenresistenter Drageeform
- Placenta-Injektionen, 1 x wö. tief i.m.
- Ein leichtes Sedativum.

Nos.: Ulcus ventriculi oder duodeni (je nach Geschwürlage).

Diät.: Die magenschonende Diät muß fortgesetzt werden. Es genügt nicht dem Patienten zu sagen: "Achten Sie auf ihre Diät", man muß ihn von deren Notwendigkeit überzeugen.

Ho.: Solange der Stuhl dunkel: Hamamelis Dil.D1.
Bei Übelkeit: Ipecacuanha Dil.D4.
Gegen die Schmerzen: Belladonna Dil.D4 oder Atropinum sulfuricum

Dil.D4 über längere Zeit.
- wenn diese stechend sind: Argentum nitricum Dil.D4.
Bei Trinkern: Acidum sulfuricum Dil.D4.
Bei Rauchern: Carbo vegetabilis Tbl.D4.

4) **Komplikationen**, am häufigsten Blutung (Teerstuhl) oder Perforation (ak. Abdomen)
Beide erfordern sofortige Krankenhauseinweisung!
Therapieresistenz deutet auf Penetration oder Karzinom. Sie kann aber auch Folge des Fortwirkens exogener Noxen, wie Rauchen und Alkohol sein, oder es handelt sich um ein *callöses* Ulcus, das nicht mehr ausheilen kann.
In allen Fällen ist klinische Abklärung und evt. Op. erforderlich.

Ulcus molle

= *weicher Schanker.*

Allg.: Geschlechtskrankheit.
Daran denken, wenn jemand über ein schmerzhaftes Geschwür am Geschlechtseil klagt und eine entzündliche Schwellung der zugehörigen Lymphknoten *(inguinale Lymphadenitis)* hat.

TH.: Überweisung zum Hautarzt. Meldepflicht beachten.

Unfall

1. Auto-Unfall:

Allg.: Es besteht für jedermann Hilfspflicht (StgB. § 330c):
"Wer bei Unglücksfällen oder gemeiner Gefahr oder Not nicht Hilfe leistet, obwohl dies erforderlich und ihm den Umständen nach zuzumuten, insbesondere ohne erhebliche eigene Gefahr und Verletzung anderer wichtiger Pflichten möglich ist, wird mit Freiheitsstrafe bis zu einem Jahr oder Geldstrafe bestraft."

E.H.: *Hilfsregeln:*

- Ein Blick auf die Uhr, um die Unfallzeit genau festzuhalten.
- Dafür sorgen, daß Unfallhilfe (Unfallwagen) und Polizei benachrichtigt wird.

Bis zum Eintreffen:

- Den Verletzten nicht aus dem Fahrzeug drücken oder schieben, sondern an Achselhöhlen oder Füßen gleichmäßig herausziehen.

Man versichert sich dabei am besten noch der Hilfe von zwei anderen Personen. Die erste hält den Kopf, um ein Einknicken der Kehlkopfgegend zu vermeiden. Die zweite faßt im Rautengriff unter die Arme. Die Dritte befördert die Beine.

Ist man allein, so stützt man zunächst den Kopf durch einen Hals-Kragen, den man sich aus Zeitungspapier herstellt. Dann wird der in sitzende Position gebrachte Verletzte von hinten im Unterschultergriff hochgezogen und weggegschleift. Beim herausziehen aus dem Auto stützt man seinen Oberkörper mit dem eigenen Oberschenkel, damit er nicht einfach herunterfällt.

• *Bewußtlose* werden in eine stabile Seitenlage gebracht, um eine lebensgefährdende Aspiration zu verhindern. Das eine (bodenseitige) Bein wird gestreckt, der Körper durch Beugung des anderen stabilisiert. Beide Arme werden nach vorne gezogen, der obere wird gebeugt und die Hand unter den Kopf geschoben. Dadurch wird eine stabile Seitenlage geschaffen in der der Verletzte für weitere Maßnahmen leicht zugänglich ist.

• Künstliche Gebisse und dergl. entfernen (dabei Taschentuch dick um den Finger wickeln).

• Bei *Atemlähmung* unverzüglich künstliche Beatmung:

= als *manuelle Beatmung:* Man kniet hinter den Verletzten und stützt seine Seitenlage zusätzlich mit dem eigenen Bein. Dann wird der freie Arm des Verletzten nach oben gezogen und so der Brustkorb erweitert. Danach wieder gegen den Brustkorb zurückgeführt und dieser damit komprimiert.

= als *Mund-zu-Mund-Beatmung:* am besten mit Tubus oder als Beutelbeatmung.

! Pro Minute sind ca 20 Atemzüge nötig.

• Bei *Herzstillstand* Herzmassage: Sie wird in Seitenlage dadurch erreicht, daß ein Helfer mit dem Handballen fest auf das untere Sternumende schlägt, während ein hinter dem Verletzten kniender Widerstand bietet.

• *Frische Wunden* nur steril verbinden (notfalls mit einem frischgewaschenen, unbenutzten Handttuch). Bei *starker Blutung* mit Druckverband (→ Blutungen).

• Bei Verdacht eines *Extremitätenbruches* Schienung am Ort.

!! Das wichtigste ist der schnelle, schonende Transport in das nächste Krankenhaus.

!! Ist ein Unfallwagen mit entsprechendem Personal zur Stelle, so überläßt man diesem die Versorgung und leistet erforderliche Hilfestellung.

2. → auch: Elektrounfall, Erstickung, Ertrinken.

Unguis incarnatus

= *Eingewachsener Nagel.*

TH.: Operation.

Unruhige Beine

= *Anxietas tibiarum.*

In Ruhe, vor allem im Bett kribbeln der Beine die dann nicht stillgehalten werden können. Nicht selten, aber kaum beschriebener lästig-quälender Zustand.

TH.: Durchblutungssteigernde Mittel.

- Eisen und B_{12}.

Unterschenkelekzem

Zwei Formen:

1. **Symptomatisches U.:** das bei jedem Ekzematiker auftreten kann, bes. häufig jedoch bei venöser Stauung. Bei jedem Unterschenkelekzem auch nach Ausschlägen an anderen Orten suchen.
2. **Kontaktekzeme** (75 % aller U.), bes. häufig bei Salbenbehandlung von Durchblutungsstörungen oder bei Menschen die sich intensiv waschen und dadurch die Haut austrocknen.

TH.: Bisherige Lokalbehandlung abbrechen.

- Keine Salben mehr.
- Feuchte Stellen werden mit Höllensteinlösung touchiert bis sie trocken sind:

Rp.: Argenti nitrici 0,3
Aqua dest. ad 15,0
M.D.S. ad man. med.

- dann auflegen einer Kompresse mit:

Rp.: Herb. Urticae
Herb. Equisetii
Herb. Thymi aa 10,0
Flor. Chamomillae ad 50,0
M.f. spec. D.S. 1 Essl. mit $\frac{1}{4}l$ kochendem Wasser übergießen und bis zum erkalten ziehen lassen.

- danach Verband mit

Rp.: Lenigalloli 10,0
Ol. cadini 5,0
Pasta Zinci ad 100,0
M.f. pasta. D.S. messerrückendick auf Mulläppchen aufstreichen, auflegen, einbinden und 3 Tage liegen lassen.

! Bei Patienten die Kompressionsverbände oder Gummistrümpfe tragen, sollten diese keinen unmittelbaren Hautkontakt haben. Man rezeptiert Netzverbände, die die Patienten leicht anlegen können.

Sonst: → *Ekzem*

3. **Ekthyma** große Blasen, bes. am Unterschenkel.

TH.: Eigenblutinjektionen (1 – 2 x wö. 2 – 5*ml* im.).

- Desinfizierende Umschläge mit

  Rp.: Argent. nitric. 1,0
  Aqu. dest. ad 1000,0

- Dann Aufstreuen von:

  Rp.: Argent. nitric. 0,5
  Alumen ustum pulv. 30,0
  M.f. pulv.

- Um den wunden Blasengrund Zinksalbe.
- Der Verband soll ca. 3 x tägl. gewechselt werden.
- Den Geschwürgrund und die Umgebung evtl. 1 mal tägl. Einpinseln mit:

  Rp.: Pyoctaninum aureum 0,6
  Aqua dest. ad 30,0
  M.D.S. ad us.ext. zum Auftupfen.

Sonst: → *Ulcus cruris.*

Unterschenkelgeschwür

→ *Ulcus cruris.*

Urämie

= *Harnvergiftung.*

Allg.: Die Symptomatologie der Urämie ist vielfältig und wird daher oft übersehen. Dazu kommt, daß chronische Nierenerkrankungen nicht selten symptomlos verlaufen und dem Patienten nicht bekannt sind, bis uncharakteristische Beschwerden auftreten, wie Kopfschmerz, Müdigkeit, Schwäche, Schwindel, Blähungen, Übelkeit, Erbrechen, Blässe, Hypertonie usw., die schließlich unter Unruhe, Muskelzittern und einer Verwirrungsphase in das urämische Koma übergehen.

! Wo sich im Urin Eiweiß, evtl. auch Erytrocyten finden und eine diastolische Hypertonie besteht, muß immer auch an die Möglichkeit einer Urämie gedacht werden, bes. wenn der Urin-pH unter 6,5 oder 6, und der Blut-Harnstoff erhöht ist.

TH.: Als erstes abklären ob eine echte Urämie vorliegt oder eine Präurämie:

! Trotz Aceturie und erhöhtem Blut-Harnstoffs, liegt wahrscheinlich *keine echte Urämie* vor, wenn der Blutdruck und das spez. Harngewicht nicht erhöht sind.

! Eine Urämie ohne Hypertonie ist unwahrscheinlich.

1) Bei *Oligurie* infolge von zu wenig Trinken kommt es zu Harnstoffanschoppung, bes. bei älteren Fleischessern.
Der Urin ist spärlich und hat hohes spez. Gewicht, enthält aber kein Eiweiß.
• Normalisiert sich das spez. Gew. und der pH-Wert, wenn der Pat. tägl. mindestens $1\frac{1}{2}$ Liter Flüssigkeit zu sich nimmt (am besten ein alkalisches Mineralwasser), dann besteht keine Gefahr.

2) Herzinsuffizienz kann zu präurämischer Symptomatik führen, die sich im Auftreten einer Oligurie zeigt.
• Die Behandlung der Herzinsuffizienz behebt die Gefahr.

3) Chronisches Erbrechen (z.B. bei Magersüchtigen) oder chron. Durchfall führt zu einer *Acetonämie*, die in eine urämische Symptomatik übergehen kann.
• Die Korrektur der Elektrolytstörungen, bes. des Kaliumdefizits, führen schnell zur Normalisierung.

! **Bei Verdacht auf eine echte Urämie: Klinik!**
Bei *Dialysepatienten* geht es in der Praxis darum, die Abstände der Dialyse so weit wie möglich zu halten. Durch:

Diät: Viel Kohlehydrate, mindestens 200g pro Tag (aber keine Süßigkeiten), weniger Fett (KH/Fett = 3 : 1) und möglichst wenig Eiweiß. Dieses sollte aber biologisch hochwertig sein, wie Eier, Milch, Fleisch (aber keine Innereien!!) und Fisch (→ Nephritis).
• Bei *Kochsalz:* tägl. 6 – 8g, da die insuffiziente Niere nicht in der Lage ist, den Natriumbestand zu erhalten.
Bei Wadenkrämpfen, Durst oder Blutdruckabfall muß die Salzzufuhr erhöht werden.
• Günstig wirken zwischengeschaltete Obst- oder Apfel- Reis-Tage oder Kartoffel-Ei-Diät (→ Nephritis).
• *Flüssigkeitsregulation:* Sie ist besonders wichtig!
Dabei ist zu wissen, daß mit dem Schwund der Nephronen auch die Konzentrationsfähigkeit abnimmt. Dadurch nimmt die tägliche Harnmenge zunächst langsam bis auf 2 – 3 Liter (hellen Urins) zu, um mit der weiteren Abnahme der Nephronenzahl wieder abzunehmen. Erlaubt man zu wenig Flüssigkeit, steigt die Gefahr der Urämie; gibt man zu viel, kommt es zur Bildung von Ödemen, zur Steigerung der Hypertonie und Herzinsuffizienz. Daher sollte die 24-Std.- Harnmenge immer wieder bestimmt werden.
Als *Grundregel* gilt, daß der Pat. 500ml mehr trinken darf, als er am Vortage ausgeschieden hat. Hat der Pat. keine Ödeme, so kann man diese Menge um jeweils 50ml steigern, bis sich ein leichter Ödemansatz

zeigt bzw. das täglich zu messende Gewicht zunimmt. Dann wird die Flüssigkeitsmenge wieder um tägl. $50ml$ reduziert, bis zu der Menge gesenkt, bei der man keine Ödeme beobachtet und das Gewicht konstant bleibt.
! Dabei jedoch keine Erhöhung über $2l$ tägl.!
• Je nach dem Blut-Harnstoffwert gibt man die Flüssigkeitsmenge die über der 24-Stunden-Ausscheidung liegt als Ringer-Lösung (Rp. Sol. Ringeri), da dies die Ausscheidung der Eiweißmetaboliten (Harnsäure, Harnstoff) begünstigt, und einen größeren Teil als "Nierentee", z.B.:

Rp.: Flor. Genistae scopariae
Herb. Basilici
Herb. Solidago virg.
Fruct. Phaseoli sine semine
Flor. Crataegi oxyacath. aa 10,0
Fol. Betulae ad 100,0
M.f. spec. D.S. 1 Teel. auf 1 Tasse Wasser als Dec.

• Kalium und ein Anti-Azidose-Mittel.
• Bei erhöhtem Blutdruck: Aderlaß von $300ml$ oder Blutegel auf die Nierengegend.
• Jede Woche $5ml$ Eigenblut i.m.
• Sonst, je nach Symptomatik.

Phys.: Schwitzpackungen, je nach Kreislaufzustand.
• Tägl. Reinigungseinlauf mit Kamillentee und soweit möglich 1 – 2 mal wöchentl. ein subaquales Darmbad.
! Besonders wichtig ist die Mundpflege.
Akup.: Le.9/t, He.9/t, Ni.1/d, Ga.25 u. 28/d.
O.Ak.: 95, 92, 51, 55, 97 und 13.

Uratsteine

→ *Nierensteine.*

Urethritis

= unspezifische.
TH.: Klinisch und als Nachbehandlung:
Allg.: Wie Cystitis.
Phyt.: Rp.: Ligni Santali rubr. plv. 10,0
Fol. Uvae ursi 40,0
Fruct. Cubebarum
Herb. Equiseti aa 20,0

Fol. Betulae ad 100,0

M.f. spec. D.S. 2 Teel. auf 1 Glas Wasser als Aufguß.

Phys.: Licht- Luft- und Sonnenbäder.

- Morgens Trockenbürsten.
- Abends 3 mal wöchentl. ein ansteigendes Sitzbad mit nachfolgender Dreiviertelpackung.

Psych. Dem Patienten klar machen, daß das Leiden zwar behandelt werden muß, daß aber nur eine korrekte Behandlung zur Heilung führt. Wichtig das Aufklären über Gefahr der Ansteckung.

Urin

Ho.: - vermehrt: Belladonna Dil.D6.
- vermindert: Bryonia Dil.D4 oder Digitalis Dil.D4.
- spärlich: Apis Dil.D4.
- mit nur schwachem Strahl: Alumina Tbl.D4.
- nur tropfenweise: Camphora Ø.
- unwillkürlich abgehend: Causticum Dil.D4.
- heiß: Lilium tigrinum Dil.D4.
- kalt: Agaricus Dil.D6.
- eiweißhaltig: Plumbum Tbl.D6
- Farbe:
– blaß: Acidum phosphoricum Dil.D6.
– blutig: Arnica Dil.D3.
– dunkel: Kalium bichromicum Tbl.D4.
– milchig: Cina Dil.D2.
– schleimig: Equisetum Dil.D3 oder Acidum benzoicum Dil.D6.
– schwärzlich: Lachesis Dil.D8.
– weißlich: Acidum phosphoricum Dil.D4.
- Niederschlag (Sediment):
– kristallin: Chininum sulfuricum Tbl.D4.
– rötlich: Sarsaparilla Dil.D4 oder Sepia Tbl.D6.
– schleimig: Dulcamara Dil.D4.
– weißlich: Kalium bichromicum Tbl.D6.
- Geruch:
– veilchenartig: Terebinthina Dil.D4.
– übel: Dulcamara Dil.D6.
– stechend: Acidum phosphoricum Dil.D6.

Urinlassen:
- nur bei besonderer Stellung möglich: Zincum Tbl.D4.
- schmerzhaft = Brennen: Cantharis Dil.D6.

Schmerz = vor dem Urinieren: Borax Tbl.D4
- beim Urinieren: Mercurius corrosivus Tbl.D6.
- gegen Ende des Urinierens: Sarsaparilla Dil.D4.
- nach dem Urinieren: Natrium chloratum Tbl.D6.
- wenn nicht uriniert wird: Staphisagria Dil.D4.

Urtikaria

= allergische Hautreaktion.

TH.: → Allergie.

Ho.: Allg.: Urtica Ø - Dil.D1 und Apis Tbl.D4 im stdl.Wechsel.
Bei chronischen Formen: Calcium carbonicum Tbl.D3-D6.
Bei starkem Jucken oder Brennen: Arsenicum album Dil.D6 im stdl. Wechsel mit Dolichos pruriens Dil.D3.
Bei starker Rötung: Belladonna Dil.D6.
Bei Unruhe und Angst: Camphora Dil.D2.

Zell.: Nebennierenrinde und Thymus.

Akup.: Bl.54/t und Ga.30/d

O.Ak.: 101, 55, 29, 22, 13.

Uveitis

→ *Chorioretinitis*

V

Varicella

= *Windpocken:* → *Anhang.*

Varizen

= *Krampfadern.* Die Varizen sind durch den aufrechten Gang des Menschen bedingt. 60% aller Menschen haben Krampfadern, die mit dem Alter zunehmen. 20% davon sind behandlungsbedürftig.

Das *Primäre* ist die hereditäre Bindegewebsschwäche, die eine *Ausweitung der oberflächlichen Venen* sowohl am Ober- als am Unterschenkel zur Folge hat.

Sekundäre Insuffizienz = weniger ausgeprägte Hautvenenerweiterung aber Ödeme bes. an den Unterschenkeln.

TH.: Wichtig ist das *Alter*: Das Auftreten sichtbarer Venen bei Jugendlichen ist noch keine Krankheit, aber eine Behandlungsindikation, weil Hinweis auf:

1. **Primäre Varikose:** kann aus kosmetischen Gründen eine *Verödung* oder *Operation* indiziert sein. Man muß sich aber über die Vor- und Nachteile im klaren sein.

   • Die *Sklerosierung* (Verödung) hat den *Vorteil*, daß man keine Narben sieht, höchstens geringe Pigmentierungen, daß sie beliebig oft wiederholt werden kann, geringe Kosten entstehen, ein geringes Risiko hat und auch gute Resultate, wenn die Technik beherrscht wird.

   Bei *Besenreiser-Varizen* werden sie mit einer 18ner Nadel verödet. Man verwendet ein Verödungsmittel, das am besten in den Besenreiser-Stamm injiziert wird.

   Auch hirse- bis linsenkorngroße Venektasien (*Corona phlebectatica*) und *Stauungsflecken* (am Unterschenkel!) eignen sich zur Verödung, wenn sie bei Hochlagerung verschwinden. Bei ersteren wird in die Venektasien injiziert, bei letzteren setzt man intracutane Quaddeln in 1*cm* Abstand.

Dabei *niemals Injektion am stehenden Patienten!* Immer nur Injektion kleinster Mengen der Verödungsmittel. Nie mehr wie $0,2ml$ (Am besten mit 20ger Nadel). Nach jeder Injektion von Venektasien (nur!) am Unterschenkel Kompressionsverband. Er muß pro Unterschenkel mindestens 2 elastische Binden umfassen. Verödet wird von Proximal nach Distal. Nie zuviel auf einmal und im Abstand von jeweils mindestens 1 Woche.
Nachteil der Verödung ist, daß sie am Oberschenkel nur bei Besenreiser und am Unterschenkel nur bei kleineren Varizen gefahrlos angewendet werden kann, daß die Manipulation schmerzhaft ist, viel Geduld erfordert und Rezidive häufig sind.
Ganz zu unterlassen ist sie bei Entzündungen *(Phlebitis)*, bei Ulcera, bei ängstlichen Patienten, bei Allergikern, bei Adipösen, bei Patienten mit Kollapsneigung und überall wo Anzeichen für eine Insuffizienz großer Venenstämme besteht.
• *Die Operation* ist die Methode der Wahl bei ausgedehnten Varizen des Oberschenkels, bes. der Vena saphena und der insuffizienten Communicantes.
Nachteile sind die Narben, der Krankenhausaufenthalt und das höhere Risiko postoperativer Thrombosen.
Kontraindikation sind sowohl für die Sklerosierung als auch die Operation: Massenhafte Venektasien *(generelle Venenschwäche)* und die:

2. **Sekundäre Varikose** in die die primäre Varikose nach langem Bestehen übergeht oder die nach einer tiefen (oft übersehenen) Thrombophlebitis als Unterschenkel-Ödem auftritt.

Proph.: Der Übergang einer generellen Venektasie in die sekundäre Varikose kann nur durch Dauerkompression mit Druckverbänden oder gut angepaßten Stützstrümpfen (Kompressions-oder Gummistrümpfen) verhindert werden.
• Die Beine dürfen keine Wärmezufuhr in Form von Warmbädern oder Sonnenbestrahlung erhalten.
• Die Beine sind aber auch durch entsprechende Kleidung (Hosen) vor Unterkühlung zu schützen.
• Die Patienten dürfen nicht in "Schlappschuhen" oder zu engen Schuhen gehen, sondern entweder Barfuß, in guten Sandalen oder festen Schuhen.
• Zu enge Schlüpfer, einengende Strumpfbänder und Sockenhalter, sind zu meiden.
• Der Pat. darf weder anhaltend stehen noch ausschließlich sitzen. In ausgeprägten Fällen kann dazu ein Berufswechsel nötig sein.
Sonst: beim Stehen Stützverband (→ u.), beim Sitzen (auch vor dem Fernseher) immer wieder zwischendurch Gehen und nicht mit abgewin-

kelten Beinen auf harter Stuhlkante sitzen, sondern *beim Sitzen Beine hochlegen.*

• Das Fußende des Bettes muß ca. 10*cm* hoch gestellt werden. Am besten als "schiefe Ebene".

Diät: Übergewicht (→ Adipositas) und Obstipation (→ d.) muß bekämpft werden. Günstig wirkt auch ein Tee von:

Rp.: Cort. Hipocastani
Fol. Rutae
Herb. Taraxaci
Fol.Uvae-Ursi aa 25,0
M.f. spec. D.S. 1 Essl. auf 1 Tasse Wasser, morgens und abends als Decoct.

Phys.: Aktives Gefäßtraining:

• durch regelmäßiges Spazierengehen, Wandern, Bewegungsbäder und / oder Schwimmen.

• Fußgymnastik, bes. kräftige Flexion und Rotation des Fußes.

• *Bei kalten Füßen* keine warmen Fußbäder, da sie die venöse Stase und damit die Bildung von Ulcera begünstigen.

Auch keine Wechselbäder oder Unterwassermassagen, sondern wechselwarme Knie- und Schenkelgüsse, sowie Wassertreten.

! Keine Badekuren.

! Keine Massagen am kranken Bein, höchstens sanftes Streichen, Reiben und Vibrieren am hochgehobenen Bein, aber niemals *kräftige* Anwendungen.

! *Bei Ödemneigung:* Kompressionsverband oder Kompressionsstrümpfe. Sie können bei noch schwach gedehnten Venen diese so verengen, daß die Klappen wieder fassen und wirken bei stark gedehnten der Stauung und Ödembildung entgegen.

Sie sind *nur sinnvoll*, wenn sie konsequent getragen werden und wenn das Bein in ihnen bewegt wird, denn dies erhöht den "Arbeitsdruck".

• *Kompressionsverbände* müssen konzentrisch nach oben gewickelt werden. Komplizierte Touren sind überflüssig, wenn man Binden mit Nylon- oder Lacradurchschuß verwendet.

Pro Unterschenkel sind zwei Binden zu verwenden. Am Oberschenkel werden sie mit dünnem Schaumgummi unterlegt, um das Rutschen zu verhindern. In der Knöchelgegend muß der Druck am stärksten sein. Die Knöchelgegend und die Schienbeinkante werden mit Schaumgummikissen gepolstert um Druckulcerationen zu vermeiden.

• *Kompressionsstrümpfe* haben nur einen Sinn, wenn sie gut angepaßt sind.

Es gibt 4 Klassen, eingeteilt nach dem Druck an einer Meßstelle direkt oberhalb des Knöchels.
I. leichte mit einem Druck von $25\frac{g}{cm^2}$.
II. mittelkräftige mit $38\frac{g}{cm^2}$.
III. kräftige mit $55\frac{g}{cm^2}$ und
IV. sehr kräftige mit $80\frac{g}{cm^2}$.
Ihre Verordnung richtet sich nach dem Umfang bzw. Ausmaß des Ödems. Angefangen bei fast ödemloser Varikose (I) bis zu Beinen mit starker Ödemneigung (III) oder gar elephantiatischen Zuständen (IV).
Der Pat. braucht pro Jahr mindestens 1 neues Paar Strümpfe. Man muß die Kompressionsklasse unbedingt angeben, überläßt die Auswahl aber sonst am besten dem Bandagisten.
! Der Kompressionsverband bzw. die Kompressionsstrümpfe müssen stets angelegt werden, bevor der Patient morgens die Beine über die Bettkante senkt (vor dem Aufstehen also im Bett).

Med.: INNERL.: Venenmittel bes. Roßkastanienpräparate (Aesculus hippocastanum). Dazu ein Mittel das der gesteigerten Blutgerinnungsneigung und ein Antiphlogistikum das den Entzündungsneigungen entgegenwirkt.
ÄUSSERL.: Venensalben mit Heparin.

Phyt.: Wirken sich Einpackungen mit gequetschten und in kühlem Wasser angefeuchteten Roßkastanienblätter günstig aus.

Ho.: Zur Vorbeugung: Pulsatilla Dil.D6, bes. bei Frauen mit kalten Füßen oder nächtl. Hitze in den Beinen.
- bei biliösen Typen: Cardus marianus Dil.D1.
- bei Verstopfungsneigung: Lycopodium Dil.D4 oder Sulfur Tbl.D4.

Bei bestehender Varikose: Hamamelis Dil.D1.
- wenn die Venen dick sind auch: Arnica Dil.D4 und Calcium fluoratum Tbl.D6.
- mit Beinschmerzen: Cuprum Tbl.D4.
- bei Unruhe der Beine: Zincum Tbl.D6.
- bei Schwächegefühl: Acidum hydrofluoricum Dil.D4.

Akup.: MP.5/t. 3E.4/d und Le.5/d.

Varikozele

= *Venenkonglumerat (im Bereich des Plexus pampiniformis) im Hodensack.*
Zu 90% linkseitig als druckempfindlicher wurmartiger Strang fühlbar. Führt oft zu Leistenschmerzen.

TH.: Keine Schmerzen oder Schmerzen in langen Abständen = keine Therapie, höchstens Venenmittel.
- Bei Dauerschmerz, evt. Operation.

Variola

= Pocken: → Anhang.

Vasculitis

→ Hämorrhagische Diathese.

Vasomotorische Störungen

→ Vegetative Dystonie.

Vegetative Dystonie

Allg.: Umstrittene Bezeichnung für einen Komplex von psychosomatischen Störungen, die bes. den Kreislauf, die Verdauungsorgane und die Rhythmik betreffen.

Kennzeichnend sind kalte, schweißige Hände und Füße und plötzliche Schweißausbrüche.

TH.: Vor jedem Therapieversuch gründliche Diagnose. Häufig wurde der Pat. schon andernorts untersucht, ohne daß es zur Erhebung eines organischen Befundes kam.

• Therapeutisch entscheidend ist der Umgang mit dem Patienten. Wenn man nichts als eine geringe Abweichung gefunden hat und sie dem Patienten mitteilt, fühlt sich der Patient zunächst meist erleichtert, verliert aber den Glauben, wenn "keine Besserung" eintritt.

• Wichtig ist es, den Patienten anzuhören, ihm deutlich "Interesse" zu zeigen und damit auch, daß man sein "Kranksein" ernst nimmt.

• Wichtig ist es auch ihm zu sagen, daß er eine Krankheit hat, daß er aber keine Befürchtungen zu haben braucht. Man muß ihm beibringen, daß keine irreversiblen organischen Schädigungen vorliegen, daß aber die Funktion gestört ist. Er wird das hinnehmen, doch mit denselben Beschwerden wiederkommen. Daher gilt es Ruhe zu bewahren, immer wieder zuzuhören und dem Patienten das schon erklärte u.U. in neuen Formulierungen zu wiederholen.

• Wichtig ist:

a) die Suche nach irritierenden Fokalherden und deren Sanierung.
Man darf davon aber nicht schon "Heilung" erwarten. Es ist nur Begünstigung der Heilmöglichkeit.

b) Dem Patient physiotherapeutische Aufgaben zu stellen und ihn immer wieder nach deren Befolgung zu fragen.

c) Eine Medikamentöse Behandlung durchzuführen.

d) Selbst manipulativ am Patienten tätig zu werden.

e) Erfolge dieser Therapie zu suggerieren, daneben aber auch stets prüfen, ob irgendwelche objektivierbaren Erkrankungen bestehen.

Phys.: Ziel ist es hierdurch "Entspannung" zu erreichen.

- Morgens: feuchte Abwaschung (mit ausgewrungenem Tuch) und anschließendes Trockenfrottieren.
Dann "Freiübungen", bes. Schwungbewegungen von Armen und Beinen.
- Abends: Wechselfußbad oder Wechsel-Knie-Güsse.
- Daneben: Schwimmen, Radfahren oder Laufen, Wandern (günstig im Verein mit Anderen).

Med.: Sedativa und Magnesium.

Phyt.: Hopfen (Gland. Lupuli), Baldrian (Rad. Valerianae), Johanniskraut (Herb. Hyperici), Melisse (Fol. Milissae).

Rp.: Fruct. Anisi
Gland. Lupuli
Fol. Melissae
Herb. Hyperici
Fol. Rosmarini
Flor. Crataegi
Fol. Menthae pip. aa 10,0
Rad. Valerianae ad 100,0
M.f. spec. D.S. 1 Eßl. auf 1 Tasse Wasser, morgens
und abends als Aufguß.

Ho.: Bei allg. Unruhe und viel Durst: Chininum arse nicosum Tbl.D4.
Bei Herzklopfen: Adonis vernalis Ø - Dil.D1.
Bei Neigung zu Schweißausbrüchen:
- wenn sie kühl sind: Veratrum album Tbl.D4.
- wenn sie heiß sind: Belladonna Dil.D4-D6.

Bei Parästhesien: Agaricus muscarius Dil.D4.
Bei Magen-Darm-Störungen: Nux vomica Dil.D4.
Bei Globusgefühl: Ignatia Dil.D4.
Bei leichter Erschöpfbarkeit: Staphisagria Dil.D4.
Dazu als *Konstitutionsmittel:*
- bei Asthenikern: Magnesium phosphoricum Tbl.D4-D6.
- bei pyknischen Lymphatikern: Magnesium carbonicum Tbl.D4-D6.

Zell.: Thalamus, Hypothalamus, Mittelhirn u. Hypophyse ant.
Dazu die jeweils betroffenen Organe.

Akup.: Ni.4/d, KG.14/t, oder wie bei Neurose.

O.Ak.: Bei Kreislaufstörungen: 100, 51, 34 u. 13, evtl. 34.
Bei Störungen im Magen-Darmtrakt: 87, 98, 51, 104.

Veitstanz

→ *Chorea.*

Venenthrombose

→ *Thrombophlebitis.*

Venöse Blutungen

→ *Blutungen.*

Verätzung

1. - der Augenbindehaut:

TH.: Sofort reichlich Spülung des Auges und des Bindehautsackes mit der nächstbesten geeigneten Flüssigkeit, auch mit Leitungswasser. Sie können mit einer 5*ml* Injektionsspritze (ohne Nadel!) gut ausgeführt werden. Wenn möglich Oberlid anheben und mit feuchter Watte auswischen und nachspülen. Dann zum nächsten Facharzt.

2. - der Haut:

TH.: Reichlich mit kühlem Kamillentee oder einfachem Brunnenwasser abspülen und dann Lokalbehandlung wie Verbrennungen.

Verbrennungen

= *Combustio.*

! Die Entscheidung über Verlauf und Prognose einer schweren Verbrennung fällt oft schon in den ersten Stunden! Daher ist die erste Hilfe von entscheidender Bedeutung.

E.H.: Löschen brennender Kleider mit Wasser oder Ausschlagen mit Decken u.dgl.

• Den Verletzten aus der Brandzone bergen.

• Bei *schweren Verbrennungen* die Kleider nicht entfernen, sondern sofort NAW und den Pat. bis zum Eintreffen mit *kaltem* Wasser übergießen! Sonst:

• Patient flach lagern.

• Sofort Wasser über die verkohlten Kleidungsstücke gießen und diese sorgsam entfernen. Wenn nötig durch Zerreißen oder Zerschneiden.

! Man läßt jedoch lieber verkohlte Reste auf der berührungs-schmerzhaften Wunde, als alle abziehen zu wollen.

! Es müssen alle verdächtigen Stellen offen liegen.

• Orientierende Abschätzung des Verbrennungsgrades:

1. Reine Rötung (Erythem).
2. Oberflächliche Epithelverbrennung mit Blasenbildung.

3. Ablösung verbrannter Oberhaut.
4. Tiefergehende Verbrennungswunde.

! Die Unterscheidung zwischen Verbrennungen 2. und 3. Grades ist schwierig. Eine solche 3. Grades kann man annehmen, wenn keine Schmerzen mehr bestehen aber Schock.

• So schnell wie möglich *kaltes Wasser* über die Brandstelle gießen oder mit kaltem Wasser getränktes Tuch auflegen.

Bei Umgebungskälte (im Winter) genügt es die Wunden mit sterilen Tüchern abzudecken und durch Einschlagen in warme Decken eine Unterkühlung zu verhindern.

! Keine Salben oder Puder, Brandbinden oder Öle usw.!

• Bewußtseinsklare Patienten reichlich trinken lassen! In der ersten Stunde sollte der Pat. mindestens 1 Liter Wasser trinken, in dem 1 Teel. (3*g*) Kochsalz gelöst ist! Kein reines Wasser und keinen Tee geben, um eine Wasserintoxikation zu vermeiden.

Bei Bewußtlosen ist Infusion erforderlich. Das Suchen der Vene darf aber den Transport nicht verzögern!

Je nach Dringlichkeit und verfügbarem Material genügt auch das einfache Abdecken der Wunden.

• Bei speziellen Indikationen, z.B. Verbrennungen mit Elektroverletzung (Blitzschlag): Mund-zu-Mund-Beatmung und äußere Herzmassage.

! *Je nach Umfang der Verbrennung* Krankenhaus - oder eigene Weiterbehandlung.

! Zur *primär* ambulanten Behandlung eignen sich nur Verbrennungen 1. Grades, von weniger als 5% der Körperoberfläche und kleinere Verbrennungen 2. Grades.

Alle anderen sollten am besten ins Krankenhaus.

Verbrennungen 3. unf 4. Grades mit dem NAW.

Zum Transport Wunde einfach mit sauberem, nassem Tuch abdecken.

Bei Bewußtlosen erfolgt der Transport in Halbseitenlage.

TH.: *Verbrennungen 1. Grades:* werden zunächst mit Hametum- Extrakt abgewaschen und dann mit einer Salbe drucklos verbunden. z.B. mit:

Rp.: Anaesthesin
Liquor Aluminii acetici aa 5,0
Ung. mollw ad 50,0
M.f. ung. D.S. tägl. 1mal auftragen.

- oder mit einer fertigen Brandsalbe.

Bei Verbrennungen 2. Grades:

• Zunächst wird die Wunde mit Hilfe eines milden Antseptikums von

Schmutz gereinigt.
Am besten bestäubt man die Wunde zunächst mit:

Rp.: Anaesthesin 10,0
Novocain 5,0
M.f. pulv. D.S. ad man. med.

um die Schmerzhaftigkeit zu senken. Anschließend 10 Min warten.
Dann reinigt man die Wunde unter Zuhilfenahme von:

Rp.: Rivanol 1,0
Aqua dest. ad 1000,0
M.f. solut.

- oder Hametum-Extrakt.
• Blasen werden unter sterilen Kautelen abgetragen. Haare so gut wie möglich rasieren.
• Dann erfolgt ein Verband mit:

Rp.: Anaesthesin 5,0
Rivanol 2,0
Ol. Jecori s aselli 30,0
Ung. molle ad 100,0
M.f. ung. D.S. Brandsalbe.

- oder mit einer fertigen Brandsalbe.
! Die Salbe wird dick auf Mull aufgetragen und aufgelegt.
Darüber kommen zahlreiche Gazelagen, die mit einer Gazebinde ohne besonderen Druck fixiert werden.
Der Verband soll durch eine genügende Saugkraft ein Durchschlagen an die Oberfläche verhindern.
Die Verbandskontrolle erfolgt nach $1 - 2$ Tagen.
Hat das Wundsekret durchgeschlagen,werden nur die obersten Gazelagen ersetzt.
Der erste Wechsel des ganzen Verbandes erfolgt nach 8 Tagen. Zur Erweichung der verklebten Schichten läßt man ein lauwarmes Kamillenbad von $\frac{1}{4}$ Std. machen. Wenn sich die wundnächsten Lagen nicht leicht ablösen, läßt man sie am besten liegen, um Schmerzen zu vermeiden und die Wundheilung nicht zu stören. Zeigt die Wunde nekrotische Hautpartien, wird trocken weiterbehandelt. z.B. mit:

Rp.: Anasthesin 2,0
Acidi tannici 10,0
Amyl. ad 100,0
M.f. pulv. S. Wund-Streupulver.

Bei starker übelriechender Sekretion: Freiluftbehandlung.
Je nach Wundtiefe ist die Wunde beim 2. – 4. Verbandswechsel geheilt. Ist dies nicht der Fall, ist die Verletzung tiefergehend. Sie wird dann behandelt wie schlechtheilende Wunden (→ d.).

Ho.: Bei Verbrennungen 1. Grades: Cantharis Dil.D4.
- 2. Grades: Kalium bichromicum Tbl.D4.
- im Mundbereich: Causticum Dil.D4.
Bei Schmerzen: Arsenicum Tbl.D4-D5.
Bei Kollapsneigung: Camphora Ø -Dil.D1.

Vergiftungen

E.H.: *Grundsatz* ist: Vermeidung jedes Zeitverlustes!
! Die Suche nach dem Gift steht erst an zweiter Stelle.
Die *Elementarhilfe* hat Vorrang. Sie richtet sich nach dem Angriffsort des Giftes:

1. Inhalative Vergiftungen, z.B. CO-Vergiftung.

E.H.: Patienten aus der giftigen Atmosphäre an die frische Luft bringen und flachlegen.

2. Transcutane Intoxikation: Meist durch Säuren oder Laugen.

E.H.: Zunächst kontamierte Kleidungsstücke mit Handschuhen (!) entfernen, dann ausgiebige Hautreinigung mit Kamillentee oder Hametumextrakt.
• Dann wie bei Verbrennungen.

3. Perorale Intoxikation: Häufigste Vergiftungsform.
Man muß immer daran denken, wenn bei jemand plötzlich, "aus voller Gesundheit":
• Atem- und Kreislaufstörungen (Kollaps, Schock);
• Zyanose, Blutungen, Ödeme, Rötung;
• Bewußtseinstrübung, Delirien;
• Übelkeit, Erbrechen oder Durchfall;
• Halluzinationen, Angst, Euphorie;
• Krämpfe, Paresen, Lähmungen
auftreten.
• Die Dg. ist rel. leicht, wenn jemand nach einem *Pilzessen* Intoxikationserscheinungen zeigt.
! Treten die Symptome erst 8 – 12 Std. nach dem Essen auf, besteht Verdacht auf Vergiftung mit dem Knollenblätterpilz (*Amanita phalloides*)!
• *Schwierig* kann die Dg. sein, wenn ein *Suizidversuch* vorliegt.
Bei 80% der Fälle handelt es sich hier um Schlafmittelvergiftungen.
• Bei *Kindern* sind meist Haushaltsgifte und Medikamente die Ursache:

Bei Kindern von unter 3 Jahren können schon 1 – 2 Tbl. Barbiturate, Antihistaminika, starke Sedativa, 2 – 3 Tbl. Antipyretika und Analgetika eine tödl. Vergiftung bewirken.
Das gilt auch für einige Tropfen Schädlingsbekämpfungsmittel, einige Körner Rattengift, $\frac{1}{2}$ Tbl. Trockenspiritus, 2 – 3 Teel. Petroleum, Benzin Möbelpolitur, Fleckenwasser usw.

E.H.: Solange keine Bewußtlosigkeit besteht:

• *Sofort Erbrechen auslösen:* Man bereitet schnellst möglich $\frac{1}{2}$ Liter lauwarme, hypertone Kochsalzlösung (1 Eßl. Kochsalz auf 1 Glas lauwarmes Wasser) und gibt dies so lange zu trinken, bis das Erbrochene klar zurückkommt.
Statt Kochsalz kann man auch etwas Seife lösen.
! Besser ist eine sofortige *Magenspülung*, die jedoch am Ort des Geschehens meist nicht möglich ist. Außerdem ist sie bei Vergiftung mit organ. Lösungsmittel kontraindiziert.
Bei *Kindern* löst man das Salz in Himbeersaft.
Kleinkinder legt man zum Erbrechen mit dem Bauch über das eigene Knie und transportiert sie notfalls auch in dieser Haltung ins nächstliegende Krankenhaus.
! Keine Milch geben, außer wenn absolut sicher ist, daß es sich um eine Säure- oder Laugenvergiftung handelt.

! Alles beachten, was Giftfährte sein kann:

• Tablettenröhrchen, Chemikalienflaschen usw.,
• Geruch von Luft und Ausatmungsluft,
• Verätzungen an den Schleimhäuten von Mund und Rachen.
• Farbe und Geruch von Erbrochenem. Dieses, sowie Urin und Stuhl zur Untersuchung aufheben.

! NAW rufen und **baldmöglichster Transport ins nächste Krankenhaus!**

• Die Schnelligkeit des Transportes entscheidet nur selten über Leben und Tod. Wesentlicher ist die sachgerechte Erste Hilfe.
• Beim Transport ist auf Seitenlagerung zur Verhinderung einer Aspiration zu achten.
• Das Krankenhaus ist über die bereits getroffenen Maßnahmen und soweit als möglich über die Art der Vergiftung zu unterrichten.
• Erbrochenes, Urin, Stuhl und evtl. gefundene *Giftreste* mitgeben.
• Die Proben genau mit Namen und Anschrift des Vergifteten, Zeit und Inhalt beschriften.

TH.: *Nur in leichten Fällen, nach dem Erbrechen:*

• Ein salinisches (!) Abführmittel, am besten: Magnesium sulfuricum oder

Karlsbader Salz (Sal Carolinum fectitium) stündl. 1 Eßl. bis zur Wirkung.
Danach als Antidotum:
• Carbo medicinalis (4 – 1 Eßl. in absteigender Dosis), oder:

Rp.: Magnesium usta
Acidi tannici aa 15,0
Carbo medicinalis ad 50,0
M.D.S. eßlöffelweise.

• Ein Diuretikum zur Erzeugung einer verstärkten Diurese.
Dies dient der beschleunigten Giftausscheidung und hat sich als sehr wirksam erwiesen.
! Der Patient muß dazu reichlich trinken.
• Ein Antihypotonikum zur Herz-Kreislauf-Anregung.
• Zur *Nachbehandlung* in jedem Fall: über längere Zeit ein Leber-Mittel, sowie ein Magnesium- und Kalium-Präparat.

Verkehrstüchtigkeit

Allg.: Zu den Pflichten jeden Behandlers gehört es, bei seiner Behandlung verkehrsmedizinische Überlegungen anzustellen und das Ergebnis dem Patienten mitzuteilen, denn 95% der Unfälle beruhen auf menschlichem, nicht auf technischem Versagen.
• Man muß dies bei der Verordnung von Medikamenten beachten.
• Man lasse sich die Arzneien zeigen, die der Patient außerdem nimmt.
• Daß *Alkohol* in entsprechender Menge verkehrsuntüchtig macht, ist jedem bekannt. Der *Alkoholiker* kann durch eine, an der Ausdünstung und dem Tremor erkennbaren Intoxikation, auch ohne unmittelbaren Alkoholgenuß verkehrsbeeinträchtigt sein.
• *Schlafmittel*, bes. Barbiturate, wirken ähnlich wie Alkohol und können die Verkehrstüchtigkeit viele Stunden beeinträchtigen.
• *Tranquillantia* auf Benzodiazepin- oder Meprobamat-Basis können am Morgen nach der Einnahme noch nachwirken. Vor allem aber die Einnahme am Tage beeinrächtigt das Verkehrsverhalten über den Tag, weil sie das Gefahrenbewußtsein herabsetzt.
• *Neuroleptika* wie Truxal, Megaphen, Haldol, Melleril usw. bewirken eine verkehrsgefährdende Reaktionsminderung.
Das gilt auch von:
- *Antiepileptika,*
- *Antihypertensiva,* bes. propanolhaltige oder solche mit zentralwirkenden Stoffen mit Reserpin, Methyldopa usw.,
- *Muskelrelaxantien.*
! Unschädlich ist Baldrian.

• Bei *Schmerzpatienten* ist daran zu denken, daß Opiate und deren synthetische Ersatzstoffe, wie Piritramid (Dipidolor), Pethidin (Dolantin), Pentazocin (Fortral), Polamidon, Buprenorphin (Temgesid) (alle **Rp**) usw. eine verheerende Wirkung auf die Verkehrstüchtigkeit für mehrere Stunden haben!
• *Tranquilizer* und *Neuroleptika* auf Benzodiazepin-Basis, Meprobromat, Hydroxin, Promethazin, Butytrophenon, Sulprit, sowie auf -thixol oder -thixen endende Trizyklite usw. (→ rote Liste, orangefarbene Seiten) wirken 6 – 18 Stunden.
Es tritt unbekümmerte Gelassenheit und damit erhöhte Risikobereitschaft auf.
• Moderne Mittel gegen Reisekrankheit *(Antiemetika)* wie Vomex A, Bonamin, Permesin usw. wirken ähnlich wie Neuroleptika.
! Besonders gefährlich ist es, wenn jemand, der ein vorgenanntes Mittel oder gar Kombinationen solcher Mittel nimmt, *Alkohol* trinkt.
• *Psychische Faktoren* spielen bei Verkehrsunfällen häufig eine entscheidende Rolle. Dabei stellen *echt psychisch Erkrankte* häufiger ein geringeres Risiko dar, als vielfach angenommen. Häufigster Grund sind eine durch *Überforderung* oder eine Konfliktsituation bedingte Beeinträchtigung der Aufmerksamkeit und Konzentration. Autofahren ist als körperliche Arbeit anzusehen. Fehlende Möglichkeit oder Fähigkeit zur Abreaktion von Arbeitsstreß führt oft zu gesteigertem *Coffein-* (Kaffee-) und *Nikotin*-Konsum.
Paradoxerweise bewirkt das aber in solcher Situation eine Leistungsverschlechterung. Dagegen wirkt Baldrian günstig.
• *Alte Menschen* sind nur bei deutlich hirnsklerotischen Zeichen verkehrsuntauglich.
• *Diabetiker* sind dann als vermindert verkehrstüchtig anzusehen, wenn der Zucker nur schwer eingestellt werden kann, also erheblich schwankt; eine Retinopathie oder andere Diabeteskomplikationen deutlichen Ausmaßes bestehen.

Verletzungen

→ *Unfall, Wunden, Blutungen.*

Verruca

→ *Warzen.*

Versagenszustände

Allg.: Zustand bei dem der Patient selbst eine Leistungsschwäche verspürt und eine Änderung des Zustandes wünscht.

TH.: Man kann den Zustand nicht hinweg-medizinieren, sondern muß ihn ergründen.

• Empfindet der Pat. einen Leistungsknick ohne sich zunächst beruflich überfordert zu sehen oder sonstige Probleme zu haben, so kann dem eine schwere körperliche Erkrankung zugrunde liegen. Z.B. eine Hepathopathie, eine Herzinsuffizienz, eine beginnende Cerebralsklerose, oder ein Organkarzinom.

• Glaubt der Pat. sich beruflich überfordert, so muß man an einen depressiven Versagenszustand infolge eines bedrückenden Erlebnisses denken (neuer Chef, Änderung der Arbeitsverhältnisse, Tod eines Nahestehenden, Scheidung usw.).

Psych.: Auseinandersetzung mit dem Problem und entsprechende Gesprächstherapie.

Als Zusatz:

Med.: Vit. *E*, Vit. *C* und Magnesium.

Zell.: Thalamus, Hypothalamus, Hypophyse ant., Ovar od. Testes.

Akup.: 3E.4/t, He.3 u. 3/t, KG.6/t, GG.19/t, GG.11/d u. Ma.36/d.

O.Ak.: 100, 95, 55, 29, 87 und 34.

Phys.: wie bei Neurosen (→ d.).

Ho.: Versagen wegen Überanstrengung: Calcium phosphoricum Tbl.D6.
- mit Appetitlosigkeit: Arsenicum jodatum Dil.D4.
- mit Verstopfung: Nux vomica Dil.D4.
- mit Herzklopfen: Natrium chloratum Tbl.D12.
- mit Müdigkeit und Kopfleere: Ferrum phosphoricum Tbl.D6.
- mit kalten Händen und Füßen: Carbo vegetabilis Tbl.D12.
- mit Mutlosigkeit: Piper methysticum Ø.
- mit Depression: Veratrum album Tbl.D6.
- mit Neigung zu Schweißausbrüchen: Acidum phosphoricum Dil.D4.
- mit dem Gefühl der Gedächtnisschwäche: Anacardium orientale Dil.D6.
- mit Schläfrigkeit: Nux moschata Dil.D6.

Verstauchung

→ *Distorsion.*

Verstopfung

→ *Obstipation.*

Vertigo

= *Schwindel.*

Ein vielseitiges Symptom.

1) Verbunden mit Ohrensausen oder Hörstörungen = *otogen.*

TH.: Evtl. ein oder zwei Blutegel auf dem Mastoid.
• Ein Aescin-Präparat und ein Diuretikum.

Neur.: Quaddelung am Mastoid (wö. 1 mal $0,5 - 1ml$).

Ho.: Aesculus Ø und Solidago Ø.
Bei Ohrgeräuschen: Glonoinum Dil.D4 vor und Nux vomica Dil.4 nach dem Essen.
Bei älteren Patienten: Conium Dil.D4-D6.

! → auch MENIERE-Krankheit.

2) Der Schwindel tritt bei Kopfbewegungen auf = *vertebragen.*

TH.: → Cervical-Syndrom.

3) Morgens beim Aufstehen:

3a) Bei Kindern manchmal Unterzuckerung **(Hypoglycämie)**

TH.: Abends oder nachts 1 – 2 Scheiben Honigbrot essen lassen.
Bei Erfolg ist die Diagnose sicher.

3b) Bei Mädchen und Frauen evtl. Eisenmangel.

TH.: Nach der Regel 10 Tage lang ein Eisenpräparat, bei gleichzeitigen Magensymptomen mit Folsäure oder B_{12}.

3c) Bei Kopfdruck und Besserung nach einiger Zeit des Aufseins, evtl. Hypertonie (→ d.), seltener auch Hypotonie (→ d.).

3d) Im Alter = *zirkulatorisch.*

TH.: 6 – 8 Blutegel ins Genick, danach ein Herzmuskelpräparat und Durchblutungsmittel.

Ho.: Bei Rauchern: Tabacum Dil.D4-D6,
sonst: Secale cornutum Dil.D4-D6.

4) Psychogener Schwindel: Daran denken, wenn der Schwindel mit einer Vielfalt eingehend geklagter Symptome, sowie mit Handschweißen u.a. vegetativen Symptomen auftritt und im Klagekatalog manchmal vergessen wird, wenn man nicht danach fragt.

TH.: Wie Neurose.

Verwachsungen

Allg.: Häufiger diagnostiziert als vorkommend. Verdächtig das Auftreten von unregelmäßigen, ziehenden Schmerzzuständen nach einer Darmoperation oder einer Appendektomie.

TH.: Spasmolytika, evtl. Spasmoanalgetika.

Neur.: Quaddeln im zugehörigen Segment - oder bei Beherrschung der Technik Injektion an den Grenzsstrang in Höhe von D12 bis L2 oder ans obere Bauchfell.

Akup.: Le.3 u. 13, Ga.24, Di.4, Ma.21, KG 13 u.15 alle d.

O.Ak.: 87, 89, 91, 51. Evtl. auch 104.

Psych.: Bei Erfolglosigkeit muß man immer daran denken, ob nicht auch psychische Momente vorliegen. Z.B. der Versuch sich durch Bauchschmerzen über eine Situation hinwegzuhelfen. Dies besonders in Fällen in denen auch schon eine *operative Lösung* der Verwachsungsstränge versucht wurde. Auch eine solche gibt keine Sicherheit für das erneute auftreten von Verwachsungen. Operiert sollte nur werden, wenn die Verw. zu starken Lumenverengungen mit Verschlußgefahr besteht.

Viruskrankheiten

→ *Anhang.*

Vitaminmangelkrankheiten

Allg.: Bei uns heutzutage selten. Sie können aber durch unzureichende Ernährung entstehen. Daher sollte man an das Vorliegen von Vitaminmangel denken bei:

1. **Schwachsichtigkeit**, bes. in der Nacht (Nachtblindheit) = Vit. A-Mangel.
2. **Anämie** (→ d.), evtl. Vit. B_{12}- oder auch *Folsäure*-Mangel.
3. **Hyperpigmentierung und Hautschuppung an sonnen- exponierten Stellen, Glossitis und Durchfall** = Vit.B_2- bzw. *Nikotinsäure*-Mangel (*Pellagra*).
4. **Parästhesien und Neuralgien** = Vit. B_1 u. B_6 (Beri-Beri).
   Bei Alkoholikern oft mit Gehunsicherheit und Sehstörungen *(WERNICKE-Enzephalopathie).*
5. **Zahnfleischbluten** = Vit. C
   Mit Unterhautblutungen regelrechter Skorbut.
6. **Rachitis** = heute selten, dafür postklimakterische Entkalkung, bes. bei Frauen: *Osteoporose* (→ d.) = Vit. D.

Proph. Der Vorbeugung gegen Vitaminmangel dient ausreichende Ernährung in der die regelmäßige Zufuhr von Vollkornbrot (Vit. B), rohem Obst, Rohgemüse, Zitronen, Apfelsinen (Vit. C), Milch, Quark, Butter oder Margerine (Vit. D) wichtig ist.

TH.: Therapeutisch spielen *Vitamine und Spurenelemente* eine hilfreiche Rolle bei:

Anämie: Vit. B_{12}, dazu Fe, Cu, Ca, Mn.

Im Calciumhaushalt: Vit. *D*, *C* u. *A*, dazu: *Ca*, *P*, *Mg* u. *F*.
Dysbakterie: Vit. *B*-Komplex, *Cu*, *Mn*, *Co*.
Ödemen: Vit. *A*, *Li*, *Mn*, *Co*, *S*.
Bei Infekten: Vit. *C*, *A* u. *B*, *Mn* u. *Cu*.
Bei Muskelschwäche *(Myasthenie)* Vit. *C*, *Mg*, *P* u. *Li*.
Bei Arthritis: Vit. *C* u. *A*, *Mg*, *Mn*, *Cu*, *Au*, *Ag*.
Bei Gicht: Vit. B_1, *Mn*, *F*, *Mn*, *Co*.
Bei Neuralgien, Paraesthesien und Krämpfe: Vit. B_1, B_6, B_{12}, *Mg*, *Mn*, *Co*.
Bei Ca.: Vit. *C*, *A*, *D*, *Cu*, *Mg*, *Mn*, *Se*.

Vitiligo

= *Weißfleckenkrankheit.*

TH.: Nicht jede Depigmentierung ist eine Vitiligo! Es gibt auch umschriebene Depigmentierungen die durch Medikamente bedingt sind.
Bes. von außen einwirkende Stoffe, wie hydrochinon-haltige Antiseptika, Antioxydantien in Industrieölen, Phenole u.a.m. sowie Resochin, das bes. zur Entfärbung der Haare führt. Daher:
• Zunächst mögliche Depigmentierungs-Ursachen ausschalten.
• Cuprum 2 mal wöchentl. 1*ml* iv. - oder als i.cut. Quaddeln von je 0, 1*ml*. (soll die Melanin-Synthese fördern).
• Vit. *C*, unterstützt die Cuprum-Wirkung.
• Allmählich gesteigerte Sonnenbestrahlung der depigmentierten Stellen. Beginn mit 10 Min. und jeden zweiten Tag um 5 Min. steigern.
! Die normal pigmentierten Hautstellen sind dabei abzudecken.
Diese Kur kann Erfolge bringen, wenn sie 2 – 3 Monate konsequent durchgeführt wird. Man sollte sich aber vor allzu großer Hoffnung hüten, denn die Rezidive sind häufig. Wo die Hautdepigmentierung mit einer *weißen Haarsträhne* (Poliosis circumscripta congenita) verbunden ist, handelt es sich um einen durchweg therapieresistenten, vererbten *Albinismus circumscriptus.*

! **Sonst** bleibt nur:
• Vermeidung der direkten Sonneneinstrahlung um das Hervortreten der Pigmentdifferenzen zu verhindern.
• Die Bräunung der depigmentierten Flecken:
- mit einer wässerigen Kaliumpermanganat-Lösung (3 – 5 Kristalle von Kalium permanganicum in 1 Glas Wasser).
- durch Betupfen der hellen Hautstellen mit dem Saft der grünen Schalen unreifer Walnüsse.
- oder einem entsprechenden Fertigpräparat.

• Die Bleichung der stärker pigmentierten Haut mit Wasserstoffsuperoxyd (Hydrogenium peroxydatum 10%), oder:

Rp. Naphtholi 7,5
Zinci oxydati
Amyli aa 12,5
Vaselini flav. ad 50,0
M.f. pasta. D.D. Mehrere Tage hintereinander abends auftragen und $\frac{1}{2}$ Std. einwirken lassen und anschließend mit Seife abwaschen. Danach Gesicht mit Kamillentee abwaschen.

- dann:

Rp.: Tragacanth. 0,6
Sol.Eosini 1% 0,3
Sol.Ichthyoli 1% 0,3
Zinc.oxydat.
Eucerin anhydric.
Aqua dest. aa ad 20,0
M.f. ung. D.S. Lichtschutzsalbe, morgens auftragen.

! Die Bleichung kommt vor allem für das Gesicht und die Hände bzw. die der Sonne ausgesetzten Hautteile in Frage, um die Pigmentkontraste abzumindern.

Vitium cordis

= *angeborene Herzfehler.*

Allg.: Aufgabe in der Praxis ist die möglichst frühzeitige Entdeckung *(Vorfelddiagnostik).*

Verdächtig sind:

• Cyanose, die manchmal erst beim Schreien auffällt;
• ein fahles Hautcolorit,
• Uhrglasnägel!,
• Tachypnoe oder Dyspnoe, evtl. nach geringer Anstrengung,
• Tachykardie, bes. Dauertachykardie von 160 und mehr.
• *Herzgeräusche:* ihre Differenzierung ist bei Kindern schwierig aber wichtig, um Eltern Aufregung zu ersparen. Herzgeräusche *ohne* Begleitsymptome (→ o.) sind meistens harmlos.

! **Bei Verdacht: Klinik**

Vomitus

→ *Erbrechen.*

Vorhofflattern

→ *Herzrhythmusstörungen.*

Vorhofflimmern

→ *Herzrhythmusstörungen.*

Vulnus

→ *Wunden.*

Vulvitis

= *Entzündung der äußeren Genitale der Frau.*

TH.: Fachärztlich, sonst → Fluor und Pruritus.

Vulvovaginitis

= *Vulvitis.*

W

Wachstumsstörungen

Allg.: Praktische Bedeutung hat vor allem der **Kleinwuchs**.

• Zu seiner Beurteilung bedarf es keines komplizierten Labortests, sondern einer über lange Zeit durchgeführten Verlaufsbeobachtung bzw. Vergleichsmessung.

• Die *Wachstumsgeschwindigkeit* in $\frac{cm}{Jahr}$, ist individuell sehr unterschiedlich.

• *Ausgangspunkt* ist das Geburtsgewicht und die Geburtsgröße.

- Kinder von starken Raucherinnen sind vielfach kleiner als der Durchschnitt, holen das Wachstum aber später auf.

- Ein weiterer Grund für intrauterin bedingten Minderwuchs ist Jodmangel.

! *Kritischer Punkt* ist die Pubertät.

• Starker Wachstumsrückstand *vor* der Pubertät ist meist pathogen, bedingt durch Skelettdystrophien (am "Verwachsensein" kenntlich), angeborenem Herzfehler, rheumat. Herzinsuffizienz, Stoffwechsel- oder Leberkrankheiten.

• Ein *in der Pubertät* bemerkbar werdender Wachstumsrückstand ist:

a) Familiär = Kleine Eltern, kleine Kinder.

b) Hormonell bedingt:

- durch Hypothyreose (→ d.)

- Vor allem bei *Knaben* in Folge gestaltlich harmonischer Entwicklungsverzögerung *(Pubertas tarda)*: Das Wachstum gleicht sich nach 2 – 4 Jahren spontan aus.

! Gegensatz = *Adiposogigantismus* bei verzögerter Genitalentwicklung: schnelles Größenwachstum und Übergewicht.

TH.: Behandelbar sind nur *hormonelle* Wachstumsstörungen.

Allg.: Gymnastik und Vitamin-Spurenelement-Kombinationspräparate.

! Kein Vitamin D, wenn nicht indiziert.

Zell.: Hypophyse ant. und Schilddrüse.

Wackelknie

= *Genu recurvatum.*

TH.: Massage mit einer Rheumasalbe und Gymnastik gegen Widerstand.

- Quaddelung mit einem Viscum-Präparat.
- Wechselgüsse.
- Binden des Gelenkes bei stärkerer Beanspruchung.

! Nur in Ausnahmefällen Op.

Wadenkrampf

= *Crampus-Syndrom.* Nicht pathognomisch für eine bestimmte Erkrankung. Sie sind Folge einer Reizung muskulärer Nervenendungen, z.B. nach Wasser- und Salzverlust bei Diarrhoe, durch Diuretika oder starkes Schwitzen (nach Arbeit in der Sonne); durch Ansammlung von Stoffwechselschlacken bei Zirkulationsstörungen, so bei tiefen Varizen oder arteriellen Durchblutungsstörungen bei Rauchern oder bei Diabetikern; durch Myalgie oder Neuropathie; durch statische Ursachen (ungleiche Beinlängen); vielfach aber auch ohne erkennbaren Grund (als: idiopathische Crampi).

TH.: Wo organische Ursachen bekannt sind: Behandlung derselben.

Sonst: Abends ein wechselwarmes Fußbad.

- Vor dem Schlafengehen ein Glas Wasser trinken, in dem etwas Salz gelöst ist.
- Ein Magnesium-Präparat und vor dem Schlafengehen 1 Tabl. Cuprum Tbl.D4.
- Vit. B_1, B_6 und B_{12}.
- *Bei Schwangeren: Calcium.*

Wanderniere

= *Ren mobilis, Nephroptose.*

Selten, in 80% bei Frauen und fast nur rechts. Meist symptomlos und deshalb Zufallsbefund, an den man denken sollte, wenn man bei Klagen über Kreuzschmerz und Unterbauchdruck eine Niere palpieren kann.

TH.: Wie bei Enteroptose (→ d.).

Warzen

= *Verruca.* Alle Warzen sind virusbedingte gutartige Epitheliome, die vor allem bei Jugendlichen zw. 6 und 18 zu finden sind. Je nach der Form als: *plane Warzen* an den Händen und im Gesicht von Kindern *(V. planae juvenilis).*

Dann als gewöhnliche Form *(V. vulgares)* an Hand- und Fingerrücken, seltener an der Fußsohle und (bes. bei Erwachsenen) oft im Bad übertragen. Eine Sonderform bilden die spitzen *Feigenwarzen (Condylomata acuminata)* in der Genitalgegend.

TH.: Eine spezielle Therapie gibt es nicht. Viele Warzen verschwinden spontan, bei Kindern $\frac{2}{3}$ aller Fälle.

Psych.: Unterstützen und beschleunigen die Selbstheilung. Als Methoden eignen sich:

- Das Betupfen der Warzen mit Thuya extern.
- Durch das Betupfen mit einer Eosinlösung

Rp.: Eosinum 2,0
Aqua dest. ad 50,0
M.D.S. ad man. med.

- Beides mit dem Hinweis die Warze zu beobachten, die ganz langsam kleiner werde.

- Durch Blau-Licht-Bestrahlung der Warze.

Sonst: Betupfen der Warzen mit dem Saft einer rohen Zwiebel oder mit 30%igem Wasserstoffsuperoxyd (bes. wirksam, wenn man die Warze zuvor etwas ankratzt, z.B. mit Schmirgelpapier).

- Chlorethylvereisung der Warzen.
- Warm-Kalt-Schock nach PAPENBERG: Ein dünner heißer Wasserstrahl aus der Warmwasserleitung wird auf die Warze gerichtet, bis es unangenehm heiß wird. Anschließend wird ein mit einer Pinzette gehaltener Eiswürfel auf die Warze gedrückt, bis es ebenfalls unangehmen kalt empfunden wird. Dies 5 – 6 mal pro Sitzung. Es wirkt in 2 – 3 Wochen.
- Warzenätzung mit:

Rp.: Collodium salicylicaum DRF =
Rp.: Acidi lactici 2,0
Acidi salicylici 4,0
Collodii elastici ad 20:
M.D.S. äußerlich! tägl. einmal aufpinseln.

- Bei Fußsohlenwarzen *(Plantarwarzen)*:

- Fußbäder mit hypertonischer = 20%iger Kochsalzlösung:
Jeden Abend mindestes 25 Minuten. Dann wird ein mit $NaCl$-Lösung getränkter Wattebausch auf die Warze gelegt und mit einer Plastikfolie und mit Heftpflaster abgeschlossen. Er bleibt bis zum nächsten Morgen liegen.

- oder, die Warzenumgebung wird mit Zinksalbe abgedeckt und auf die Warze die Linser-Salbe aufgetragen:

Rp.: Phenol. liquefact.
Ol.Thymi
ß-Naphtholi
Acidi salicylici
Resorcini aa 8,0
Vaselini flavi ad 100,0
M.f.ung. S.Warzensalbe. D. 2 x tägl. dick auftragen und einbinden.

Neur.: Unterspritzung der Warze.
Man sticht mit 20ger Nadel seitlich von der Warze direkt in den Warzengrund und injiziert 1 – 2*ml* einer 1%igen Novocainlösung. Bei größeren Warzen sind mehrere Einstiche erforderlich. Nach ca. 8 – 14 Tagen schrumpft die Warze und stößt sich ohne Hinterlassung einer Narbe ab.

Med.: Durchblutungsfördernde Mittel (da die meisten Warzen bei Leuten mit kalten Händen und Füßen auftreten).
- Vit. *A* und ein Methionin-Präparat.

Ho.: Berberis Dil.D2 und Thuja Dil.D4 im tägl. Wechsel.
Bei Kindern: Ferrum picrinicum Tbl.D4-D6.
Leicht blutende Warzen: Acidum nitricum Dil.D12.
Multiple, juckende Warzen: Calcium carbonicum Tbl.D12.
Viele kleine gestielte Warzen: Ferrum picrinicum Tbl.D3.
Warzen an den Händen: Kalium chloratum Tbl.D4.

! **Warzen beobachten**. Die Entartung ist selten. Sie zeigt sich in plötzlichem Wachstum und kleinen, regionalen Verfärbungen.
→ auch: Condylome.

Wespenstich

→ *Insektenstiche*

Wetterfühligkeit

= *Reaktion auf das Zusammenwirken von Luftdruck, Luftfeuchtigkeit, Temperatur und Ionengehalt der Luft.*
Je nach Konstitutionstyp verschieden als:
1. Herzklopfen, Angstgefühl, Blutdruckschwankung.
2. Vermehrter Durst.
3. Magen-Darm-Störungen.

TH.: Entsprechend der Symptomatik:
- Bei Kreislauf-Reaktionen: Ein Crataegus-Präparat.
- Bei Magen-Darmstörungen: ein Hopfen- (Humulus lupulus-)-Präparat
- Dazu Melisse oder Baldrian und Vitamin *C*.

Ho.: Sommerhitze wird schlecht vertragen: Gelsemium Dil.D4.
Wetterwechsel wird schlecht vertragen: Dulcamara Dil.D6.
Beschwerden beim Herannahen einer Kaltfront: Nux vomica Dil.D4.
- einer Warmfront: Selenium Tbl.D6.

WHIPPLE-Krankheit

Daran denken, wenn bei einem Mann im mittleren Alter jahrelang anhaltende Gelenkschmerzen und abdominale Beschwerden mit und ohne Diarrhoe bestehen, in deren Verlauf es zu Gewichtsverlusten kommt.
TH.: Klinisch mit Antibiotika (**Rp**).

Wiederbelebung

Überall wo Atmung und Puls (Herz) aussetzt!
E.H.: In allen Fällen:

1) **Klassisch:** Mund-zu-Mund-Beatmung oder Mund-Tubus-Beatmung.
• Tief einatmen, Mund auf den des Patienten pressen und ausatmen. *Heute* besser Beatmung mit dem Beatmungsbeutel um AIDS-Infektion auszuschließen.

2) **Herzmassage** um einen Notkreislauf zu erzeugen.
• Patient auf feste Unterlage legen.
• Beide Hände übereinander auf unteren Brustbeinteil legen.
• Stark eindrücken (ca 5*cm* in Richtung WS).
• Dann wieder Hände abheben, damit sich das Herz nach Ausdehnung des Brustkorbes wieder füllen kann.
• 50 bis 60 mal in der Minute Druck-Loslaß-Wechsel.
• Nach jeder fünften Kompression (im Loslaß-Stadium) eine Beatmung.

! *Bei Kleinkindern* wird der Druck mit 3 Fingern vorgenommen, bei Säuglingen mit 1 Finger.
Die Drucktiefe entsprechend kleiner.

! Die Herzmassage wird fortgesetzt, solange man in der Lage ist, die Hautfarbe (= Blässe / Cyanose) zu beeinflussen.

! Kommt es, nachdem das Herz seine Tätigkeit wieder aufgenommen hat, erneut zu einem Herzstillstand, wird die Wiederbelebung erneut aufgenommen.

Widerwille gegen

Ho.: - Speisegeruch: Ammonium muriaticum Tbl.D3.
- Fett: Cyclamen Dil.D3.
- saure Speisen: Coccus cacti Dil.D4.
- süße Speisen: Acidum aceticum Dil.D6

- gesalzene Speisen: Acidum aceticum Dil.D4.
- Fleisch: Acidum hydrochloricum Dil.D6.

Windpocken

→ *Anhang.*

WINIWARTER-BUERGER-Krankheit

→ *Durchblutungsstörungen.*

Wunden

= *Vulnera.*

! Alle tiefergehenden:

• **Schnittwunden** = Vulnera scissum,

• **Stichwunden** = Vulnera punctum,

• **Bißwunden,**

• **Rißquetschwunden** = Vulnus lacero contusum, wie sie bei Unfällen viel vorkommen - und

• **Schußwunden** = Vulnus sclopetarium erfordern *fachchirurgische Versorgung.*

Bei ihnen geht es vor allem um die:

E.H.: *Erstversorgung,* denn der weitere Wundverlauf hängt weitgehend von der Erstversorgung ab. Dabei ist wichtig:

• Wunde und Wundumgebung nicht mit den Händen berühren!

(Die Keime, die der Mensch auf seiner Haut hat, sind für ihn selber ungefährlich, desto gefährlicher die Bakterien, die von außen - meist durch die Hände dessen der die Wunde versorgt -in die Wunde gebracht werden).

• Keine Wundspülung, keine Salbe, kein Puder, sondern nur steriler Verband.

• Aus der Wunde ragende Fremdkörper nicht entfernen.

• Bei stärkerer Blutung: Blutstillung.

• Bei größeren Wunden: Ruhigstellung durch Schienung.

! Bei der **Wundheilung** unterscheidet man eine:

• *Traumatische Phase:* Läsion ⇒ Blutung ⇒ Blutstillung.

• *Exudative Phase:* Selbstreinigung der Wunde durch Leucocyten (Jede Wundheilung ist eine Art Entzündung).

• *Proliferative Phase:* Gefäßeinsprossung ⇒ Auffüllung des Defekts durch Bindegewebe.

• *Rekonstruktive Phase:* Wiederherstellung des Gewebegefüges. Dieser Vorgang vollzieht sich bei der *primären Wundheilung,* d.h. bei Wunden mit dicht beeinander liegenden Wundrändern (z.B. kleinen Stich- oder

Schnittwunden) in wenigen Tagen, sie bedarf dagegen bei der sog. *sekundären Wundheilung* "klaffender" Wunden eine längere Zeit, welche durch die lokale Wundbehandlung nicht beeinflußt werden kann!

TH.: *Therapeutisch* ist es - auch bei *"Bagatellwunden"* bzw. oberflächlichen Wunden oder Hautabschürfungen - nur möglich alles zu verhindern oder zu beseitigen, was den Ablauf der Wundheilung stört und die darüberhinaus verzögerte Proliferation anzuregen. Dem dient:

• **Die Wundreinigung** durch:

a) Auswischen der Wunde mit feuchter Gaze. Dabei wird zum Befeuchten am besten physiol. Kochsalzlösung genommen, der man zur Schmerzlinderung 1 Ampulle 2%iger Novocain zusetzt.

b) Bei Verschmutzung mit größeren Partikeln (z.B. Sandkörnern oder kleinen Steinchen) bei Schürfwunden:

Die Wunde (zur Schmerzminderung) bestreuen mit:

Rp.: Anaesthesin 10,0
Novocain pv. 5,0
M.f. pulv. S. ad man. med.

Nach ca. 5 Min. Wasserstoffsuperoxyd (3 – 4%) auftropfen und Wunde mit steriler Pinzette von den Partikeln reinigen.

• Hautabhebungen mit steriler Schere wegschneiden.

• Wundumgebung zunächst mit reinem Benzin reinigen, dann mit farbloser Jodlösung (Tinct. Jodi decolorata) bestreichen.

• Auf die Wunde zur Desinfektion zunächst ein Gazelappen mit:

- Arnika-Wasser (1 Teel. Tct. Arnicae, 10 Teel.abgekochtes Wasser). - Oder: Hamamelis-Extrakt. - Oder: Echinacea-Extrakt. - Oder:

Rp.: Tinct. Jodi 5,0
Acidi tannici 10,0
Aqua dest. ad 100,0
M.D.S. Lösung zur Wunddesinfektion.

! Der Gazestreifen wird mit Watte oder weiteren Gazelagen abgedeckt. Er bleibt 24 Stunden liegen und wird durch Auftropfen mit dem Löffel 2 – 3 mal nachgefeuchtet.

! Keinen wasser- oder luftdichten Verband anlegen!

• Dann: Wundversorgung.

! **Bei schmierigen Wunden,** d.s. Wunden bei denen es im Zuge der blutungsstillenden Fibrinausscheidung und durch die Nekrose zerstörter Gewebsteile zu einem schmierigen, die Heilung behindernden Belag kommt, der auch Bakterien als Nährboden dient.

= *Enzymatische Wundreinigung* durch Auflage einer Gaze, die getränkt

ist mit: Rp.: Pepsini liquidum oder einfach mit der Lösung von 2 – 4 Pepsintabl. in 1 Glas abgekochtem Wasser.
• Die Gaze bleibt 8 – 12 Std. auf der Wunde und wird durch Nachtropfen feucht gehalten.
• Danach wird die Wunde mit Kamillentee gespült, abgetupft oder mit dem Föhn getrocknet und versorgt.

! Bei der **Wundversorgung** unterscheidet man eine.
a) trockene Wundversorgung mit einem *Wundpuder.*
- Vorteil: einfach zu Handhaben, da nur aufgestäubt; kein Wundkontakt mit den Händen; Sekretaufnahme.
- Nachteile: Puder verklebt leicht mit der Wunde und bildet einen "künstlichen Schorf" der ohne Aufreißen der Wunde nur schlecht entfernbar ist. Außerdem trocknet der Puder die Wunde aus und kann dadurch die Proliferation behindern.
b) *Salbenversorgung:*
- Vorteil: Die Wundränder bleiben geschmeidig. Der Verband verklebt die Wunde nicht und die Salbe ist ein guter Wirkstoffträger.
- Nachteil: Nicht anwendbar bei stark nässenden Wunden.
Häufig Wundkontakt beim Auflegen. Manchmal allergische Reaktionen der Wundumgebung (Umgebungsekzem).
Günstig ist: nach Wundreinigung bestreuen der Wunde mit Staubzucker und darauf ein Verband mit einer Lebertran- oder Wundsalbe auflegen.

! *Bei Wundeiterung:*
• Wunde mit reinem Wasserstoffsuperoxyd (Rp.: Hydrogenium peroxydatum 30%) betropfen. Es bildet sich dann ein feiner Schaum.
• Dann Wunddesinfektion wie oben oder durch Umschläge mit Kaliumpermanganat-Lösung.
• Anschließend die Wunde, wenn möglich, mehrstündiger Sonnenbestrahlung aussetzen. Dabei wird die Wundumgebung mit Tüchern abgedeckt, um Sonnenbrand zu verhindern (keine Sonnenschutzcreme!).
! Mehrfache Sonnenbestrahlung in staubfreier Luft beschleunigt die Wundheilung!
Eine *Alternative* zur Sonnenbestrahlung bildet das Föhnen der Wunde.
• Nach der Desinfektion oder Sonneneinstrahlung wird die Wunde mit Staubzucker bestreut und mit einer Lebertran- oder Wundheilsalbe verbunden.

! **Bei schlechter Wundheilung:** tägl. Sonnenbestrahlung oder
• Föhnen der Wunde, dann 8 Tage lang 2 x tägl. für je 2 Std. einen Umschlag mit:

Rp.: Kalii chlorici 30,0

Aluminii sulfuricum 10,0
Solutio Ringeri ad 1000,0
M.D.S. Äußerlich, nach Vorschrift

• Danach 8 Tage tägl. für je 2 Std. Umschlag mit: Kalkwasser (Rp. Aqua Calcariae).
(Damit wird die vegetative Reaktionslage phasenförmig von der vagoton-trophotropen zur sympathicoton-ergotropen umgeschaltet).
• Nach dem Umschlag Wundverband mit einer Lebertran- oder einer Wundsalbe.

! Jede schlechtheilende Wunde an den *Zehen* bei einem 40 – 50 jährigen Mann ist verdächtig auf Endangitis (→ d.), bes. wenn es sich um einen Raucher handelt.

! Bei schlechtheilenden Wunden ist auch an eine Anämie zu denken. Daher:

Med.: Immer ein Multivitamin-Mineral-Präparat geben.
Günstig wirken auch: Eigenblut i.m. oder Sauerstoff- Mehrschritt-Therapie bzw. HOT.

Ho.: Bei schlechter Wundheilung: Acidum succinicum Tbl.D6.

! **Die Nachbehandlung** ist wichtig bei Narben. Sie hat schonend zu erfolgen. Zunächst Wärme- und Bewegungsbäder. Dann vorsichtige Massage der Narbe um sie gegen die Unterlage verschieblich zu machen.

Wundstarrkrampf

= *Tetanus.*

Sofort daran denken, wenn es Tage nach der Verwundung, auch nach sog. Bagatellverletzungen (Holzsplitter, Nägel u.a.); vor allem bei Wunden die gegen Luft abgeschlossen sind oder die luftabgeschlossene Taschen haben, zu Erschwerung des Mundöffnens und Schluckens kommt.

Vorb.: Aktive Vorb.: Schutzimpfung.
Bei Verwundung: Den Wundbezirk mit Wasserstoffsuperoxyd (30%) auswaschen und sofort ins Krankenhaus.

Würmer

= *intestinale Helminthes.*

Drei Hauptklassen:

1. Fadenwürmer = *Nematoden* = häufig.
2. Bandwürmer = *Cestoden* = gelegentlich.
3. Saugwürmer = *Trematoden* = selten, da fast nur in den Tropen.

Bei Eosinophilie im Blutbild sollte man immer an Würmer denken!

Dg.: Durch mikroskopischen Einachweis im Stuhl.

Vorb.: Quendel (Herb. Serphylli) zum Frühstück:
1 Tasse als Aufguß von 1 Teel. auf 1 Tasse Wasser.

TH.: *Klinisch* = ein Anthelminthika.
Klassisch-biologisch:
Bei allen: tägl. nüchtern: $\frac{1}{2}$ Glas Saft von rohem Kohl.
- oder: 1 Teel. Pulver von getrockneten Rharbarberwurzeln (Rhiz. Rhei) in 1 Eßl. Honig vermischt. - oder: morgens und abends 1 Tasse Tee von 1 Teel. Estragon (Herb. Dracunculi) auf 1 Tasse Wasser als Aufguß.

1. Die häufigsten Fadenwürmer sind 1.1 der **Spulwurm** *(Ascarides lumbricoides)* und 1.2 die **Madenwürmer** *(Oxyuren)*.

1.1 **Spulwürmer** machen sich meist nur durch unklare Bauchschmerzen bemerkbar. Bisweilen geht ein Spulwurm spontan ab und ermöglicht die Diagnosesicherung.
Man muß sich denselben aber zeigen lassen, da von den Pat. oft auch unverdaut abgehende Pflanzenfasern als Spulwürmer fehlgedeutet werden.

TH.: Die klassische Kur mit Reinfarn (Flor. und Herb. Tanaceti) ist heute wegen der Toxizität (Collaps, Icterus) weitgehend verlassen. Statt ihrer eignet sich auch ein Tee von:

Rp.: Rad. Carlinae
Rad. Gentianae
Herb. Centaurii
Herb. Absinthii
Rhiz. Polypodii aa 20.0
M.f. spec. D.S. Morgens nüchtern und abends vor dem Schlafengehen 1 Tasse als Abkochung.

Nach Wurmabgang noch einige Zeit: Tee von Walnußschalen (Cort. Juglandis regiae nucum) 1 Teel. auf 1 Tasse Wasser als Decoct.

1.2 **Madenwürmer:**
• **Möhrenkur:** vor *jeder* Mahlzeit eine frische Möhre (gelbe Rübe) essen und tägl. einen Einlauf von Möhrensaft oder dem Aufguß von Möhrensamen (Semen Dauci silvestris). - Oder:
• **Knoblauchkur:** 1 Knoblauchzehe in 1 Tasse Milch kalt ansetzen, ganz kurz aufkochen, abkühlen lassen und 1 Tasse warmes Wasser, 1 Messerspitze Salz, 1 Eßl. Weinessig und 1 Teel. Glycerin hinzugeben. Davon morgens u. abends 1 Eßl. einnehmen - und abend zusätzl. einen Einlauf der Abkochung einer Knoblauchzehe oder von 1 Eßl. Essigsaurer-Tonerde (Liqu. Aluminii acetici) in 1 Liter Wasser.
! Vorteilhaft ist die Kombination beider Kuren in der Weise, daß man 3 Tage die Knoblauchkur durchführt, dann eine 3 wöchige Pause einlegt,

in der jeweils vor dem Essen eine Möhre gegessen wird. Dazu:
• Fingernägel kurz schneiden.
• Tag und Nacht einen Schlüpfer tragen, der tägl. gewechselt und gekocht wird.
• After nach jedem Stuhlgang mit Essigsaurer-Tonerde-Wasser abwaschen.
• Hände nach jedem Stuhlgang gründlich waschen.
• Der Pat. soll immer im gleichen Bett schlafen. Die Bettwäsche ist wöchentl. zu kochen.
• Möglichst Mitbehandlung der Kontaktpersonen.

2. **Bandwürmer:** kommen vor als Rinderbandwurm *(Taenia saginata)*, Schweinebandwurm *(T. solium)*, Fischbandwurm *(Diphyllobothrium latum)* und Zwergbandwurm *(Hymenolepsis nana)*. In allen Fällen:

Proph.: Verzicht auf rohes oder halbgares (gegrilltes) Rind- und Schweinefleisch. Das Fleisch (auch Fisch) muß auf mindestens 60^0C erhitzt sein da hierbei die Finnen abgetötet werden. Der Fleischsaft darf keine rote Farbe mehr besitzen.
• Kein Gemüse essen, das mit menschlichen Fäkalien gedüngt ist.

TH.: *Klassisch:* Kürbiskernkur $500g$, bei Kindern $250g$ frische Kürbiskerne werden ungeschält zerstampft, mit $1\frac{1}{2}$ bzw. $\frac{3}{4}$ Liter Wasser aufgesetzt und $1\frac{1}{2}$ Stunden zu einem Brei gekocht. Dann wird das Kochwasser durch ein Tuch abgepresst und das darauf schwimmende Öl abgeschöpft.
Vom bleibenden Kürbiskernsaft werden früh morgens nüchtern auf einmal 2 (Kinder) bis 5 (Erwachsene) Eßl. genommen, und 2 Std. später 2 Eßl. Riciunsöl (Ol. Ricini) oder 1 Eßl. Glaubersalz (Natrium sulfuricum) in 1 Glas heißem Wasser gelöst, um kräftig abzuführen.
Sämtliche folgende Stühle werden in einem Eimer mit warmem Wasser abgefangen. Die abgegangenen Bandwurmteile auf den Kopf abgesucht.
! Bei Fehlschlag kann die Kur nach 3 Wochen wiederholt werden. In dieser Zeit läßt man vor jeder Mahlzeit eine rohe Möhre essen. Heute ist Yomesan (Niclosamid) Bandwurmmittel der Wahl.

X, Y

Xanthelasma

= kleine, flache, gelbe Lipoidablagerungen (Xanthoma) in den Augenlidern.

TH.: Lokaltherapie ist sinnlos.
Bei erhöhten Serumlipoiden → Fettstoffwechselstörungen.

Xanthoma

= Knötchen von Stecknadelkopf bis über Handteller- oder Apfelgröße.
Bei Oberflächenlage: gelb- bis bräunlich.

TH.: → Fettstoffwechselstörungen.

Xanthomatosen

= angezeigt durch Arcus senilis oder Blutfettwerte.

TH.: → Fettstoffwechselstörungen.

Xeroderma pigmentosum

= Sonnenlichtsensibilität.

Angeborene Hautreaktion. Bei Sonnenlicht kommt es zu Hautverdickungen und mehr oder weniger deutlichen bräunlichen Warzen. Später zu Hautkrebs.

TH.: keine, nur:

Vorb.: Im Freien möglichst wenig Haut der Sonne aussetzen.
Daher stets entsprechende Kleidung und Hut tragen.

- Morgens Haut dick mit einer Fettsalbe eincremen, um der Trockenheit der Haut vorzubeugen.
- Darüber eine Sonnenschutzsalbe, z.B.:

Rp.: Acidi tannici 1,5
Vaselin. flav.ad 50,0
M.f. ung. D.S. Lichtschutzsalbe.

Xerophthalmie

= *Vit. A-Mangel bedingte Hornhautschwäche.*

TH.: Vit. *A* 100.000 E, Evtl. in Kombination mit Vit. *E*.

Xiphoid-Syndrom

= *Schmerzzustand des rippenfreien Brustbeinfortsatzes (Prozessus xiphoides).* Dieser ist druckempfindlich, der Schmerz strahlt nach beiden Seiten aus und ist in Ruhe meist stärker als in Bewegung.

TH.: Chlorethylvereisung: Man sprüht auf den Schmerzpunkt Chlorethyl bis die ersten Anzeichen einer Vereisung sichtbar werden.

Neur.: Man setzt eine Procainquaddel von 1*ml* oder gibt 2*ml* subcutan.

Chir.: Immer auch die BWS auf Spasmen untersuchen und diese korrigieren.

Z

Zahnfleisch

→ auch Stomatitis und Paradentopathie.

Ho.: - geschwollenes: Thuja Dil.D4.
- schwammiges: Acidum hydrochloricum Dil.D6.
– das bei Berührung blutet: Carbo vegetabilis Tbl.D4.
– auch ohne erkennbaren Anlaß blutet: Psorinum Dil.D6.
- entzündetes: Kreosotum Dil.D6.
– und stark schmerzhaftes: Dolichos pruriens Dil.D3.
– mit wunden Lippen: Aristolochia clematitis Dil.D2.
- geschwüriges: Mercurius solubilis Tbl.D6.
– bei Knochenerkrankungen: Phosphorus Dil.D6 und Silicea Tbl.D12 in 4 stündl. Wechsel.

Zahnkaries

= Zeichen einer ernährungsbedingten Stoffwechselstörung.

Proph.: Einfache Kost.

Den Vorzug verdienen fettarme, mehr pflanzliche als tierische Produkte. Zu süße oder zu fleischhaltige Kost wirkt auf die Sekretionsverhältnisse der Mundhöhle ansäuernd und greift dadurch den Zahnschmelz an.

Kauen ist die beste Vorbeugung!

• Fleischfasern und Speisereste nach dem Essen entfernen.

• Regelmäßiges und gründliches Zähneputzen (mindestens morgens und abends).

Günstig mit Pulver von Herb. Equiseti. Die Zahnbürste sollte "mittelhart" sein

• Zahnstein $\frac{1}{4}$ bis $\frac{1}{2}$ jährlich vom Zahnarzt entfernen lassen.

TH.: Im Einzelfall durch den Zahnarzt.

Als Begleittherapie:

Ho.: *a) Bei Kindern:*
Zur Munddesinfektion: Mercurius vivus Tbl.D6 und Bacillinum Tbl.D30.
Bei Lymphatikern auch: Calcium carbonicum Tbl.D12.
Bei Zahnverfärbung (Schwarzwerden): Kreosotum Dil.D6.
b) Bei Erwachsenen:
Bei brüchigen Zähnen: Staphisagria Dil.D6.
- mit Zahnfleischbluten: Mercurius vivus Tbl.D6.
– und Schmerzen: Plantago Dil.D6.
- ohne Schmerzen: Natrium phosphoricum Tbl.D6.
Zähne von vorneherein mißfarbig, grau: Phosphorus Dil.D6.

Zahnen

= *bei gesunden Kindern ohne nennenswerte Störungen, bei schwächlichen oft mit Unruhe, Fieber usw.*

TH.: Vit. *D*.

Phyt.: Schafgarbentee (1 Teel. Herb. Millefolii mit 1 Tasse heißem Wasser anbrühen und dem Kind tagsüber schluckweise geben)..

Ho.: Bei Unruhe und erhöht. Temperatur: Aconitum Dil.D4.
Bei Zahnkrämpfen: Belladonna Dil.D4.
Bei schleimigem Durchfall: Chamomilla Dil.D3.
Bei verzögertem Zahndurchbruch: Calcium carbonicum Tbl.D4.
- blasser, schwächl. Kinder: Calcium phosphoricum Tbl.D4.
Wenn die Zähne heraus sind, noch einige Zeit: Calcium fluoratum Tbl.D6-D12 zur Stabilisierung des Schmelzes.

Zahnschmerzen

= *Otontalgie.*

TH.: Ursache suchen und behandeln.
Als solche kommen in Frage:

- Pulpitis = Schmerz zieht zum Ohr, Lymphknoten am Kieferrand geschwollen: Zahnarzt.
- Weisheitszahn = Schmerz im Kieferwinkel und beim Schlucken: Zahnarzt.
- Speichelstein: heftiger Schmerz beim Kauen und Schwellung der entspr. Drüse → Lymphadenitis.

! Wenn kein Befund:

Med.: Schmerzmittel.

Phyt.: Mundwasser aus:

Rp.: Anaesthesin 2,0
Origanum vul. Ø

Rosmarinus off. Ø
Myrrha Dil.D1 aa 25,0
Thymus vul. Ø ad 100,0
M.D.S. 2 – 3 mal tägl. Zähne damit eintupfen.

Phys.: Morgens Unterschenkelguß, abends wechselwarmes Fußbad.

Akup.: Di.1 u. 2/d, sowie KG.24/d. evtl. mit Laser auch auf erreichbare Schmerzpunkte.

O.Ak.: 4, 5, 6, 55, 26, 22.

Ho.: Bei Verdacht auf Zahnwurzelentzündung: Mercurius solubilis Tbl.D4.
- wenn dabei Zahnfleisch geschwollen: Apis Dil.D4.
Bei kariösen Zähnen: Kreosotum Dil.D6.
Zähne berührungsempfindlich: Staphisagria Dil.D12.
Zahnweh beim Essen: Kalium carbonicum Tbl.D12.
- beim Trinken kalter Getränke: Calcium carbonicum Tbl.D12.
– warmer Getränke: Bryonia Dil.D6.
Schlimmer bei kaltem Wetter: Silicea Tbl.D12.
- in der Wärme: Pulsatilla Dil.D6.
– bes. in der Bettwärme: Chamomilla Dil.D2.
Wenn keine dieser Indikationen zutrifft: Plantago Dil.D4.
ÄUSSERL.: Plantago Ø. auf Zahnfleisch, schmerzhafte Backenpunkte tupfen und 1 Tr. ins gleichseitige Ohr träufeln.

Zahnwurzelentzündung

= *Periodontitis.*

TH.: Zahnarzt.

Ho.: Bei Verdacht: Kalium jodatum Dil.D3.
Bei heftigem Schmerz (ohne Eiter):
- dabei Kopfwallungen: Belladonna Dil.D4.
- wenn besser durch äußere Wärme aber schlimmer im Bett: Mercurius corrosivus Tbl.D4.
Bei klopfendem Schmerz (Eiterbildung): Hepar sulfuris Tbl.D3.
Bei Fistelbildung: Silicea Tbl.D6-D12.

Zahnwurzelgranulom

= *ein Focus, der beseitigt werden sollte.*

Zeckenbiß

→ *Insektenstiche*

Zehen

Ho.: **-arthritis:** Bryonia Dil.D4.
-gicht: Lithium carbonicum Tbl.D3.
-kribbeln: Niccolum Tbl.D4.
-fissuren: Graphites Tbl.D3.
-nägel verdickt: Graphites Tbl.D4 und Silicea Tbl.D6.

Zellatmungsanregung

= *HOT, Sauerstoff-Mehrschritt-Therapie nach Ardenne.*
= *Vit. B-Komplex und Vit. C.*
Ho.: Teileinheiten des Zitronensäurezyklus, bes. Acidum L(+)-lacticum, sowie Myrtillus Dil.D2.

Zellulitis

Allg.: Umschriebene Adipositas mit leichter Lymphstauung. Daher auch: *Adipositas circumscripta ödematosa.*
Fast nur bei Frauen. Vor allem über den Oberschenkeln (der Regio trochanterica). Manchmal schwach entzündlich gerötet als *Orangenhaut.*
TH.: Meist nur bedingt erfolgreich!
Umstimmungsmittel, Lymphtherapeutika innerl.u. äußerlich.
Evtl. als:

Rp.: Agnus castus Dil.D2 20,0
Spongia Dil.D4
Fucus 0
Conium macul. Dil.D4 aa ad 50,0
M.D.S. 3 x tägl. 20 Tr. in 1 Eßl. Wasser.

Und:

Rp.: Jodum pur. 1,0
Kalii jodati 0,5
Ung.Placentapur ad 50,0
M.f.ung. D.S. 1 x tägl. auftragen.

Phys.: Wechselgüsse des Oberschenkels.
Lymphdrainage.
Zell.: Placenta, Hypophyse total, Thyroidea und Dienzephalon.

Zerebraler Insult

→ *Apoplexie.*

Zerebrale Ischämie

Kurzdauernd = Ohnmacht (→ d.).
Länger als 3 Min. = Apoplexie (→ d.).

Zerebralsklerose

→ *Arteriosklerose.*

Zerschlagenheitsgefühl

Allg.: Ursachenklärung und -behandlung.
Ho.: Mattigkeit nach geringer Anstrengung: Rhododendron Dil.D2.
- mit Neigung zu Verkrampfung: Nux vomica Dil.D4.
Besser im Freien und bei Bewegung: Ammonium muriaticum Tbl.D3.
Besser im Bett: Ruta Dil.D6.
Gefühl "wie gerädert": Baptisia Dil.D2.
Mit Steifigkeit der WS.: Ginseng Dil.D4.
Spürt vor allem das Kreuz: Magnesium sulfuricum Tbl.D3.
- bes. bei Rückenlage: Cimicifuga Dil.D4.
- in Rückenlage besser: Ranunculus bulbosus Dil.D3.

Zerstreutheit

TH.: Durchblutungsmittel.
Ho.: Ignatia Dil.D4.
- mit Vergeßlichkeit: Manganum aceticum Tbl.D3.

Zervikalkatarrh

→ *Fluor.*

Ziliarneuralgie

= *Neuralgie im I. Trigeminusast → Trigeminusneuralgie.*
Ho.: Spigelia Dil.D3 und Belladonna Dil.D4 im Wechsel.

Zinkmangel-Syndrom

Selten diagnostiziert.
Der Zinkgehalt des menschlichen Körpers liegt bei $2 - 3g$.
Täglich werden etwa $10 - 15g$ mit der Nahrung zugeführt und davon 10% resorbiert.
Zink ist ein Co-Faktor von Enzymen.
Mangel führt u.a. zu einer Störung der Nucleinsäuresynthese und einer damit verbundenen Herabsetzung der mitotischen Aktivitäten der Haut.
Folge: Zehen-Fuß-Unterschenkel- und Finger-Hand-Erythemen mit Schuppung.

Bei solchen auch an Zinkmangel denken und entsprechende Laboruntersuchung (Atomadsorptionsspektrometrie) veranlassen.
TH.: Zink-Zufuhr.

Zirkulationsstörungen

→ *Durchblutungsstörungen.*

Zittern

Ho.: - infolge von Aufregung: Ignatia Dil.D6.
- nach Erschrecken: Stramonium Tbl.D6.
- bei Alkoholikern: Antimonium tartaricum Tbl.D6.
- der Augen: Aranea diadema Dil.D6.
- der Arme: Aranea diadema Dil.D4
- der Hände: Tarantula Dil.D6
- der Zunge: Mercurius solubilis Tbl.D12.
- am ganzen Körper: Gelsemium Dil.D6.
- - mit Zuckungen einzelner Glieder: Crotalus Dil.D4.
- - - am ganzen Körper: Zincum metallicum Tbl.D6.
- - - besonders im Schlafe: Helleborus Dil.D4.
- der Glieder: Actaea racemosa Dil.D6
- - mit Kälte der Hände und Füße: Agaricus Dil.D6.
- - - sowie kaltem Schweiß: Tabacum Dil.D4.
- mit allg. Schwäche: Thyreoidinum Tbl.D4.
- mit "Herzangst": Gelsemium Dil.D4.
- mit Unsicherheit beim Gehen: Causticum Hahnemanni Tbl.D4.
- nervöses: Cimicifuga Dil.D4.

Zivilisationskrankheiten

= *Sammelbezeichnung für alle Krankheiten die als Folge der Zivilisation angesehen werden. Vor allem bedingt durch Streß, Überernährung und Bewegungsmangel, aber auch Lärmbelästigung.*
Eigentliche Zivilisationskrankheiten gibt es nicht, nur das beschleunigte bzw. frühere Auftreten von Krankheiten wie Arteriosklerose, spez. in Form von Coronarsclerose, Altersdiabetes, Gicht usw.
TH.: Dem sollte entgegengewirkt werden:

1. Durch gesunde **Ernährung** (wobei es hier Meinungsunterschiede bezügl. der Frage gibt: *was* gesunde Ernährung ist).
Entscheidend scheint zu sein, daß sie:
• genügend Vitamine, Spurenelemente und Balaststoffe (rohe Vegetabilien) enthält - und

• das "Bilanzproblem" beachtet wird. Durch Tätigkeit muß (an cal. bzw. Joule) soviel verbraucht werden, wie zugeführt wird.
2. Genügend Bewegung, durch Tätigkeit, Sport, Wandern, Schwimmen, Spazierengehen (bes. nach dem Abendessen eine Runde an der frischen Luft).

Zöliakie

= *Durchfallerkrankungen im Kindesalter*
Angeborene Überempfindlichkeit des Dünndarms gegen das Gluten aus Weizen, Roggen, Hafer und Gerste.
Hinweisend ist Wachstumsstillstand im 2. – 3. Monat und Durchfall.

TH.: Bei Verdacht sofort glutenfreie Milch, d.h. Milch ohne jegliche Getreidezusätze.
Zeichen der Zustandsbesserung: Kind wird ruhiger (weniger quengelig) und der Appetit nimmt zu. Dies stützt die Diagnose.
• Klin. Sicherung der Diganose veranlassen.
• Keine Getreidebreie vor dem 6. Monat und dann nur glutenfreie, wie sie verschiedene Firmen anbieten.
• Zusätzlich: Vitamin-, evtl. auch Eisenzufuhr.

! Es muß erklärt werden, daß es sich bei der bioptisch nachgewiesenen Zöliakie um eine unheilbare Krankheit handelt und die Diät lebenslang einzuhalten ist.

ZOLLINGER-ELLISON-Syndrom

= *Endokrin wirksamer Pankreastumor.*
! Daran denken, wenn bei einem Mann zwischen 30 – 50 Leibschmerzen, rezidivierende Magen-Zwölffingerdarm-Ulcera und Diarrhoeen (bes. nach fettem Essen = Steatorrhoe) auftreten.
! Antacida bessern nur kurzfristig!
TH.: Op.

Zoster

= *Herpes zoster.*

1) Bei Pat. unter 20 meist folgenlose Selbstheilung innerhalb von längstens 3 Wochen.
Bei älteren Patienten in der Regel längere Krankheitsdauer und Bestehenbleiben von Neuralgien.

TH.: Bei ersten Anzeichen sofort Vit. C (= 1000y-Ampullen).
Am ersten Tag 2000y i.m., am 2. und 3. Tag 1000y.
Dazu Vit. B_{12}, B_1 und B_6-Drag, tägl. 3 x 2 Drag.

Echinacea Ø 3 x tägl. 20 Tr.
(Dadurch Symptomfreiheit oft inerhalb von 8 Tagen).
ÄUSSERL: *Trockenbehandlung* mit Puder-Watte-Verband, z.B.:

Rp.: Anaesthesin
Dermatol aa 5,0
Amyl. ad 100,0
M.D.S. Streupulver.

! Im Bläschenstadium **keine** Salbe, wegen der Ausbreitungsgefahr.
! Der Verband muß luftdurchlässig sein, um eine Sekundärinfektion zu verhindern.
Evtl. nach dem Pudern einige Zeit "Freiluft" des Feldes.

! Keine Corticoide (**Rp**). Wo der Pat. solche hat, setzt man sie sofort ab. Sie vermögen zwar die Krankheitsdauer abzukürzen und Folgeneuralgien vorzubeugen, aber erhöhen die Komplikationsgefahr (Erregerausbreitung)!

! Bei Temperaturanstieg, Rücken- oder Kopfschmerz an *Komplikationen* denken (bes. an Meningo-Enzephalitis).
Sofort Krankenhaus!

2) **Folge-Neuralgie**, bes. bei älteren Leuten:

TH.: Hohe Dosen von Vit. B_{12}, jeden 2. Tag 1000y i.m. und Vit. B_1 und B_6 per os.
Blaulichtbestrahlung des Schmerzfeldes.

Neur.: Quaddel über dem betroffenen Nervenast.

Zuckerkrankheit

→ *Diabetes mellitus.*

Zuckermangel-Syndrom

→ *Hypoglykämie.*

Zuckungen

Phyt.: Baldrian.

Ho.: - am Augenlid: Mezereum Dil.D3.
- bei Gesichtsneuralgie: Magnesium phosphoricum Tbl.D3.
- und Gliederzittern: Tarantula Dil.D6.
- als Tic: Tanacetum vulgare Tbl.D3.
- und allg. Schwächegefühl: Zincum metallicum Tbl.D4.

Zugluftempfindlichkeit

Ho.: - Ignatia Dil.D4.
- bes. bei kaltem Wetter: Nux moschata Dil.D4.
- mit Hautjucken: Anacardium Dil.D6.

Zungen

1. **-belag:** meist weißlich-grau, leicht abwischbar und vieldeutig.
Am häufigsten Magen-Darm-Störungen: weiß-gelblich.
Sind sie stecknadelkopf- bis linsengroß und auch auf der Mundschleimhaut: Soor-Verdacht, bes. nach intensiver Antibiotika-Therapie.
Weiß, schmerzhaft u. mit roter Umrandung: Aphthen (→ d.).
Dick gelb bis bräunlich: Leber-Gallen-Störungen.

TH.: Je nach Ursache.

Ho.: **Zunge - braun:** Bryonia Dil.D4.
- - als Längsstreifen in der Mitte: Baptisia Dil.D4.
- - - und Mundtrockenheit: Medorrhinum Tbl.D6.
- gelb: Kalium bichromicum Tbl.D6.
- - schleimig: Aesculus Ø oder Gratiola Dil.D4.
- - am Zungenrand: Mercurius jodatus flavus Tbl.D6.
- - - mit Zahneindrücken: Boletus cervinus Dil.D3.
- - mit rotem Mittelstreifen: Veratrum viride Tbl.D6.
- - mit viel Durst: Lycopodium Dil.D4.
- - und bitteres Aufstoßen: Natrium nitrosum Dil.D4.
- weiß: Antimonium crudum Tbl.D6.
- - mit roten Pünktchen: Stramonium Tbl.D6.
- - mit rotem Zungenrand: Causticum Hahnemanni Tbl.D6.
- - mit üblem Mundgeruch: Petroleum Dil.6.
- - mit Mundtrockenheit: Mercurius cyanatus Tbl.D6.
- - mit schmerzhafter Zungenspitze: Thuya Dil.D4.
- kalkweiß: Antimonium arsenicosum Tbl.D6.
- - mit Stuhlstörungen und Hämorrhoiden: Antimonium crudum Tbl.D4.
- grau-weiß: Calcium phosphoricum Tbl.D4.
- - mit braunen Flecken: Phosphorus Dil.D6.
- nicht abwischbar: Leukoplakie (→ Vitiligo).

TH.: Hochdosiert Vit.A und Überwachung.

Ho.: Calcium arsenicosum Tbl.D6.

2. **-brennen:** Vieldeutig.
- Zunächst Zahnkontrolle und -sanierung veranlassen (Zahnstein!).
- Dann Blutkontrolle: Anämie (→ d.).

- Bestehen Mundrhagaden, Globusgefühl und Nageldystrophie (Glanzlosigkeit, Splittern) und Magendruck: an PLUMMER-VINSON-Syndrom denken.
- Zunge dabei glatt, ohne Belag: HUNTER-Glossitis.
- Bei Mundtrockenheit und zähem Schleim: SJÖGREN-Syndrom?!
- Auch an lokale Momente (Gebiß), Allergie, Diabetes und Medikamentenunverträglichkeit denken.

! Nach örtlicher Anwendung von Antibiotika (**Rp**) besteht oft eine Schädigung der Mundflora.

TH.: Ursachenbehandlung soweit möglich. Sonst:
- Vit. B_{12} tägl. 1000 oder wöchentl. 3000-Gamma i.m. oder:
- Ein Vit. B-Komplex-Präparat mit Eisen.

Beides mindestens 6 Wochen.

Ho.: Hydrastis Dil.D6 und Sulfur Tbl.D3.
Dazu auch Magenbrennen: Fragaria vesaca Ø.

3. -entzündung = Glositis.

TH.: ein Nikotinsäure-Präparat.
- Leberpräparate mit Vit.B-Komplex.
- Pinselung der Zunge mit:

Rp.: Mentholi 2,0
Ol. Ricini 3,0
Bals. peruviani ad 10,0
M.D.S. Zum Pinseln.

Ho.: Stets Apis Dil.D4, 3 x 8 Tr. unverdünnt.

4. -färbung:

- *gelb:* bei Icterus (→ d.)
- *rot mit Kopfschmerz u. Hautjucken:* Polycythämie?!
- - glatt, ohne Belag u. mit Brennen: HUNTER-Glossitis.
- - - ohne Brennen, mit Sklerenicterus oder gelber Haut: Leberzirrhose?! (→ d.).
- *schwarz, wie haarig:* Lingua villos nigra (schwarze Haarzunge). Oft nach Antibiotika (**Rp**). Abstrich auf Hefe oder Aspergilla untersuchen.

TH.: Ursachentherapie.
Die schwarze Zunge mit einer 10%igen Salicylsäure in 9%igem Alkohol pinseln und danach mit 10%iger Natriumcarbonatlösung spülen. Sonst:

Ho.: Zunge *rot:* Phosphorus Dil.D6.
- an den Zungenrändern: Carduus marianus Dil.D2.
- an der Zungenspitze: Rhus toxicodendron Dil.D4.
- - und brennend: Apis Dil.D4.

- dabei glatt und deutl. rote Zentralfurche: Acidum nitricum Dil.D4.
! → auch **3.**

5. -keratose: umschriebene Verhärtung = Plattenepithel-Ca.?!
! Unbedingt Abklärung.

6. Zitterzunge

Ho.: Allg.: Mercurius solubilis Tbl.D4.
Bei Kopfschmerz: Gelsemium Dil.D4.
Wenn Schluckstörungen bestehen: Lycopodium Dil.D4.

7. Landkartenzunge = *Lingua geographica* bzw. *Exfolatio areata linguae:* Oberflächenabschuppung im Zungenzentrum, mit fast tägl. anderem Aussehen. Bleibt lebenslang und ist harmlos.

8. Faltenzunge = *Lingua plicata:* starke Längsfurche mit seitlichen Ausstrahlungen.

9. Buckelzunge = scharf umschriebene Hyperplasie des Epithels in der Zungenmitte, manchmal (sekundär) entzündlich gereizt als: *Glossitis mediana rhombica.*

TH.: 6. – 8. Harmlos, zungendiagnostisch als Hinweis auf den Magen-Darmtrakt.

10. -schmerzen und Gefühle:

Ho.: - wie eingeschlafen: Nux moschata Dil.D4.
- Haargefühl: Silicea Tbl.D12.
- Kältegefühl: Camphora Dil.D2.
- Prickelgefühl: Echinacea Ø.
- Geschwollenheitsgefühl: Apis Dil.D4.
- Steifigkeitsgefühl: Colchicum Dil.D6.
- - mit Schwierigkeit beim Herausstrecken: Lycopodium Dil.D4.
- Gefühl "wie verbrüht": Hydrastis Dil.D6.
- ganze Zunge schmerzend: Calcarea carbonica Tbl.D4.
- Wundheitsgefühl der Zunge: Natrium chloratum Tbl.D6.
- Trockenheitsgefühl und Durst: Gutti Dil.D4.

11. -schwellung:
- wenn stark gerötet: → Entzündung (Glositis).
- akut ohne Rötung = Allergie! (→ d.), sofort ein Antiallergika i.m. und per os.
- chronisch ohne erkennbaren Grund:

Ho.: Mercurius solubilis Tbl.D4

12. -ulcera → Soor.

Ho.: Kalium bichromicum Tbl.D4.

13. -lähmung:

TH.: → Lähmungen.

Ho.: - als Gefühl der Schwere: Gelsemium Dil.D4.
- bei Sklerotikern: Barium carbonicum Tbl.D3.
- mit Schluckstörungen: Causticum Dil.D6.
- mit Zittern der Zunge, die an den Unterzähnen hängen bleibt: Lachesis Dil.D8.
- dabei Zungenränder rot und mit Zahneindrücken: Mercurius jodatus flavus Tbl.D6.
- mit roter Zungenspitze: Rhus venenata Dil.D4.

Zusammenzucken

Ho.: Bei Geräuschen: Carbo vegetabilis Tbl.D6.
Beim Einschlafen: Agaricus muscarius Dil.D6.
Aus dem Schlaf (erschreckt auffahrend): Stramonium Tbl.D6.
Bei morgendlichem Aufwachen: Sambucus Tbl.D6.

Zwangsneurose

→ *Neurosen.*

Zwerchfellbruch

→ *Hiatushernie.*

Zwerchfellkrampf

= *Hartnäckig, heftiges Schlucken.*

TH.: **Im Anfall:** Sich hinlegen, Beine maximal zum Bauch anziehen, mit beiden Daumen die Ohren verstopfen und mit dem Mittelfinger die Nasenlöcher zudrücken, Backen aufblasen und Atom im dieser Stellung anhalten bis es nicht mehr geht. Dadurch wird das Zwerchfell tief herabgedrückt und meist ruhig.
Wenn das nicht hilft:

Neur.: Schmerzpunkt am Sternfortsatz suchen und eine Quaddel von 1*ml* setzen. Dazu paravertebral C3-C5.

Bei häufigem Auftreten

- 10 Min. vor dem Essen 10 Tr. Tct. Valerianae auf Zucker.
- Zum Essen ein Magenfermentpräparat.
- Nach dem Essen warmer Leibwickel.
- Immer Carbo animalis bereithalten. Bei ersten Anzeichen 1 Eßl. Carbo animalis in $1\frac{1}{4}l$ Wasser lösen, trinken, sich auf den Bauch legen, die Faust auf den Magen drücken und Brechschüssel bereithalten. Es entleeren sich meist reichlich Gase zusammen mit der Tierkohle und Magenschleim.

Zwerchfell-Lähmung

Meist Zufallsbefund beim Rö., da symptomarm, wenn nicht das Zwerchfell als ganzes betroffen ist und es zu Atemstörungen kommt.
Bei Auftreten von Atemstörungen nach Polyneuritis muß man daran denken.
Typisch Unmöglichkeit der Bauchpresse.
TH.: Wenig kotbildende Kost.

- Vibrationsmassage des Rückens.
- Galvanisation des Phrenicus (= eine Elektrode bei C3-C5, die andere im Epigastrium), 2 – 3 mal wöchentl.
- Bauchmassage zur Anregung der Peristaltik.
- Auf Stuhl achten, evtl. Abführmittel.
- Vit. B_1, B_6 und B_{12} in hoher Dosierung.

Zwergwuchs

→ *Wachstumsstörungen.*

Zwölffingerdarmgeschwür

→ *Ulcus duodeni.*

Zyanose

= *Hinweis auf Sauerstoffmangel.*
TH.: Ursachenklärung (Herzinsuffizienz, Lungenemphysem) und entspr. Therapie.
Sauerstoff.
Ho.: Bei Herzschwäche: Natrium nitrosum Dil.D4.
Bei aufgedunsenem Gesicht: Acidum fumaricum Dil.D4.
Bei Asthma: Drosera Dil.D3.
Bei schwerem Husten (Bronchiolitis): Antimonium arsenicosum Tbl.D6.
Bei Keuchhusten: Drosera Dil.D4.

Zystenniere

Vor dem 30. Lebensjahr meist symptomlos, dann u.U. Blutdrucksteigerung, Albuminurie, Mikro- Hämaturie und tastbare Vergrößerung der Niere.
TH.: Klinische Abklärung und Behandl.
Sonst wie Nephritis.

Zystitis

→ *Cystitis.*

Zystopyelitis

→ *Pyelonephritis.*

Anhang

Infektionskrankheiten

= durch *spezifische Erreger* (= Bakterien oder Viren hervorgerufene *anstecken-de Krankheiten,* die durch unmittelbaren Kontakt mit einem Kranken, durch Angehustetwerden von einem solchen, durch *kontaminierte* Lebensmittel oder auf anderem Weg übertragen werden und einen mehr oder weniger *typischen Krankheitsverlauf* zeigen.
Selbst die Zeit, die zwischen dem *Kontakt* mit dem Erreger und dem Auftreten der ersten Krankheitssymptome vergeht (die **Inkubationszeit**) ist in den meisten Fällen typisch.
In ihnen können allgemeine mehr oder weniger flüchtige, oft unspezifische Symptome (**Prodome**) auf die beginnende Erkrankung hinweisen.
Hauptkennzeichen ist in nahezu allen Fällen das *Fieber.*
Bei bakteriellen Infekten schnell ansteigend und dann mehr oder weniger kontinuierlich anhaltend.
Virusinfekten beginnen meist mit zwei sich innerhalb von 1 - 2 Tagen folgenden Fiebergipfeln.
Immer *an Infektion* ist zu *denken, bei Auftreten mehrerer gleichartiger Fieberfälle.*
Nach dem Grad der Übertragbarkeit der Infektionskrankheiten besteht **Meldepflicht** von Erkrankung, Tod oder Verdacht. Zur Meldung ist jeder Arzt, Heilpraktiker oder mit der Pflege des Kranken befaßte Person.
Die Meldung hat an das zuständige *Gesundheitsamt* zu erfolgen. Sie kann schriftlich (korrekt mit entsprechendem Formular) oder mündlich geschehen.
Nicht jeder Kontakt mit einem Erreger (*Exposition*) *führt zur Erkrankung.* Man spricht dann von *inapparenter Infektion.*
Es gibt auch *Infektionen* die *nicht kontagiös* sind.
Neben der *Exposition* sind die *Virulenz des Erregers* und die *Disposition* des Infizierten für das Zustandekommen einer Erkrankung entscheidend.

Die Virulenz des Erregers kann jahreszeitlich und aus anderen Gründen schwanken.
Disposition ist die Neigung des Körpers auf einen Krankheitsreiz abwehrschwach oder abwehrstark zu reagieren.
Die *Abwehrfähigkeit* kann auf zwei Wegen gesteigert werden:
1. *spezifisch*, durch *aktive Immunisierung*, d.h. dadurch, daß der Organismus mittels *Impfung* mit abgeschwächten Krankheitserreger zur Bildung spezifischer Antikörper angeregt wird,
- oder durch *passive Immunisierung* mit ebensolchen Abwehrkörpern.
Alternative hierzu ist die *Nosodentherapie.*
2. *unspezifisch*, durch abwehrsteigernde *Immunstimulanzien*, wie Echinacea, hochverdünnten Schlangengiften, Thymusextrakten.

In der folgenden Tabelle bedeuten:

1. **Erreger:** Ba = (meist antibiotikaempfindliche) Bazillen und Bakterien, Vi = Viren.
2. **Übertragungswege:** K = durch Kontakt, T = Tröpfchen, N = Nahrung G = Gegenstände, S = Schmierinfektion. Andere Wege werden näher angegeben.
3. **Inkubationszeit:** meist Tage, Wo = Wochen, Mo = Monate.
4. **Meldepflicht:** V = Verdacht, E = Erkrankung, (E) = nur bei Häufung oder Auftreten in Wohngemeinschaften, T = Tod.
5. **Isolierung:** + ja, - nein. Wo = Wochen. KLK = nur Kleinkinder. IP = nur in der präklinischen Phase.
6. * **Im Buch** sind zusätzliche Angaben vorhanden.
7. **Die überstandene Krankheit** hinterläßt *Immunität*: + ja, - nein.

! Wo der Krankheitsname *kursiv* geschrieben handelt es sich um Krankheiten die bei uns möglich aber selten sind. Steht hinter dem Namen ein (T), so handelt es sich um eine → Tropenkrankheit.

A. Kontagiöse Exantheme:

Name	1	2	3	4	5	6	7
Scharlach	Ba	K,T, u. G	4 - 7	ET	(+)		meist
Masern	Vi	K u. T	10 - 11	-	-	*	+
Röteln	Vi	K u. T	14 - 23	-	-	*	-
Ringröteln = Erythema infektiosum	Vi	K bes. S	6 - 14	-	-		-

Name	1	2	3	4	5	6	7
Fleckfieber	Ba	K Kleiderlaus	11 - 14	VET	+		-
Pocken	Vi	**K** u. G	6 - 15	VET	++		+
Windpocken	Vi	K Luft	ca 15	-	-		meist
Lepra(T)	Ba	K	2 - 3J	VET	++		-
Pest (T)	Ba	Ratten-Sputum	2 - 5	VET	+		-
Milzbrand	Ba	K mit Tierhaut	2 - 3	VET	++		-
Grindflechte → Impetigo contagiosa						*	

B. Nichtkontagiöse Exantheme:

Name	1	2	3	4	5	6	7
Erysipel	Ba	K?	1 - 3	-	-	*	-
Zoster	Vi	K?	11 - 30	-	-	*	?

C. Infektionskrankheiten der Mundhöhle:

Name	1	2	3	4	5	6	7
Angina tonsillaris	Ba	T u. G	?	-	-	*	-
Angina PLAUT-VINCENT	Ba	G	?	-	-	(*)	-
Mononukleosis	Vi	T?	7 - 8	-	-	*	-
Diphtherie	Ba	KTG	1 - 10	ET	-		-
Herpes simplex = labialis	Vi	K u. T	3 - 10	-	-	*	-
Parotitis ep.	Vi	KTG	ca.18	-	+		-

D. Infektionskrankheiten der Atemwege:

Name	1	2	3	4	5	6	7
Rhinitis	Vi	K u. T	1 - 3	-	-	*	-
Reo-Infekt	Vi	T u. S	1 - 4	-	-		-
Schwimmbad-katarrh	Vi	T u. S	5 - 10	-	-	*	-
Rotz (T)	Ba	K mit Tier	3 - 5	VET	+		-
Grippe	Vi	T	1 - 4	-	-	*	(+)
Keuchhusten	Ba	T	9 - 21	ET	Klk.	*	meist
Pneumonie	Ba	T?	2 - 7	-	-	*	-

Name	1	2	3	4	5	6	7
Psittakose = Ornithose	Vi	Wellensittich, Papagei	7 - 28 (10)	VET	-		-
Tuberkulose	Ba	KTN Sputum u. Erbrochenes	3 - 4 Mo	VET	++		-
Ak. inf. Lymphozytose	Vi	? nur Kinder	12 -21	-	-		+

E. Infektionskrankheiten der Verdauungsorgane:

Name	1	2	3	4	5	6	7
Virushepatitis	Vi	T u. N	20 - 43	ET	+	(*)	-
Virushep.B	Vi	Blut	70 - 150	ET			-
Enteritis inf. =Salmonellose	Ba	N	Std.-Tage	VET	+	(*)	-
- Paratyphus	Ba	N	3 - 6	VET	+		-
- Säugl.Enter.	Ba	KS	5 - 10	(E)	-		+
Rota Infekt	Vi	fökal-oral nur Säuglinge	1 - 2	-	-		-
Typhus	Ba	K + N	3 - 4	VET	++		+
Bakterienruhr	Ba	KNStuhl, Wasser,Fliegen	3 - 6	VEK	++		+
Amöbenruhr	Amöb	Stuhl, Wasser	1 - 95	-	+		-
Cholera	Ba	KNStuhl Fliegen	3-4 Std.	VEK	++		-

F. Infektionen mit Hauptlokalisation im ZNS.:

Name	1	2	3	4	5	6	7
Enzephalitis epidemica	Vi	T	4 - 20	ET	-	(*)	+
Zeckenencephal.	Vi	Zeckenbiß	6 - 14	-	-	(*)	-
Mengitis epidemica	Ba	T	2 - 3	ET	++		-
Amöben-Meningitis	-	Stehende warme Gewässer	4 - 7	(E)	-		-
ECHO-Infekt	Vi	T (Insekten)	1 - 8	ET	-		-
Coxacki-Infekt	Vi	KS	3 - 5	ET	-		-

Name	1	2	3	4	5	6	7
Kinderlähmung =Polyomyelitis	Vi	TN Sputum, Wasser, Stuhl	ca 9	VET	++		+
Tollwut	Vi	Tierbiß	20 - 80	VET	-	*	-
Tetanus	Ba	Erde, Staub, faules Holz, Mist	6 - 14	-	-	(*)	(+)
Botulismus	Ba	N	6Std.-1Tg	VET	-		-

G. Geschlechtskrankheien (→ d)

Name	1	2	3	4	5	6	7
Lues = Syphilis	Ba	K evtl. G	ca 21	E	-		-
Gonorrhoe	Ba	K + G	3 - 5	E	-		-
Ulcus molle	Ba	K	1 - 2	E	-		-
Lyphopathia venera = Lympho-granuloma inguinalie	Ba	K	2 - 6 Wo.	E	-		-
AIDS	Vi	K	6 - 36 Mo.	E	-		-

H. Infektionskrankheiten ohne besondere Organlokalisation:

Name	1	2	3	4	5	6	7
Toxoplasmose	Ba	Haustier-speichel	ca.2	ET	-	*	-
Leptospirosen (T) = Morb.WEIL	Ba	N,Wasser, Ratten	7 - 9	ET	-		-
Brucellosen = Maltafieber	Ba	Tier-K, Milch	6 -28	ET	-	(*)	-
Gelbfieber (T)	Vi	Stechmücke	3 - 6	VET	-		-
Balkanfieber	Vi	Stechmücke	2 - 8	ET	-		-
Marburgfieber	Vi	Blutkontakt	4 - 10	E	++		-
Feldfieber = Rückfallfieber, Wolhynisches F., auch Erntefieber	Ba	Kleiderlaus	5 - 7	ET	-		-
Leismaniasen(T)		Sandmücken-stich	14 - 30	?	-		-

Name	1	2	3	4	5	6	7
Hämorrhagisches-F.	Vi	Milben, Nager	7 - 46	ET	-		-
Tularämie = Hasenpest	Ba	K mit Hasen auch Feldmäuse,	1 - 10	VET	-		+
Katzenkratzkrankh.	Vi	Katzen-biß oder -kratzer	3 - 20	-	-		-

I. Besondere Formen:

Name	1	2	3	4	5	6	7
Trachom (T)	Vi	K Handtücher	9	ET	++		-
Puerperalsepsis = Kindbettfieber	Ba	K	2 - 3	VET	(+)		-
Pseudomonas	Ba	Hospitalinfekt	10 - 14	(E)	-		-
Gasbrand	Ba	K	24 - 48	-	-		-
Würmer:				-	-	*	
Trichinose		N,bes.Schweine-fleisch	3 - 4	ET	-		-
Echinococcus		K mit Hund	?	-	-		-
Ancylostomiasis(T) = Hakenwurm		Berkwerke	5-6 Wo	-	-		-
Strongyloidiasis = Zwergfaden-wurm (T)		Bohrt sich in die Haut	2-3 Wo	-	-		-
Pilze = Mykosen				-	-	*	-
Mikrosporie		K	?	E	+	*	-
Histoplasmose		Einatmen von Staub in Hühnerställen	5 - 18	-	-		-
Trichophytie		K	?	-	-		-

J. Vorgeburtlich übertragene bzw. angeborene Infektionskrankh.:

Name	1	2	3	4	5	6	7
Listeriose	Ba	Geburtsinfekt	?	-	-		-
Mycoplasma-pneumonie	Pilz	K	1 - 3 Wo	-	-		?

Meldepflichtig: Cytomegalie, Listeriose, Lues, Toxoplasmose, Röteln.